미국의사 다이어리

서울대 의대생의
미국 볼티모어 레지던트 도전기

미국의사 다이어리

첫째판 1쇄 인쇄 | 2024년 02월 14일
첫째판 1쇄 발행 | 2024년 02월 29일
첫째판 2쇄 발행 | 2024년 04월 05일

글 · 그 림 김하림
발 행 인 장주연
출 판 기 획 김도성
출 판 편 집 이민지, 김형준
편집디자인 이민지
표지디자인 김재욱, 신윤지
제 작 담 당 황인우
발 행 처 군자출판사(주)
등록 제4-139호(1991. 6. 24)
본사 (10881) 파주출판단지 경기도 파주시 회동길 338(서패동 474-1)
전화 (031) 943-1888 팩스 (031) 955-9545
홈페이지 | www.koonja.co.kr

ISBN 979-11-7068-091-8

정가 25,000원

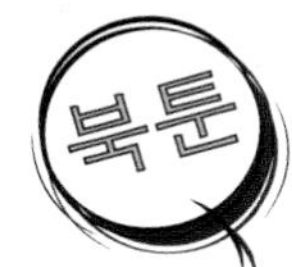
북툰

미국의사 다이어리

서울대 의대생의
미국 볼티모어 레지던트 도전기

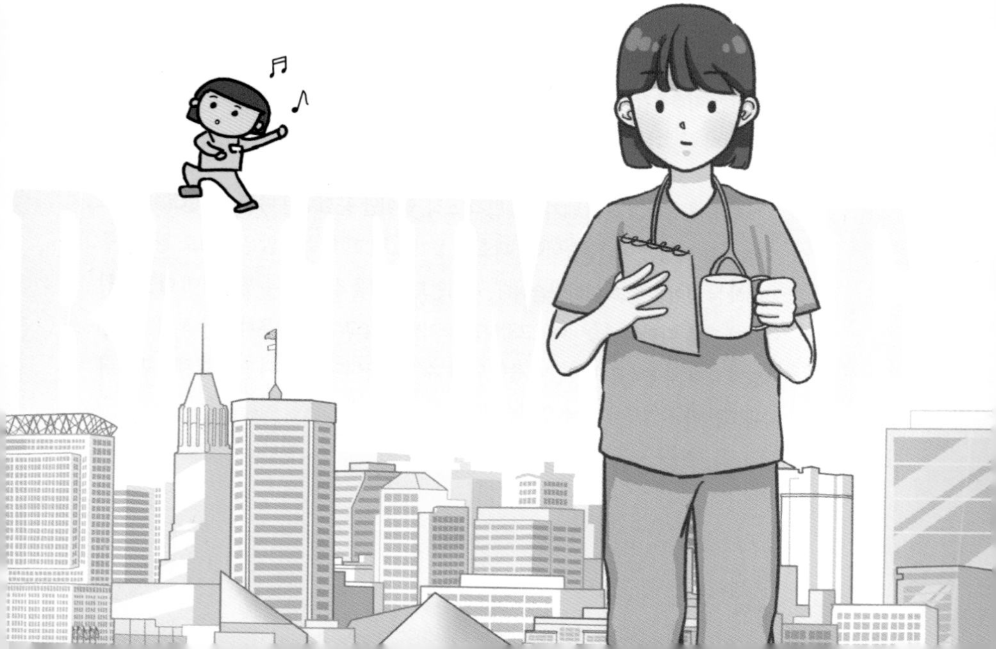

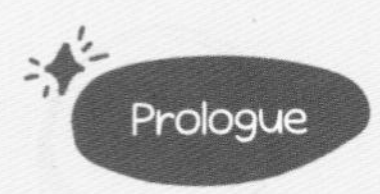
Prologue

2023년 6월 10일은 제가 3년간의 미국 레지던트 생활을 마치고 졸업장을 받은 특별한 날이었습니다. 단상에서 제 이름이 호명되어 앞으로 나아갔을 때, 모두가 박수를 쳐 주었습니다. 지금도 그 순간의 감동과 기쁨이 생생합니다. 졸업식 후 집에 돌아와 몇 번을 졸업장을 들여다보며 그동안의 숨 가쁜 여정을 돌이켜 봤습니다.

토종 한국인인 저는 한국에서 의학을 공부하며 미국 의사가 되기 위한 꿈을 키워 왔습니다. 조금 더 넓은 세상에서 일해보고 싶은 열망이 있었기 때문입니다. 하지만 그 길이 쉽지는 않았습니다. 미국의사시험(USMLE)을 통과하기 위해 방학 때마다 혼자 도서관에서 공부해야 했고, 미국 병원에서 실습할 기회를 찾고자 수많은 이메일을 보내야 했습니다. 대다수의 친구들이 모교의 인턴 레지던트 과정을 지원할 때, 소수가 되어 준비하는 미국행은 외롭고 힘든 순간들이 많았습니다. 우여곡절 끝에 미국 병원들에 지원 서류를 접수하고 첫 인터뷰 초청을 받았을 때는 아이를 출산한 지 3주가 된 때였습니다. 저는 갓 태어난 아기를 남편에게 맡기고 병원 면접을 위해 비행기를 타고 미국 도시들을 다녀야 했습니다.

마침내 들려온 미국 레지던트 합격 소식, 하지만 꿈꿔오던 미국 레지던트 수련 또한 쉬운 과정이 아니었습니다. 때로는 울기도 했고, 익숙지 않은 영어로 환자들을 대하는 것이 두렵고 어려웠습니다. 레지던트 과정을 잘 마칠 수 있을지에 대한 불안감이 저를 따라다녔습니다. 그렇지만 포기하지 않고 지낸 하루하루가 모여 어느새 병원 일이 익숙해졌고 마침내 졸업도 할 수 있었습니다. 이로써 저는 오래전부터 꿈꿔오던 미국 의사가 될 수 있었습니다.

이 책에는 제가 미국 메릴랜드 주 볼티모어 시에서 3년 동안 보낸 미국 레지던트 수련 생활이 담겨 있습니다. 레지던트 1년 차 때부터 매주 인스타그램 @usmd_toon에 저의 이야기를 만화로 연재하기 시작했고, 수련을 마치며 그동안 연재한 만화를 모아 책으로 내게 되었습니다. 그때 그때 느꼈던 생생한 기쁨과 어려움, 힘들지만 행복했던 순간들, 병원 내 에피소드와 제 진솔한 감정을 담았습니다. 미국에서 의사가 되겠다는 꿈을 꾼 지 10년이라는 세월이 흘렀고, 그동안 터득한 미국 레지던트 수련에 대한 정보와 미국 의사로서 살아가는 노하우를 글로 추가하여 실질적인 정보와 조언을 담았습니다.

이 책이 미국 의사에 관심이 있는 한국의 의사 선생님들, 의대생들, 그리고 의과대학 진학을 고려하는 학생과 학부모님께 도움이 되길 바랍니다. 마지막으로 만화를 끝까지 그릴 수 있도록 많은 조언과 격려를 해준 남편, 책이 나올 수 있도록 도움을 주신 김도성 차장님과 이민지 대리님, 군자출판사 팀께 감사의 말을 전하고 싶습니다.

미국 의사 생활에 관련된 궁금증이 있다면 언제든지 harimkim.md@gmail.com으로 연락주세요. 인스타 @usmd_toon에도 종종 근황과 미국의사 관련 소식을 올릴 예정입니다.

2024년 2월

저자 김하림 드림

목차

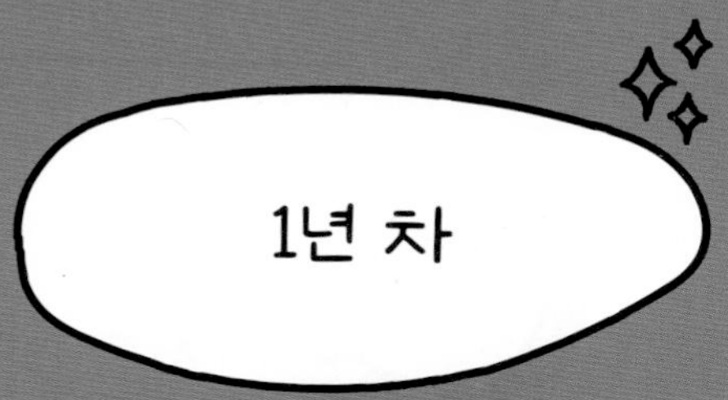
1년 차

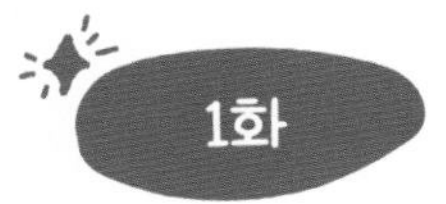
1화

볼티모어에 오다

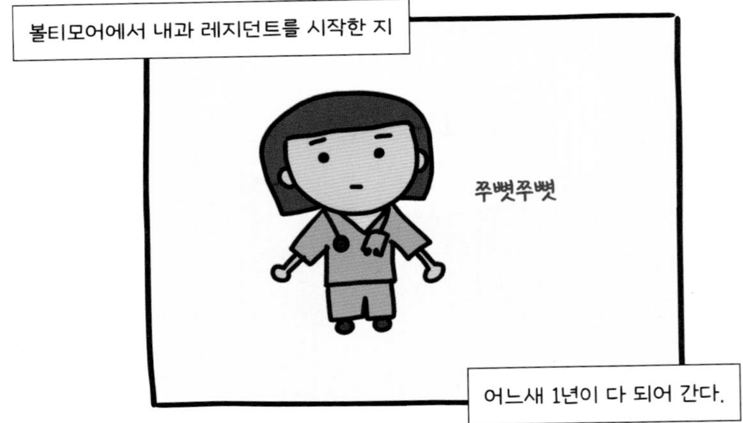
볼티모어에서 내과 레지던트를 시작한 지
쭈뼛쭈뼛
어느새 1년이 다 되어 간다.

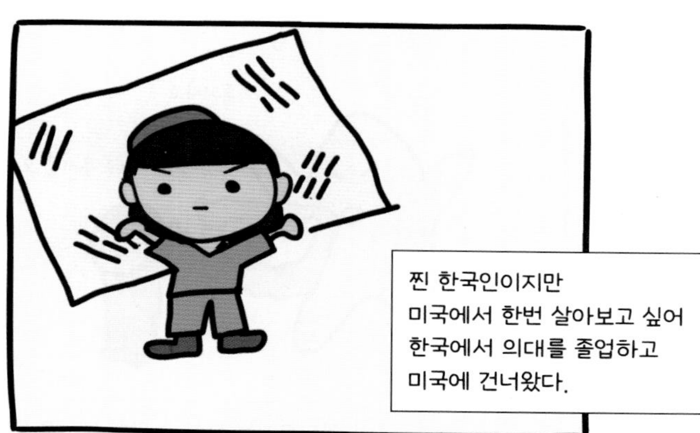
찐 한국인이지만
미국에서 한번 살아보고 싶어
한국에서 의대를 졸업하고
미국에 건너왔다.

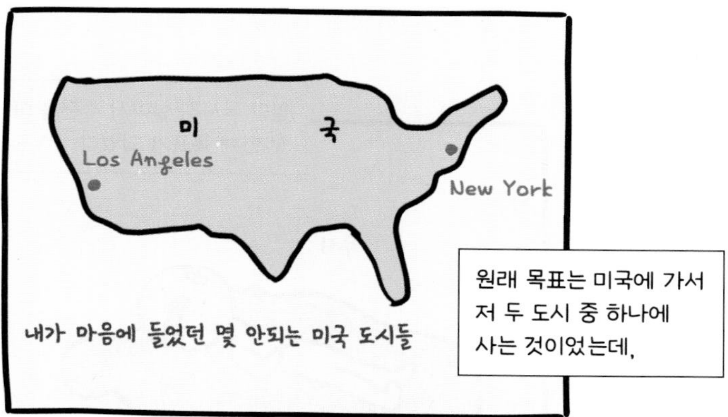
미 국
Los Angeles
New York
내가 마음에 들었던 몇 안되는 미국 도시들
원래 목표는 미국에 가서
저 두 도시 중 하나에
사는 것이었는데,

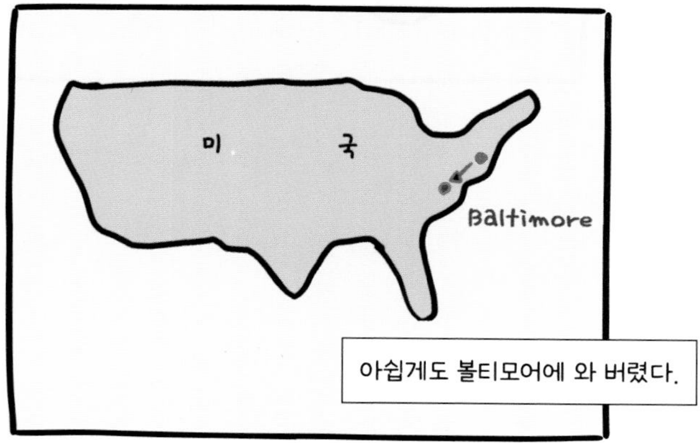
미 국
Baltimore
아쉽게도 볼티모어에 와 버렸다.

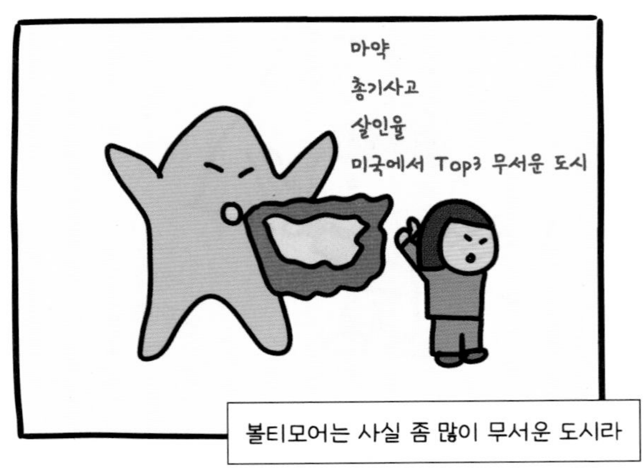
마약
총기사고
살인율
미국에서 Top3 무서운 도시
볼티모어는 사실 좀 많이 무서운 도시라

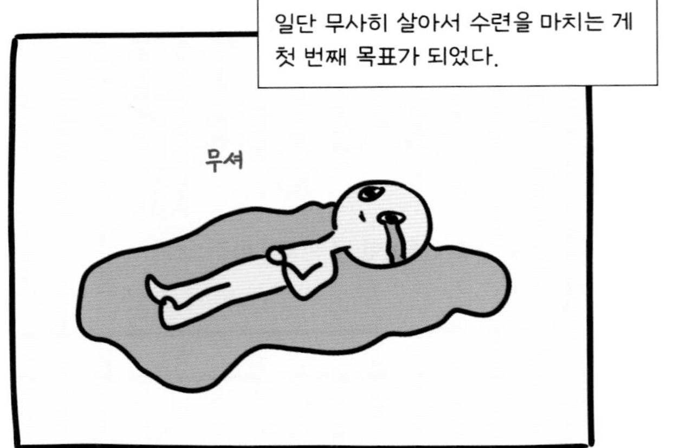
일단 무사히 살아서 수련을 마치는 게
첫 번째 목표가 되었다.
무셔

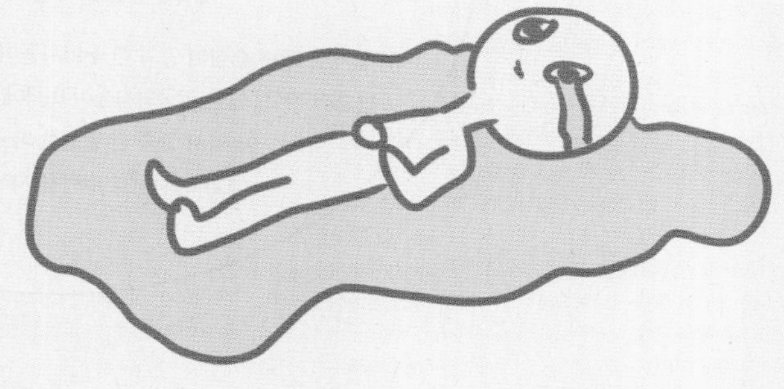

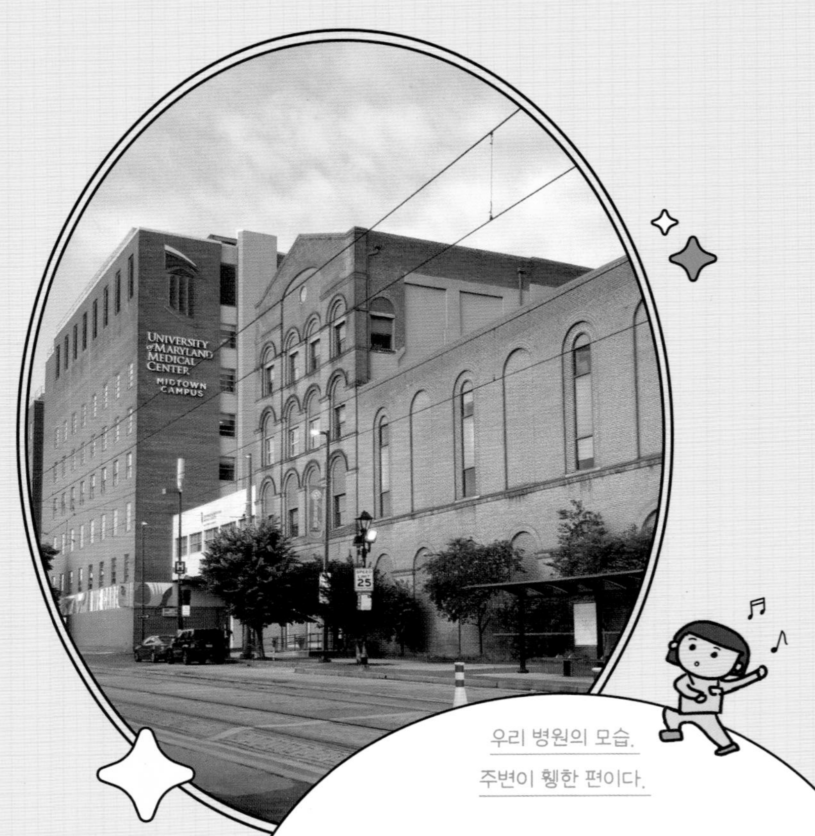
UNIVERSITY of MARYLAND MEDICAL CENTER
MIDTOWN CAMPUS
25

우리 병원의 모습.
주변이 휑한 편이다.

미국의대를 나오지 않아도
미국의사로 일할 수 있는 방법이 있다.

한국에서 의과대학을 졸업하고 USMLE(미국의사시험)를 합격한 후
미국에서 레지던트 수련을 받으면 미국 의사 면허를 취득하여
의사로 일을 하며 살아갈 수 있다.

실제로 매년 수십여 명의 한국 의사들이 미국으로 레지던트 수련을
받으러 가고, 많은 한국의사들이 미국에서 의사로서 활동하고 있다.
나 역시 그중 한 명으로 미국 볼티모어에서
내과 레지던트 수련을 시작하게 되었다.

#1

볼티모어에 오다

✦✦✦

미국에서 가장 무서운 도시 중 하나로 꼽히는 볼티모어.

내가 볼티모어에서 받았던 첫인상은 스산함이었다.

레지던트 면접을 위해 볼티모어를 처음으로 방문했던 날.

거리 곳곳에 가득한 낙서, 깨진 창문이 있는 건물, 인적이 드문 거리는 음산함을 자아냈고 짧은 거리를 걸어가면서도 너무나 무서워 주위를 두리번거리며 서둘렀던 기억이 난다.

지금은 볼티모어에 아름답고 활기찬 구역도 많다는 걸 알고 어느덧 같은 거리도 씩씩하게 걸어다닐 수 있게 되었지만 사건사고가 많은 볼티모어에서 백 프로 안심할 수는 없는 법이다.

과연 볼티모어에서 레지던트 생활을 잘 마칠 수 있을지, 레지던트 시작 전 나의 첫 번째 목표는 안전이 되었다.

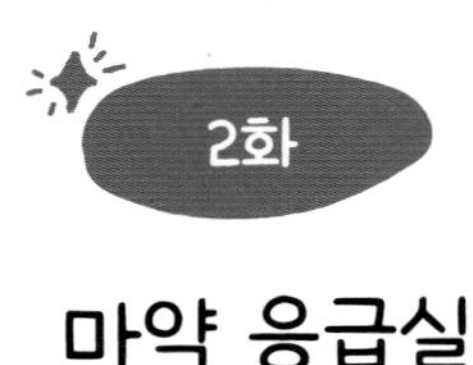
2화

마약 응급실

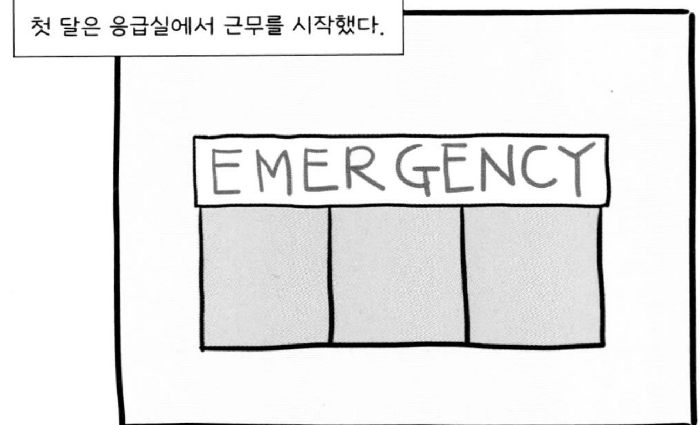
첫 달은 응급실에서 근무를 시작했다.
EMERGENCY

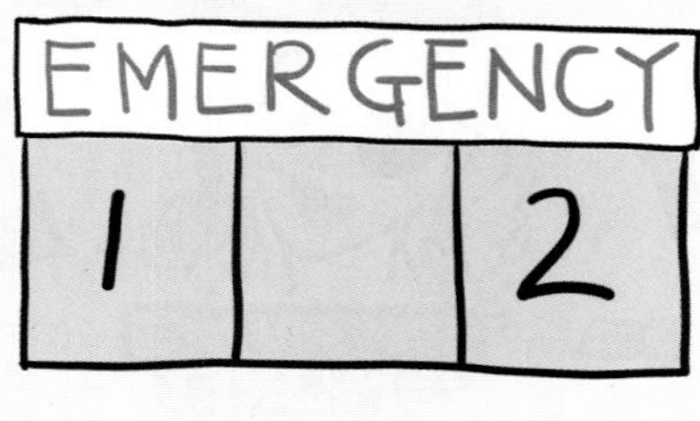
우리병원 응급실에는 한국에는 없는 두 가지가 있는데
EMERGENCY
1
2

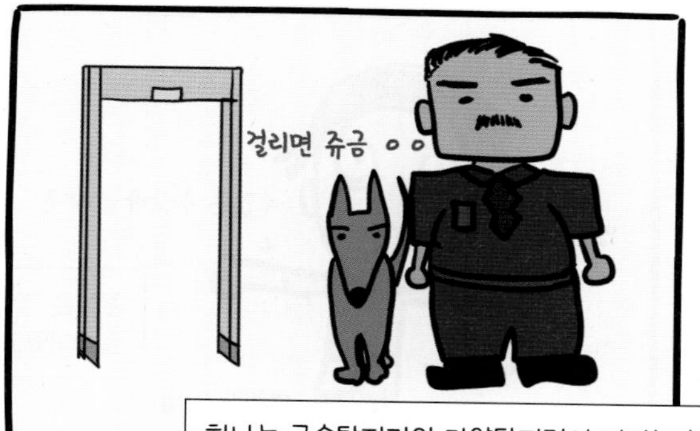
걸리면 쥬금 ㅇㅇ
하나는 금속탐지기와 마약탐지견이 지키는 살벌한 출입구

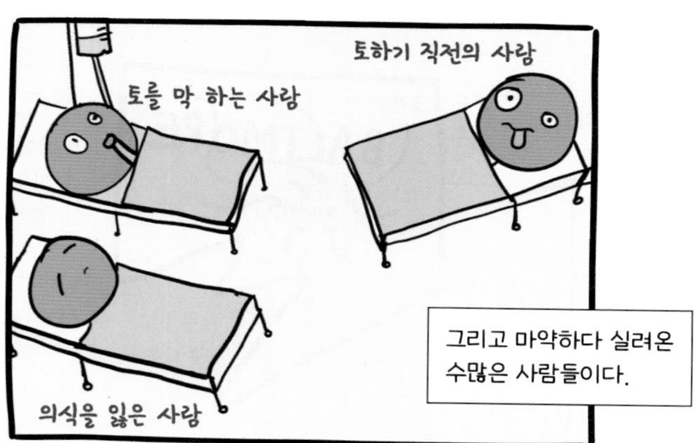
토하기 직전의 사람
토를 막 하는 사람
의식을 잃은 사람
그리고 마약하다 실려온
수많은 사람들이다.

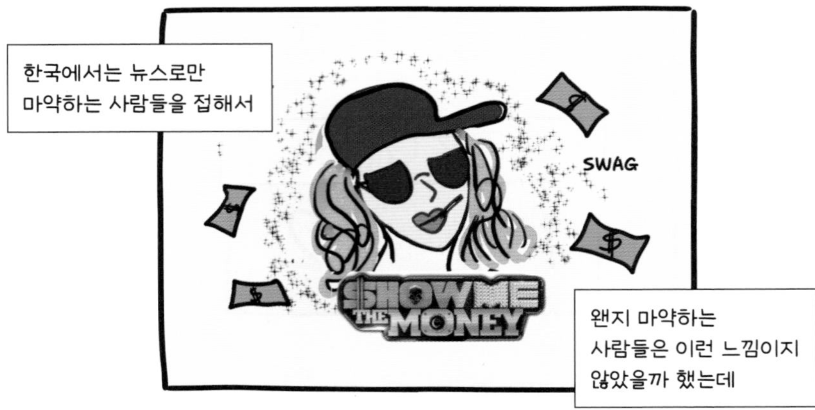
한국에서는 뉴스로만
마약하는 사람들을 접해서
SWAG
SHOW ME THE MONEY
왠지 마약하는
사람들은 이런 느낌이지
않았을까 했는데

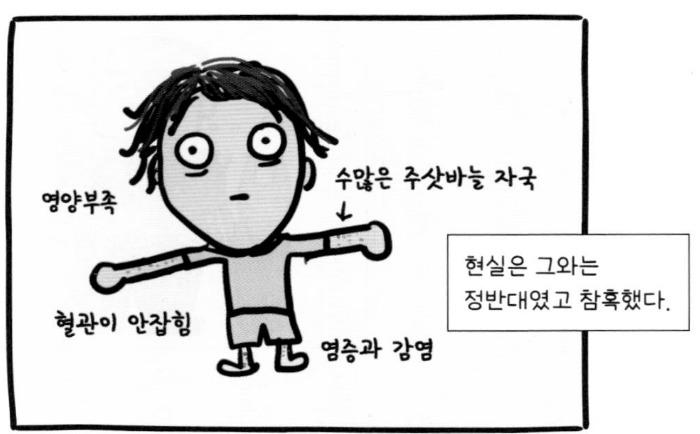
영양부족
수많은 주삿바늘 자국
혈관이 안잡힘
염증과 감염
현실은 그와는
정반대였고 참혹했다.

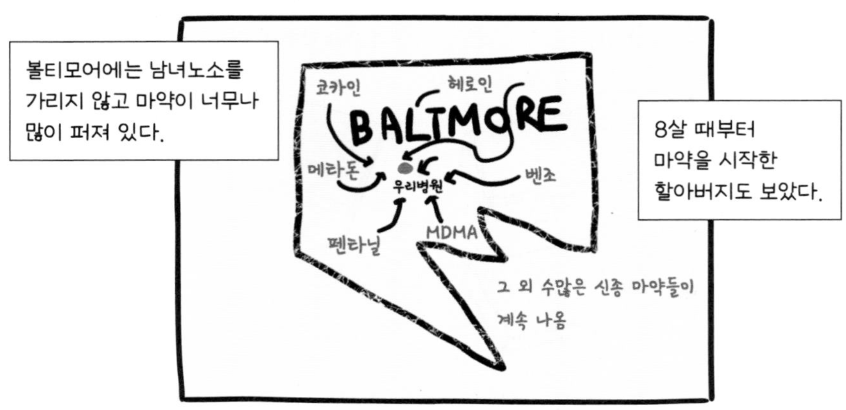
볼티모어에는 남녀노소를
가리지 않고 마약이 너무나
많이 퍼져 있다.
코카인
헤로인
BALTMORE
메타돈
우리병원
벤조
펜타닐
MDMA
그 외 수많은 신종 마약들이
계속 나옴
8살 때부터
마약을 시작한
할아버지도 보았다.

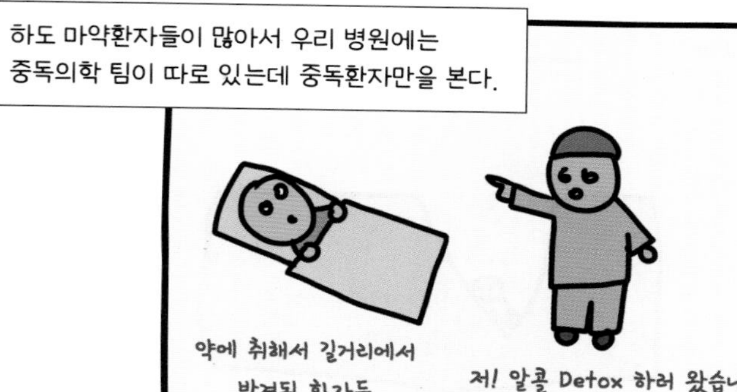
하도 마약환자들이 많아서 우리 병원에는
중독의학 팀이 따로 있는데 중독환자만을 본다.
약에 취해서 길거리에서
발견된 환자들
저! 알콜 Detox 하러 왔습니다

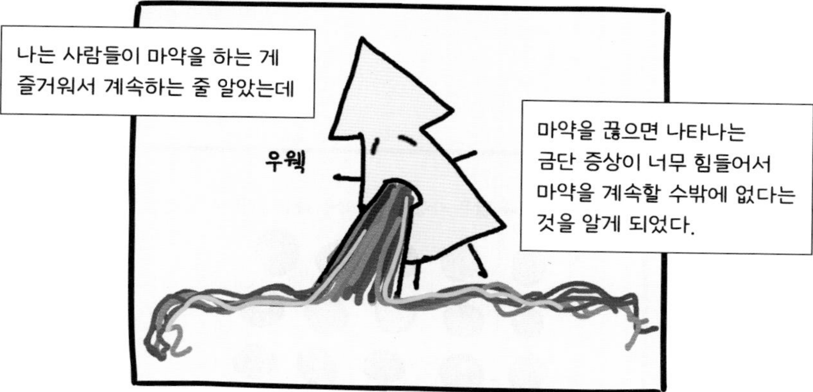
나는 사람들이 마약을 하는 게
즐거워서 계속하는 줄 알았는데
우웩
마약을 끊으면 나타나는
금단 증상이 너무 힘들어서
마약을 계속할 수밖에 없다는
것을 알게 되었다.

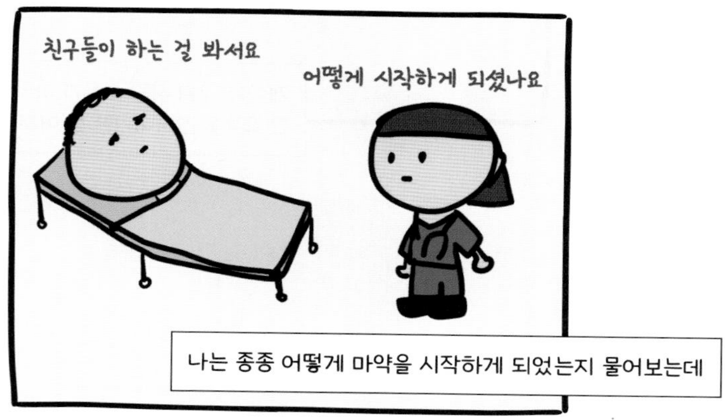
나는 종종 어떻게 마약을 시작하게 되었는지 물어보는데
어떻게 시작하게 되셨나요
친구들이 하는 걸 봐서요

10대나 20대 때
시작한 사람들도 많지만

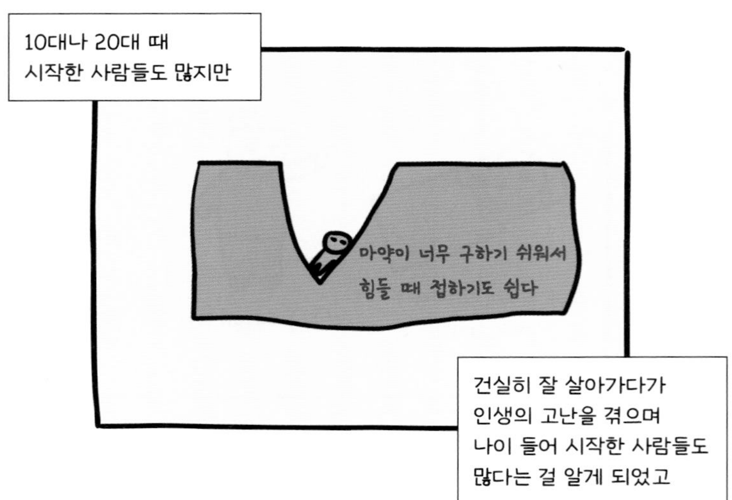
마약이 너무 구하기 쉬워서
힘들 때 접하기도 쉽다

건실히 잘 살아가다가
인생의 고난을 겪으며
나이 들어 시작한 사람들도
많다는 걸 알게 되었고

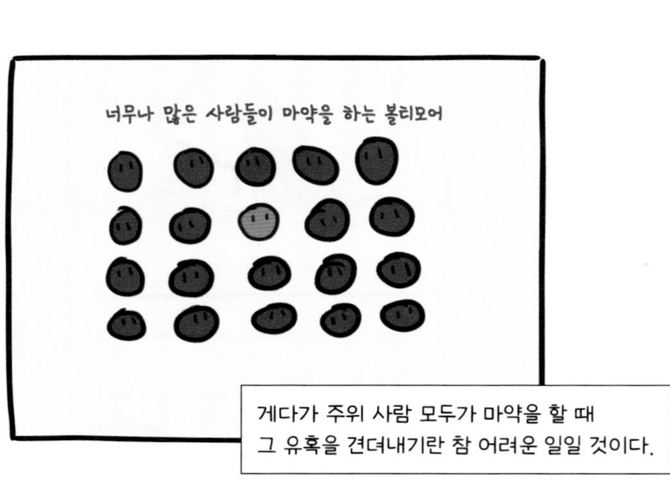
너무나 많은 사람들이 마약을 하는 볼티모어

게다가 주위 사람 모두가 마약을 할 때
그 유혹을 견뎌내기란 참 어려운 일일 것이다.

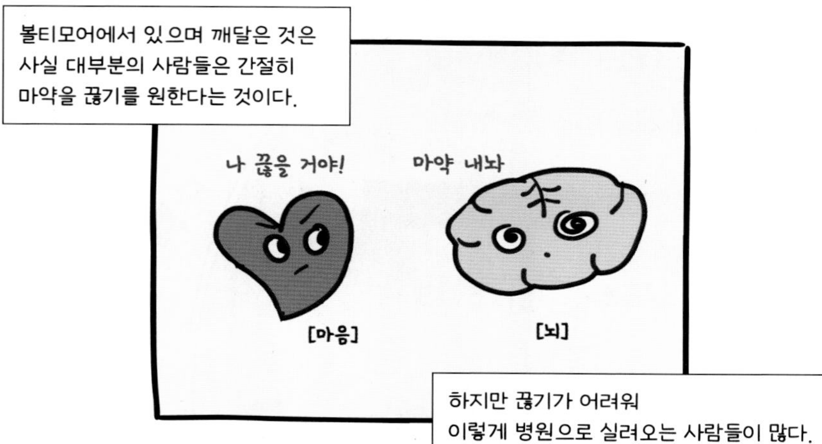
볼티모어에서 있으며 깨달은 것은
사실 대부분의 사람들은 간절히
마약을 끊기를 원한다는 것이다.
나 끊을 거야!
마약 내놔
[마음]
[뇌]
하지만 끊기가 어려워
이렇게 병원으로 실려오는 사람들이 많다.

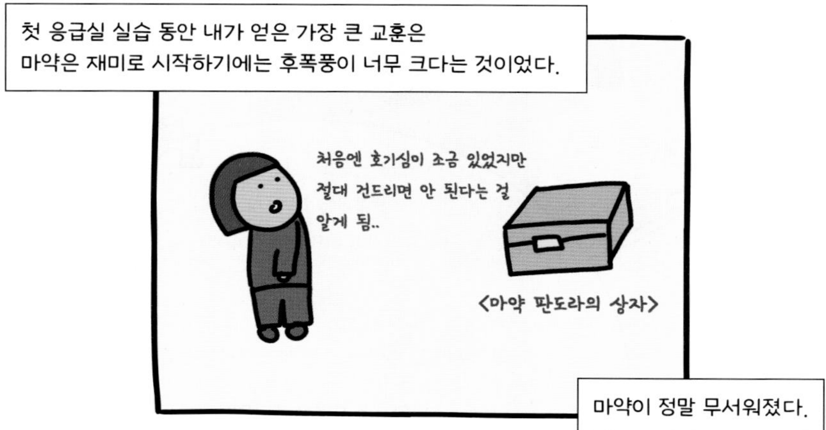
첫 응급실 실습 동안 내가 얻은 가장 큰 교훈은
마약은 재미로 시작하기에는 후폭풍이 너무 크다는 것이었다.
처음엔 호기심이 조금 있었지만
절대 건드리면 안 된다는 걸
알게 됨..
<마약 판도라의 상자>
마약이 정말 무서워졌다.

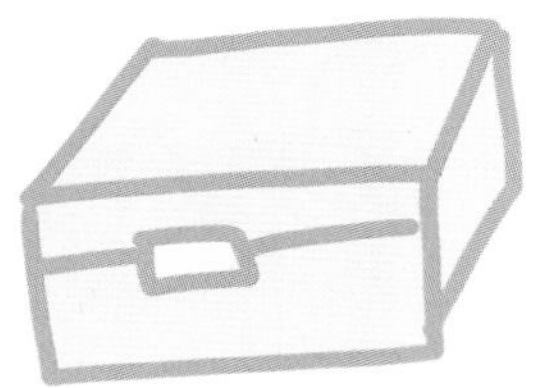

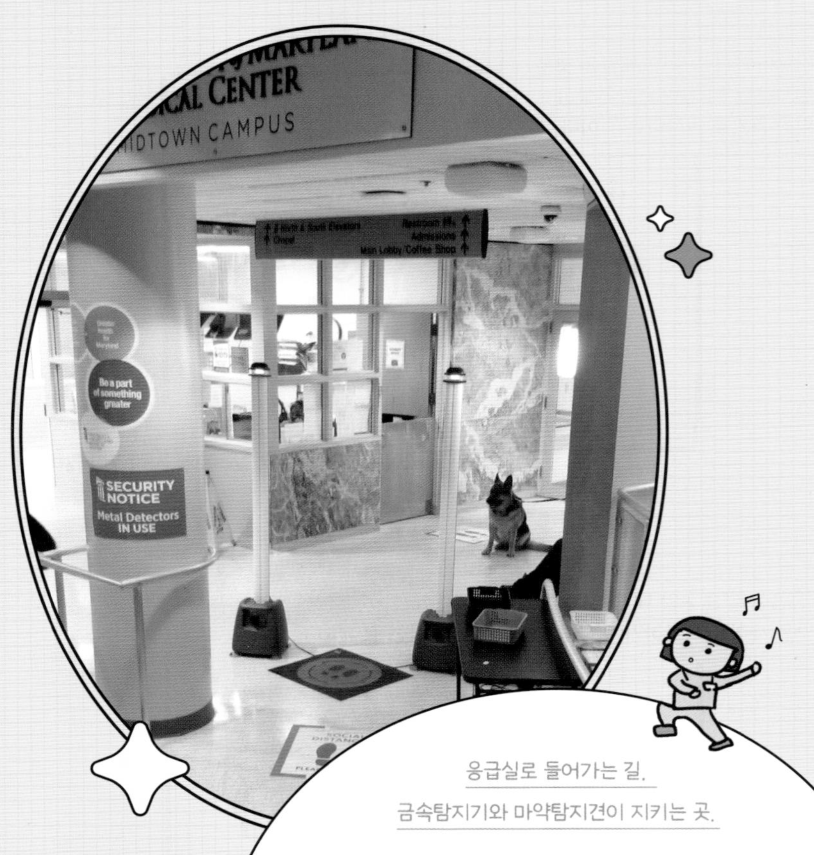
MIDTOWN CAMPUS
Admissions
Be a part of something greater
SECURITY NOTICE
Metal Detectors IN USE

응급실로 들어가는 길.

금속탐지기와 마약탐지견이 지키는 곳.

나의 레지던트 수련의 첫 번째 근무지는 응급실이었다.

마약으로 유명한 볼티모어답게
우리 병원에는 마약 중독으로
응급실을 찾는 환자들이 참 많았다.

#2

마약 응급실

✦✦✦

너무 많이 바늘을 찌른 탓에 팔을 절단해야 할 정도로 감염이 심했던 환자, 목정맥에 스스로 마약을 주입하다가 혈전이 생겨 온 환자, 마약 환각증세로 소동을 벌이는 환자 등 한국에서 한 번도 직접 보지 못했던 마약환자들을 볼티모어에서는 매일같이 마주할 수 있었다. 설사로 내원한 환자를 보며 '마약 금단 증상으로 인한 설사'가 주요 감별진단으로 떠오를 정도이니 수련 기간 동안 얼마나 많은 마약환자들을 보게 되었는지 상상이 될 것이다.

한 마취과 선생님은 내게 볼티모어에서 정맥주사를 잘 놓는 의료진은 미국 어느 도시에 가서도 정맥주사를 잘 놓을 수 있을 거라고 하셨다. 볼티모어에는 반복되는 마약 주삿바늘 주입으로 망가진 정맥을 갖고 있는 환자가 무척이나 많았기 때문이다. 여러 명의 간호사와 의사가 시도해도 말초 정맥에 도저히 바늘을 삽입할 수가 없어 할 수 없이 중심정맥관(CENTRAL LINE)을 삽입했던 환자들도 여러 명 있었다.

체감상 우리 병원에 내원한 환자의 70% 이상은 마약 중독 문제를 겪고 있거나 과거에 겪었던 환자들이었다.

응급실 실습은 미국이 겪고 있는 마약 문제의 심각성을 체험할 수 있었던 실습이었다.

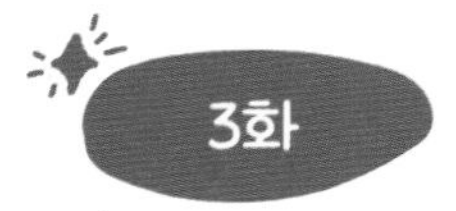
3화

무서운 볼티모어

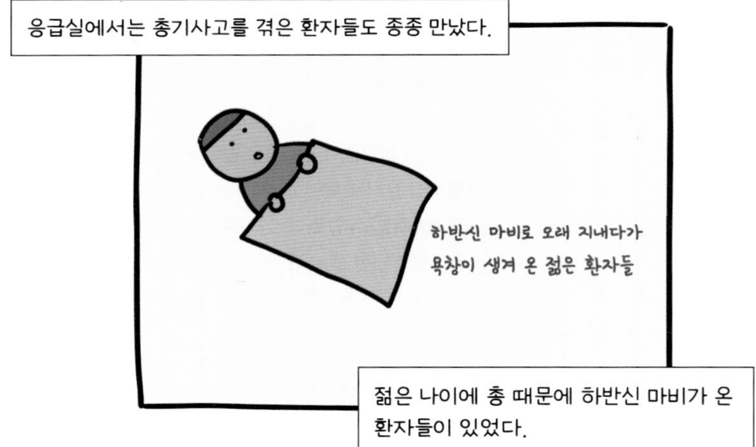
응급실에서는 총기사고를 겪은 환자들도 종종 만났다.
하반신 마비로 오래 지내다가
욕창이 생겨 온 젊은 환자들
젊은 나이에 총 때문에 하반신 마비가 온 환자들이 있었다.

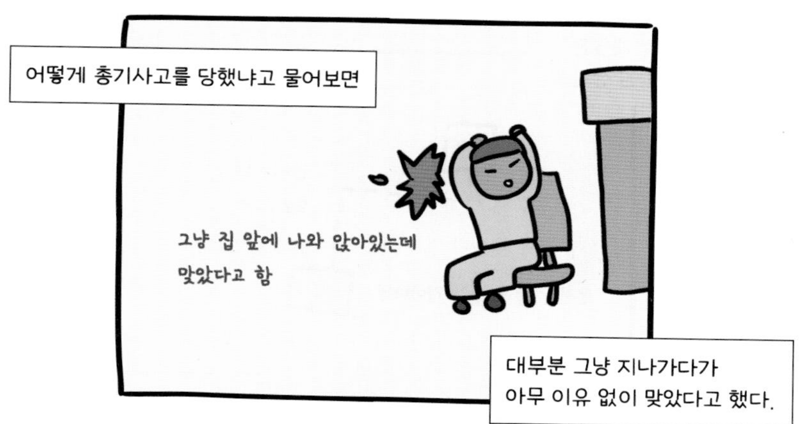

어떻게 총기사고를 당했냐고 물어보면
그냥 집 앞에 나와 앉아있는데
맞았다고 함
대부분 그냥 지나가다가
아무 이유 없이 맞았다고 했다.

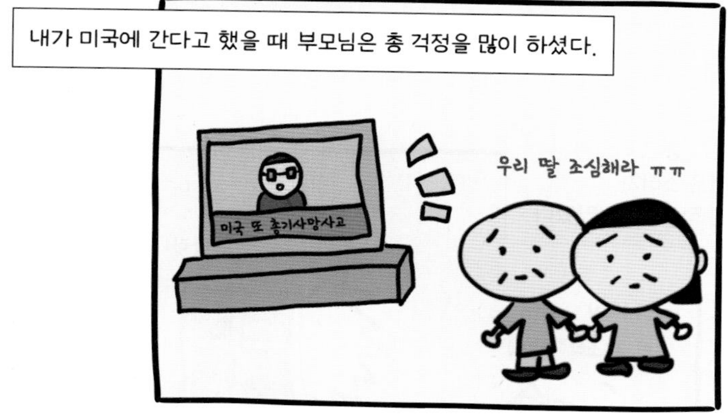

내가 미국에 간다고 했을 때 부모님은 총 걱정을 많이 하셨다.
미국 또 총기사망사고
우리 딸 조심해라 ㅠㅠ

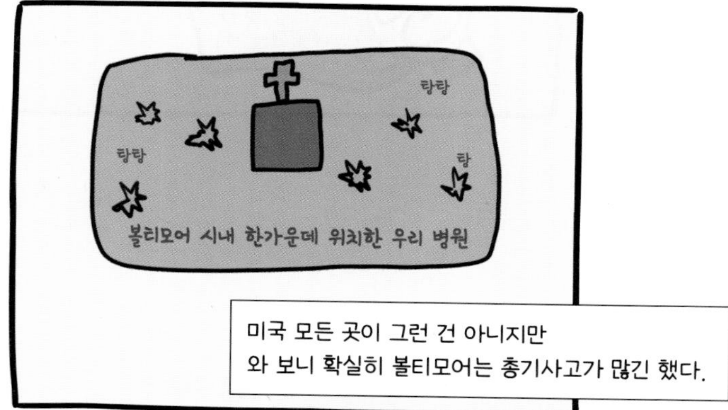

탕탕
탕탕
탕
볼티모어 시내 한가운데 위치한 우리 병원
미국 모든 곳이 그런 건 아니지만
와 보니 확실히 볼티모어는 총기사고가 많긴 했다.

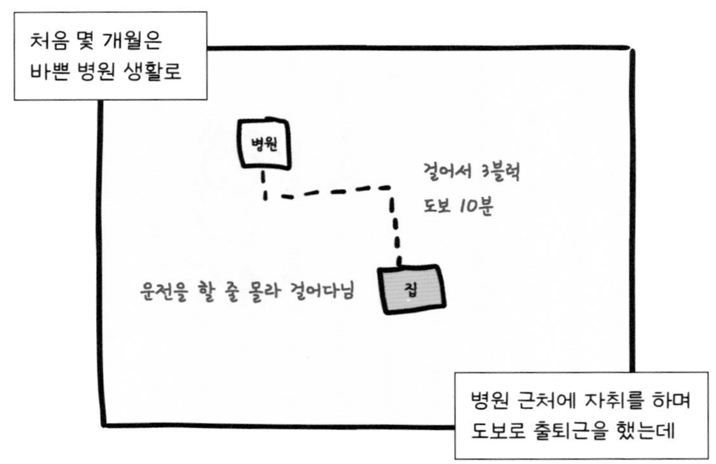
처음 몇 개월은
바쁜 병원 생활로
병원
걸어서 3블럭
도보 10분
운전을 할 줄 몰라 걸어다님
집
병원 근처에 자취를 하며
도보로 출퇴근을 했는데

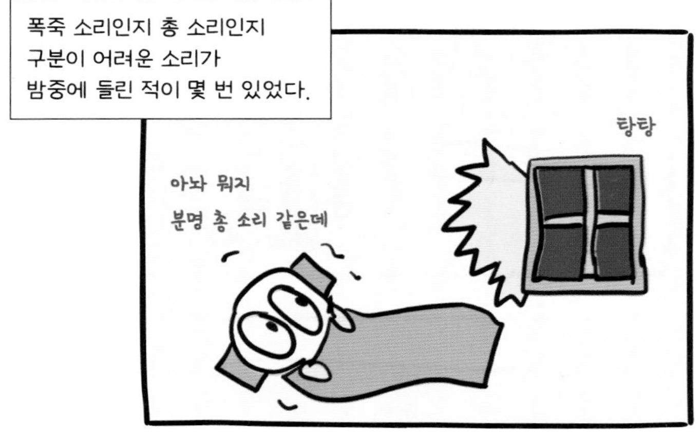
폭죽 소리인지 총 소리인지
구분이 어려운 소리가
밤중에 들린 적이 몇 번 있었다.
탕탕
아놔 뭐지
분명 총 소리 같은데

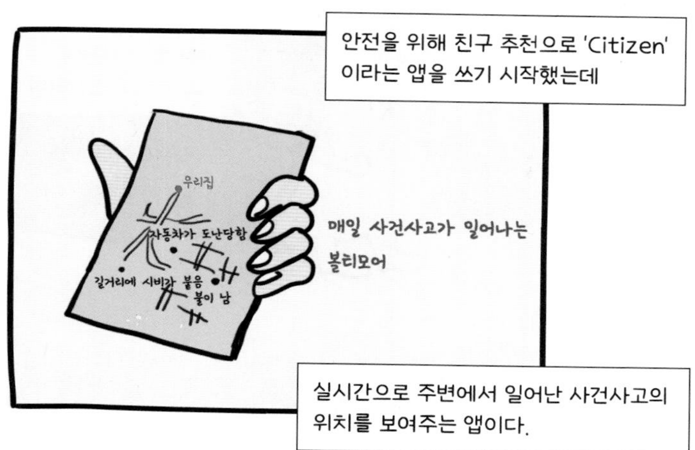
안전을 위해 친구 추천으로 'Citizen'
이라는 앱을 쓰기 시작했는데
우리집
자동차가 도난당함
길거리에 시비가 붙음
불이 남
매일 사건사고가 일어나는
볼티모어
실시간으로 주변에서 일어난 사건사고의
위치를 보여주는 앱이다.

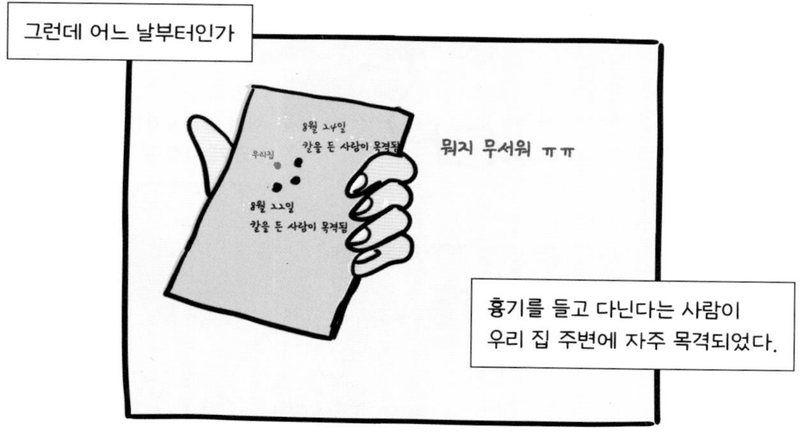
그런데 어느 날부터인가
8월 24일
칼을 든 사람이 목격됨
우리집
8월 22일
칼을 든 사람이 목격됨
뭐지 무서워 ㅠㅠ
흉기를 들고 다닌다는 사람이
우리 집 주변에 자주 목격되었다.

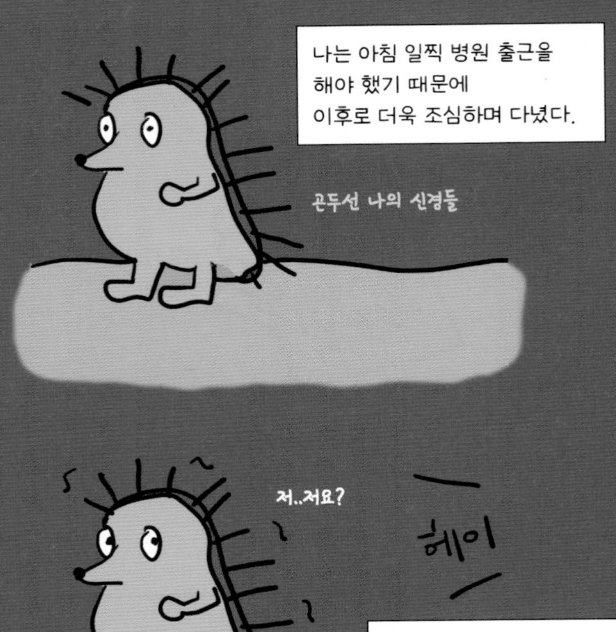
나는 아침 일찍 병원 출근을
해야 했기 때문에
이후로 더욱 조심하며 다녔다.
곤두선 나의 신경들
다행히 큰일 없이 다니던
새벽 출근길 어느날
누군가 나를 불렀는데,
헤이
저..저요?

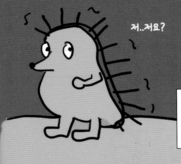

돌아보니 50대쯤으로 보이는
키가 큰 흑인 아저씨였다.

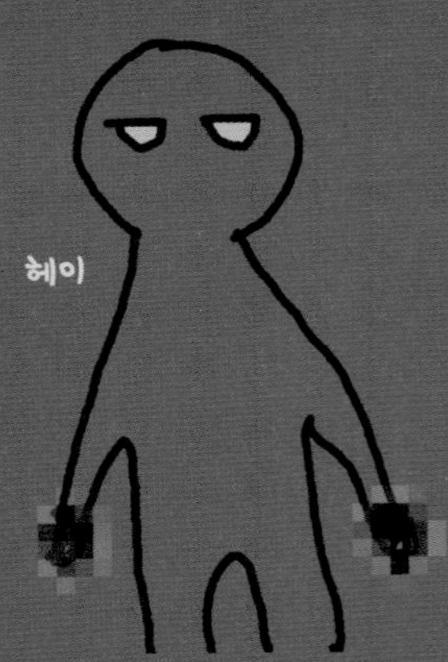
헤이

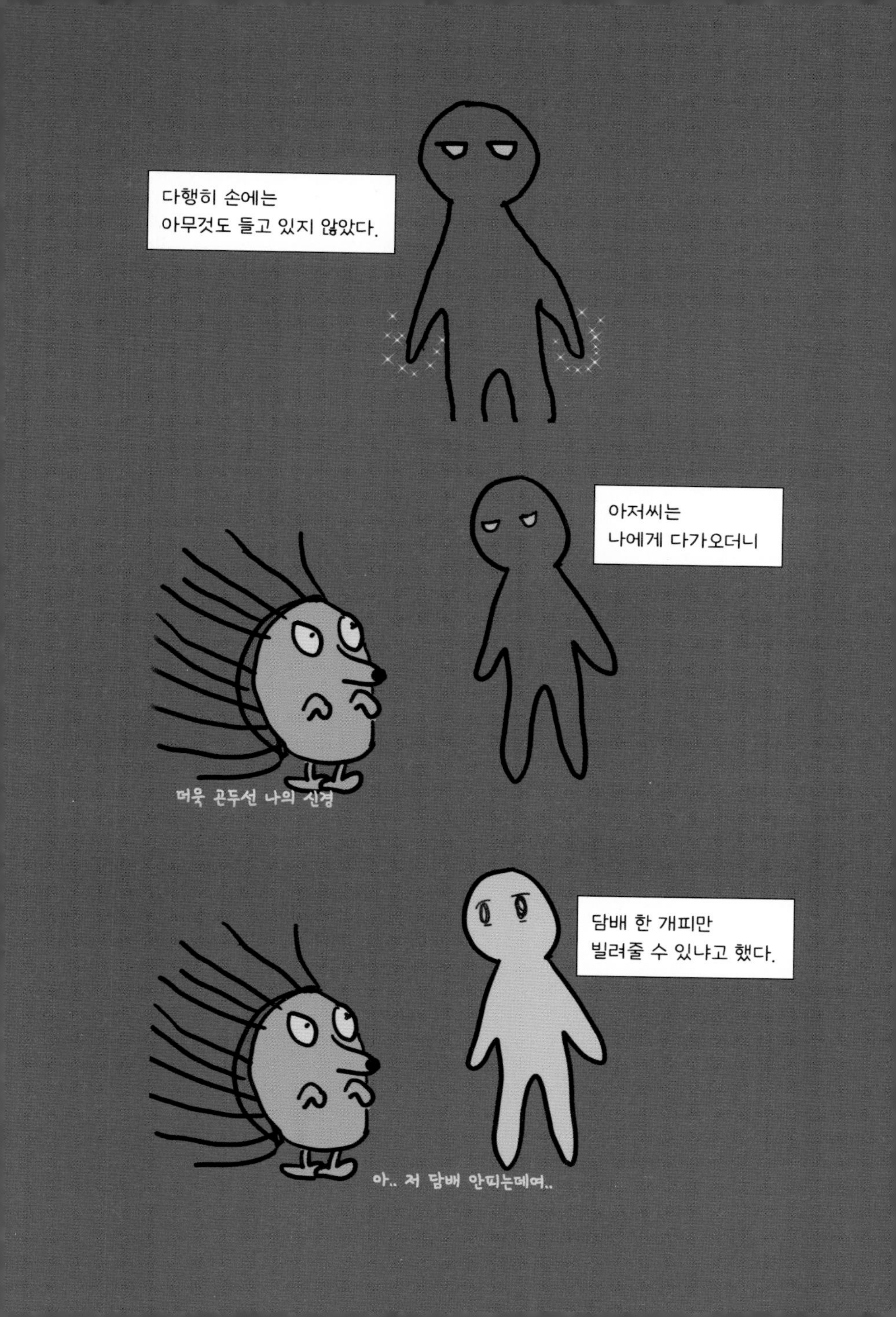

다행히 손에는
아무것도 들고 있지 않았다.

아저씨는
나에게 다가오더니

더욱 곤두선 나의 신경

담배 한 개피만
빌려줄 수 있냐고 했다.

아.. 저 담배 안피는데여..

그 이른 새벽 시간에
왜 아저씨는
길가를 배회하고 있었던 걸까

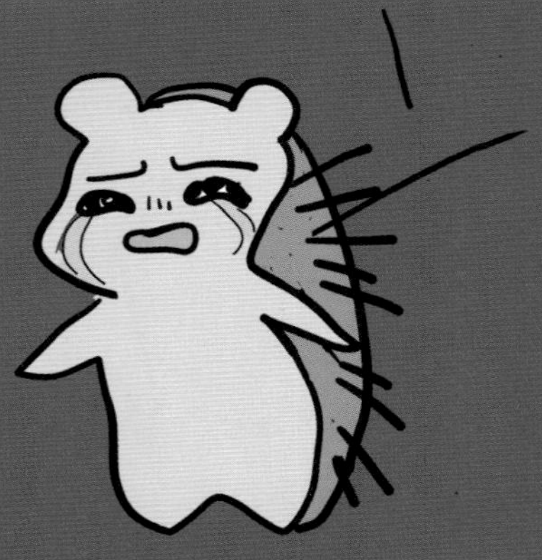

가뜩이나 안전에 민감한데
정말 무섭고 두려웠던 날이었다.

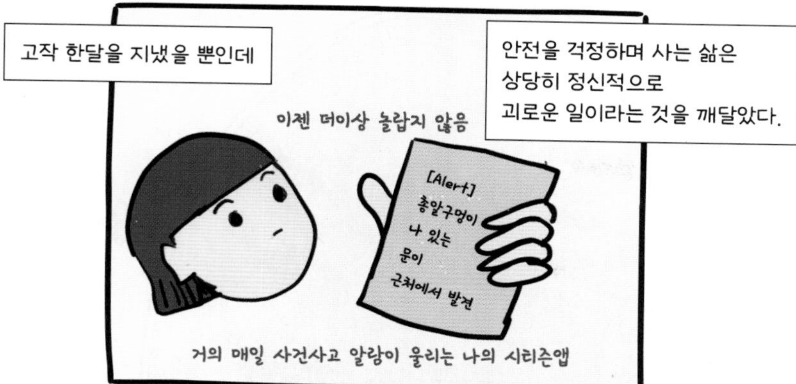
고작 한달을 지냈을 뿐인데
안전을 걱정하며 사는 삶은
상당히 정신적으로
괴로운 일이라는 것을 깨달았다.
이젠 더이상 놀랍지 않음
[Alert]
총알구멍이
나 있는
문이
근처에서 발견
거의 매일 사건사고 알람이 울리는 나의 시티즌앱

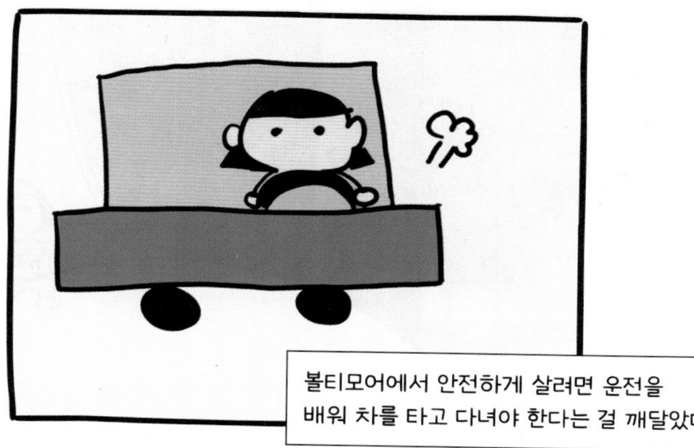
볼티모어에서 안전하게 살려면 운전을
배워 차를 타고 다녀야 한다는 걸 깨달았다.

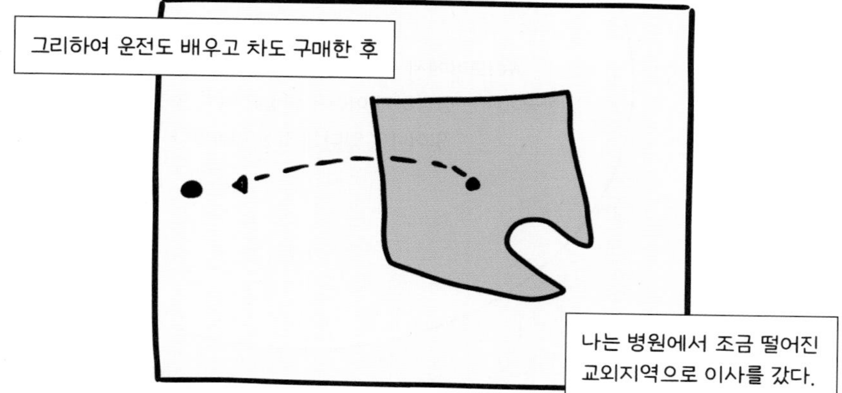
그리하여 운전도 배우고 차도 구매한 후
나는 병원에서 조금 떨어진
교외지역으로 이사를 갔다.

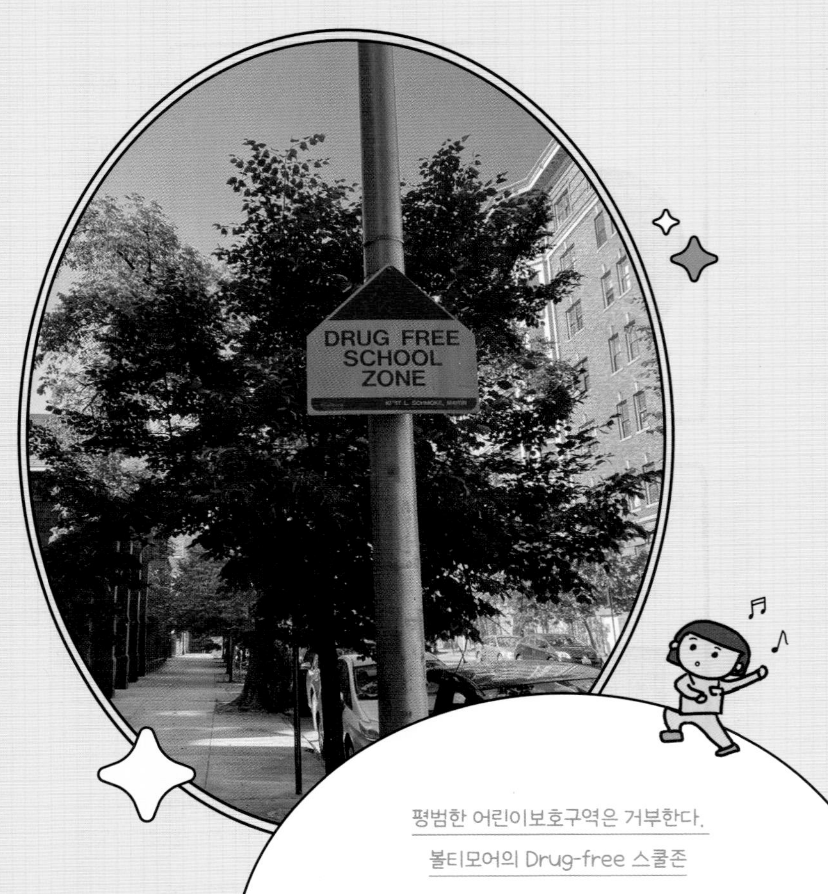
DRUG FREE
SCHOOL
ZONE

평범한 어린이보호구역은 거부한다.

볼티모어의 Drug-free 스쿨존

볼티모어에서 수련을 시작한 지 얼마 지나지 않아 한국에서는 상상하기 어려운 일들이 여기 볼티모어에서는 일어나고 있다는 것을 깨달았다.

#3

무서운 볼티모어

✦✦✦

우리 병원 바로 건너에 위치한 편의점에 강도가 들이닥쳤다는 알람을 여러 번 받고, 주유소에서 총을 맞거나 10대 아이들이 총격을 당하는 뉴스를 접하게 되니 밤늦게 편의점에 다녀오거나 막차를 타고 집에 오는 등 한국에서 해왔던 행동들을 여기 볼티모어에서는 마음 편히 하기 어렵다는 것을 알게 되었다.

사건사고에 예민했던 나는 짧은 거리를 걸어다니는 것조차 매우 예민해지기 시작했고 결국 나는 몇 개월 볼티모어에서 살다가 볼티모어 밖의 안전한 교외지역으로 이사해 통근하기로 결정을 내렸다.

내가 이런 결정을 내린 데에는 레지던트 시작 전 태어난 어린 아이가 있었기 때문이기도 한데, 병원에서 조금 멀더라도 안전한 교외지역이 아이를 키우기에 훨씬 적합하다고 판단했기 때문이다. 실제로 교외 지역에 살면서 아이와 마음 편히 산책도 하고 육아 친화적인 생활을 할 수 있었다.

반대로 싱글인 레지던트들은 다들 병원 가까운 곳에서 자취를 했는데, 나 역시 싱글이었다면 병원 가까운 곳에 살면서 통근시간을 최소화하며 지냈을 것이다. 반대로 아이가 있는 레지던트들은 나와 대부분 비슷한 이유로 볼티모어 밖에 살면서 통근을 했다.

미국에서는 이처럼 아이가 없을 때는 도시 생활을 하다가, 아이가 생기면 안전과 학군 등의 문제로 교외로 이사 나가는 현상을 볼 수 있다. 미국의 많은 도시들의 치안이 좋지 않기 때문이다.

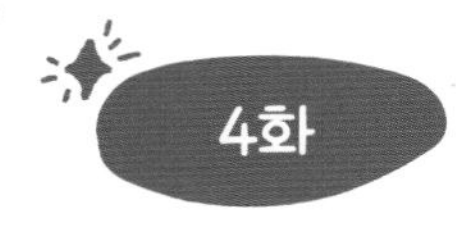
4화

우왕좌왕 병동생활

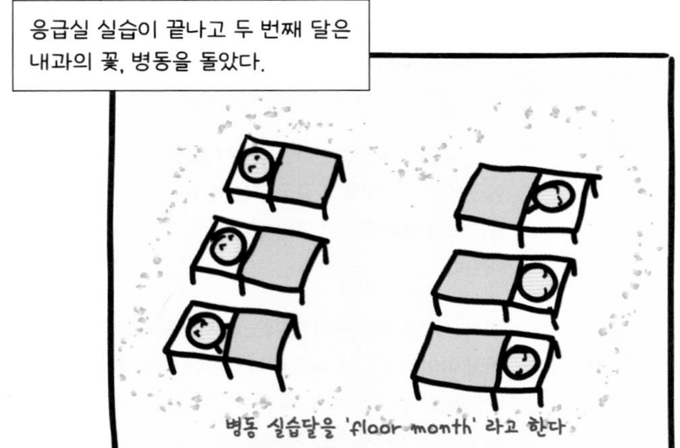
응급실 실습이 끝나고 두 번째 달은
내과의 꽃, 병동을 돌았다.
병동 실습달을 'floor month' 라고 한다

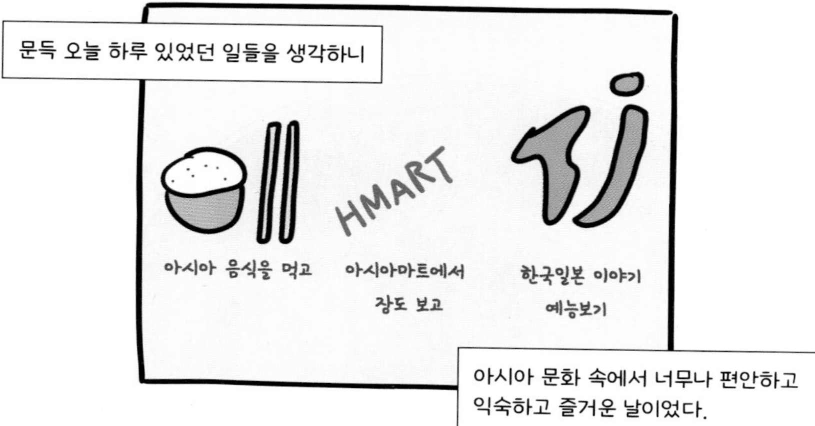
문득 오늘 하루 있었던 일들을 생각하니
HMART
아시아 음식을 먹고
아시아마트에서 장도 보고
한국일본 이야기 예능보기
아시아 문화 속에서 너무나 편안하고 익숙하고 즐거운 날이었다.

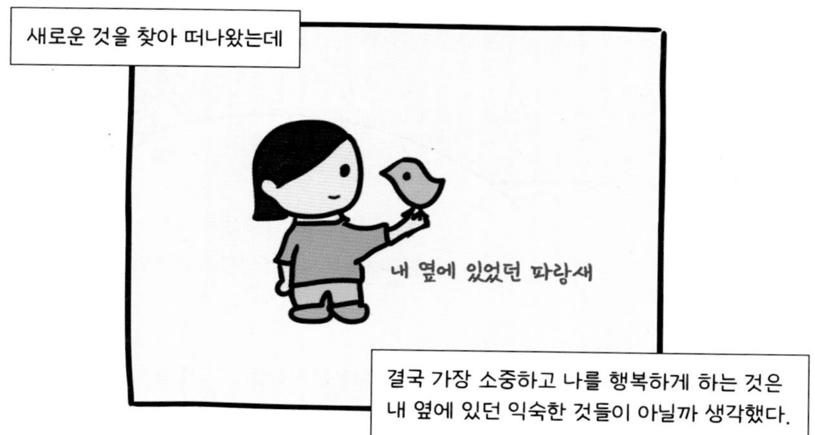
새로운 것을 찾아 떠나왔는데
내 옆에 있었던 파랑새
결국 가장 소중하고 나를 행복하게 하는 것은 내 옆에 있던 익숙한 것들이 아닐까 생각했다.

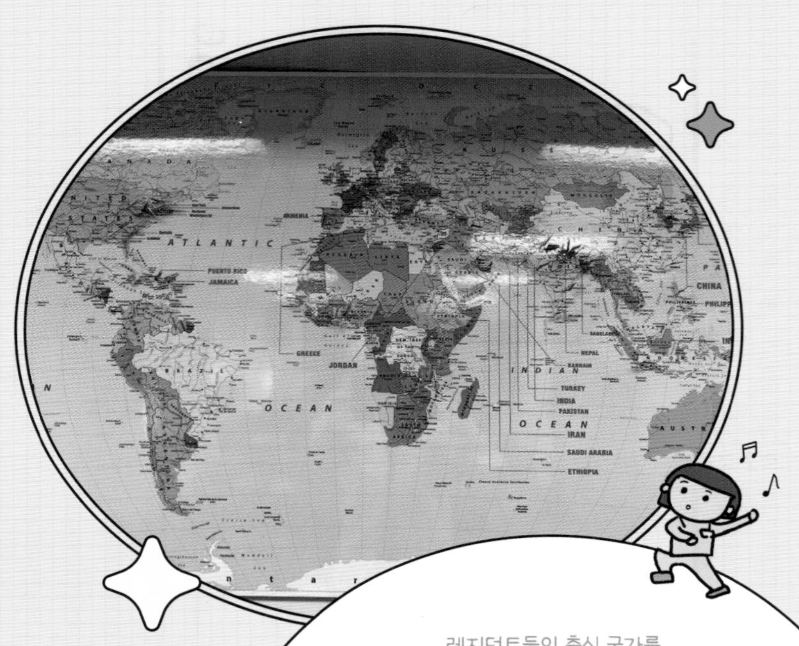
ATLANTIC
PUERTO RICO
JAMAICA
GREECE
JORDAN
OCEAN
INDIAN
NEPAL
BAHRAIN
TURKEY
INDIA
PAKISTAN
OCEAN
IRAN
SAUDI ARABIA
ETHIOPIA
CHINA

레지던트들의 출신 국가를
표시해 놓은 지도가 병원에 걸려있다

미국은 다문화 사회답게 의료진들 역시 미국 이외의 나라에서 온 사람들이 많았다. 병원에서 악센트 있는 완벽하지 않은 영어를 사용하는 것이 이상하지 않았고 환자들도 자연스럽게 받아들였다.

#5

미국 속 세계여행

✦✦✦

미국 생활의 장점은 굳이 세계여행을 하지 않아도 전 세계 사람들을 만날 수 있으며 그들이 들려주는 이야기를 듣는 것이 재밌다는 점이다. 에티오피아에서는 어떤 일이 일어나는지, 터키에서는 어떤 상황이 일어나고 있는지, 각 나라 사람들이 들려주는 이야기를 들으며 세상을 향한 시야가 넓어지고 다채로운 이야기들로 일상을 채울 수 있다.

한국인 또는 한국계 미국인 의료진들도 종종 병원에서 만날 수 있었다. 한국인 의사 선생님들 약 50여 명이 모인 카톡방이 꾸려져 하우스 파티에 초대되기도 하고, 볼티모어에서 일하는 한국인 레지던트들과도 연이 닿아 정기적인 만남을 가지며 교류하고 지냈다.

한국에서 미국으로 레지던트 수련을 받으러 가는 사람들의 수는 소수지만 일단 미국에 와서 일을 시작하면 나와 같은 이민자 의사들은 굉장히 흔하기 때문에 혼자이면 어쩌지 걱정할 필요는 없다.

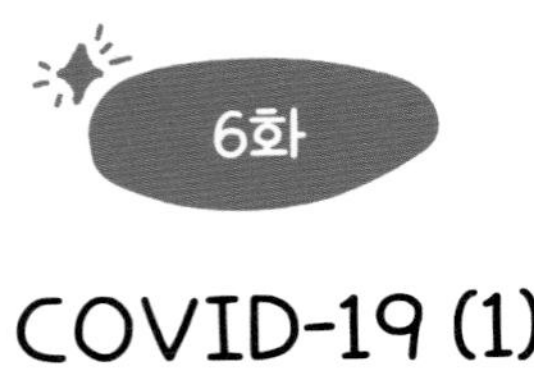
6화

COVID-19 (1)

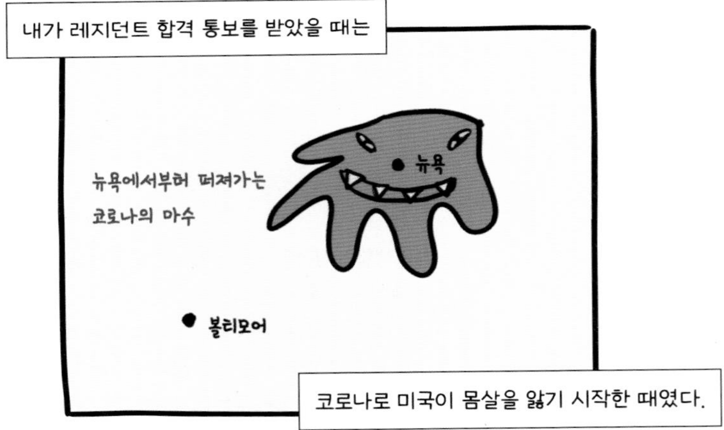
내가 레지던트 합격 통보를 받았을 때는
뉴욕에서부터 퍼져가는
코로나의 마수
뉴욕
볼티모어
코로나로 미국이 몸살을 앓기 시작한 때였다.

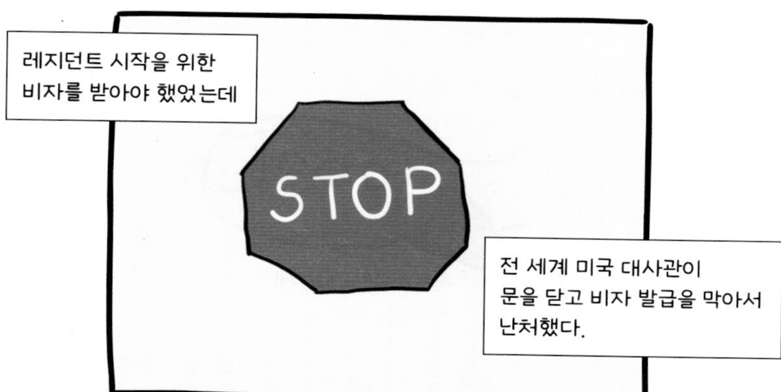
레지던트 시작을 위한
비자를 받아야 했었는데
STOP
전 세계 미국 대사관이
문을 닫고 비자 발급을 막아서
난처했다.

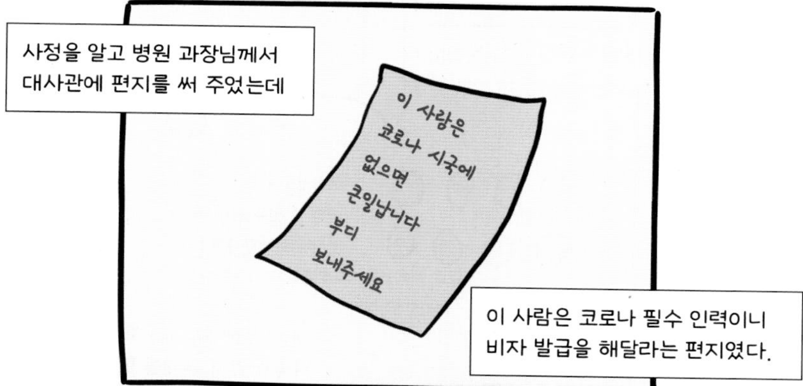
사정을 알고 병원 과장님께서
대사관에 편지를 써 주었는데
이 사람은
코로나 시국에
없으면
큰일납니다
부디
보내주세요
이 사람은 코로나 필수 인력이니
비자 발급을 해달라는 편지였다.

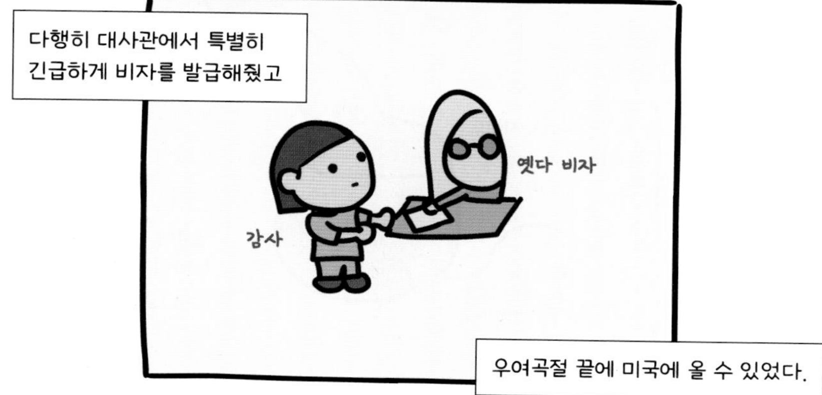
다행히 대사관에서 특별히
긴급하게 비자를 발급해줬고
옛다 비자
감사
우여곡절 끝에 미국에 올 수 있었다.

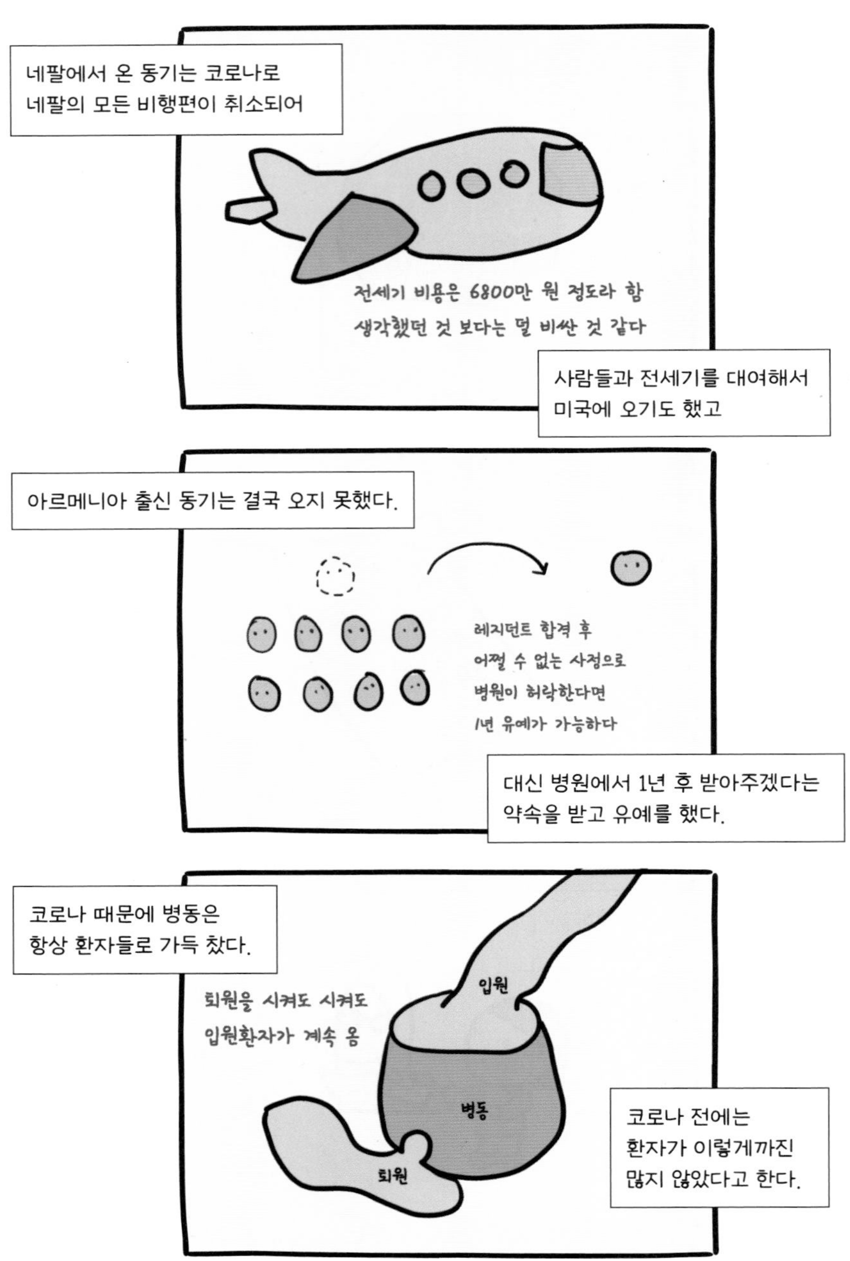
네팔에서 온 동기는 코로나로
네팔의 모든 비행편이 취소되어
전세기 비용은 6800만 원 정도라 함
생각했던 것 보다는 덜 비싼 것 같다
사람들과 전세기를 대여해서
미국에 오기도 했고
아르메니아 출신 동기는 결국 오지 못했다.
레지던트 합격 후
어쩔 수 없는 사정으로
병원이 허락한다면
1년 유예가 가능하다
대신 병원에서 1년 후 받아주겠다는
약속을 받고 유예를 했다.
코로나 때문에 병동은
항상 환자들로 가득 찼다.
퇴원을 시켜도 시켜도
입원환자가 계속 옴
입원
병동
퇴원
코로나 전에는
환자가 이렇게까진
많지 않았다고 한다.

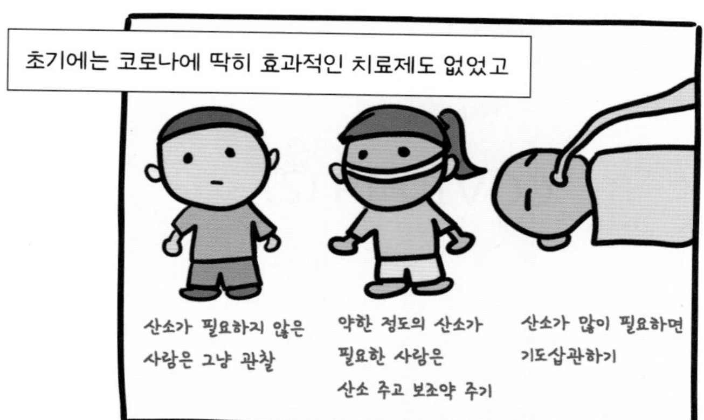
초기에는 코로나에 딱히 효과적인 치료제도 없었고
산소가 필요하지 않은 사람은 그냥 관찰
약한 정도의 산소가 필요한 사람은 산소 주고 보조약 주기
산소가 많이 필요하면 기도삽관하기

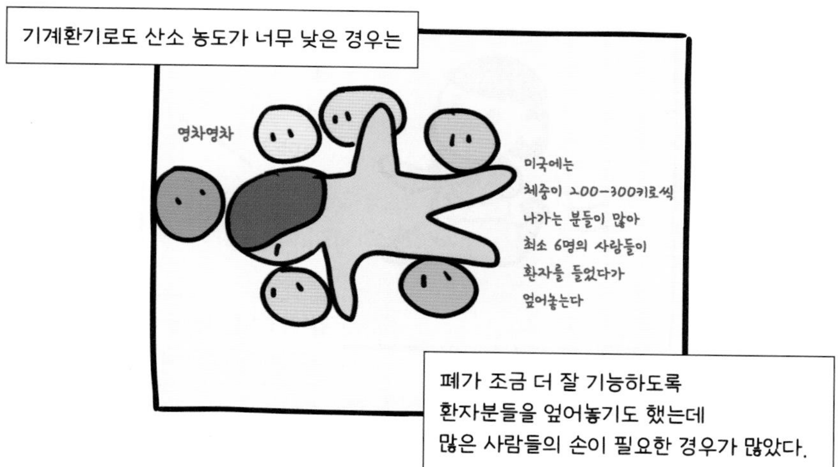
기계환기로도 산소 농도가 너무 낮은 경우는
영차영차
미국에는 체중이 200-300키로씩 나가는 분들이 많아 최소 6명의 사람들이 환자를 들었다가 엎어놓는다
폐가 조금 더 잘 기능하도록 환자분들을 엎어놓기도 했는데 많은 사람들의 손이 필요한 경우가 많았다.

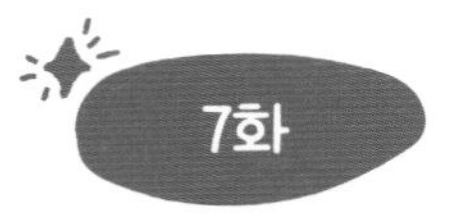
7화

COVID-19 (2)

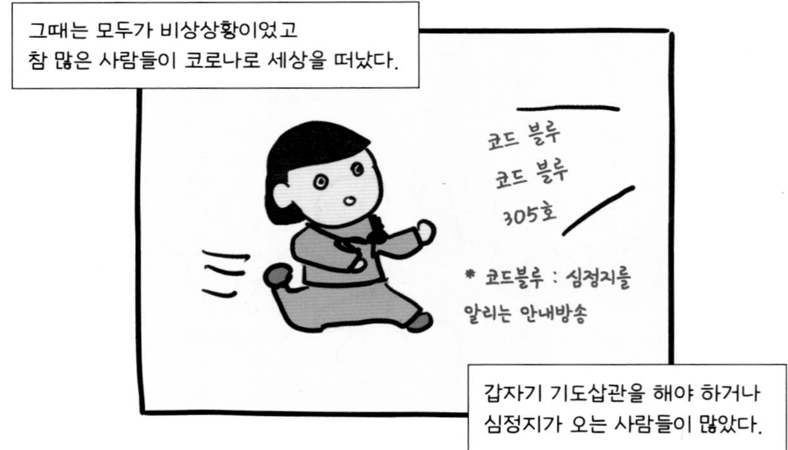
그때는 모두가 비상상황이었고
참 많은 사람들이 코로나로 세상을 떠났다.
코드 블루
코드 블루
305호
* 코드블루 : 심정지를
알리는 안내방송
갑자기 기도삽관을 해야 하거나
심정지가 오는 사람들이 많았다.

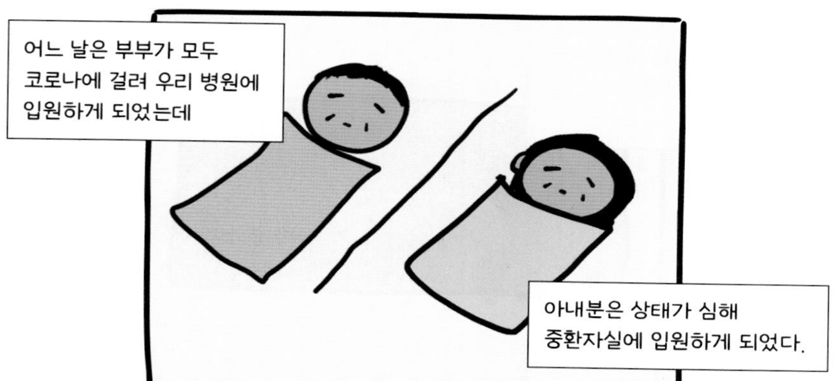
어느 날은 부부가 모두
코로나에 걸려 우리 병원에
입원하게 되었는데
아내분은 상태가 심해
중환자실에 입원하게 되었다.

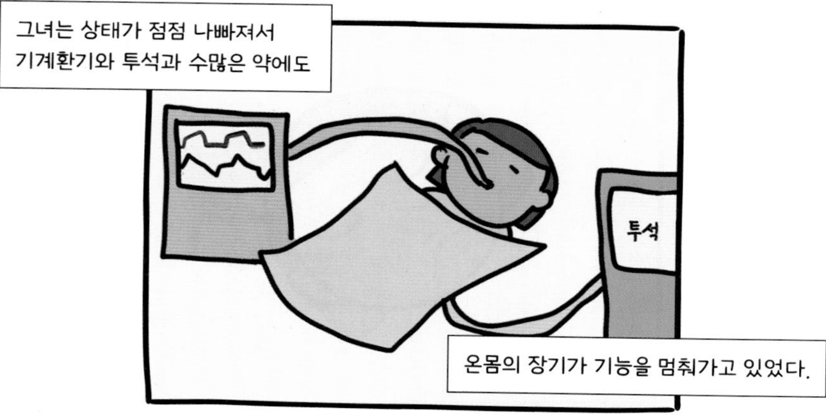
그녀는 상태가 점점 나빠져서
기계환기와 투석과 수많은 약에도
투석
온몸의 장기가 기능을 멈춰가고 있었다.

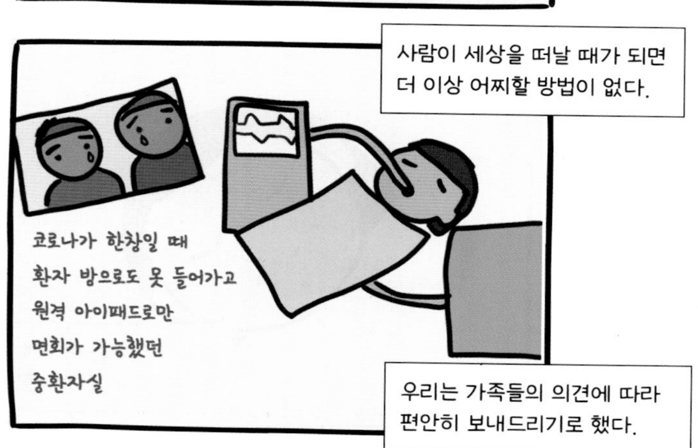
사람이 세상을 떠날 때가 되면
더 이상 어찌할 방법이 없다.
코로나가 한창일 때
환자 방으로도 못 들어가고
원격 아이패드로만
면회가 가능했던
중환자실
우리는 가족들의 의견에 따라
편안히 보내드리기로 했다.

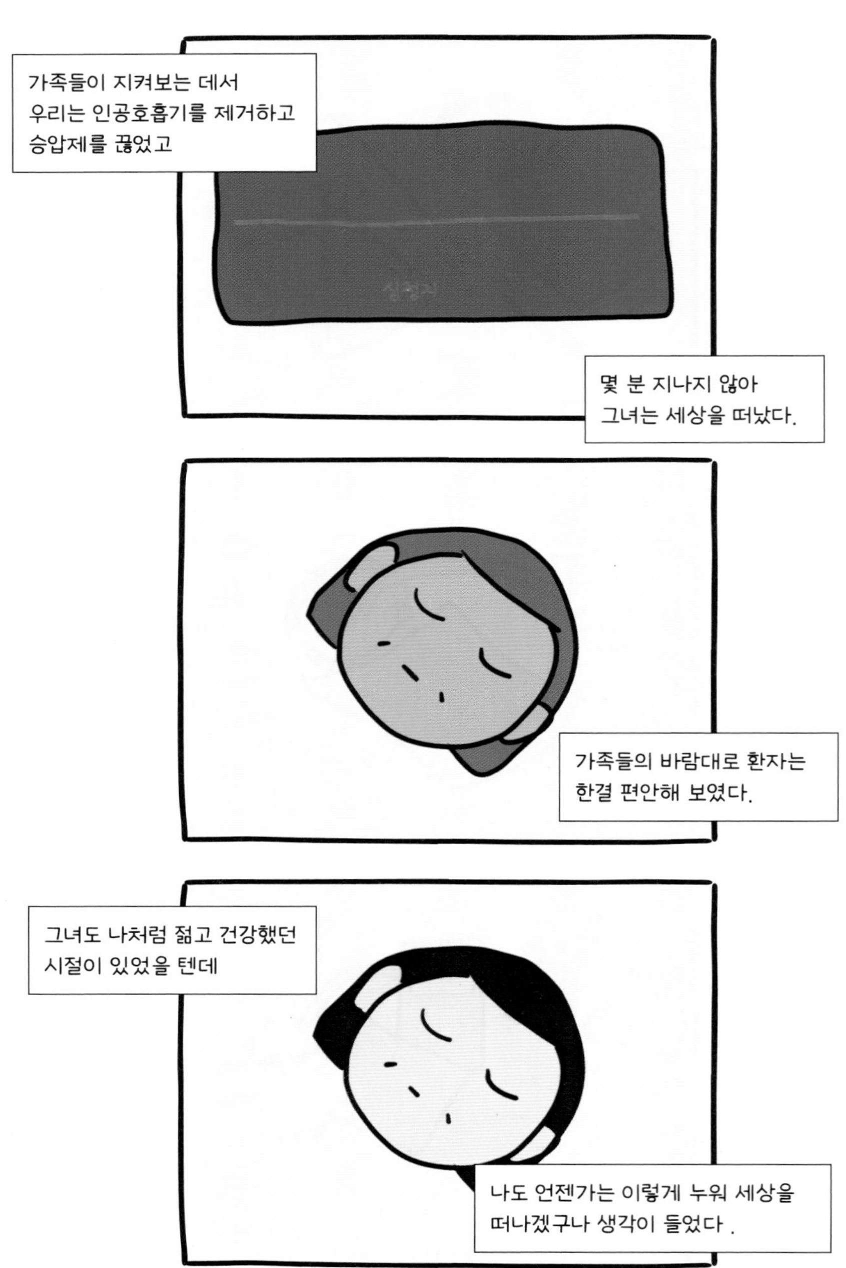
가족들이 지켜보는 데서
우리는 인공호흡기를 제거하고
승압제를 끊었고
심정지
몇 분 지나지 않아
그녀는 세상을 떠났다.
가족들의 바람대로 환자는
한결 편안해 보였다.
그녀도 나처럼 젊고 건강했던
시절이 있었을 텐데
나도 언젠가는 이렇게 누워 세상을
떠나겠구나 생각이 들었다 .

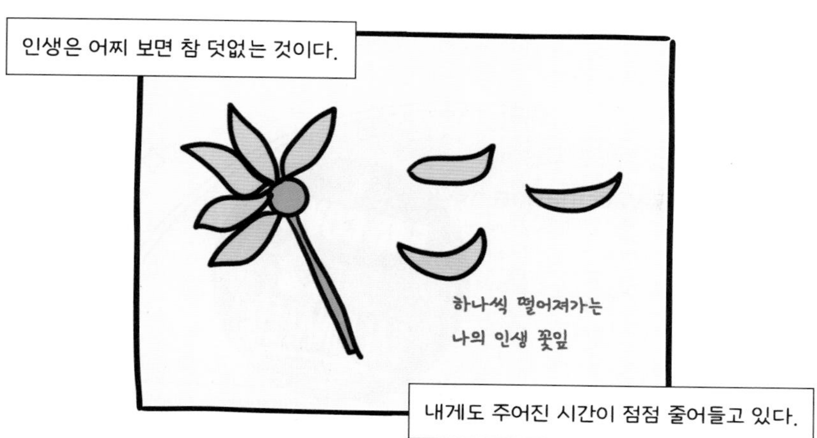
인생은 어찌 보면 참 덧없는 것이다.
하나씩 떨어져가는
나의 인생 꽃잎
내게도 주어진 시간이 점점 줄어들고 있다.

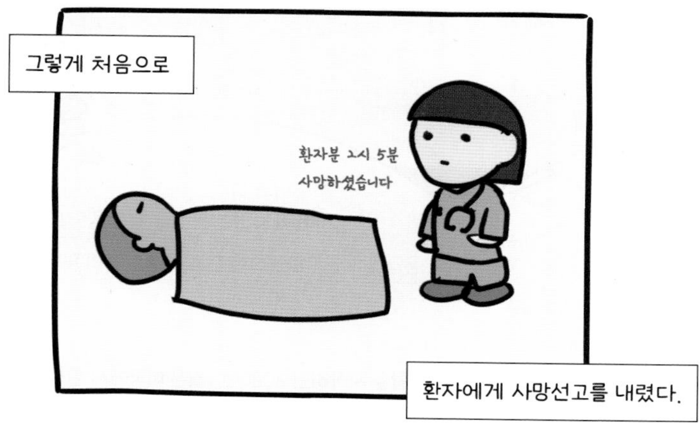
그렇게 처음으로
환자분 2시 5분
사망하셨습니다
환자에게 사망선고를 내렸다.

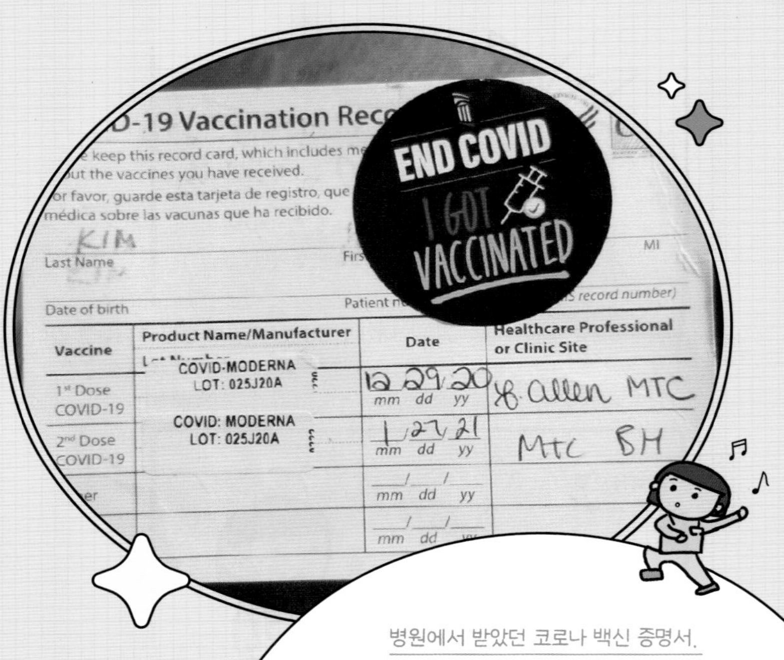
D-19 Vaccination Rec
e keep this record card, which includes me
out the vaccines you have received.
or favor, guarde esta tarjeta de registro, que
médica sobre las vacunas que ha recibido.
KIM
Last Name
Firs
MI
Date of birth
Patient n
S record number)
END COVID
I GOT VACCINATED
Vaccine
Product Name/Manufacturer
Date
Healthcare Professional or Clinic Site
1st Dose COVID-19
COVID-MODERNA LOT: 025J20A
12 29 20 mm dd yy
B. Allen MTC
2nd Dose COVID-19
COVID: MODERNA LOT: 025J20A
1 27 21 mm dd yy
MTC BH
er
mm dd yy
mm dd

병원에서 받았던 코로나 백신 증명서.
응급실에 근무하는 의료진 다음으로 빨리 맞게 되었다.

병원 생활을 시작하던 2020년 7월은 미국에서 한창 COVID-19 가 대유행하던 때였다. 미국 대사관들도 문을 닫고 비자 발급을 제한하던 시기였는데 나는 다행히 코로나 필수 의료인력으로 인정받아 긴급 비자를 받고 간신히 입국할 수 있었다.

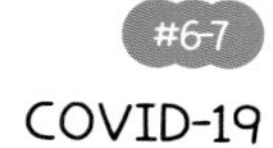
#6-7

COVID-19

✦✦✦

당시 병원에 입원해 있던 환자 대부분은 COVID-19 감염 환자였고 부족한 병실 때문에 응급실이 항상 환자들로 가득 찼던 기억이 난다. 늘어난 환자들을 수용하기 위해 비상시만 동원되는 백업 레지던트들이 계속 불려 나왔다. 병원 행사나 친목 행사들도 제한되어 외로움과 번아웃을 호소했던 친구들도 많았다.

드디어 첫 백신이 개발되고 나를 포함한 의료진들이 가장 먼저 백신을 맞았던 날, 차츰 코로나 환자들의 비율이 줄어 마침내 병원에서 마스크를 쓰지 않아도 된다는 지침이 내려오던 2023년 어느 날이 기억에 많이 남는다.

COVID-19 유행으로 힘들었던 첫 한 해였지만 역사에 기록될 코로나 현장에서 환자들을 돌보며 도움이 되었다는 데 뿌듯함과 보람을 느낀다.

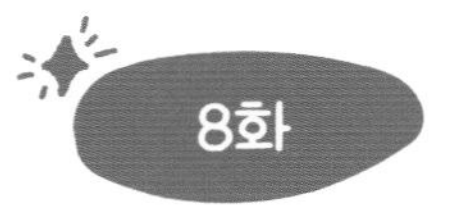
8화

색다른 미국병원 수련

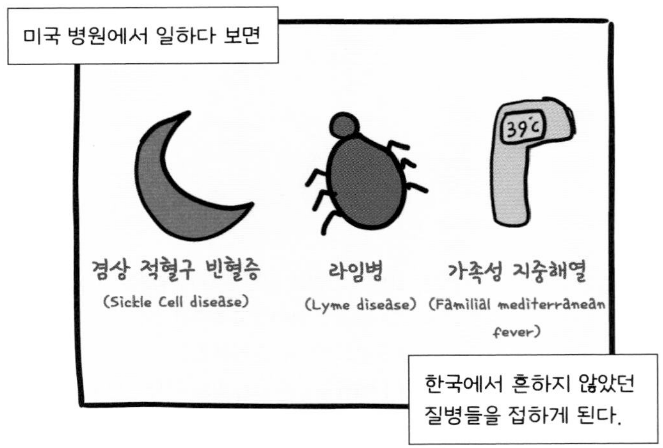
미국 병원에서 일하다 보면
39°C
겸상 적혈구 빈혈증
(Sickle Cell disease)
라임병
(Lyme disease)
가족성 지중해열
(Familial mediterranean fever)
한국에서 흔하지 않았던 질병들을 접하게 된다.

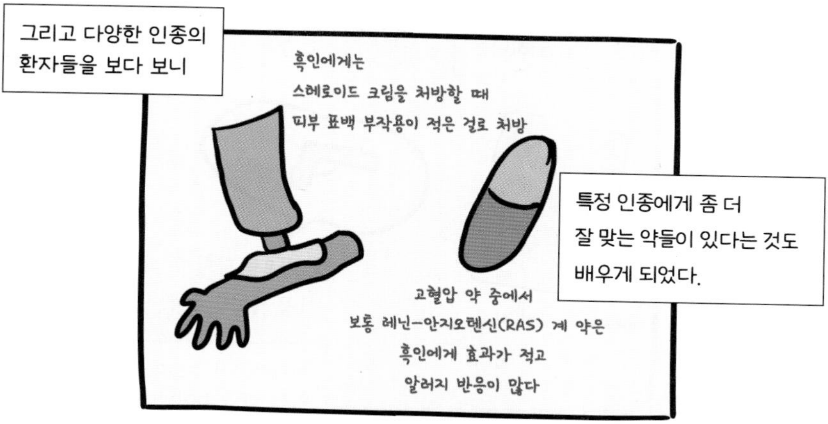

그리고 다양한 인종의
환자들을 보다 보니

흑인에게는
스테로이드 크림을 처방할 때
피부 표백 부작용이 적은 걸로 처방

특정 인종에게 좀 더
잘 맞는 약들이 있다는 것도
배우게 되었다.

고혈압 약 중에서
보통 레닌-안지오텐신(RAS) 계 약은
흑인에게 효과가 적고
알러지 반응이 많다

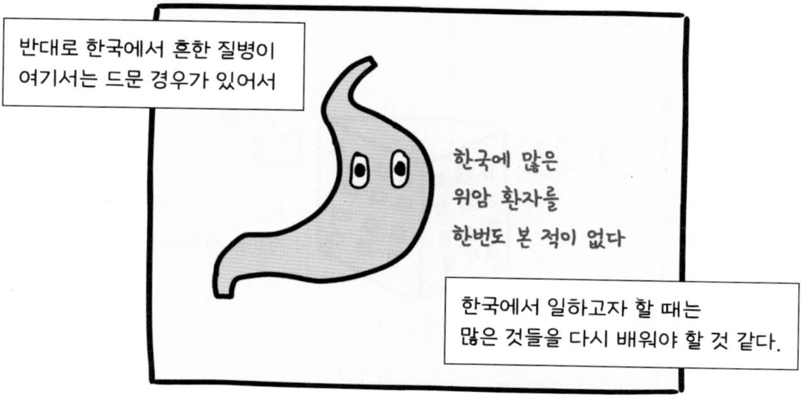

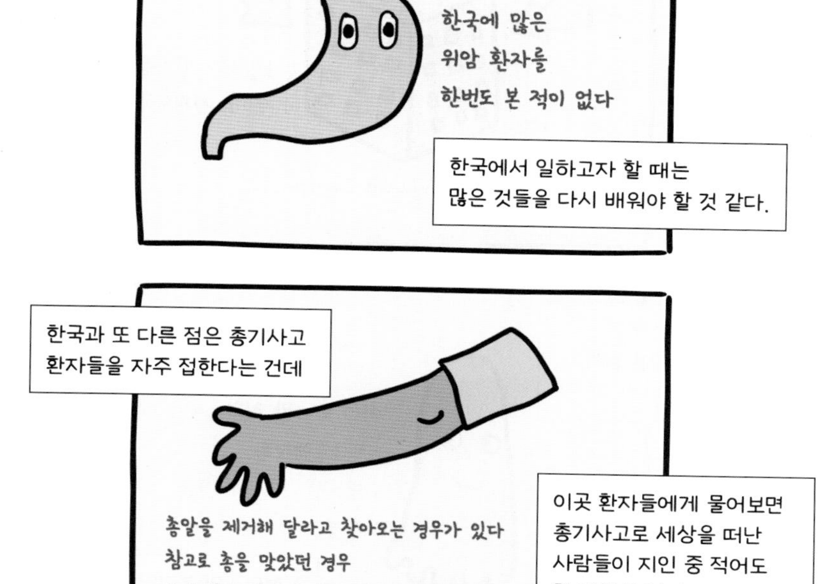
반대로 한국에서 흔한 질병이
여기서는 드문 경우가 있어서
한국에 많은
위암 환자를
한번도 본 적이 없다
한국에서 일하고자 할 때는
많은 것들을 다시 배워야 할 것 같다.
한국과 또 다른 점은 총기사고
환자들을 자주 접한다는 건데
총알을 제거해 달라고 찾아오는 경우가 있다
참고로 총을 맞았던 경우
몸에 남아 있을 수 있는 파편 때문에
MRI를 찍으면 안 된다
이곳 환자들에게 물어보면
총기사고로 세상을 떠난
사람들이 지인 중 적어도
한 명씩은 있다.

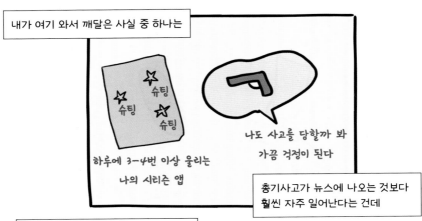
내가 여기 와서 깨달은 사실 중 하나는
슈팅
슈팅
슈팅
하루에 3-4번 이상 울리는
나의 시티즌 앱
나도 사고를 당할까 봐
가끔 걱정이 된다
총기사고가 뉴스에 나오는 것보다
훨씬 자주 일어난다는 건데

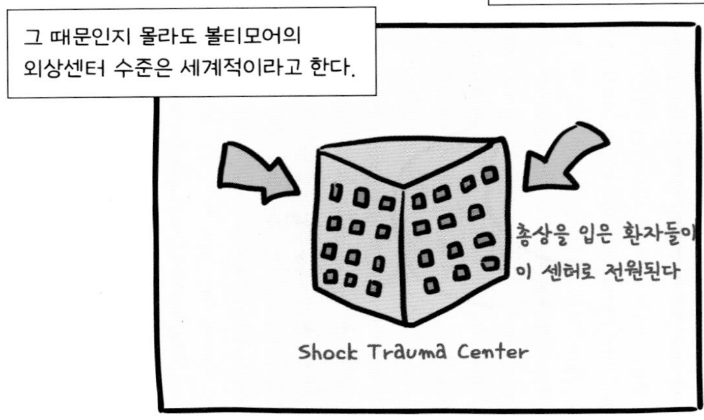
그 때문인지 몰라도 볼티모어의
외상센터 수준은 세계적이라고 한다.
총상을 입은 환자들이
이 센터로 전원된다
Shock Trauma Center

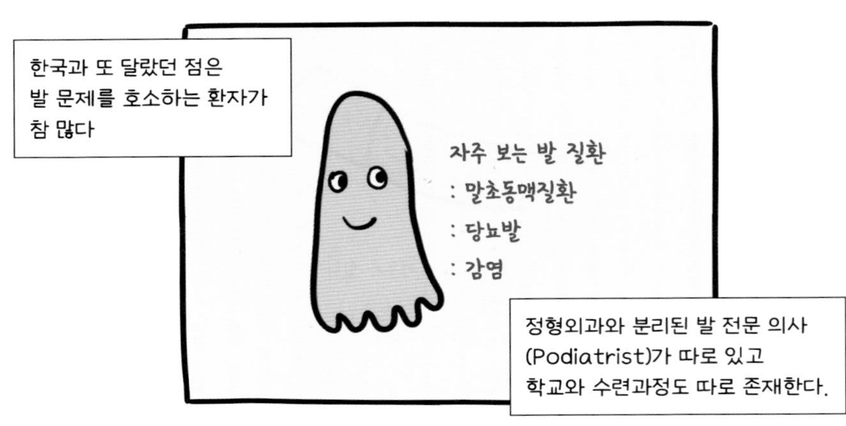
한국과 또 달랐던 점은
발 문제를 호소하는 환자가
참 많다
자주 보는 발 질환
: 말초동맥질환
: 당뇨발
: 감염
정형외과와 분리된 발 전문 의사
(Podiatrist)가 따로 있고
학교와 수련과정도 따로 존재한다.

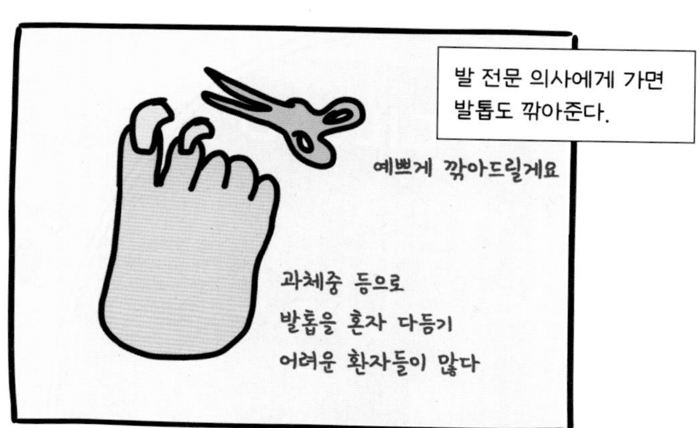
발 전문 의사에게 가면
발톱도 깎아준다.
예쁘게 깎아드릴게요
과체중 등으로
발톱을 혼자 다듬기
어려운 환자들이 많다

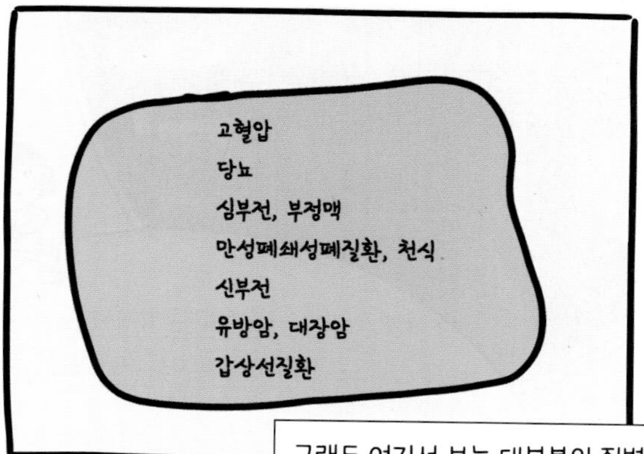
고혈압
당뇨
심부전, 부정맥
만성폐쇄성폐질환, 천식
신부전
유방암, 대장암
갑상선질환
그래도 여기서 보는 대부분의 질병들은
한국에서도 흔한 질병들이라 겹치는 점이 많다.

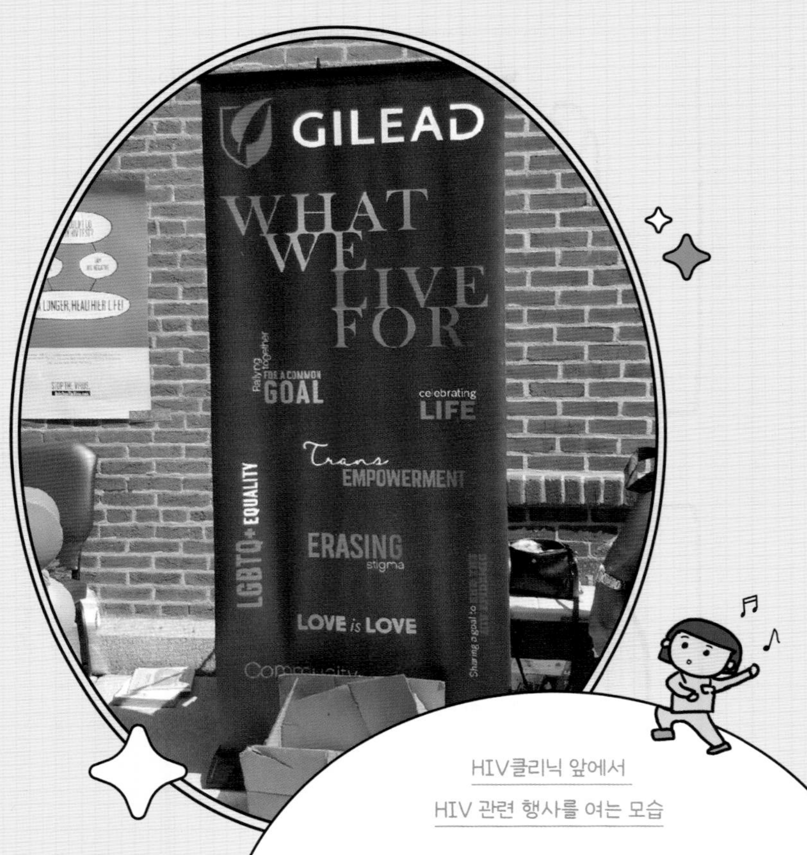
GILEAD
WHAT WE LIVE FOR
Rallying together FOR A COMMON GOAL
celebrating LIFE
Trans EMPOWERMENT
LGBTQ+ EQUALITY
ERASING stigma
LOVE is LOVE

HIV클리닉 앞에서
HIV 관련 행사를 여는 모습

서로 환자군이 다르다 보니 미국과 한국에서 보는 질병들은 약간의 차이가 있지만 의학교육에서 중요하게 다루어지는 질병들은 한국이나 미국이나 비슷하다. 이런 핵심적인 중요한 질환을 미국에서는 Bread and Butter disease 라고 하는데, 대표적으로 고혈압, 심부전, 당뇨, 천식 등이 있다. 때문에 한국에서 배운 의학지식들은 미국에서도 충분히 활용 가능했다.

#8

색다른 미국병원 수련

✦✦✦

다만 볼티모어에서는 워낙 마약을 많이 사용하기 때문에 한국에서 잘 보기 어려웠던 HIV, C형간염 환자들이 상당히 많았고 그 때문에 우리 병원에서는 매주 HIV 클리닉이 따로 열렸다. 한국보다 고도비만 환자의 수도 훨씬 많았는데 거동이 어려워 침대에서만 누워 지내다 응급실에 온 비만 환자도 있었다. 비만 합병증으로 인한 의료비 지출이 워낙 많다 보니 보험회사에서 비만 치료를 전폭적으로 지원해준다는 느낌을 받았다. 나의 레지던트 동기 두 명은 한 달에 백만 원이 넘는 최신 비만 치료제 약과 천만 원이 넘는 위절제술에 대해 손쉽게 보험사로부터 전액 보험 지원을 받았다고 했다.

한 가지 기억해야 할 것은 미국은 워낙 큰 나라이기 때문에 어느 지역 어느 병원에서 수련을 받느냐에 따라 환자군이 매우 달라진다는 점이다. 부유한 보스턴 근교에 위치했던 병원에서 면접을 봤을 때 당시 레지던트들은 내게 병원에 오는 환자들의 교육 수준이 매우 높아 심지어는 노벨상 수상자들도 종종 환자로 만난다고 말했다. 내가 수련을 받은 볼티모어와는 완전히 다른 분위기였다.

따라서 병원 면접을 갈 때는 그 병원에서 보는 환자군은 어떤지 물어보거나 그 병원이 위치한 지역의 생활환경은 어떤지를 살펴보면 도움이 된다.

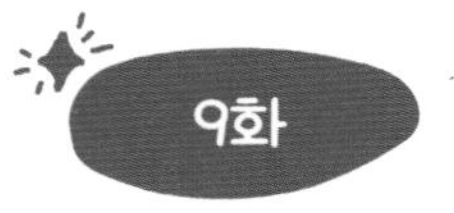
9화

중환자실에서의 깨달음 (1)

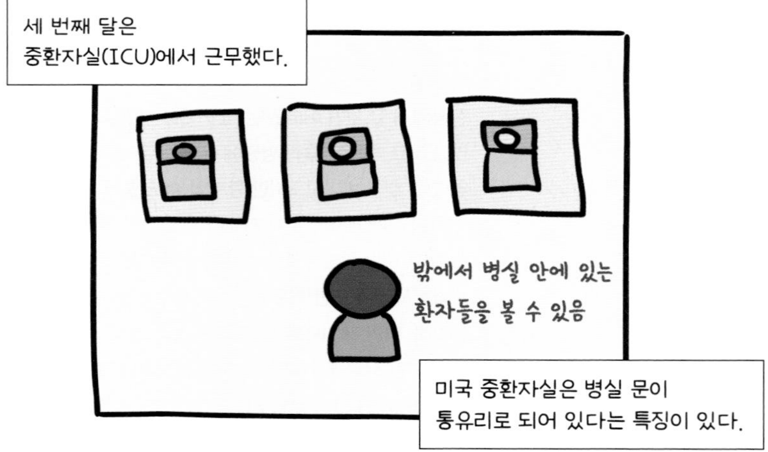
세 번째 달은
중환자실(ICU)에서 근무했다.
밖에서 병실 안에 있는
환자들을 볼 수 있음
미국 중환자실은 병실 문이
통유리로 되어 있다는 특징이 있다.

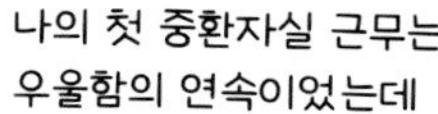
나의 첫 중환자실 근무는
우울함의 연속이었는데

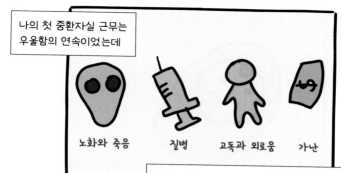

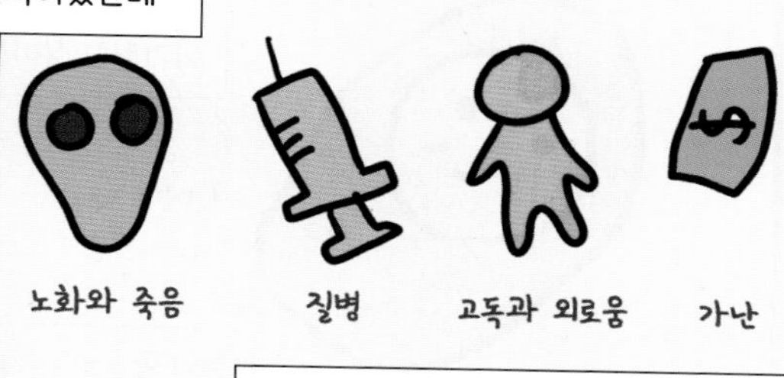
노화와 죽음
질병
고독과 외로움
가난
중환자실에서는 우리가 외면해오며 살아오던
인생의 많은 어두운 단면들을 마주하게 되기 때문이다.

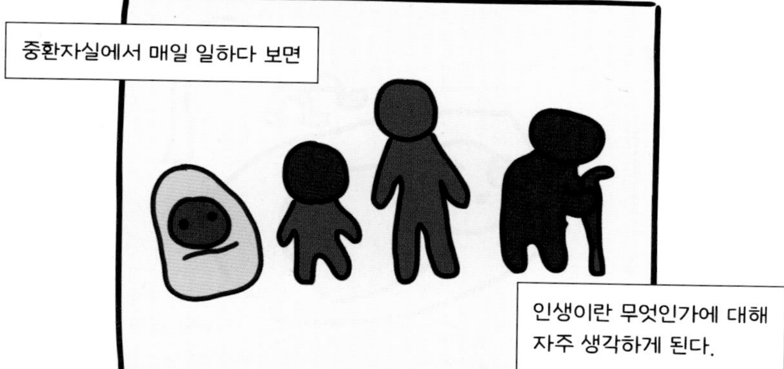
중환자실에서 매일 일하다 보면
인생이란 무엇인가에 대해
자주 생각하게 된다.

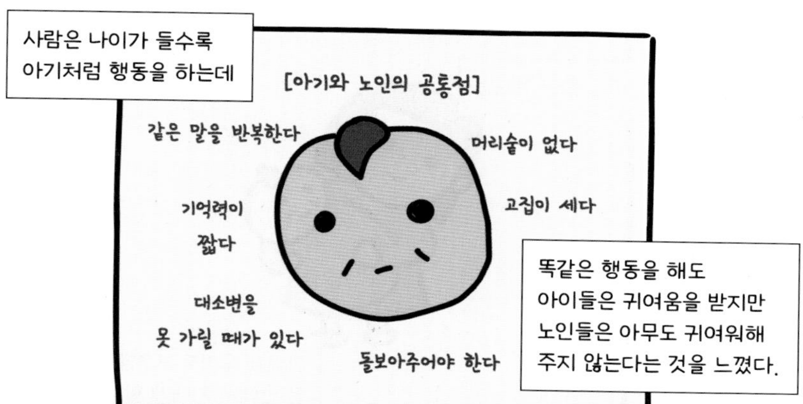
사람은 나이가 들수록
아기처럼 행동을 하는데
[아기와 노인의 공통점]
같은 말을 반복한다
머리숱이 없다
기억력이
짧다
고집이 세다
대소변을
못 가릴 때가 있다
돌보아주어야 한다
똑같은 행동을 해도
아이들은 귀여움을 받지만
노인들은 아무도 귀여워해
주지 않는다는 것을 느꼈다.

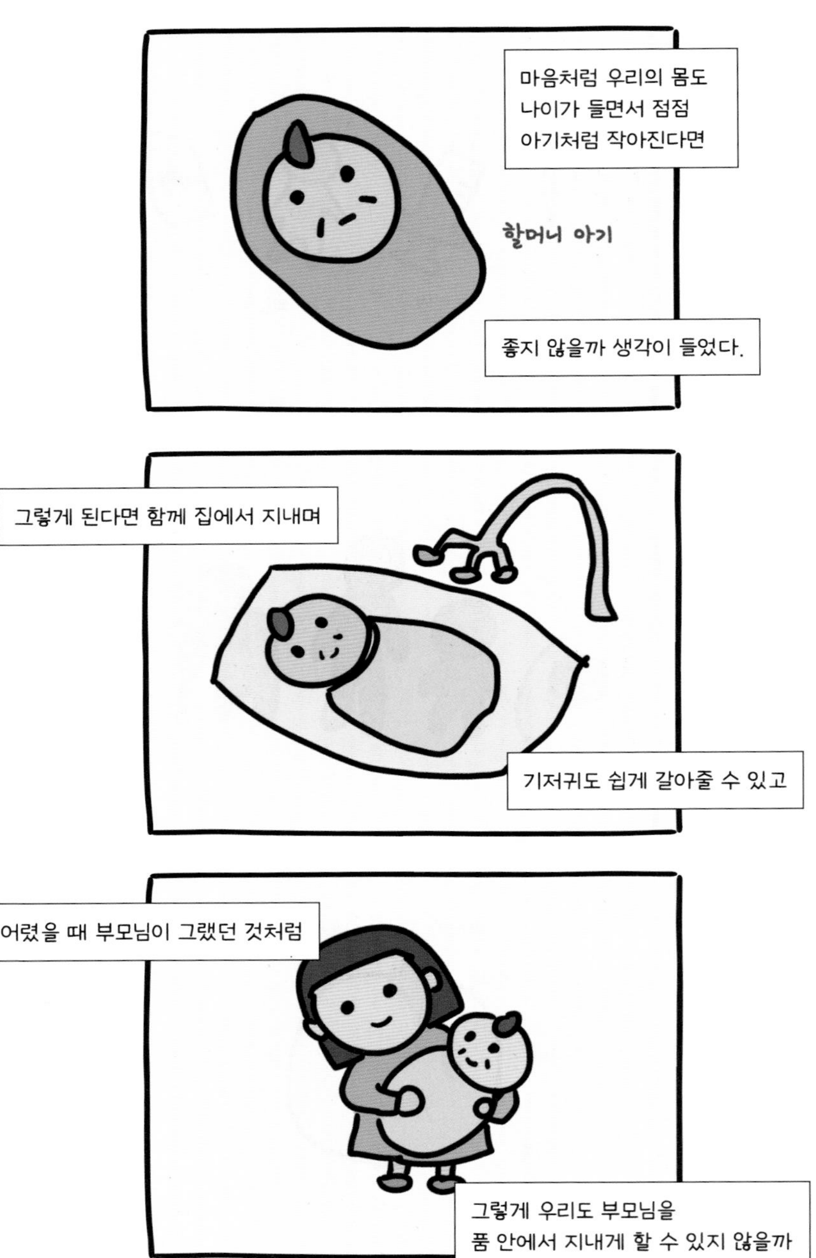
마음처럼 우리의 몸도
나이가 들면서 점점
아기처럼 작아진다면
할머니 아기
좋지 않을까 생각이 들었다.
그렇게 된다면 함께 집에서 지내며
기저귀도 쉽게 갈아줄 수 있고
어렸을 때 부모님이 그랬던 것처럼
그렇게 우리도 부모님을
품 안에서 지내게 할 수 있지 않을까

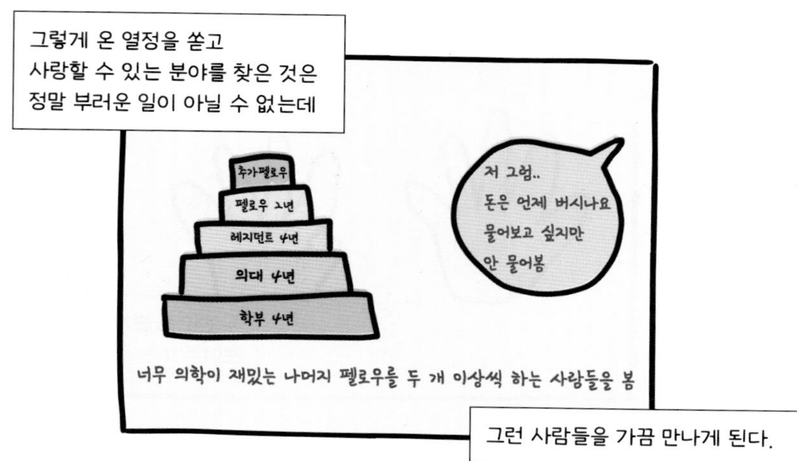
그렇게 온 열정을 쏟고
사랑할 수 있는 분야를 찾은 것은
정말 부러운 일이 아닐 수 없는데
추가펠로우
펠로우 2년
레지던트 4년
의대 4년
학부 4년
저 그럼..
돈은 언제 버시나요
물어보고 싶지만
안 물어봄
너무 의학이 재밌는 나머지 펠로우를 두 개 이상씩 하는 사람들을 봄
그런 사람들을 가끔 만나게 된다.

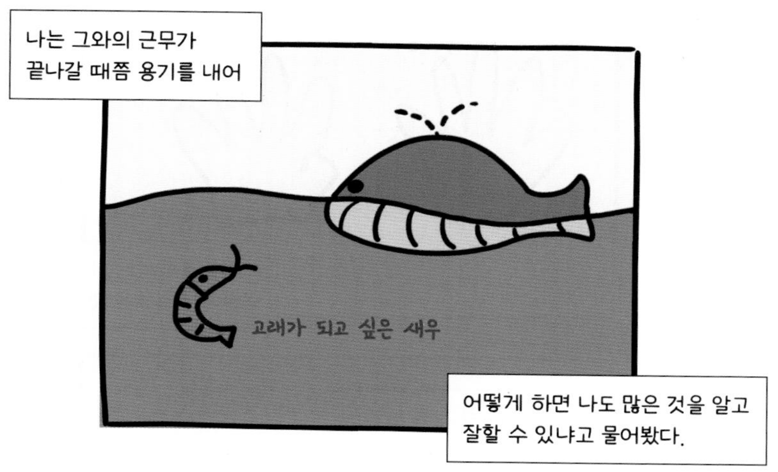
나는 그와의 근무가
끝나갈 때쯤 용기를 내어
고래가 되고 싶은 새우
어떻게 하면 나도 많은 것을 알고
잘할 수 있냐고 물어봤다.

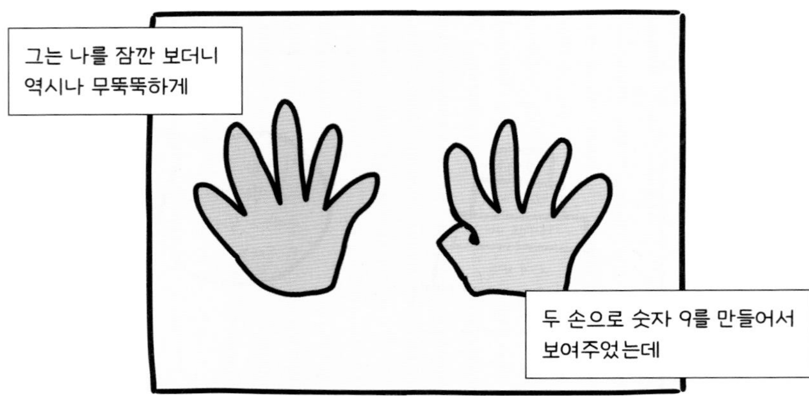
그는 나를 잠깐 보더니
역시나 무뚝뚝하게
두 손으로 숫자 9를 만들어서
보여주었는데

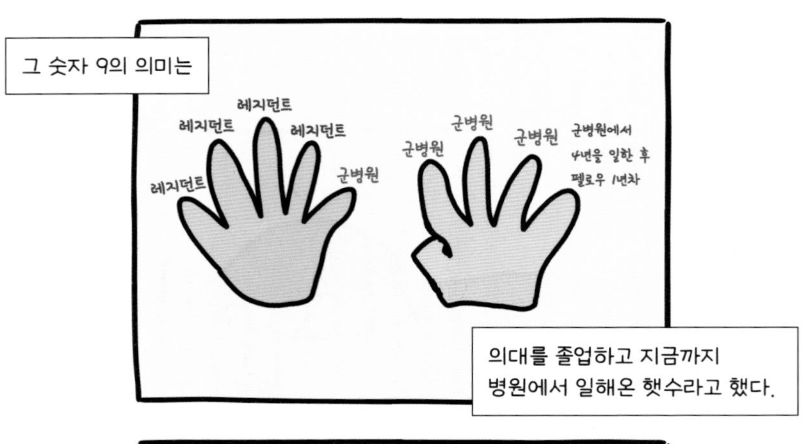
그 숫자 9의 의미는
레지던트
레지던트
레지던트
레지던트
군병원
군병원
군병원
군병원
군병원에서
4년을 일한 후
펠로우 1년차
의대를 졸업하고 지금까지
병원에서 일해온 햇수라고 했다.

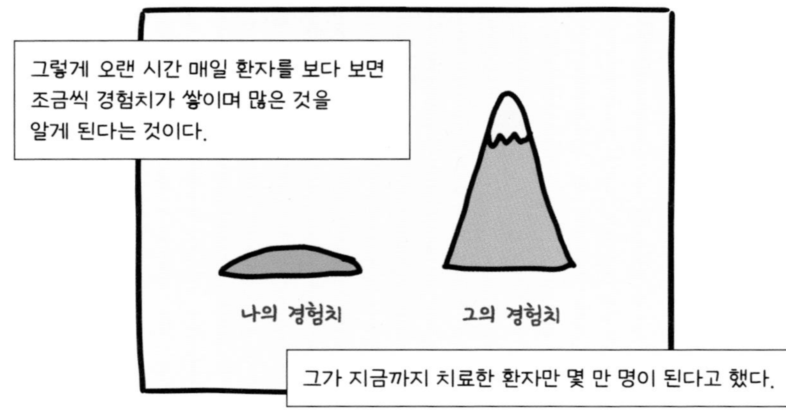
그렇게 오랜 시간 매일 환자를 보다 보면
조금씩 경험치가 쌓이며 많은 것을
알게 된다는 것이다.
나의 경험치
그의 경험치
그가 지금까지 치료한 환자만 몇 만 명이 된다고 했다.

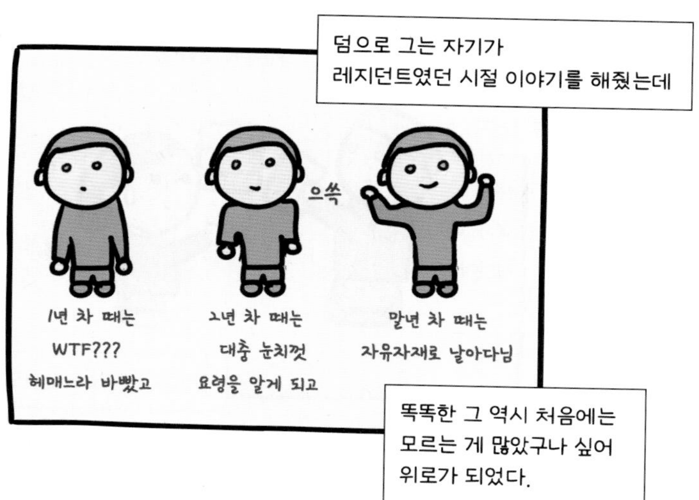
덤으로 그는 자기가
레지던트였던 시절 이야기를 해줬는데
으쓱
1년 차 때는
WTF???
헤매느라 바빴고
2년 차 때는
대충 눈치껏
요령을 알게 되고
말년 차 때는
자유자재로 날아다님
똑똑한 그 역시 처음에는
모르는 게 많았구나 싶어
위로가 되었다.

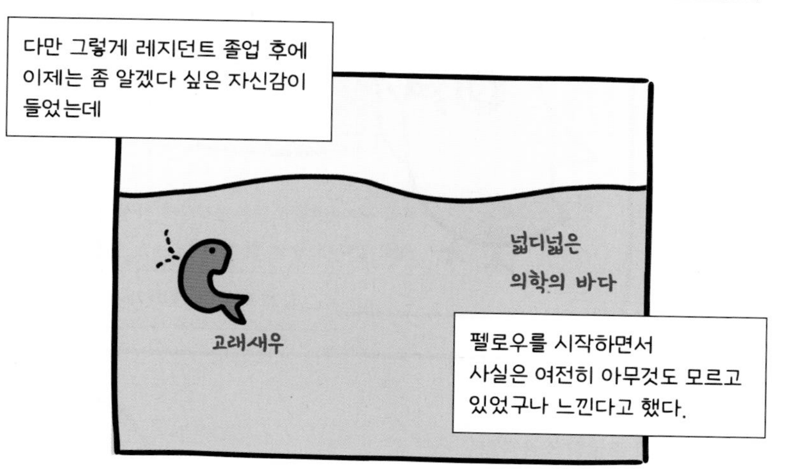
다만 그렇게 레지던트 졸업 후에
이제는 좀 알겠다 싶은 자신감이
들었는데
넓디넓은
의학의 바다
고래새우
펠로우를 시작하면서
사실은 여전히 아무것도 모르고
있었구나 느낀다고 했다.

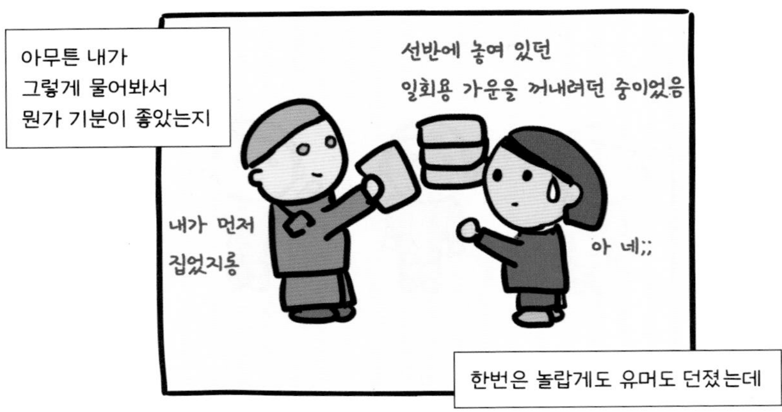
아무튼 내가
그렇게 물어봐서
뭔가 기분이 좋았는지
선반에 놓여 있던
일회용 가운을 꺼내려던 중이었음
내가 먼저
집었지롱
아 네;;
한번은 놀랍게도 유머도 던졌는데

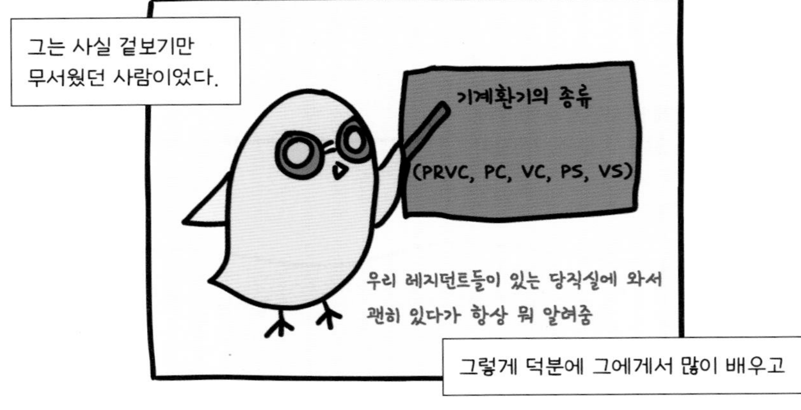
그는 사실 겉보기만
무서웠던 사람이었다.
기계환기의 종류
(PRVC, PC, VC, PS, VS)
우리 레지던트들이 있는 당직실에 와서
괜히 있다가 항상 뭐 알려줌
그렇게 덕분에 그에게서 많이 배우고

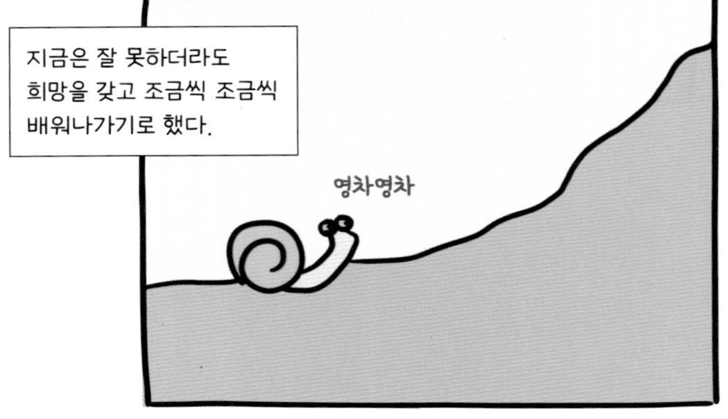
지금은 잘 못하더라도
희망을 갖고 조금씩 조금씩
배워나가기로 했다.
영차영차

서당 개 3년이면

풍월을 읊는다고

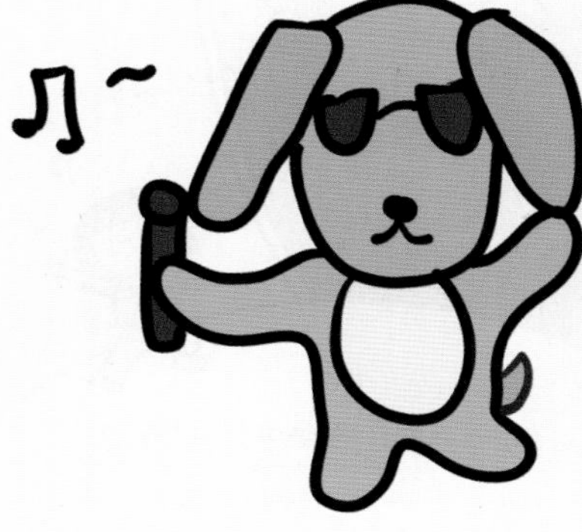

심전도에서
LBBB 소견이 보이는데
Sgarbossa criteria를
만족해서
급성 심근경색이 의심됩니다

나도 노력하다 보면 3년 후 수련이 끝나갈 때 즈음에는 달라져 있지 않을까 생각을 해본다.

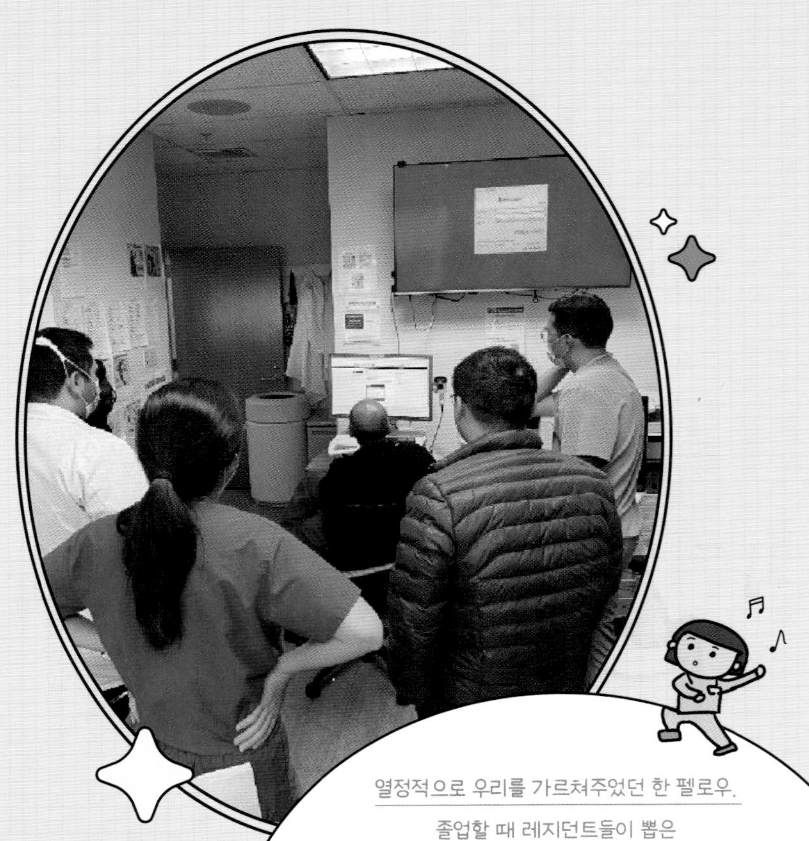

열정적으로 우리를 가르쳐주었던 한 펠로우.
졸업할 때 레지던트들이 뽑은
펠로우 교육상을 받았다.

중환자실 실습은 병동 실습 때보다
훨씬 엄숙한 분위기에서 이뤄진다.

생사를 오가는 환자들이 많다 보니 회진 중간에
환자가 사망하여 가족들을 불러야 했던 경우도 있고,
응급 술기를 시행하느라 점심시간이 훌쩍 지난 시간에야
밥을 먹어야 했던 적도 여러 번 있었다.

#9-10

중환자실에서의 깨달음

✦✦✦

중환자실 실습은 시시각각 환자의 상황이 변하기 때문에 많은 레지던트들이 두려워하는 실습이기도 하지만,
그만큼 레지던트들이 도움을 요청할 수 있는 중환자실 펠로우가 낮에 항상 상주하며 우리 레지던트들에게 많은 도움을 주었다.

처음에는 어렵게만 느껴졌던 펠로우도 실습이 끝나갈 때에는 농담도 주고받으며 친하게 지낼 수 있었고
우리 레지던트 모임에 함께 모여 친목을 다지기도 했다.

편한 길을 갈 수도 있었을 텐데, 최전선에서 사람을 살리기 위해 몰두하고 최선을 다하는 펠로우들의 모습에 많은 영감을 받았다.
수많은 죽음을 보면서 나는 어떻게 나에게 주어진 생을 최선을 다해 살아갈 것인지

또한 인생의 마지막 순간을 어떻게 보내고 싶은지
고민하게 했던 중환자실 실습이었다.

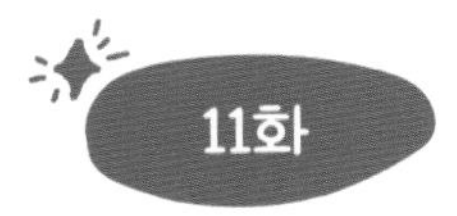
11화

문득 찾아온 향수병 (1)

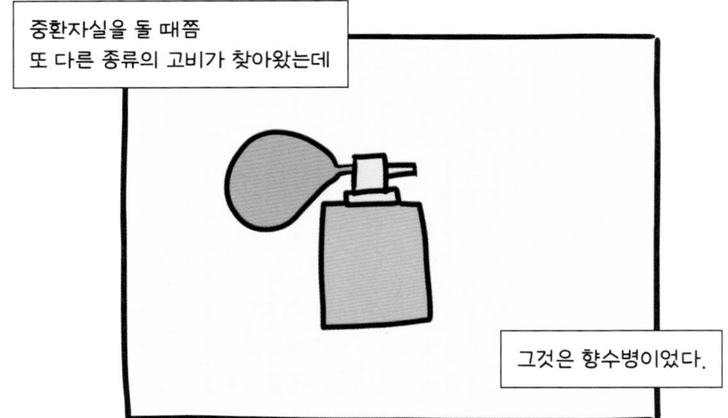
중환자실을 돌 때쯤
또 다른 종류의 고비가 찾아왔는데
그것은 향수병이었다.

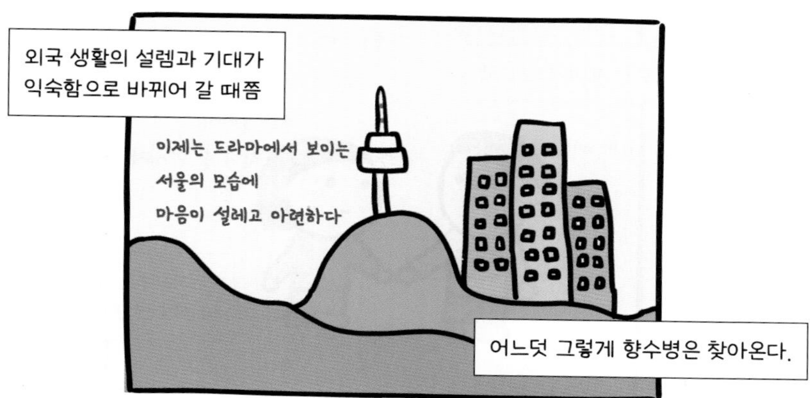
외국 생활의 설렘과 기대가
익숙함으로 바뀌어 갈 때쯤
이제는 드라마에서 보이는
서울의 모습에
마음이 설레고 아련하다
어느덧 그렇게 향수병은 찾아온다.

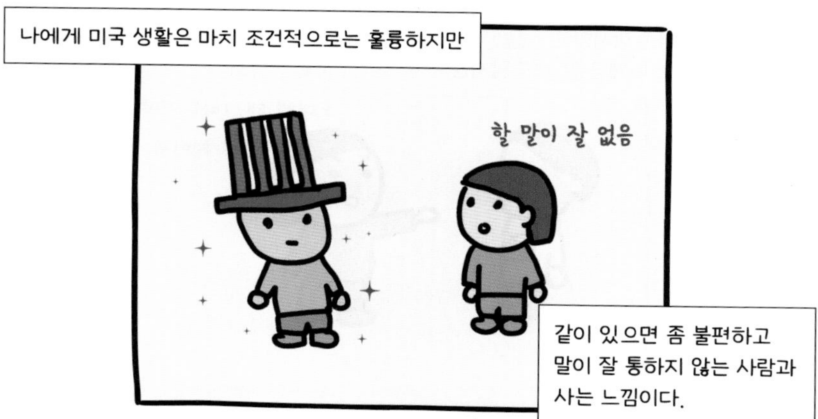
나에게 미국 생활은 마치 조건적으로는 훌륭하지만
할 말이 잘 없음
같이 있으면 좀 불편하고
말이 잘 통하지 않는 사람과
사는 느낌이다.

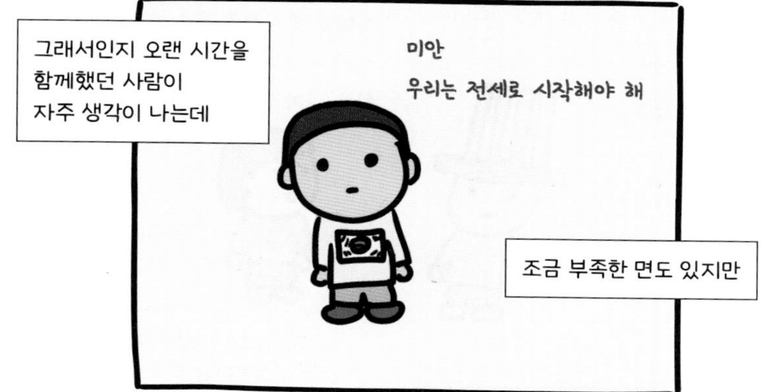
그래서인지 오랜 시간을
함께했던 사람이
자주 생각이 나는데
미안
우리는 전세로 시작해야 해
조금 부족한 면도 있지만

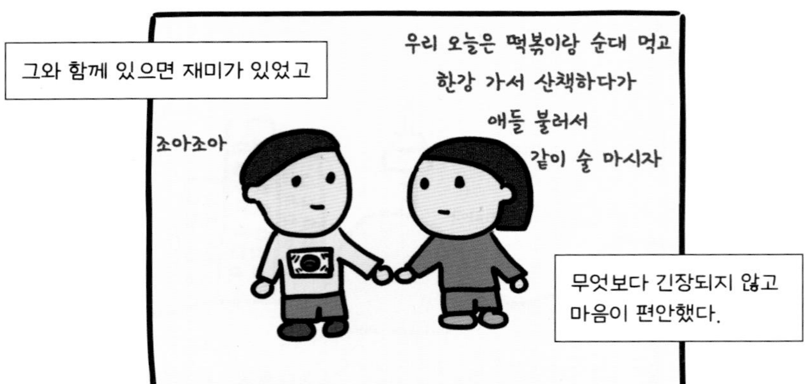
그와 함께 있으면 재미가 있었고
우리 오늘은 떡볶이랑 순대 먹고
한강 가서 산책하다가
애들 불러서
같이 술 마시자
조아조아
무엇보다 긴장되지 않고
마음이 편안했다.

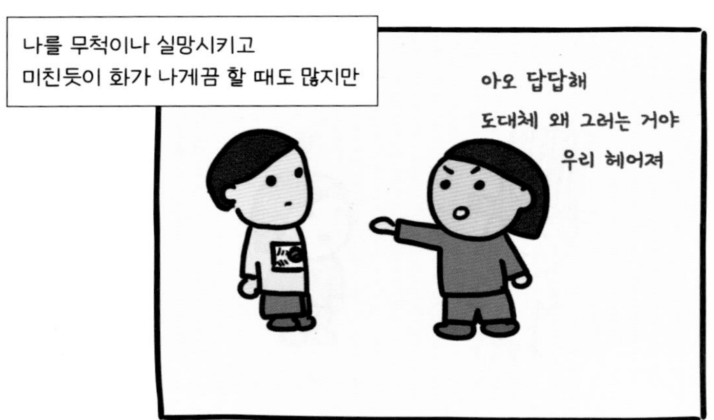
나를 무척이나 실망시키고
미친듯이 화가 나게끔 할 때도 많지만
아오 답답해
도대체 왜 그러는 거야
우리 헤어져

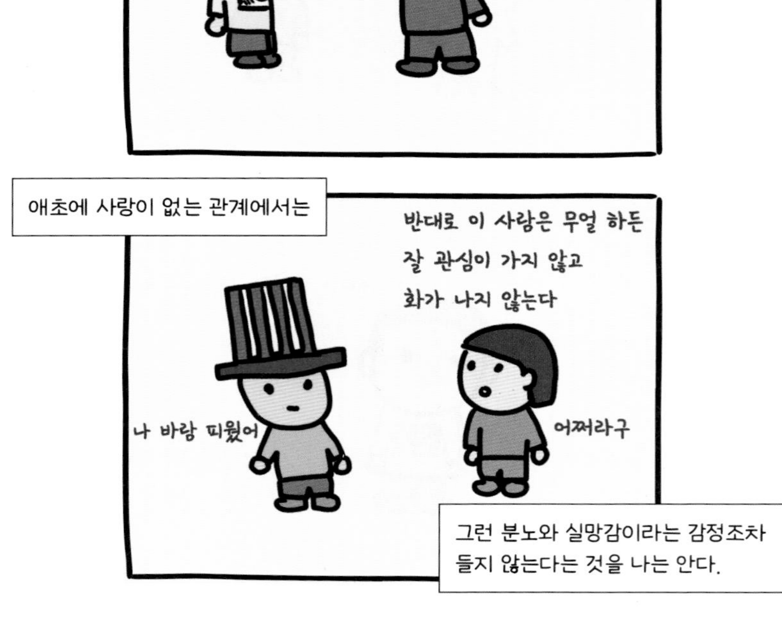
애초에 사랑이 없는 관계에서는
반대로 이 사람은 무얼 하든
잘 관심이 가지 않고
화가 나지 않는다
나 바람 피웠어
어쩌라구
그런 분노와 실망감이라는 감정조차
들지 않는다는 것을 나는 안다.

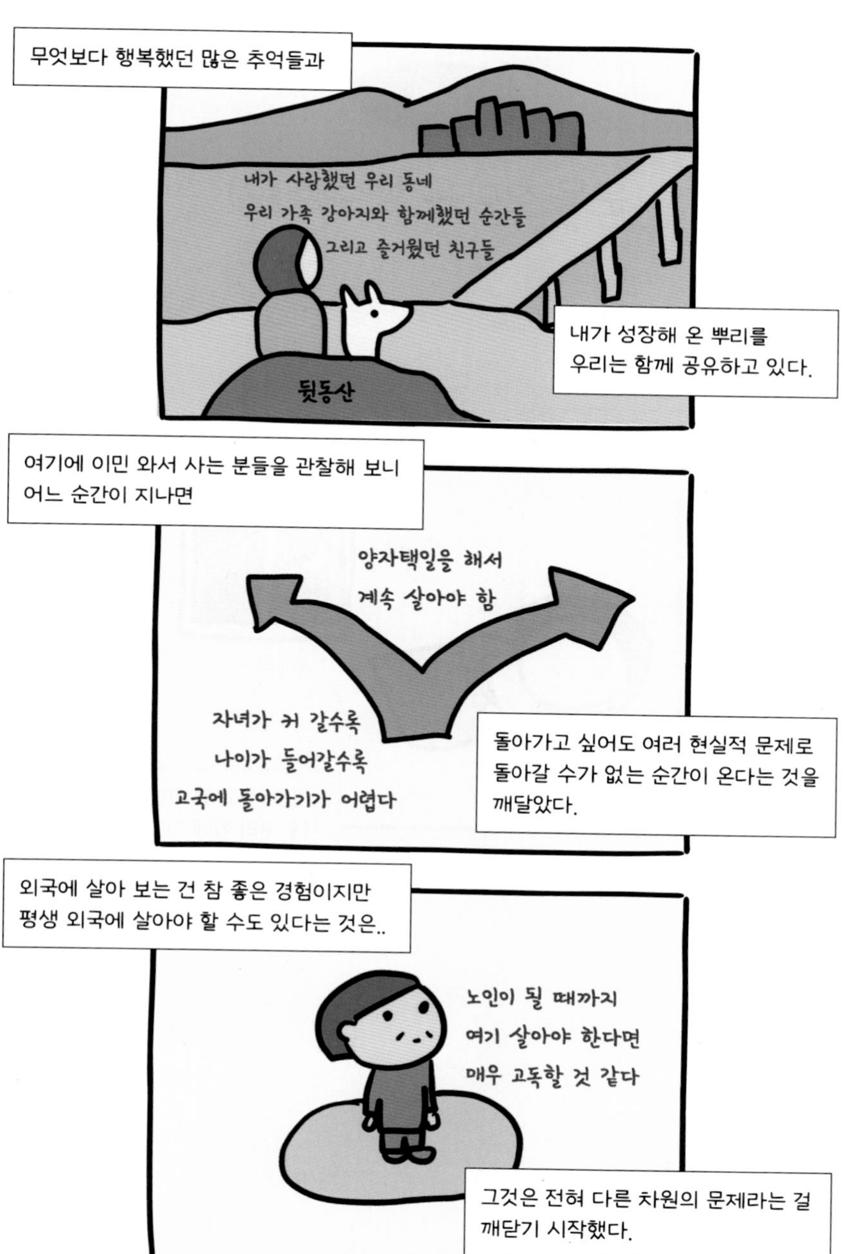
무엇보다 행복했던 많은 추억들과
내가 사랑했던 우리 동네
우리 가족 강아지와 함께했던 순간들
그리고 즐거웠던 친구들
뒷동산
내가 성장해 온 뿌리를
우리는 함께 공유하고 있다.
여기에 이민 와서 사는 분들을 관찰해 보니
어느 순간이 지나면
양자택일을 해서
계속 살아야 함
자녀가 커 갈수록
나이가 들어갈수록
고국에 돌아가기가 어렵다
돌아가고 싶어도 여러 현실적 문제로
돌아갈 수가 없는 순간이 온다는 것을
깨달았다.
외국에 살아 보는 건 참 좋은 경험이지만
평생 외국에 살아야 할 수도 있다는 것은..
노인이 될 때까지
여기 살아야 한다면
매우 고독할 것 같다
그것은 전혀 다른 차원의 문제라는 걸
깨닫기 시작했다.

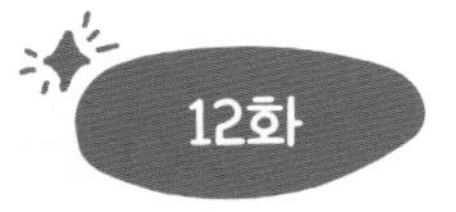
12화

문득 찾아온 향수병 (2)

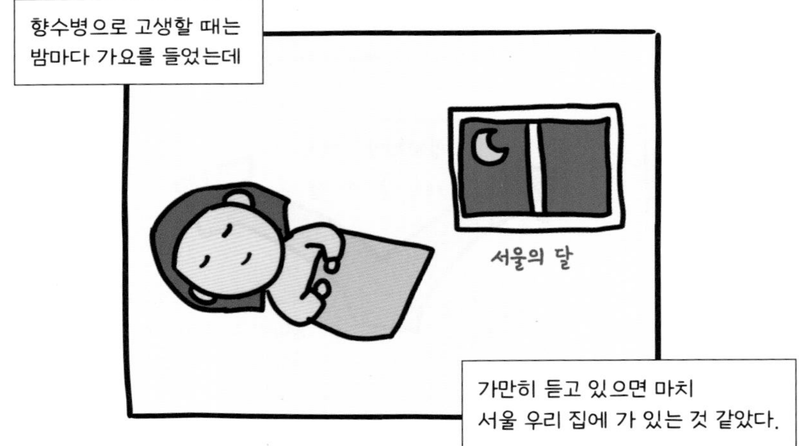
향수병으로 고생할 때는
밤마다 가요를 들었는데
서울의 달
가만히 듣고 있으면 마치
서울 우리 집에 가 있는 것 같았다.

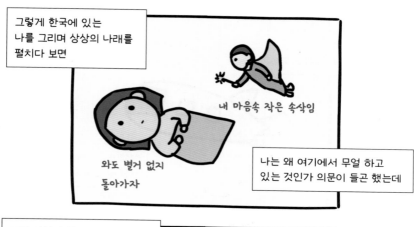

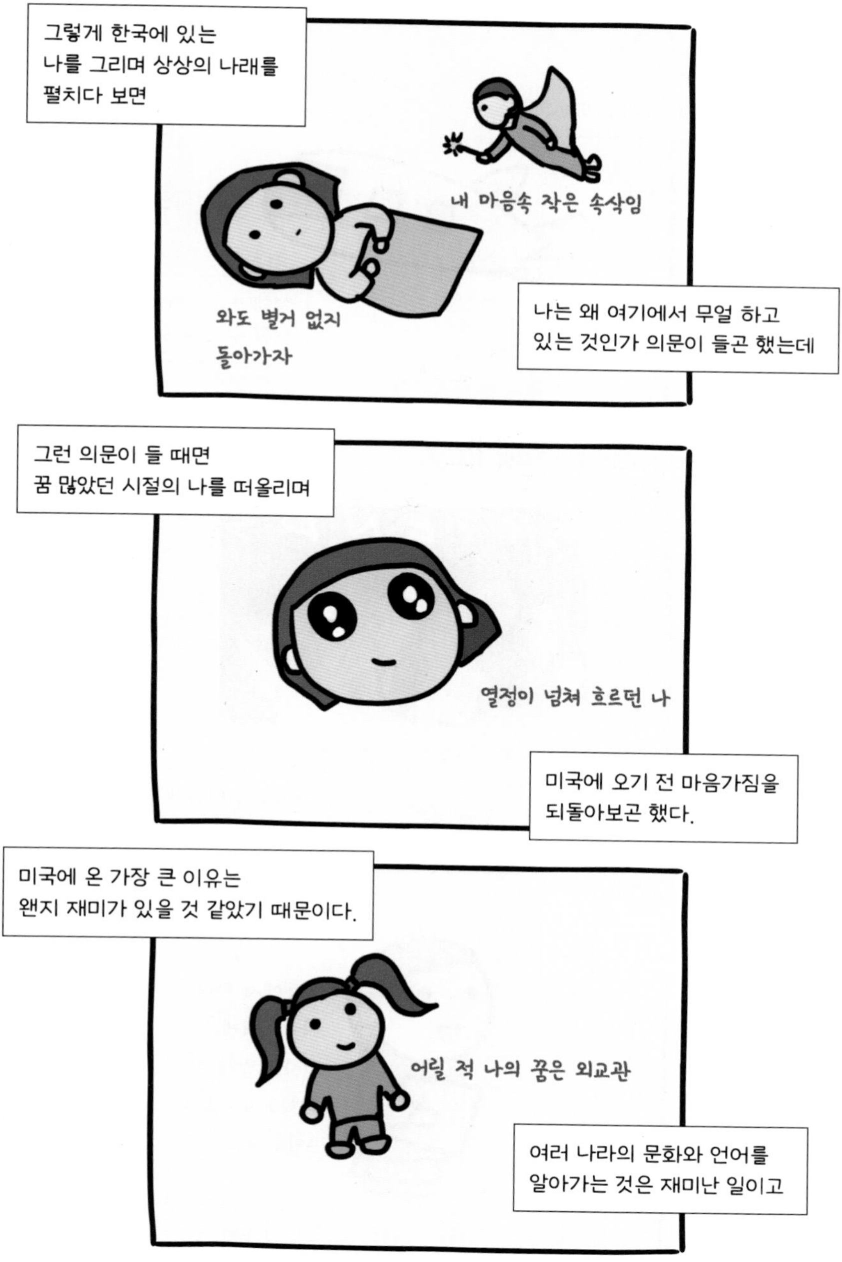

그렇게 한국에 있는
나를 그리며 상상의 나래를
펼치다 보면

내 마음속 작은 속삭임

와도 별거 없지
돌아가자

나는 왜 여기에서 무얼 하고
있는 것인가 의문이 들곤 했는데

그런 의문이 들 때면
꿈 많았던 시절의 나를 떠올리며

열정이 넘쳐 흐르던 나

미국에 오기 전 마음가짐을
되돌아보곤 했다.

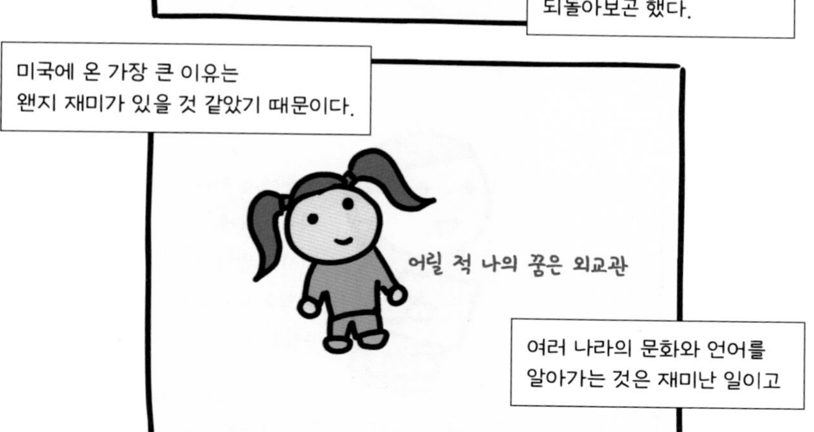
미국에 온 가장 큰 이유는
왠지 재미가 있을 것 같았기 때문이다.
어릴 적 나의 꿈은 외교관
여러 나라의 문화와 언어를
알아가는 것은 재미난 일이고

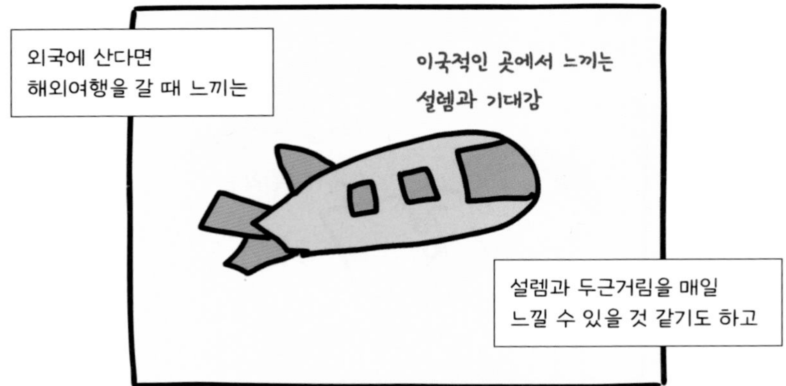
외국에 산다면
해외여행을 갈 때 느끼는
이국적인 곳에서 느끼는
설렘과 기대감
설렘과 두근거림을 매일
느낄 수 있을 것 같기도 하고

외국 드라마에 나오는 주인공처럼

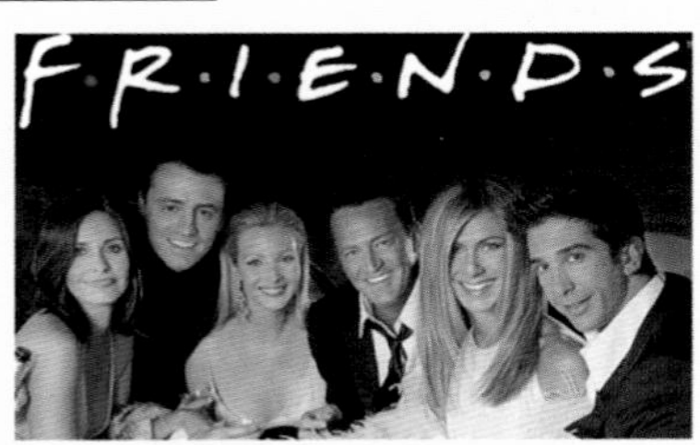
F·R·I·E·N·D·S

왠지 이런 친구들과 글로벌하게 하하호호

재밌고 화려하게 살 수 있을지도
모른다는 생각으로 왔었다.

그런 목표가 있었기 때문인지
나는 여기 와서
열심히 동기들 모임도 나가고

병원에서 만나는
사람들에게
인사도 많이 하고
대화도 나누고
모임도 가고

다양한 문화의 사람들과
많이 교류하려 노력했다.

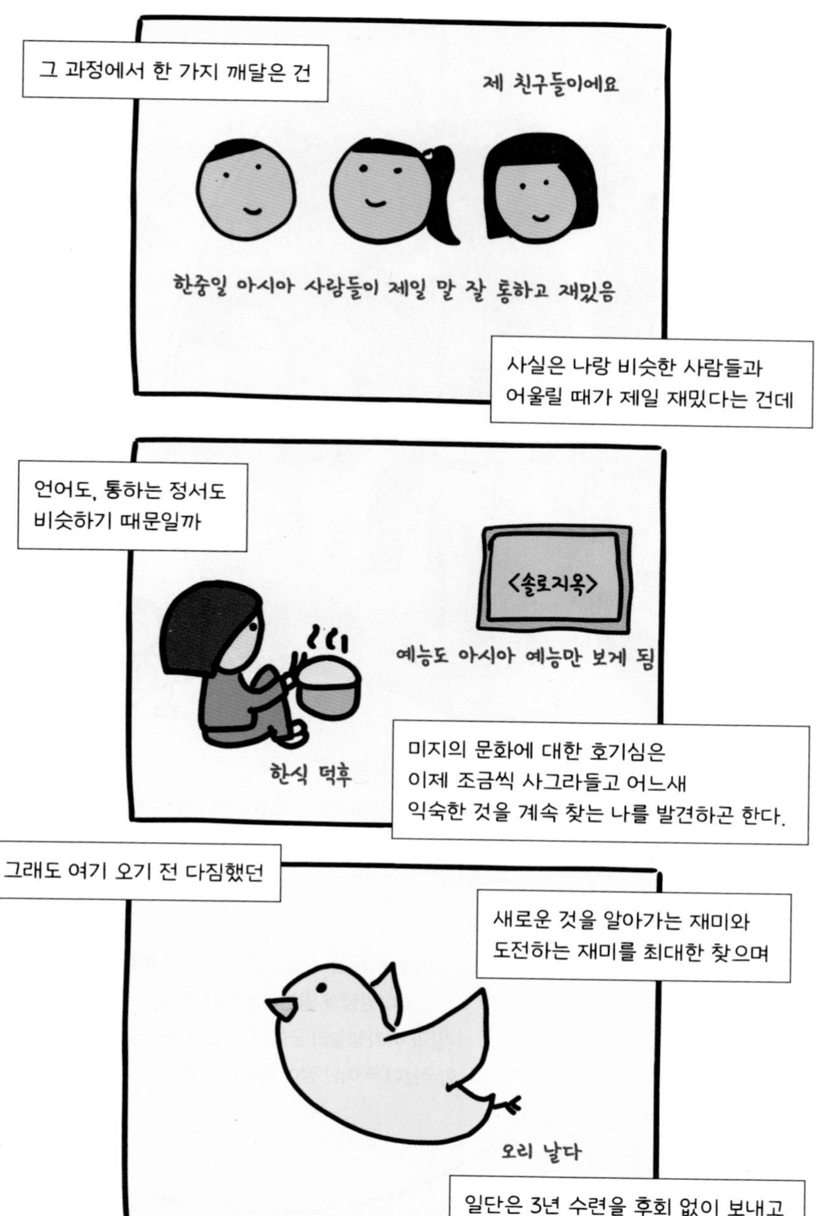
그 과정에서 한 가지 깨달은 건
제 친구들이에요
한중일 아시아 사람들이 제일 말 잘 통하고 재밌음
사실은 나랑 비슷한 사람들과
어울릴 때가 제일 재밌다는 건데
언어도, 통하는 정서도
비슷하기 때문일까
<솔로지옥>
예능도 아시아 예능만 보게 됨
한식 덕후
미지의 문화에 대한 호기심은
이제 조금씩 사그라들고 어느새
익숙한 것을 계속 찾는 나를 발견하곤 한다.
그래도 여기 오기 전 다짐했던
새로운 것을 알아가는 재미와
도전하는 재미를 최대한 찾으며
오리 날다
일단은 3년 수련을 후회 없이 보내고
귀국을 생각해보기로 했다

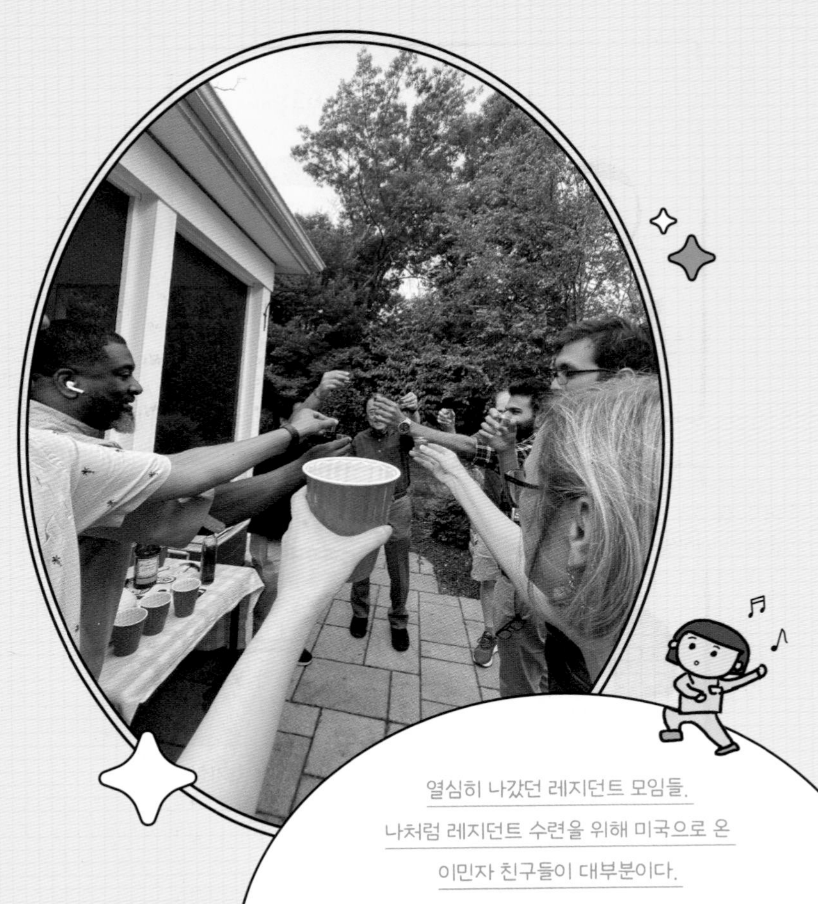

열심히 나갔던 레지던트 모임들.
나처럼 레지던트 수련을 위해 미국으로 온
이민자 친구들이 대부분이다.

미국에 와 보니 넓고 쾌적한 자연 환경,
다양성과 발전가능성이 큰 곳,
일과 여가생활의 균형이 잘 맞는다는 점 등
한국보다 뛰어난 점이 많다는 생각이 들었다.

문득 찾아온 향수병

✦✦✦

하지만 한국에서 태어나고 자란 이민 1세대로서 문화와 언어가 전혀 다른 타지에서의 이민생활이 결코 쉽지만은 않다는 것 또한 느꼈다. 서울에서 편리하게 많은 것을 누리며 살다가 대부분의 곳을 차로 이동하며 살아가야 하는 미국 교외의 단조로움이 어느 순간부터 답답해지기 시작했고 맛있는 한식집도 부족해 유튜브로 한식 먹방을 찾아보며 대리만족하기도 했다.
다양한 나라의 사람들과 어울리고 싶어 온 미국인데 결국엔 한국 사람들과 어울리는 것이 가장 편했다.
나처럼 한국에서 미국으로 건너와 미국에서 잘 살아가는 선생님들도 과거에는 한국으로 돌아가야 하나 고민했던 순간이 한번씩은 있었다는 말을 하셨다. 내가 겪는 감정도 자연스러운 이민 과정의 일부이구나 하고 위안이 되었다.

개인적으로 많은 한국인들이 미국에서의 삶의 '조건적'인 장점에 주목해 미국에서의 삶을 이상화하는 경향도 있는 것 같다.
넓은 집, 높은 연봉, 일과 여가의 균형..
얼마나 완벽하고 행복한 삶일 것인가!
하지만 실제로 미국에 정착해서 사는 것이 항상 장밋빛인 것은 아니다. 한국에서의 삶을 뒤로하고 이민자로서 살아가는 것이 쉽지만은 않다. 물론 미국에서의 삶이 정말 잘 맞는 사람들도 있는데, 자신이 어느 쪽에 속할지는 직접 미국에 살아보지 않고서는 알기 어렵다. 그런 점에서 나처럼 무모하게 미국에 일단 와서 살아보며 답을 찾아가 보는 방법도 있다.

13화

나의 하루

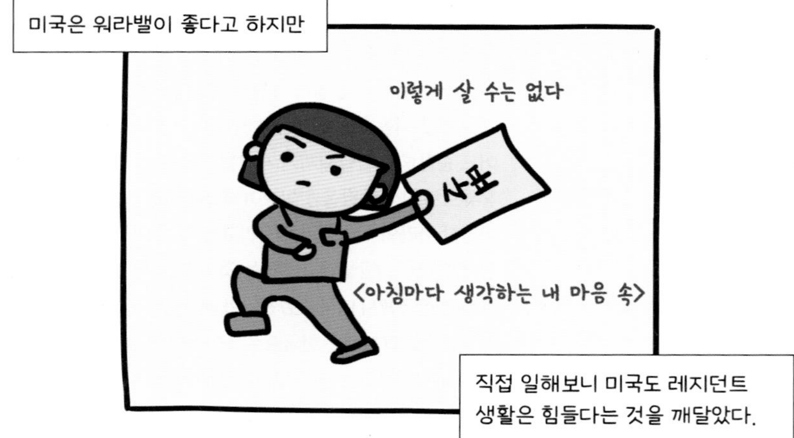
미국은 워라밸이 좋다고 하지만
이렇게 살 수는 없다
사표
<아침마다 생각하는 내 마음 속>
직접 일해보니 미국도 레지던트
생활은 힘들다는 것을 깨달았다.

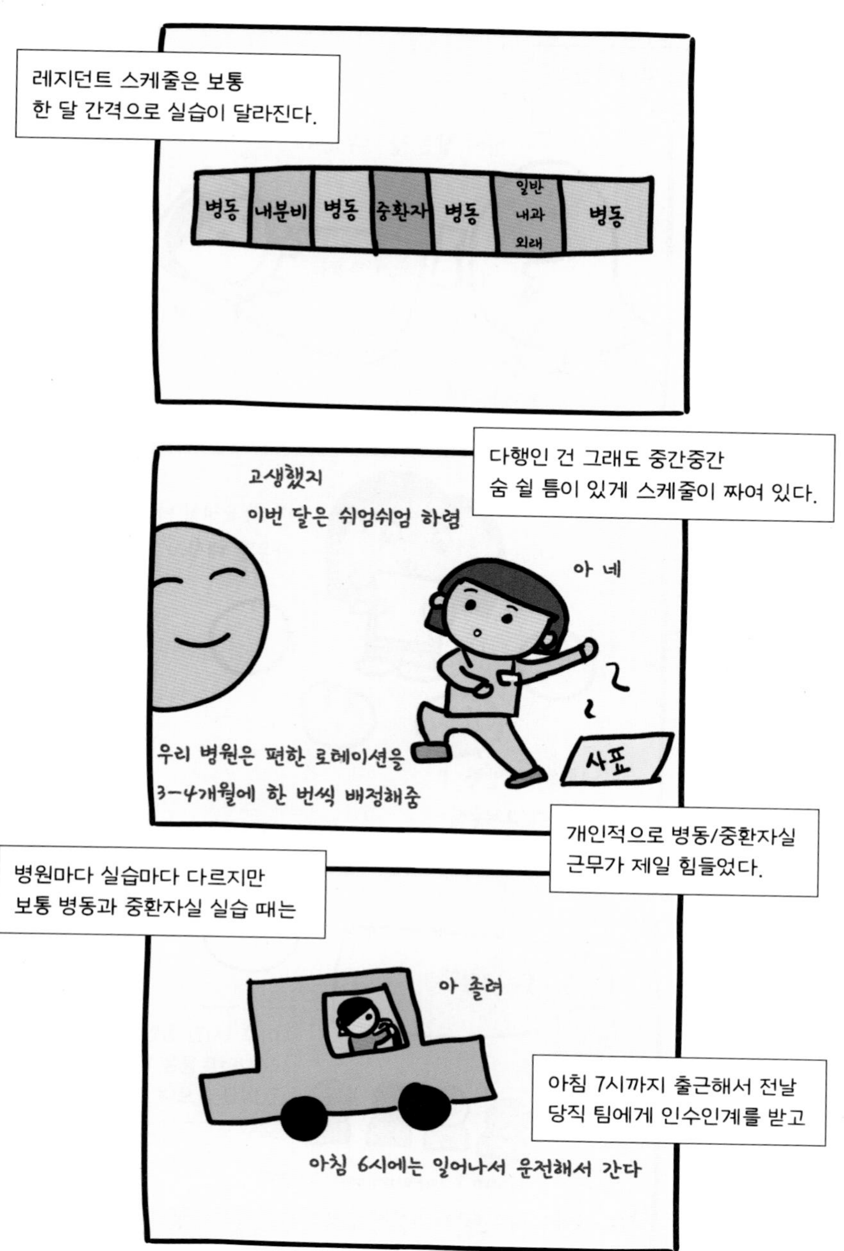
레지던트 스케줄은 보통
한 달 간격으로 실습이 달라진다.
병동
내분비
병동
중환자
병동
일반 내과 외래
병동
다행인 건 그래도 중간중간
숨 쉴 틈이 있게 스케줄이 짜여 있다.
고생했지
이번 달은 쉬엄쉬엄 하렴
아 네
우리 병원은 편한 로테이션을
3-4개월에 한 번씩 배정해줌
사표
개인적으로 병동/중환자실
근무가 제일 힘들었다.
병원마다 실습마다 다르지만
보통 병동과 중환자실 실습 때는
아 졸려
아침 7시까지 출근해서 전날
당직 팀에게 인수인계를 받고
아침 6시에는 일어나서 운전해서 간다

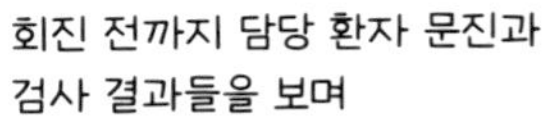
회진 전까지 담당 환자 문진과
검사 결과들을 보며

치료 계획을 세우고

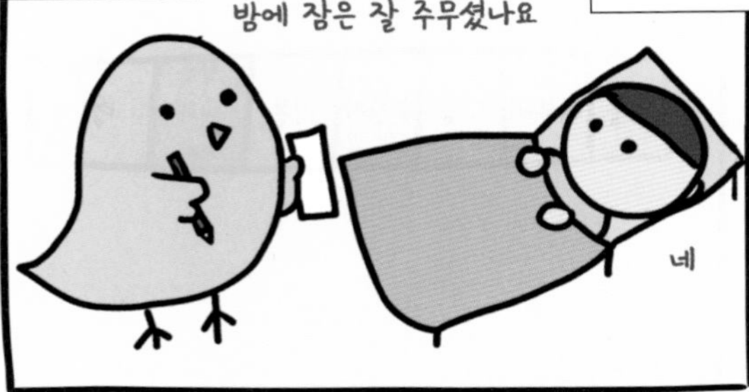
밤에 잠은 잘 주무셨나요
네

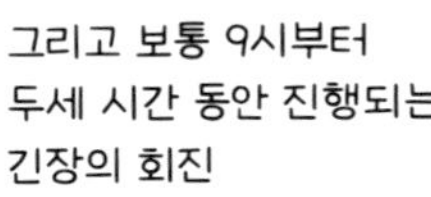
그리고 보통 9시부터
두세 시간 동안 진행되는
긴장의 회진

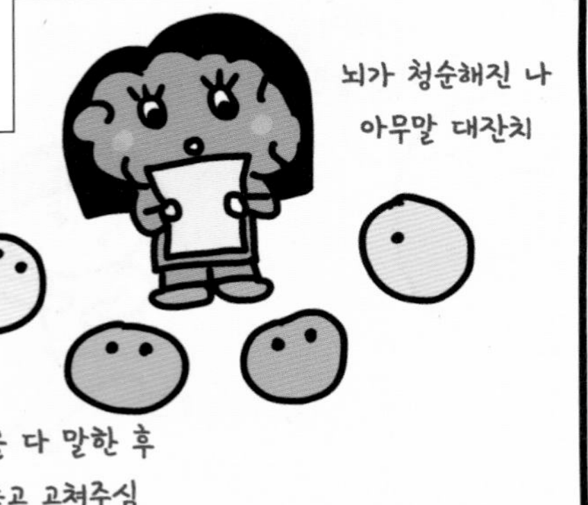
뇌가 청순해진 나
아무말 대잔치
내가 계획을 다 말한 후
교수님이 듣고 고쳐주심

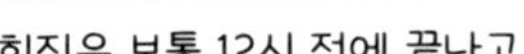
회진은 보통 12시 전에 끝나고

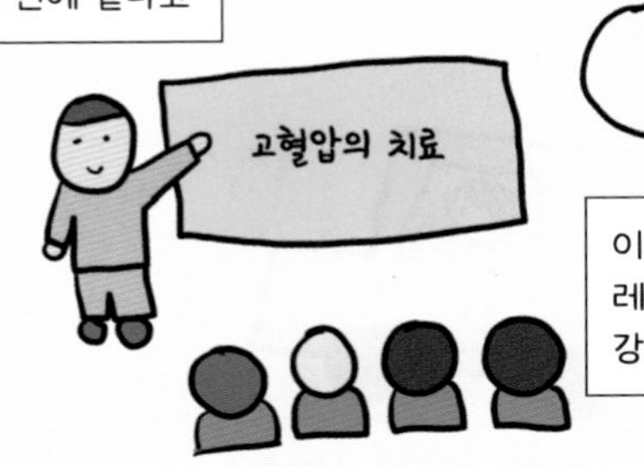
12
1
고혈압의 치료

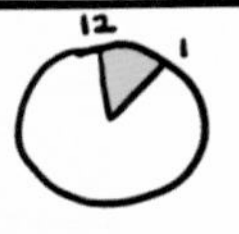
이후 1시간 동안
레지던트들을 위한
강의를 들으며 점심을 먹는다.

Noon conference라 하는데
졸업 전까지 최소 60% 이상의 출석을 해야 졸업이 된다

많은 병원들은 레지던트들에게
무료 점심을 주는데

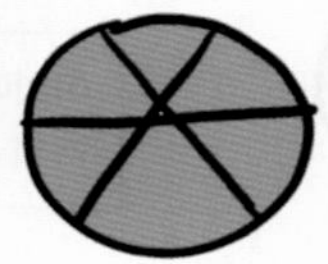
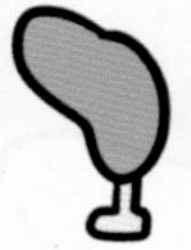
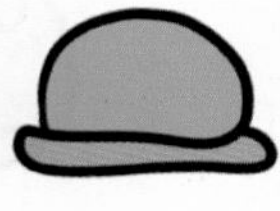

우리 병원은 점심을 주문해서 준다
자주 나오는 음식 Top 3 - 피자 치킨 인도 음식

레지던트들이 다양한 나라에서
온 만큼 식성도 다양해서

<고기맛을 잘 모르는 1인>

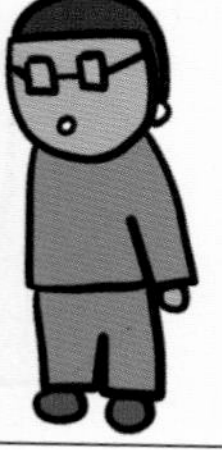

난 태어나서부터 고기를 안 먹었어
내가 자라온 인도 지방은
고기를 안 먹는 곳이야

종교적인 이유로 채식을 하거나
할랄 음식만 먹는 사람들을 위해
특별히 따로 음식을 주문해주기도 한다.

일은 보통 오후 4-5시쯤에 끝나고

<병동과 중환자실 실습 스케줄>

1주일에 1번은 무조건 쉬는 게 미국 레지던트 규정

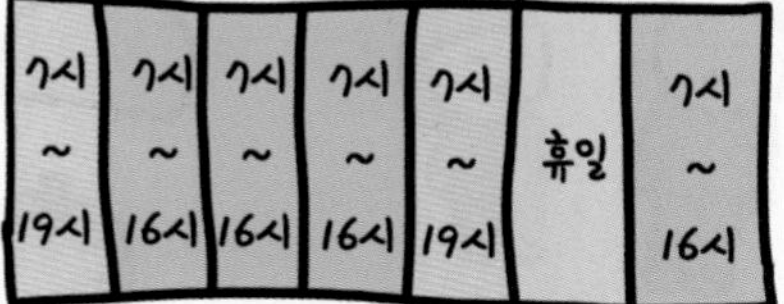
7시 ~ 19시
7시 ~ 16시
7시 ~ 16시
7시 ~ 16시
7시 ~ 19시
휴일
7시 ~ 16시

Long call day
Long call day

며칠에 한 번씩은 Long Call Day라
해서 더 늦게 퇴근한다.

밤 당직은 한꺼번에
몇 주 몰아서 서고

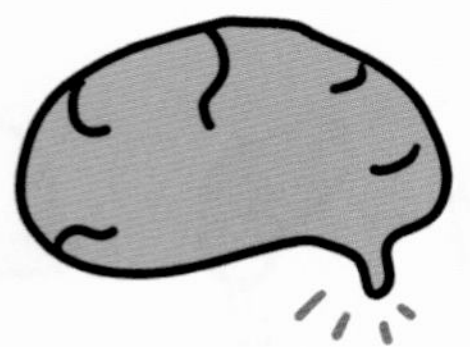

이외에는 밤 당직을
거의 시키지 않는다.

한국처럼 밤 당직 섰다가 다음날 낮에 근무했다가 하지 않고
한번에 몰아서 밤에만 근무한다
밤 당직은 오후 7시부터 아침 7시까지 12시간 근무임

외래만 도는 달은
근무 시간이 좀 더 편하다.

오전 8시에 시작하고
오후 4시쯤에 끝남

그리고 대부분의 병원들이
휴가 4주를 준다.

한국과 비교해서 미국 레지던트
수련이 가지는 장점은

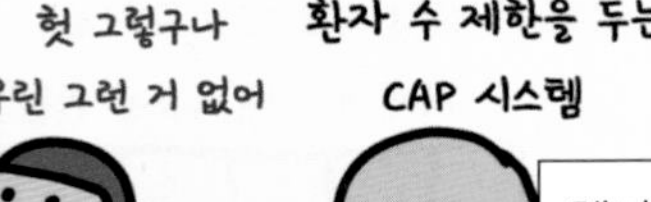

한국 레지 친구
헛 그렇구나
우린 그런 거 없어
환자 수 제한을 두는
CAP 시스템
아놔ㅠ 한국 교수님이 자꾸
논문 쓰라고 하셔서
억지로 논문 써야 해
주 80시간 근무 제한

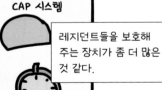

레지던트들을 보호해
주는 장치가 좀 더 많은
것 같다.

예를 들어 미국에서는
레지던트 한 명당 하루에 보는
환자 수를 제한한다.

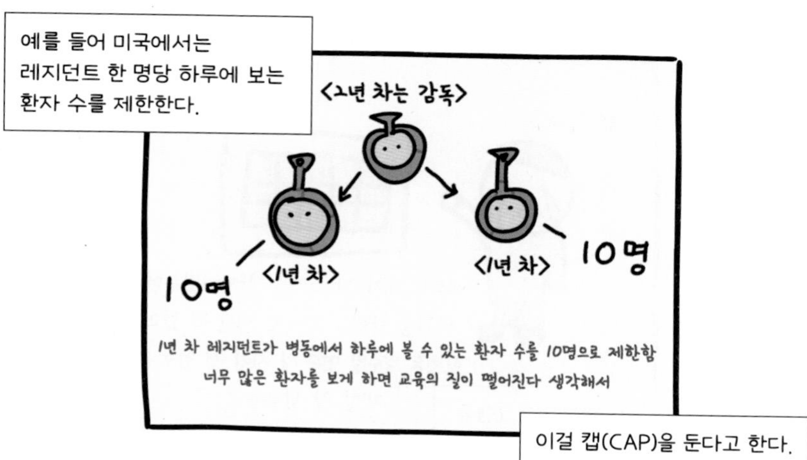

<2년 차는 감독>
<1년 차>
10명
<1년 차>
10명
1년 차 레지던트가 병동에서 하루에 볼 수 있는 환자 수를 10명으로 제한함
너무 많은 환자를 보게 하면 교육의 질이 떨어진다 생각해서

이걸 캡(CAP)을 둔다고 한다.

미국의 레지던트들은
레지던트관리협회(ACGME)에서

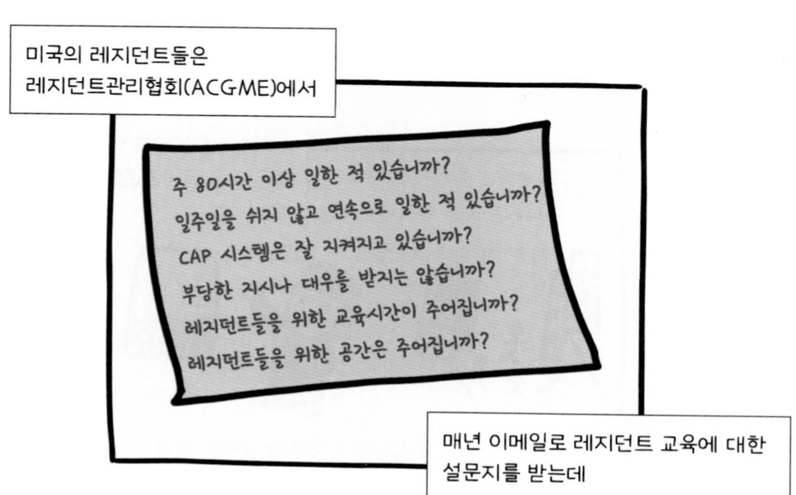

주 80시간 이상 일한 적 있습니까?
일주일을 쉬지 않고 연속으로 일한 적 있습니까?
CAP 시스템은 잘 지켜지고 있습니까?
부당한 지시나 대우를 받지는 않습니까?
레지던트들을 위한 교육시간이 주어집니까?
레지던트들을 위한 공간은 주어집니까?

매년 이메일로 레지던트 교육에 대한
설문지를 받는데

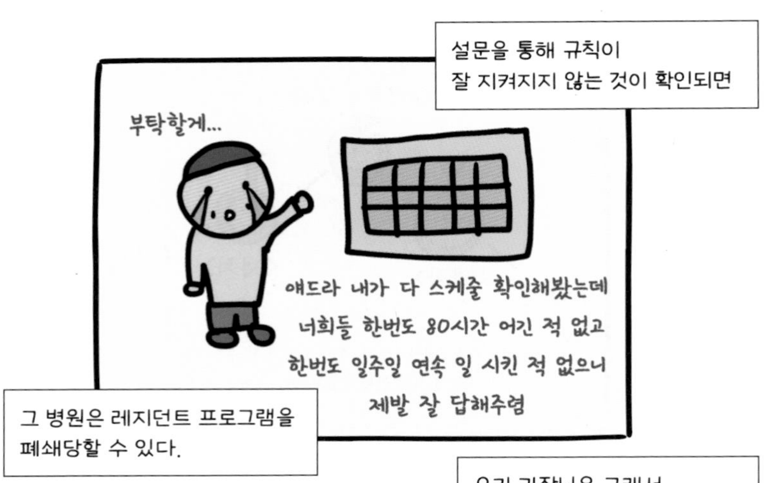
설문을 통해 규칙이
잘 지켜지지 않는 것이 확인되면
부탁할게...
얘드라 내가 다 스케줄 확인해봤는데
너희들 한번도 80시간 어긴 적 없고
한번도 일주일 연속 일 시킨 적 없으니
제발 잘 답해주렴
그 병원은 레지던트 프로그램을
폐쇄당할 수 있다.
우리 과장님은 그래서
이 설문지를 엄청 신경 쓰신다.

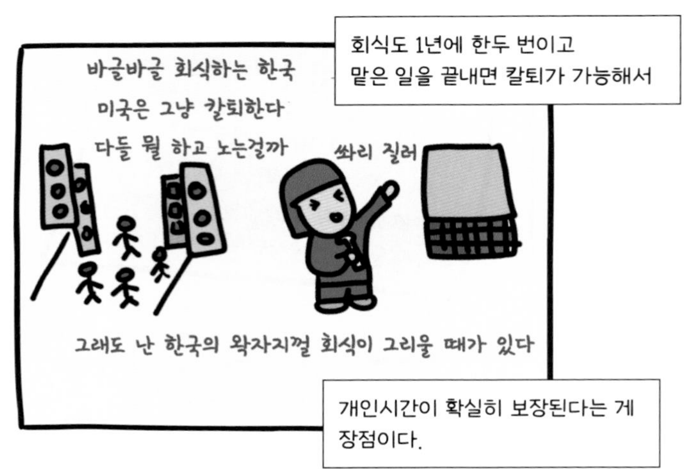
회식도 1년에 한두 번이고
맡은 일을 끝내면 칼퇴가 가능해서
바글바글 회식하는 한국
미국은 그냥 칼퇴한다
다들 뭘 하고 노는걸까
쏴리 질러
그래도 난 한국의 왁자지껄 회식이 그리울 때가 있다
개인시간이 확실히 보장된다는 게
장점이다.

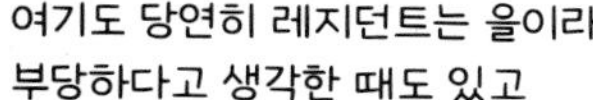
여기도 당연히 레지던트는 을이라
부당하다고 생각한 때도 있고

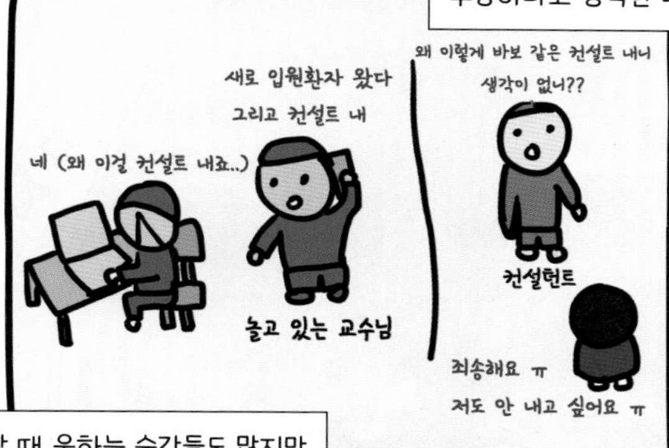
새로 입원환자 왔다
그리고 컨설트 내
네 (왜 이걸 컨설트 내죠..)
놀고 있는 교수님
왜 이렇게 바보 같은 컨설트 내니
생각이 없니??
컨설턴트
죄송해요 ㅠ
저도 안 내고 싶어요 ㅠ

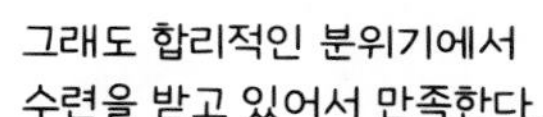
일할 때 욱하는 순간들도 많지만

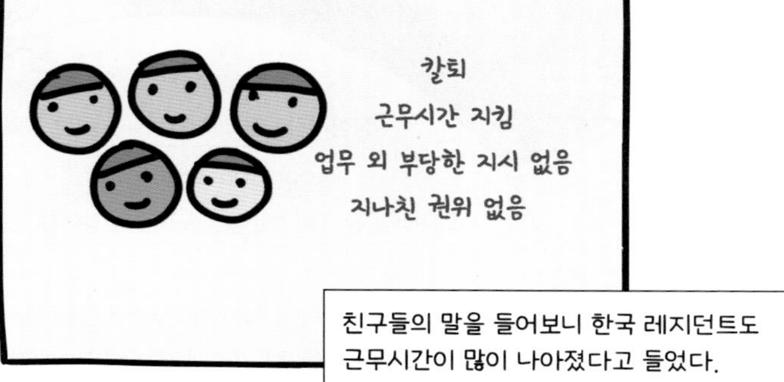
그래도 합리적인 분위기에서
수련을 받고 있어서 만족한다.
칼퇴
근무시간 지킴
업무 외 부당한 지시 없음
지나친 권위 없음
친구들의 말을 들어보니 한국 레지던트도
근무시간이 많이 나아졌다고 들었다.

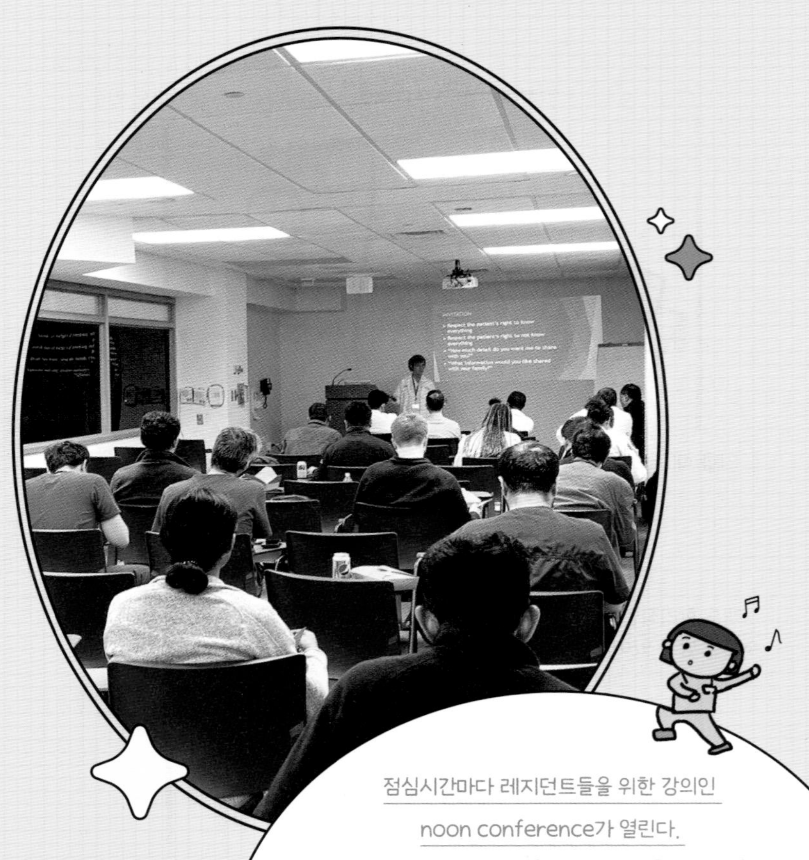

점심시간마다 레지던트들을 위한 강의인
noon conference가 열린다.
일을 잠시 멈추고 점심을 먹으며 강의를 듣는 모습

한국과 미국 양쪽에서 레지던트 수련을 경험해보지는 못했지만, 양국에서 트레이닝을 모두 마친 선생님들의 말에 따르면 미국에서의 레지던트 수련이 한국보다는 조금 더 교육적이라고 한다. 바쁘게 많은 수의 환자를 보는 한국과 달리 시간적 여유를 갖고 레지던트가 환자를 보는 과정에서 얻는 교육적 장점이 있기 때문이다.

#13

나의 하루

✦✦✦

한국보다는 더 여유롭게 일과 여가의 균형을 고려해 짜인 레지던트 스케줄도 장점이다. 우리 병원에서는 일주일에 최소 1일은 휴일을 갖고 주 80시간 이상 근무를 하면 안 된다는 규정이 잘 지켜지고 있었다. 매달마다 백업(Back-up) 레지던트를 지정해 피치 못할 사정으로 근무를 할 수 없는 레지던트가 나오면 그 달의 백업레지던트가 업무를 담당해 일을 쉬게되는 경우에도 부담이 덜하다.

하지만 아쉬운 점도 있다. 미국에서도 좋은 대학병원들은 미국의대 졸업생들을 선호하기 때문에 평범한 외국의대 졸업생들은 이러한 유명 병원에 매칭되기 어렵다.
내가 수련받았던 병원 역시 작은 2차급 병원이라 한국의 대학병원에서 수련을 받았다면 쉽게 경험할 수 있었을 케이스를 많이 접하지 못한 채로 수련을 마쳐 아쉬운 점이 있다.
예를 들어 우리 병원에는 암센터가 없어 레지던트 수련 기간 동안 암 환자들을 어떻게 치료하고 관리해야 하는지에 대한 경험이 부족했다.
관상동맥 시술 센터도 존재하지 않아 심근경색이 온 환자들은 모두 주변 병원으로 전원시켰는데 이러한 환자들의 후처치를 관찰하는 경험도 부족해 아쉬운 점이 있다.

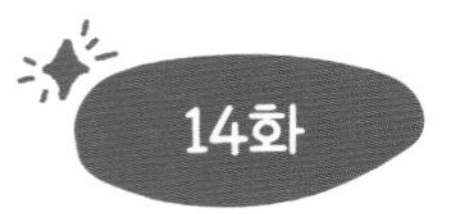
14화

샐러드볼

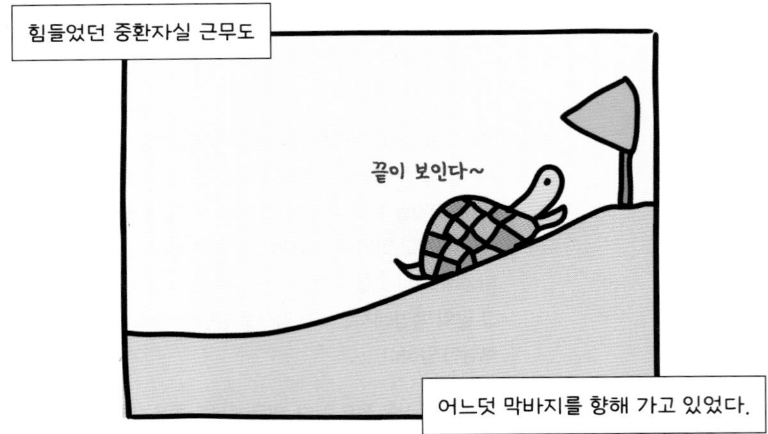
힘들었던 중환자실 근무도
끝이 보인다~
어느덧 막바지를 향해 가고 있었다.

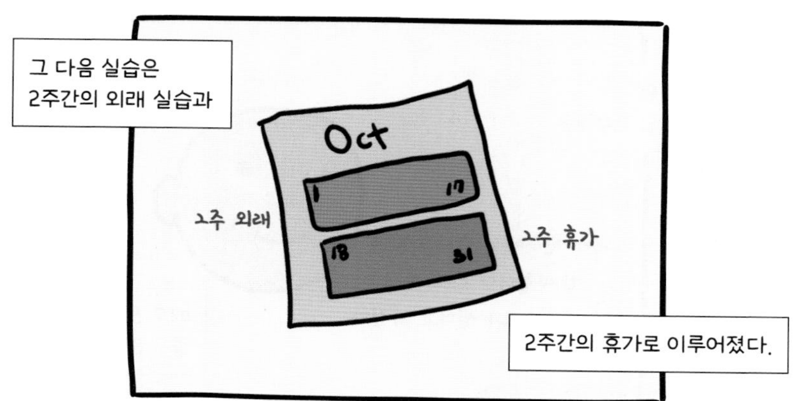
그 다음 실습은
2주간의 외래 실습과
Oct
1
17
18
31
2주 외래
2주 휴가
2주간의 휴가로 이루어졌다.

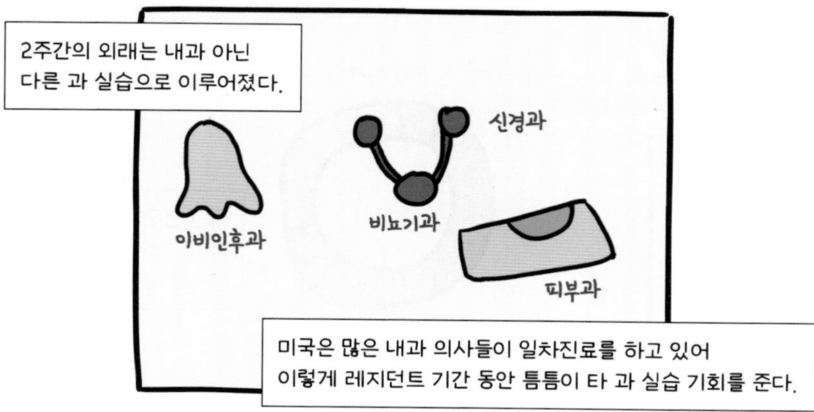
2주간의 외래는 내과 아닌
다른 과 실습으로 이루어졌다.
신경과
이비인후과
비뇨기과
피부과
미국은 많은 내과 의사들이 일차진료를 하고 있어
이렇게 레지던트 기간 동안 틈틈이 타 과 실습 기회를 준다.

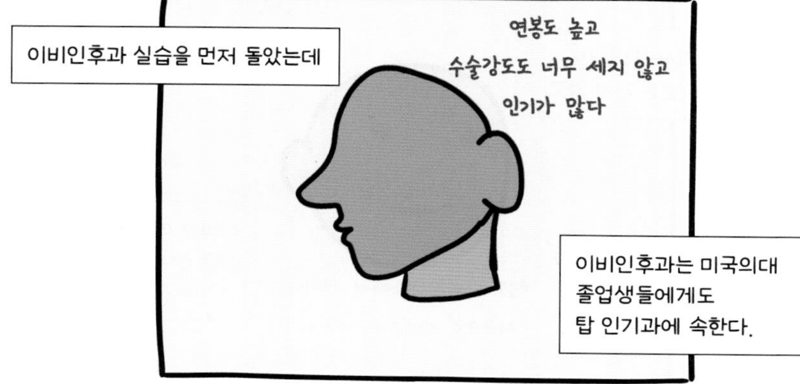
이비인후과 실습을 먼저 돌았는데
연봉도 높고
수술강도도 너무 세지 않고
인기가 많다
이비인후과는 미국의대
졸업생들에게도
탑 인기과에 속한다.

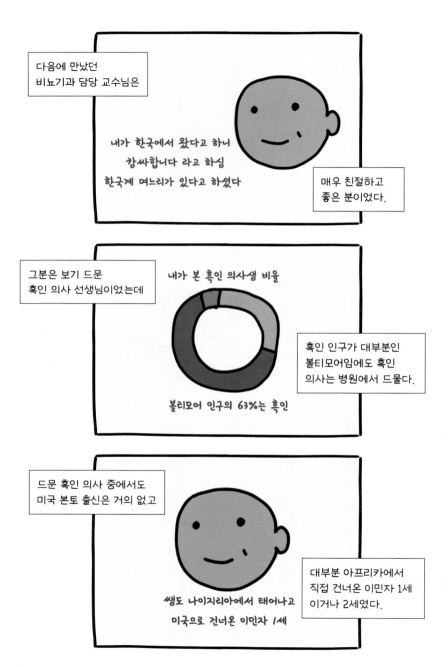
다음에 만났던
비뇨기과 담당 교수님은
내가 한국에서 왔다고 하니
캄싸합니다 라고 하심
한국계 며느리가 있다고 하셨다
매우 친절하고
좋은 분이었다.
그분은 보기 드문
흑인 의사 선생님이었는데
내가 본 흑인 의사샘 비율
흑인 인구가 대부분인
볼티모어임에도 흑인
의사는 병원에서 드물다.
볼티모어 인구의 63%는 흑인
드문 흑인 의사 중에서도
미국 본토 출신은 거의 없고
대부분 아프리카에서
직접 건너온 이민자 1세
이거나 2세였다.
쌤도 나이지리아에서 태어나고
미국으로 건너온 이민자 1세

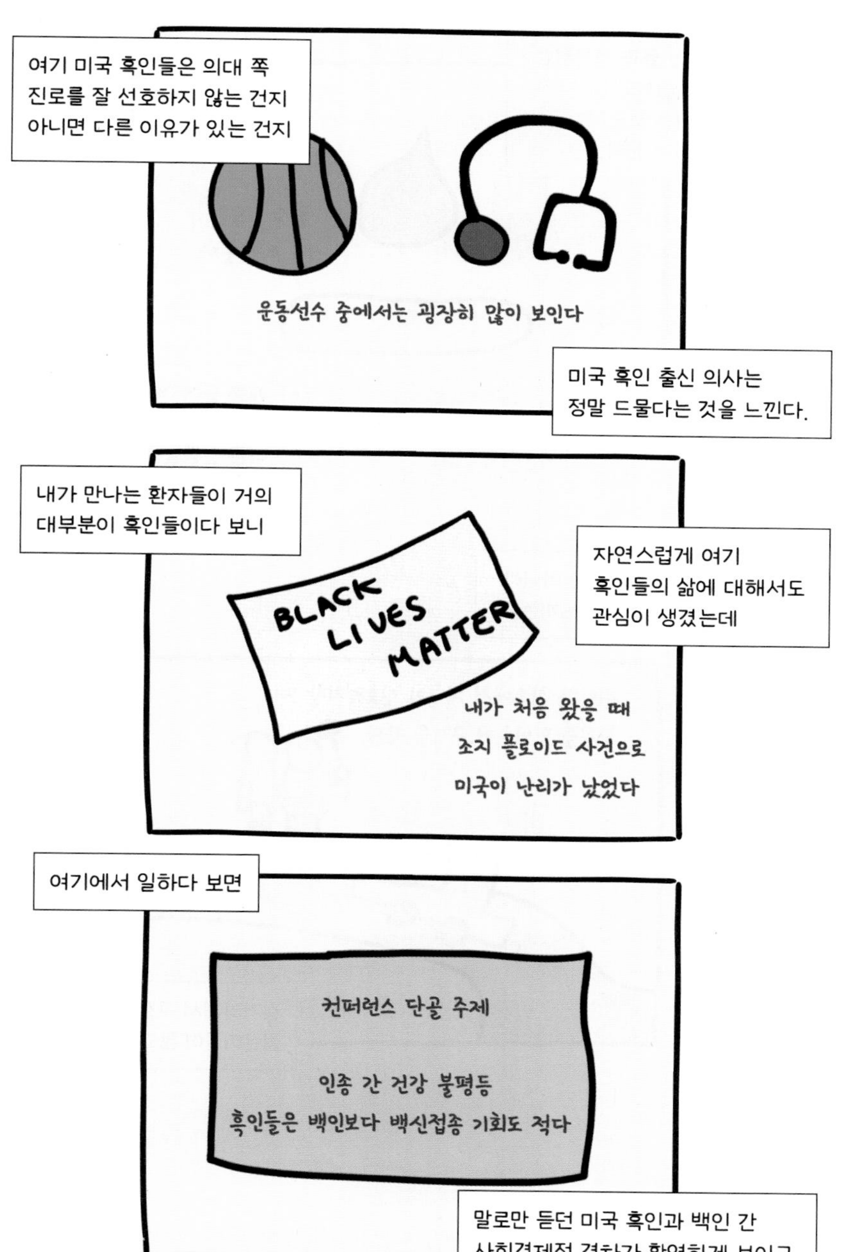
여기 미국 흑인들은 의대 쪽
진로를 잘 선호하지 않는 건지
아니면 다른 이유가 있는 건지
운동선수 중에서는 굉장히 많이 보인다
미국 흑인 출신 의사는
정말 드물다는 것을 느낀다.
내가 만나는 환자들이 거의
대부분이 흑인들이다 보니
BLACK
LIVES
MATTER
자연스럽게 여기
흑인들의 삶에 대해서도
관심이 생겼는데
내가 처음 왔을 때
조지 플로이드 사건으로
미국이 난리가 났었다
여기에서 일하다 보면
컨퍼런스 단골 주제
인종 간 건강 불평등
흑인들은 백인보다 백신접종 기회도 적다
말로만 듣던 미국 흑인과 백인 간
사회경제적 격차가 확연하게 보이고

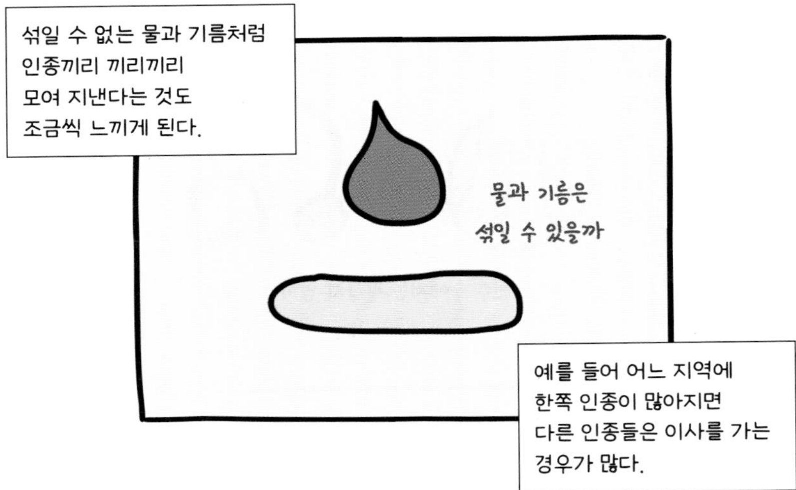
섞일 수 없는 물과 기름처럼
인종끼리 끼리끼리
모여 지낸다는 것도
조금씩 느끼게 된다.
물과 기름은
섞일 수 있을까
예를 들어 어느 지역에
한쪽 인종이 많아지면
다른 인종들은 이사를 가는
경우가 많다.

단순히 인종 간 격차뿐만 아니라
부의 격차도 크다는 걸 느끼는데

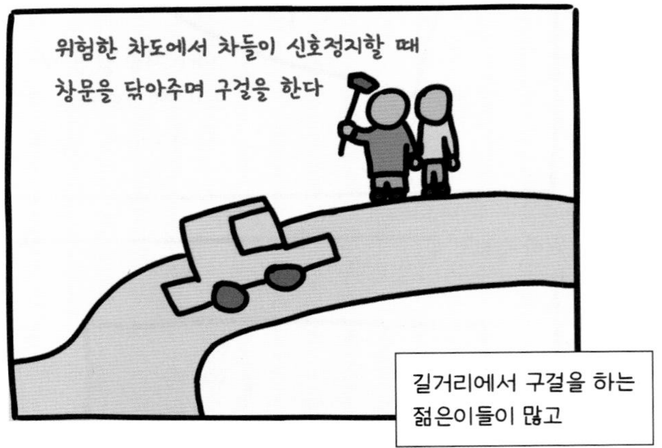
위험한 차도에서 차들이 신호정지할 때
창문을 닦아주며 구걸을 한다
길거리에서 구걸을 하는
젊은이들이 많고

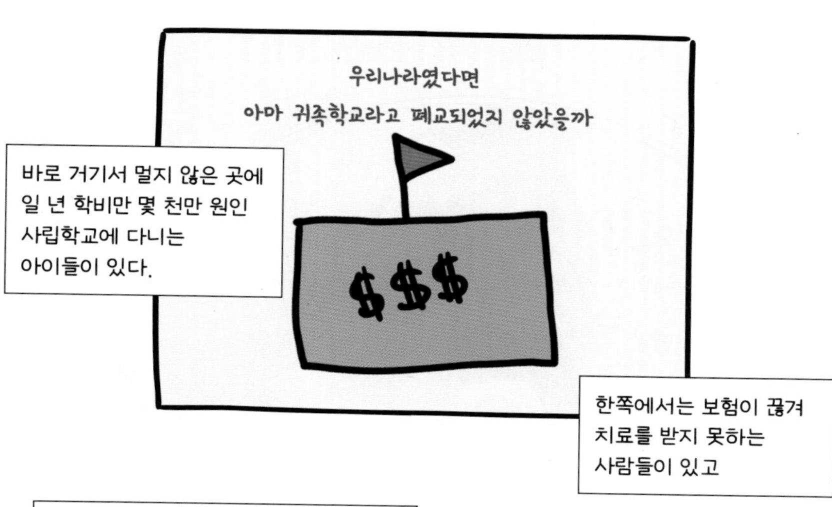
바로 거기서 멀지 않은 곳에
일 년 학비만 몇 천만 원인
사립학교에 다니는
아이들이 있다.
우리나라였다면
아마 귀족학교라고 폐교되었지 않았을까
한쪽에서는 보험이 끊겨
치료를 받지 못하는
사람들이 있고

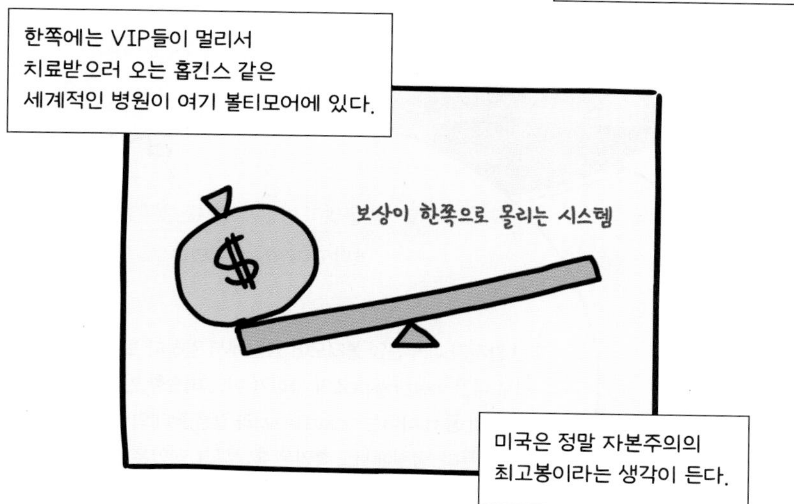
한쪽에는 VIP들이 멀리서
치료받으러 오는 홉킨스 같은
세계적인 병원이 여기 볼티모어에 있다.
보상이 한쪽으로 몰리는 시스템
미국은 정말 자본주의의
최고봉이라는 생각이 든다.

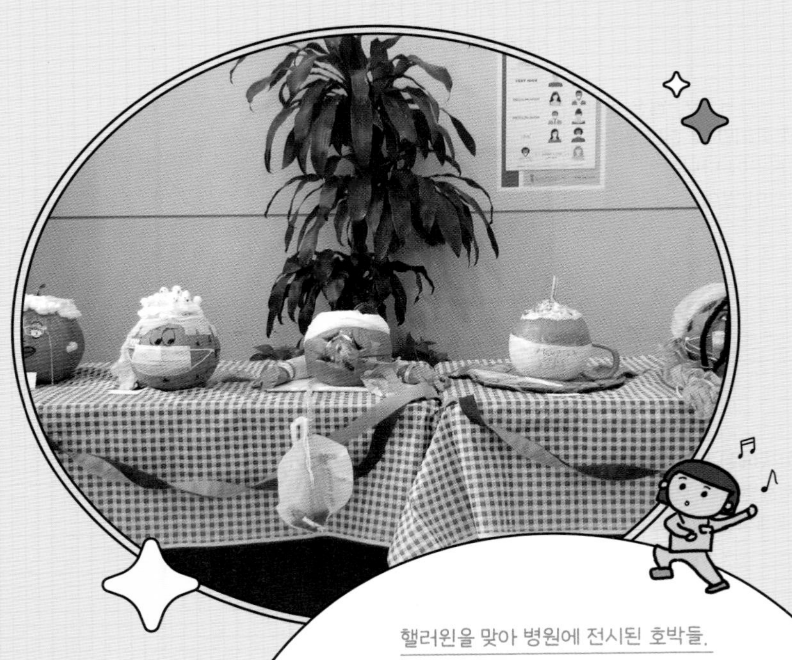

핼러윈을 맞아 병원에 전시된 호박들.

호박도 다양하게 꾸몄다.

흑인 환자가 대부분인 볼티모어 병원에서 일하다 보면 미국은 완벽히 서로 섞인 melting pot의 사회가 아닌 비슷한 인종, 문화를 가진 사람끼리 뭉쳐 다니는 salad bowl과 같은 형태의 다문화 사회라는 생각이 든다. 병원에서도 흑인은 흑인끼리, 백인은 백인끼리 지내는 경향성을 목격할 수 있다. 아직도 많은 곳에서는 흑인이 사는 지역과 백인이 사는 지역이 분리되어 있다.

#14

샐러드볼

✦✦✦

흑인들의 평균 소득은 백인들의 평균 소득보다 낮다. 병원 컨퍼런스에서도 흑인이 백인에 비해 높은 사망률과 낮은 의료 접근성을 가진다는 인종 간 건강 격차를 다루는 주제가 단골로 등장한다. 흑인을 대변한다는 볼티모어 시의 한 라디오방송에서는 백인 위주로 돌아가는 미국 사회에 대한 반발감을 자주 드러냈다. Black Lives Matter 운동이 한창일 때는 볼티모어 시 곳곳에 관련 현수막이 크게 걸리기도 했다.

이런 주제들이 계속 등장하는 것을 보면 미국에서 인종문제는 아직도 현재진행형이다

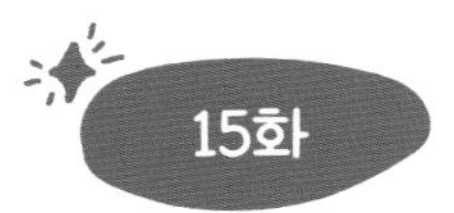
15화

슬기로운 병동생활

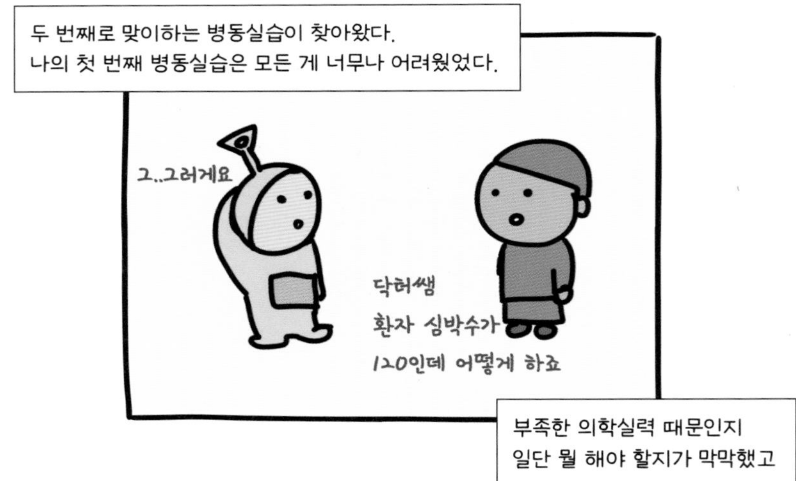
두 번째로 맞이하는 병동실습이 찾아왔다.
나의 첫 번째 병동실습은 모든 게 너무나 어려웠었다.
닥터쌤
환자 심박수가
120인데 어떻게 하죠
그..그러게요
부족한 의학실력 때문인지
일단 뭘 해야 할지가 막막했고

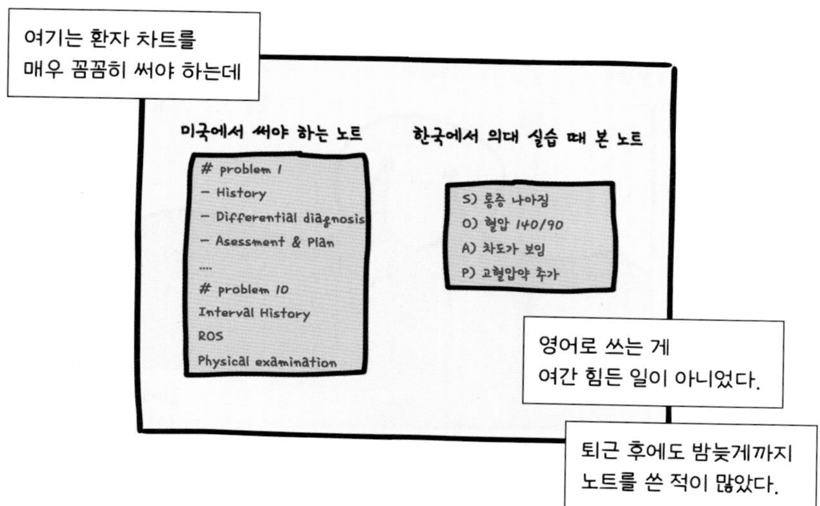
여기는 환자 차트를
매우 꼼꼼히 써야 하는데
미국에서 써야 하는 노트
problem 1
- History
- Differential diagnosis
- Asessment & Plan
....
problem 10
Interval History
ROS
Physical examination
한국에서 의대 실습 때 본 노트
S) 통증 나아짐
O) 혈압 140/90
A) 차도가 보임
P) 고혈압약 추가
영어로 쓰는 게
여간 힘든 일이 아니었다.
퇴근 후에도 밤늦게까지
노트를 쓴 적이 많았다.

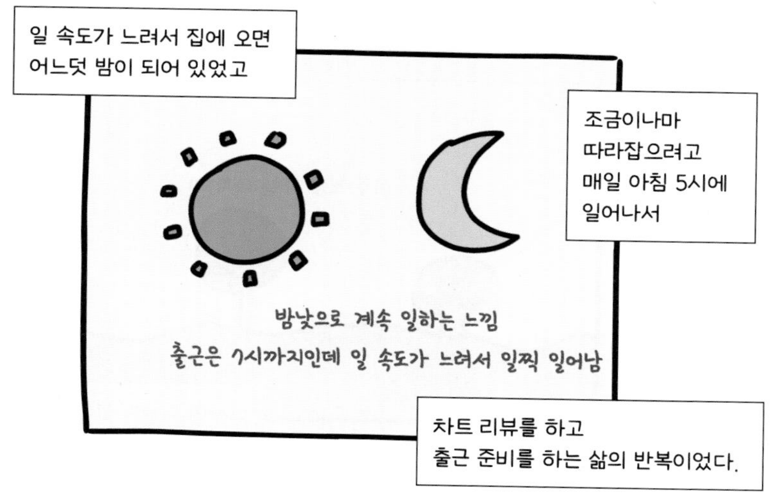
일 속도가 느려서 집에 오면
어느덧 밤이 되어 있었고
조금이나마
따라잡으려고
매일 아침 5시에
일어나서
밤낮으로 계속 일하는 느낌
출근은 7시까지인데 일 속도가 느려서 일찍 일어남
차트 리뷰를 하고
출근 준비를 하는 삶의 반복이었다.

한국에서 레지던트를 했다면
조금 덜 어려웠을까

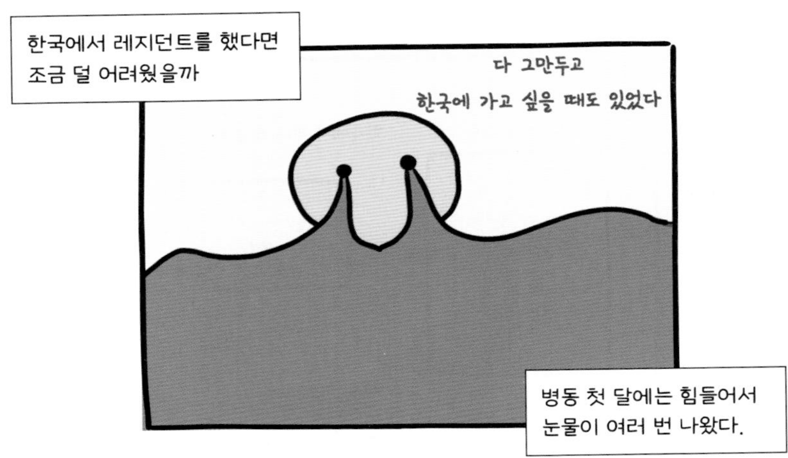
다 그만두고
한국에 가고 싶을 때도 있었다

병동 첫 달에는 힘들어서
눈물이 여러 번 나왔다.

나는 내가 크게 달라진 게 없다고
생각했었는데

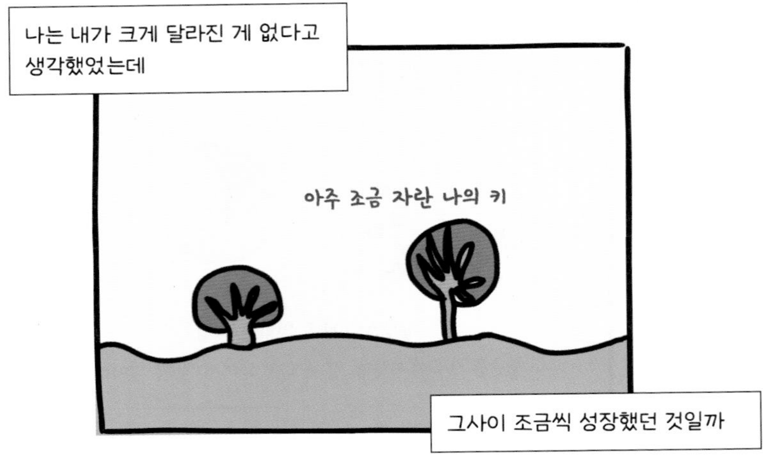
아주 조금 자란 나의 키

그사이 조금씩 성장했던 것일까

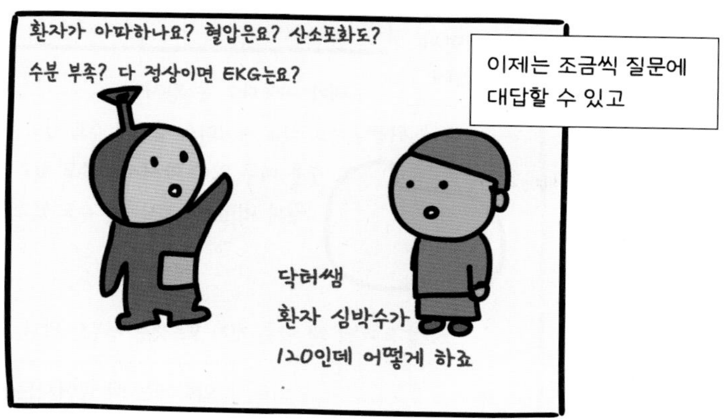
이제는 조금씩 질문에
대답할 수 있고
환자가 아파하나요? 혈압은요? 산소포화도?
수분 부족? 다 정상이면 EKG는요?
닥터쌤
환자 심박수가
120인데 어떻게 하죠

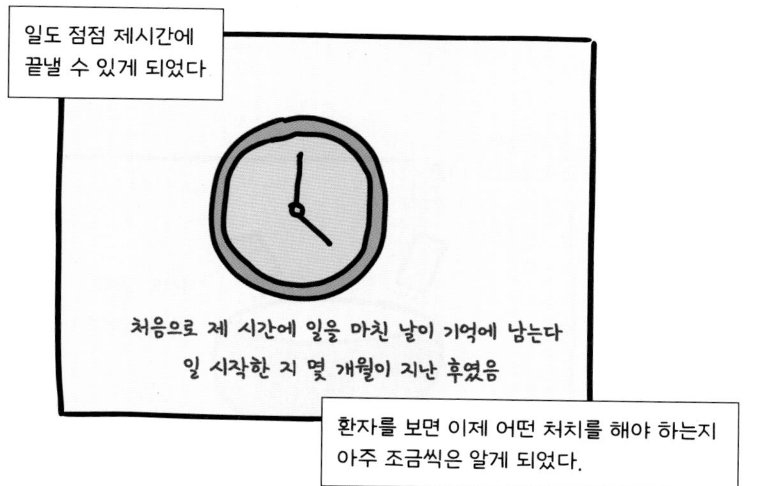
일도 점점 제시간에
끝낼 수 있게 되었다
처음으로 제 시간에 일을 마친 날이 기억에 남는다
일 시작한 지 몇 개월이 지난 후였음

환자를 보면 이제 어떤 처치를 해야 하는지
아주 조금씩은 알게 되었다.

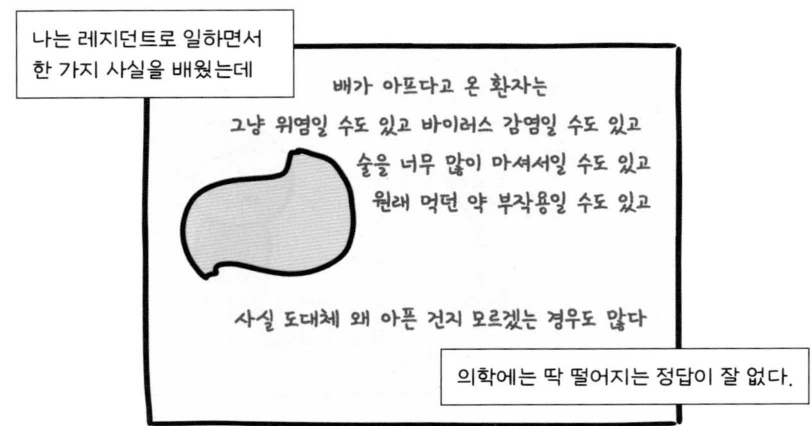
나는 레지던트로 일하면서
한 가지 사실을 배웠는데
배가 아프다고 온 환자는
그냥 위염일 수도 있고 바이러스 감염일 수도 있고
술을 너무 많이 마셔서일 수도 있고
원래 먹던 약 부작용일 수도 있고
사실 도대체 왜 아픈 건지 모르겠는 경우도 많다
의학에는 딱 떨어지는 정답이 잘 없다.

애매모호할 때가 많고
교수님들도 모르는 경우가 많다.

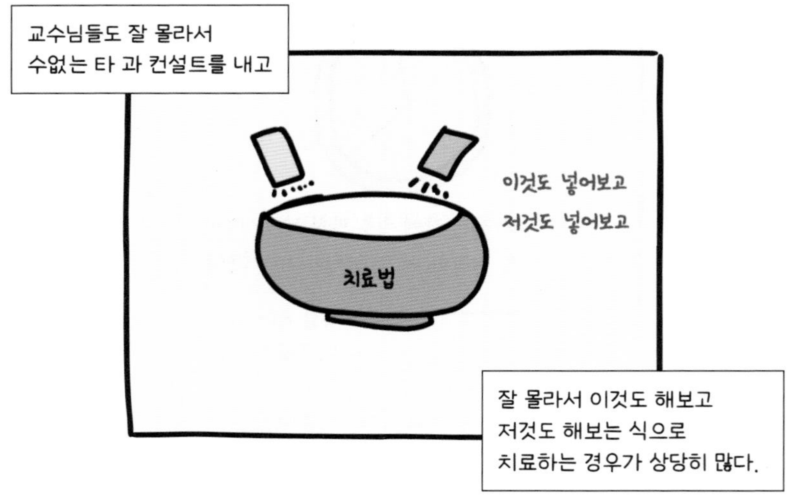
교수님들도 잘 몰라서
수없는 타 과 컨설트를 내고
이것도 넣어보고
저것도 넣어보고
치료법
잘 몰라서 이것도 해보고
저것도 해보는 식으로
치료하는 경우가 상당히 많다.

나만 잘 모르는 게 아니라

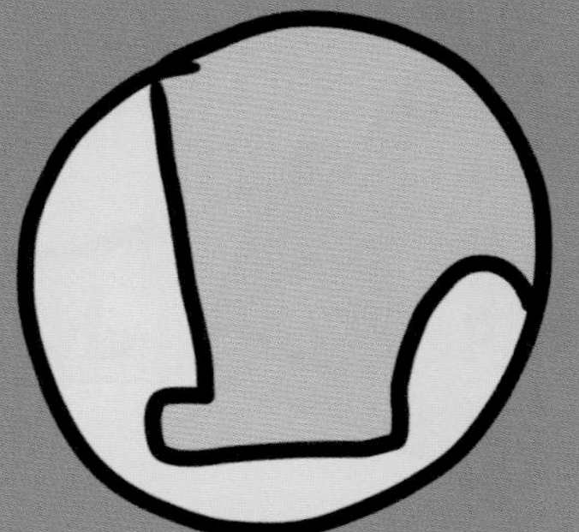

의학은 마치 어둠 속의
코끼리 다리를 만지는 것과
같지 않을까

원래 다들 잘 모르는 게 아닐까라는 생각이 드니
내 자신에 대한 기대치도 조금 낮추게 되었다.

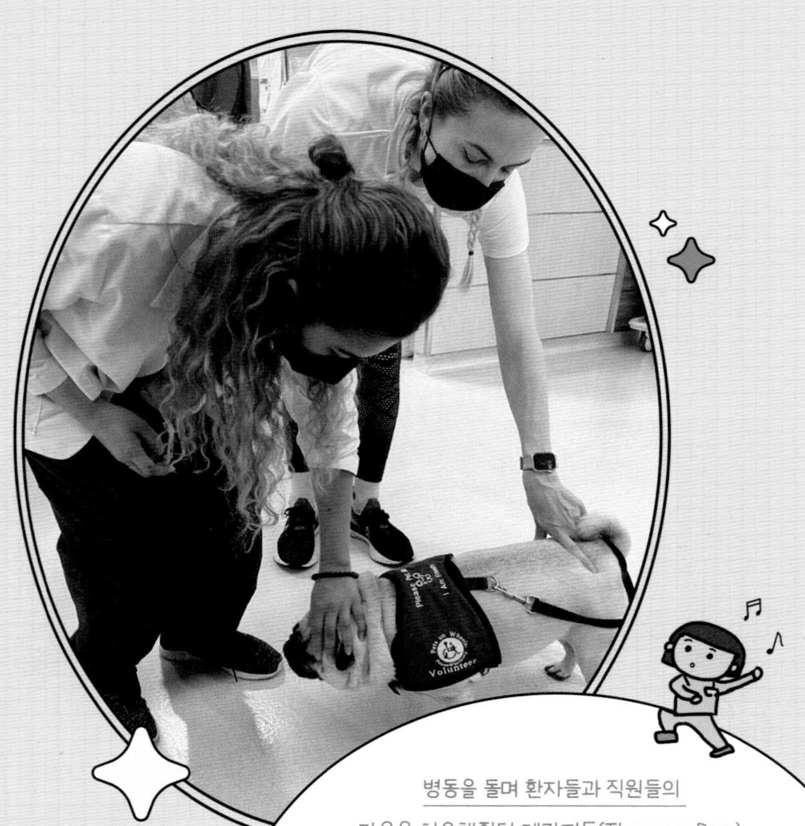
Please Pet Me
I Am Friendly
Pets on Wheels
Volunteer

병동을 돌며 환자들과 직원들의
마음을 치유해줬던 테라피독(Therapy Dog).
지친 병동생활의 활력소가 되어주었다.

절대 나아지지 않을 것 같은 병원 생활도
놀랍게도 조금씩 나아지고 있었다.

점차 늦었던 퇴근 시간도 조금씩 빨라졌고, 타 과에 컨설트를
내는 일도, 환자들을 설득하는 일도 익숙해졌다.
어떤 날은 잘한다고 교수님께 칭찬을 듣는 일도 있었다.

#15

슬기로운 병동생활

✦✦✦

영어도 쓰면 쓸수록 확실히 늘었다.
나뿐 아니라 함께 레지던트를 시작한 동기들 모두
비슷한 성장을 보이고 있었다.

그렇다면 어느 정도의 영어 실력이면 미국에서 레지던트로
일을 할 수 있을까?

나의 경우 미국에 오기 전에도 영어실력은 좋은 편이었다.
미국에 가기 전 치른 토플 점수는 100점대 초반으로
듣기와 읽기에는 큰 문제가 없었다.
하지만 원어민이 아니기에 일하며 쓰는 영어는 쉽지 않았고
아직도 영어는 한국어보다 불편하다.

일을 해보니 영어가 완벽하지 않아도 충분히 미국에서 일할 수 있지만, 다만 적어도 환자가 어떤 말을 하는지, 전화기 너머의 상대방의 말을 이해하고 들을 수 있을 정도의 영어 듣기 실력은 필수라는 생각이 든다. 상대방의 말을 알아듣지조차 못한다면 일을 할 수가 없기 때문이다.

그래서 미국에서 일하기 위한 영어실력을 늘리고 싶다면 먼저 듣기 실력을 늘리는 게 가장 효율적인 방법이라고 생각한다.

〈The Resident〉와 같은 미국 의학 드라마를 꾸준히 보면서
사람들은 어떤 언어를 쓰는지 병원 내 상황들을
연습해 보는 것도 도움이 된다.

16화

아메리칸 드림

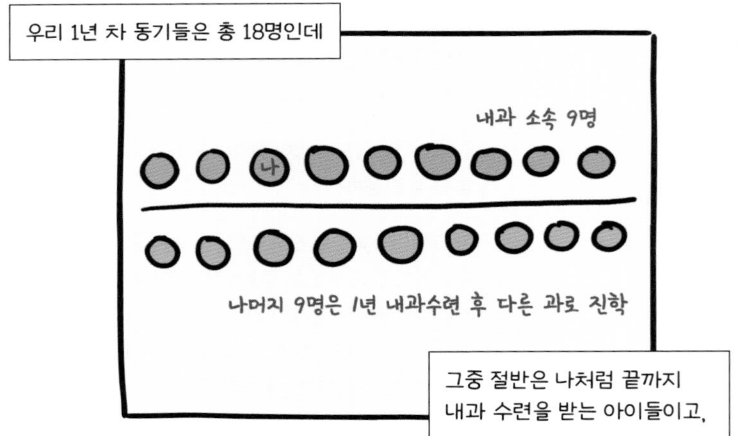
우리 1년 차 동기들은 총 18명인데
내과 소속 9명
나
나머지 9명은 1년 내과수련 후 다른 과로 진학
그중 절반은 나처럼 끝까지
내과 수련을 받는 아이들이고,

나머지 절반은
1년 내과 수련을 마치고
다른 과로 떠나는 아이들이다.

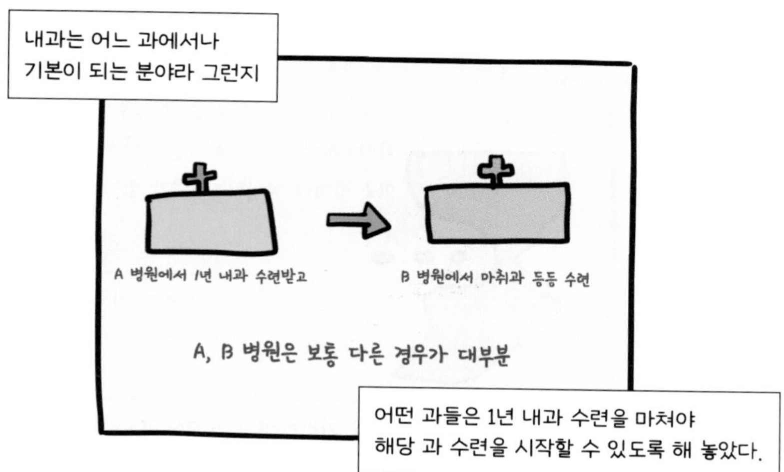
내과는 어느 과에서나
기본이 되는 분야라 그런지
A 병원에서 1년 내과 수련받고
B 병원에서 마취과 등등 수련
A, B 병원은 보통 다른 경우가 대부분
어떤 과들은 1년 내과 수련을 마쳐야
해당 과 수련을 시작할 수 있도록 해 놓았다.

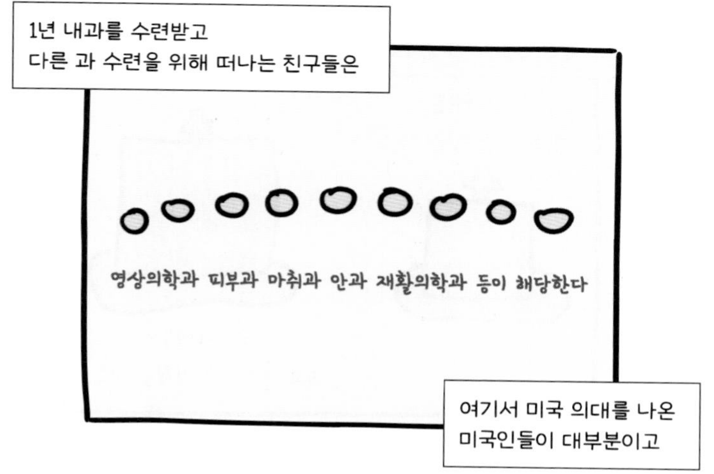
1년 내과를 수련받고
다른 과 수련을 위해 떠나는 친구들은
영상의학과 피부과 마취과 안과 재활의학과 등이 해당한다
여기서 미국 의대를 나온
미국인들이 대부분이고

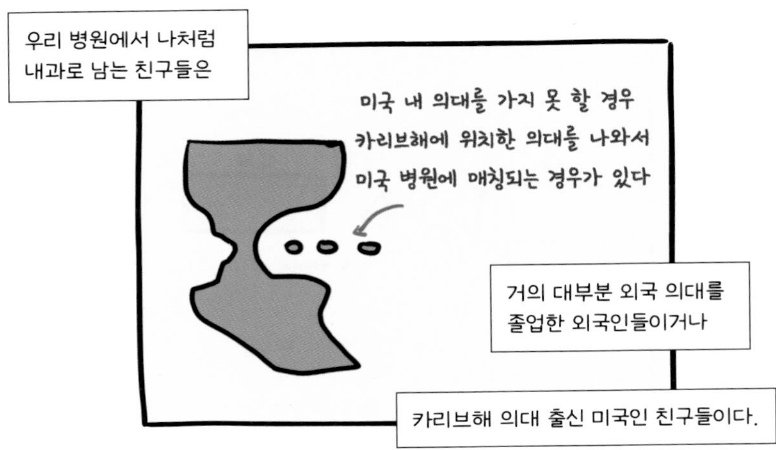
우리 병원에서 나처럼
내과로 남는 친구들은
미국 내 의대를 가지 못 할 경우
카리브해에 위치한 의대를 나와서
미국 병원에 매칭되는 경우가 있다
거의 대부분 외국 의대를
졸업한 외국인들이거나
카리브해 의대 출신 미국인 친구들이다.

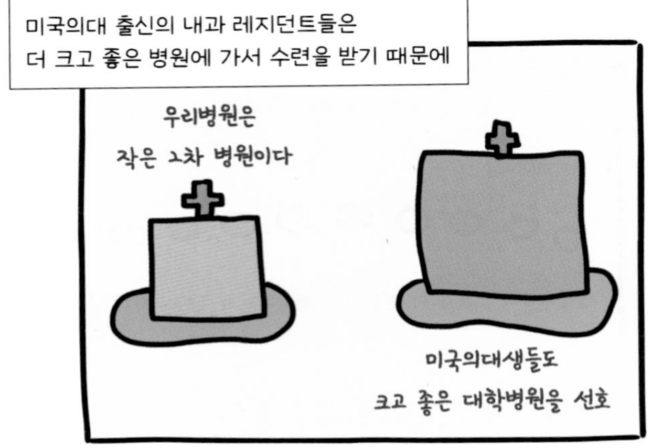
미국의대 출신의 내과 레지던트들은
더 크고 좋은 병원에 가서 수련을 받기 때문에
우리병원은
작은 2차 병원이다
미국의대생들도
크고 좋은 대학병원을 선호

나 같은 외국의사들은 대부분
미국의대 졸업자들이 선호하지 않는 병원에서
수련을 받는다.

나도 그렇고 미국에 여러 기회를 찾아 많은 사람들이 오는데,

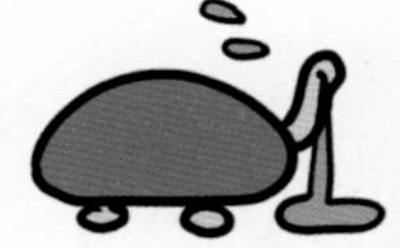
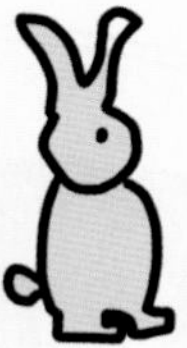
늦게 미국에 온 만큼 미국 사람들과 경쟁하려면
더 열심히 해야 한다

그 기회는 미국 사람들이 안 하려고 하는 일에서 찾아야 할 때가 많아 한계를 느낄 때도 있다.

그럼에도 불구하고 여기서 만난 인도 출신 선생님이 나에게 해준 말은 굉장히 인상 깊었다.

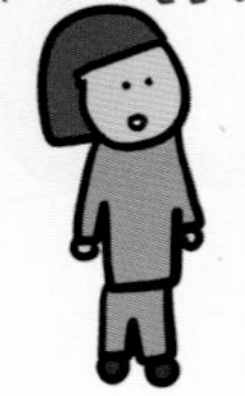
(와우 저 자신감..)
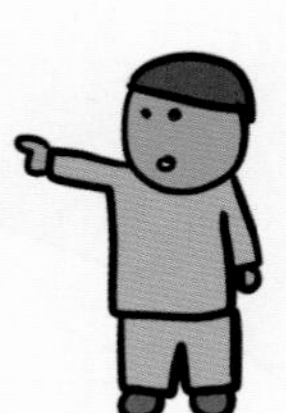
도전해, 미국에서는 너가 원하는 모든 것을 가질 수 있어
(This is America, You can have whatever you want)

나의 아메리칸 드림은 무엇이었을까?

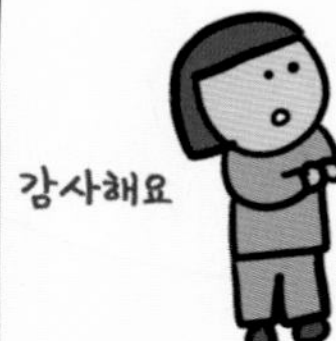
감사해요
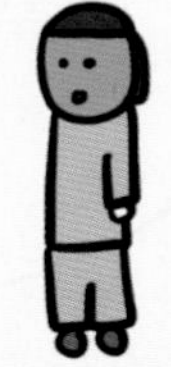
이민자 의사라는 사실에 움츠러들지 말고
너를 Hold down하지 않도록 해
<우리병원 교수님>

바쁜 레지던트 생활이지만 이곳에 와서 하고자 했던 것들을 잊지 말고 잘 살아야겠다고 생각했다.

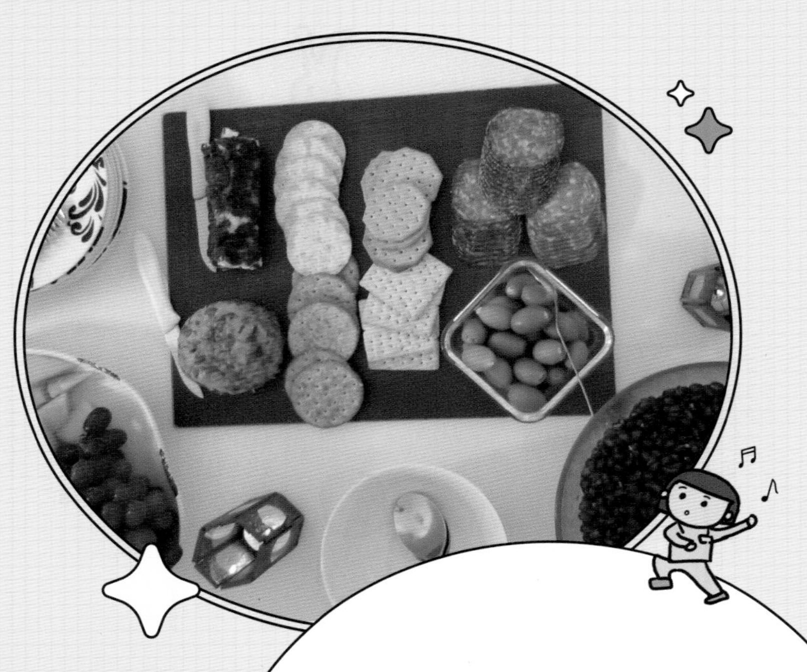

1년 내과 수련을 받고 다른 병원으로 타 과 수련을 떠나는 이란
친구네 집에 초대받아 먹었던 음식.
이란에서는 우리나라의 '동지'와 같이
밤이 가장 긴 날을 축하하는데
이를 Shabe Yalda라고 한다.
이날은 석류를 먹으며 축하한다고 한다.

#16

아메리칸 드림

✦✦✦

우리 같은 이민자 의사를 잘 받아주는 병원은 사실 미국 의대생들에게 크게 인기가 없는 병원이기 때문이다. 분야를 막론하고 자국민으로 채우기 어려운 인력을 외국인 노동자로 채우는 것과 비슷한 이치이다. 외국인 노동자로 살아간다는 것은 기본적으로 자국민들보다 언어 등 여러 불리함을 안고 시작하는 것이기에 조금 속상할 때도 있다. 하지만 이민자 의사라는 사실이 독특한 나만의 강점을 만들어 내기도 한다. 미국에서 한국어와 영어를 둘 다 잘하는 의사는 드물다. 한국을 나만큼 잘 아는 미국인 의사 역시 드물다. 한국인 환자를 볼 때 이 점은 나의 큰 강점이 될 것이다.

이민자라 하더라도 뛰어난 능력이 있다면 미국 사회는 그에 따른 기회와 보상이 많다. 나 역시 나만의 아메리칸 드림을 위해 열심히 노력해보기로 했다.

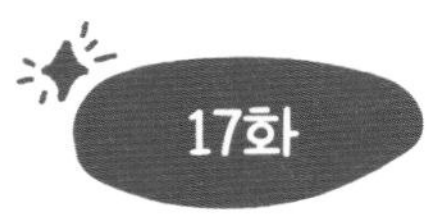
17화

예상치 못한 사고 (1)

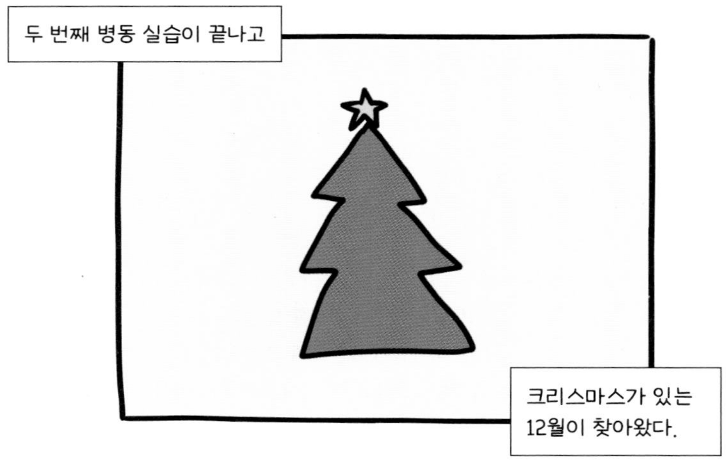
두 번째 병동 실습이 끝나고
크리스마스가 있는
12월이 찾아왔다.

이달은 내분비내과 실습을 돌았다.

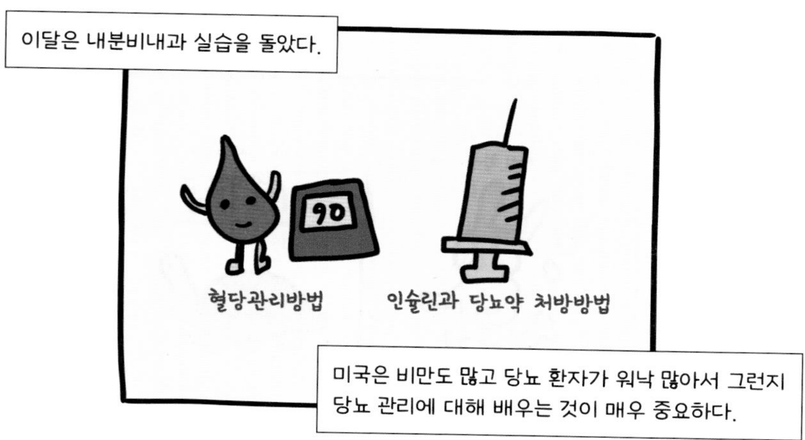
90
혈당관리방법
인슐린과 당뇨약 처방방법

미국은 비만도 많고 당뇨 환자가 워낙 많아서 그런지 당뇨 관리에 대해 배우는 것이 매우 중요하다.

내분비내과 담당 교수님은 자메이카 출신이었는데

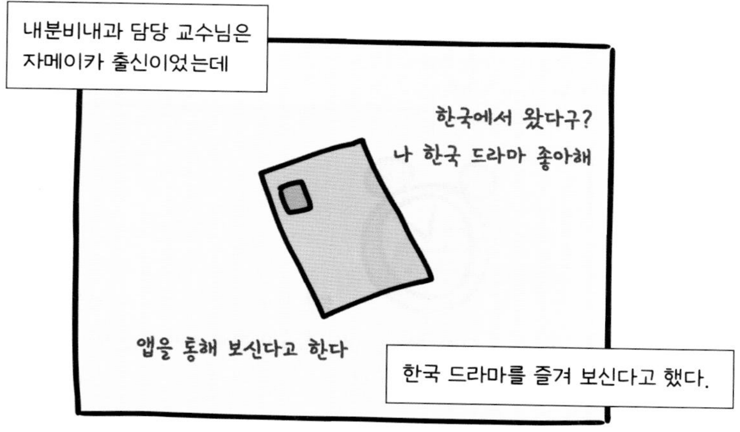
한국에서 왔다구?
나 한국 드라마 좋아해
앱을 통해 보신다고 한다

한국 드라마를 즐겨 보신다고 했다.

한국 드라마를 본다는 사람들이 너무 많아서 놀랍지가 않다.

이제는 조금씩 병원 생활에
적응도 되고 운전도 익숙해지니

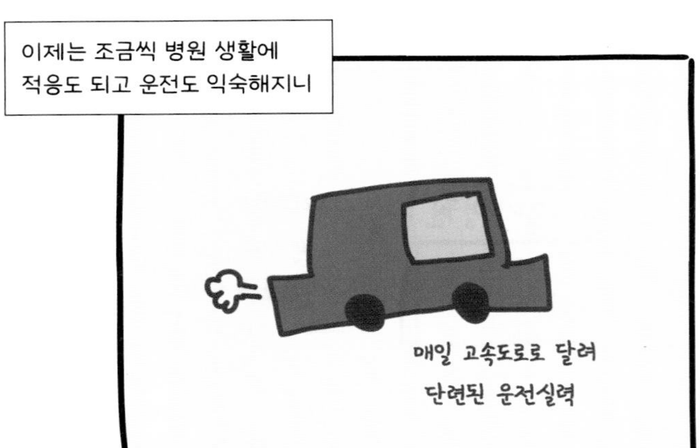
매일 고속도로로 달려
단련된 운전실력

무섭게만 느껴졌던 볼티모어에서
미처 몰랐었던 아름다움들을 조금씩 깨달으며

2020년 연말을 마무리했다.

볼티모어는 항구도시라

이렇게 아름다운 항구가 있다.

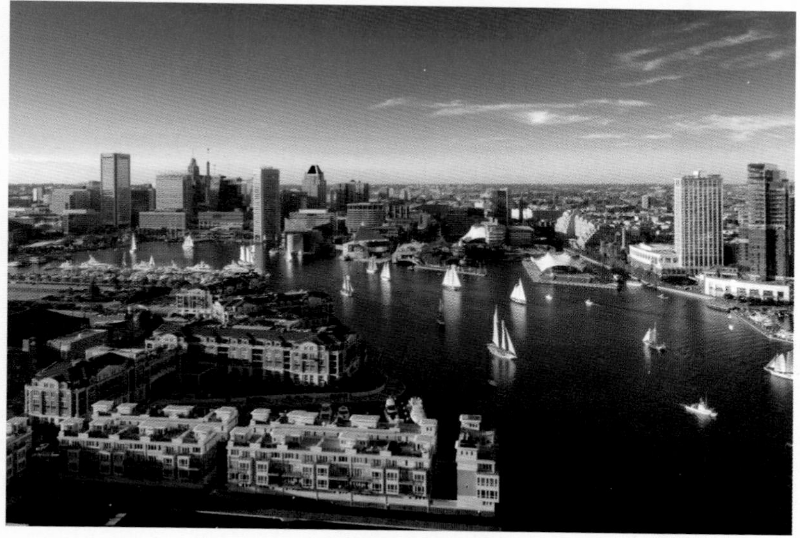

Inner Harbor

출처 : https://baltimore.org/what-to-do/museums-attractions/a-tour-of-baltimores-inner-harbor/

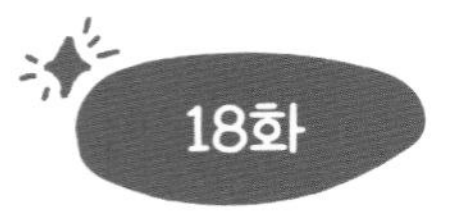
18화

예상치 못한 사고 (2)

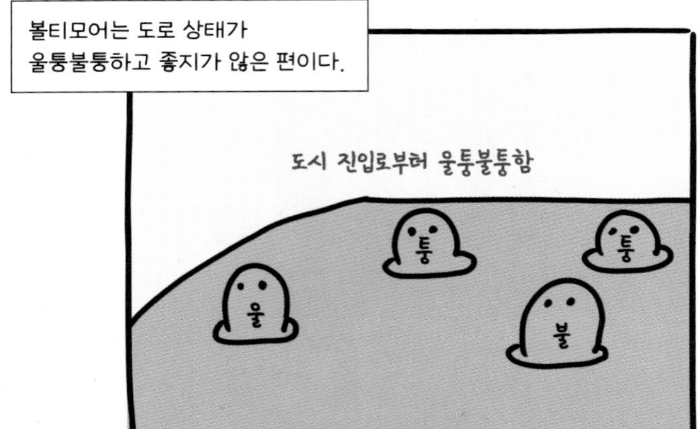
볼티모어는 도로 상태가
울퉁불퉁하고 좋지가 않은 편이다.
도시 진입로부터 울퉁불퉁함
울
퉁
불
퉁

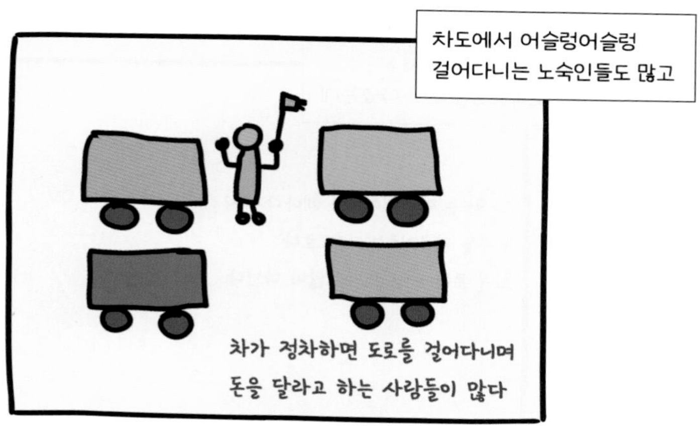
차도에서 어슬렁어슬렁
걸어다니는 노숙인들도 많고
차가 정차하면 도로를 걸어다니며
돈을 달라고 하는 사람들이 많다

느긋하게 무단횡단하는 사람들도 많고

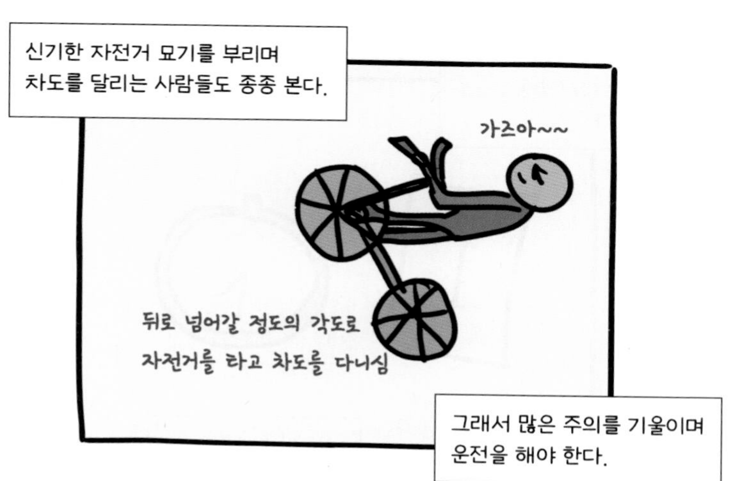
신기한 자전거 묘기를 부리며
차도를 달리는 사람들도 종종 본다.
가즈아~~
뒤로 넘어갈 정도의 각도로
자전거를 타고 차도를 다니심

그래서 많은 주의를 기울이며
운전을 해야 한다.

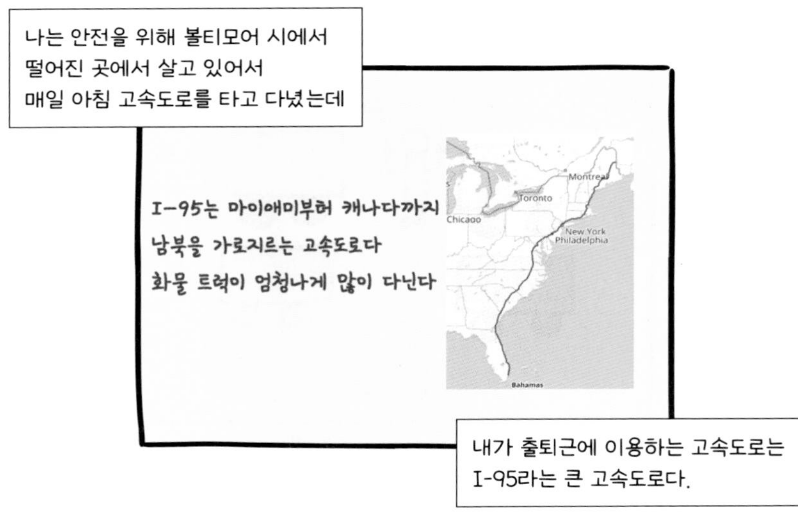
나는 안전을 위해 볼티모어 시에서
떨어진 곳에서 살고 있어서
매일 아침 고속도로를 타고 다녔는데
I-95는 마이애미부터 캐나다까지
남북을 가로지르는 고속도로다
화물 트럭이 엄청나게 많이 다닌다
Montreal
Toronto
Chicago
New York
Philadelphia
Bahamas
내가 출퇴근에 이용하는 고속도로는
I-95라는 큰 고속도로다.

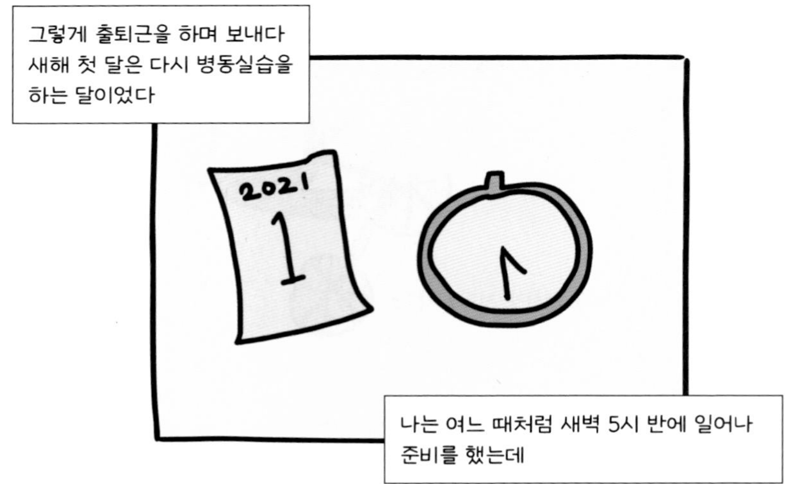
그렇게 출퇴근을 하며 보내다
새해 첫 달은 다시 병동실습을
하는 달이었다
2021
1
나는 여느 때처럼 새벽 5시 반에 일어나
준비를 했는데

비가 많이 내리는 어두운 겨울 새벽이었다.

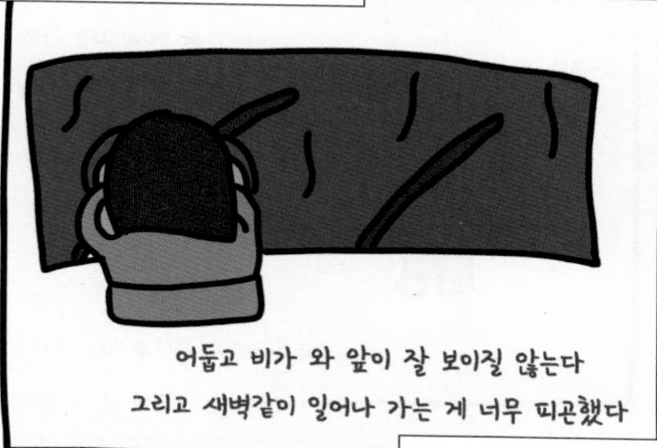
어둡고 비가 와 앞이 잘 보이질 않는다
그리고 새벽같이 일어나 가는 게 너무 피곤했다

앞이 잘 보이질 않는 고속도로를 타고
겨우 볼티모어에 가까워졌고

고속도로를 빠져나가 볼티모어로 진입하려던 순간
그만 앞이 보이지 않아 울타리에 부딪히고

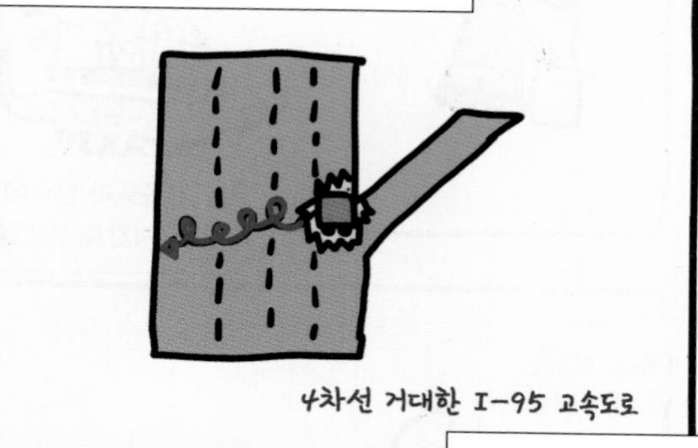
4차선 거대한 I-95 고속도로

내 차는 넓은 고속도로를 가로질러
빙글빙글 돌기 시작했는데

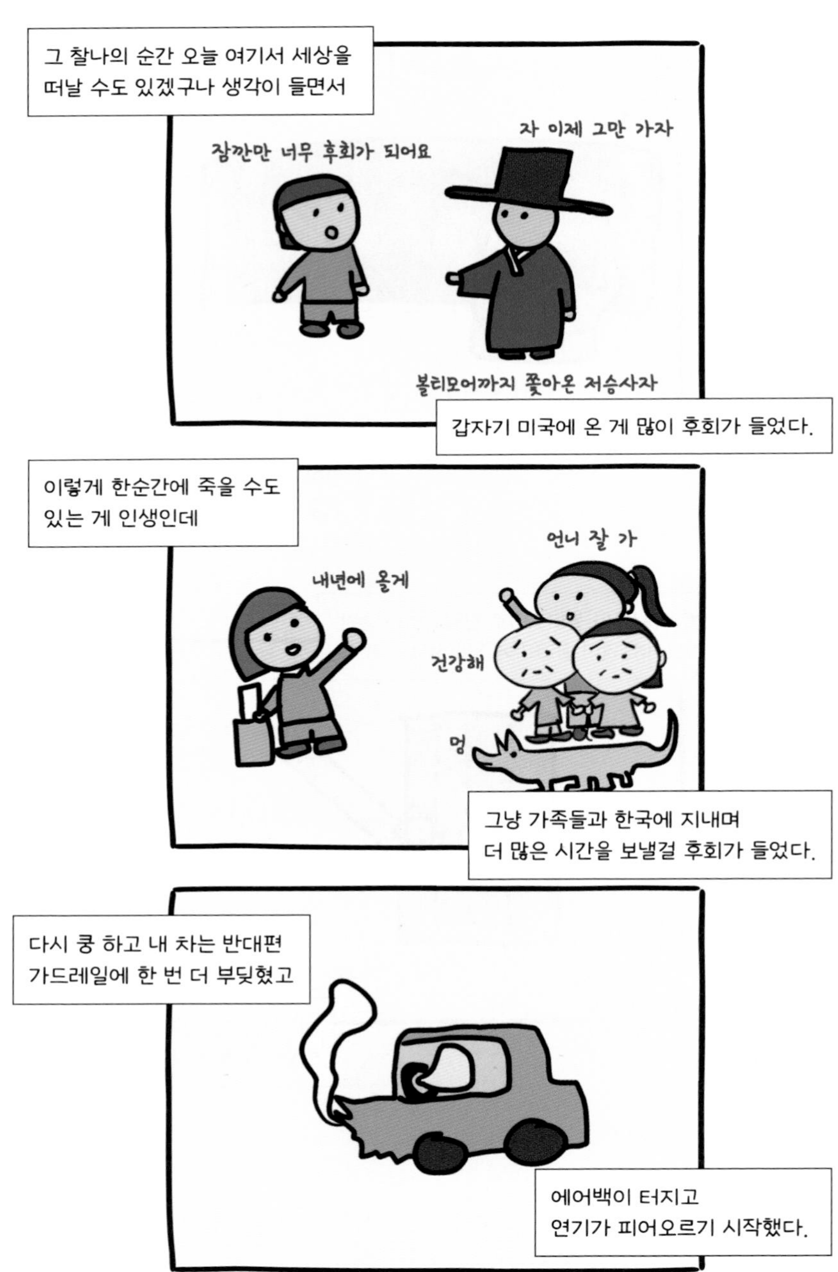
그 찰나의 순간 오늘 여기서 세상을
떠날 수도 있겠구나 생각이 들면서
잠깐만 너무 후회가 되어요
자 이제 그만 가자
볼티모어까지 쫓아온 저승사자
갑자기 미국에 온 게 많이 후회가 들었다.
이렇게 한순간에 죽을 수도
있는 게 인생인데
내년에 올게
언니 잘 가
건강해
멍
그냥 가족들과 한국에 지내며
더 많은 시간을 보낼걸 후회가 들었다.
다시 쿵 하고 내 차는 반대편
가드레일에 한 번 더 부딪혔고
에어백이 터지고
연기가 피어오르기 시작했다.

#17-18

예상치 못한 사고

✦✦✦

돌이켜보면 레지던트로 일하며 누적된 피로가 가장 큰 원인이었다. 나와 같이 졸업하고 미국 다른 지역에서 수련받고 있는 의대 동기도 누적된 피로로 레지던트 동안 교통사고가 났었다. 다행히 친구도 다친 곳은 없었지만, 미국에서도 레지던트 때는 밤 당직으로 시차가 바뀌는 경우도 많고 일찍 일어나 출퇴근하는 삶의 반복으로 피로가 누적될 수 있기 때문에 운전할 때는 언제나 조심해야 한다.

죽을 뻔한 삶의 순간을 겪고 나니 순간 죽더라도 한국에서 임종을 맞고 싶지 여기 미국에서는 그러고 싶지 않다는 생각이 들었다. 설사 아프게 되더라도 한국에서 아프고 싶다. 그렇다면 결국 내가 원하는 최종 목적지는 한국인 것인지. 언제든지 인생에서 큰 일은 닥칠 수 있는데 무엇을 위해 미국에 있는 건지 갑작스런 회의가 들었다. 당시 레지던트를 시작한 지 6개월이 지나가며 피로도 누적되고 겨울도 찾아오며 미국에서의 삶이 힘들다고 느끼던 시절이었는데 그만두고 한국에 갈까 굉장히 고민이 되었던 순간이었다. 그래도 일단 시작한 레지던트, 귀국에 대한 생각은 나중에 하고 계속 해보기로 했다.

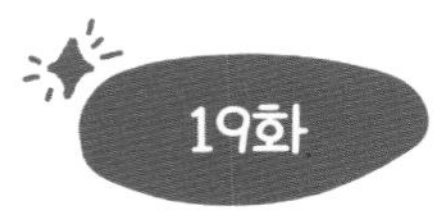
19화

나는 솔로

교통사고로 차가 폐차되었기 때문에
통근이 어려워

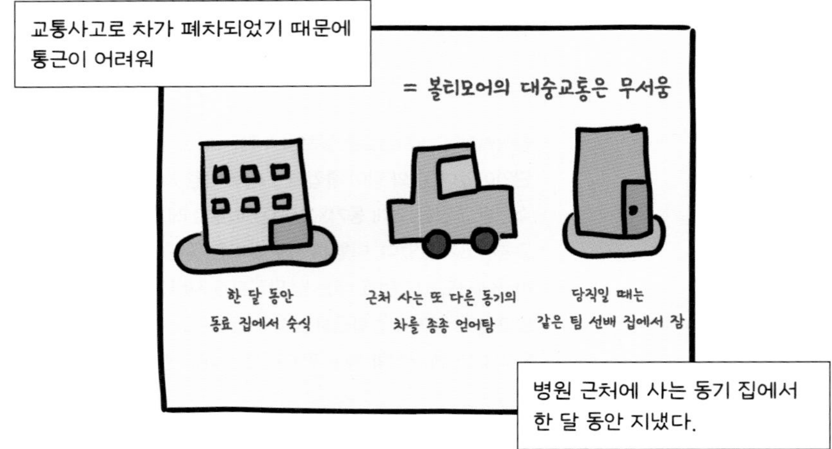
= 볼티모어의 대중교통은 무서움
한 달 동안
동료 집에서 숙식
근처 사는 또 다른 동기의
차를 종종 얻어탐
당직일 때는
같은 팀 선배 집에서 잠

병원 근처에 사는 동기 집에서
한 달 동안 지냈다.

나에게 집을 빌려준 동기는
새 남자친구와 같이 살기로 해서
이사 전까지 남은 기간 동안
빈집을 빌려주게 되었다.

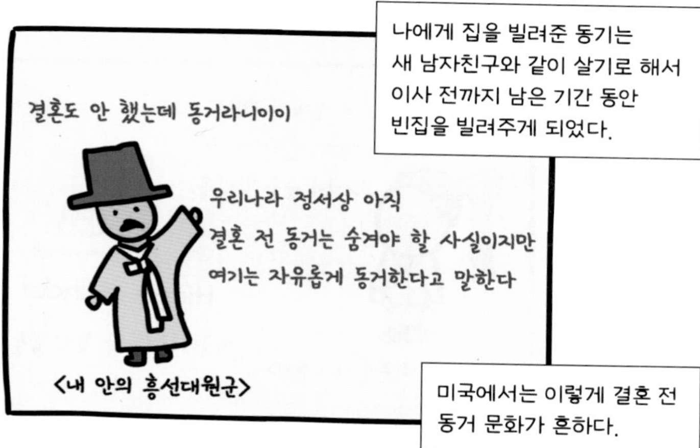
결혼도 안 했는데 동거라니이이
우리나라 정서상 아직
결혼 전 동거는 숨겨야 할 사실이지만
여기는 자유롭게 동거한다고 말한다
<내 안의 흥선대원군>

미국에서는 이렇게 결혼 전
동거 문화가 흔하다.

그래서 미국 사람들은 왠지
자유분방하게 할리우드식으로
가볍게 사귀고 헤어질 것 같지만

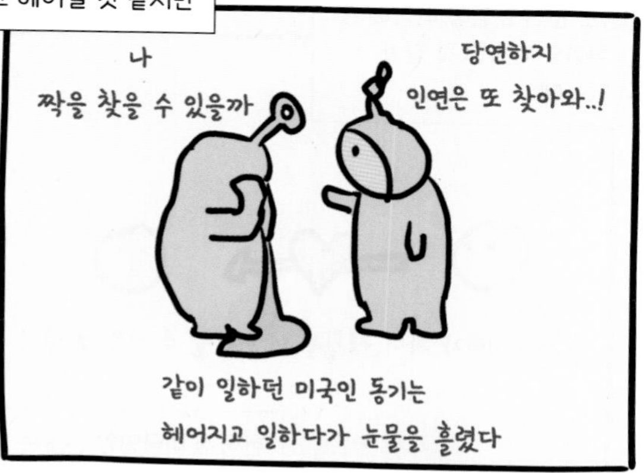
나
짝을 찾을 수 있을까
당연하지
인연은 또 찾아와..!
같이 일하던 미국인 동기는
헤어지고 일하다가 눈물을 흘렸다

장기연애하는 커플도 상당히 많고
짝을 못 찾을까 봐 눈물도 흘리고

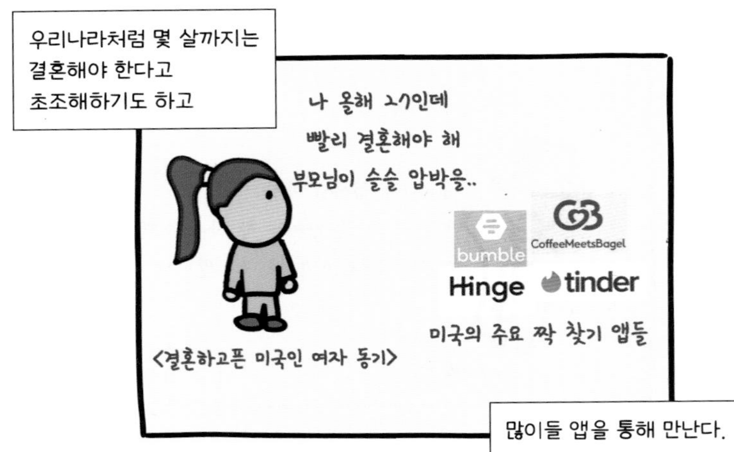
우리나라처럼 몇 살까지는
결혼해야 한다고
초조해하기도 하고
나 올해 27인데
빨리 결혼해야 해
부모님이 슬슬 압박을..
bumble
CoffeeMeetsBagel
Hinge
tinder
미국의 주요 짝 찾기 앱들
<결혼하고픈 미국인 여자 동기>
많이들 앱을 통해 만난다.

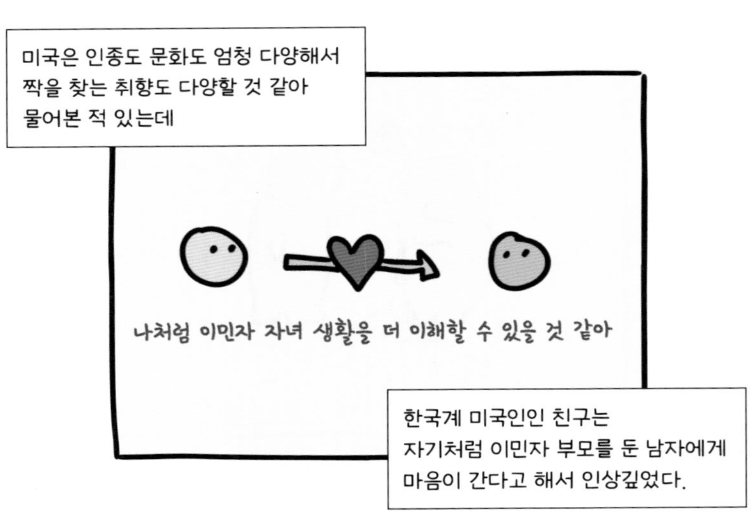
미국은 인종도 문화도 엄청 다양해서
짝을 찾는 취향도 다양할 것 같아
물어본 적 있는데
나처럼 이민자 자녀 생활을 더 이해할 수 있을 것 같아
한국계 미국인인 친구는
자기처럼 이민자 부모를 둔 남자에게
마음이 간다고 해서 인상깊었다.

여기서 내가 이민자로 살아보니
무슨 뜻인지 알 것 같다.

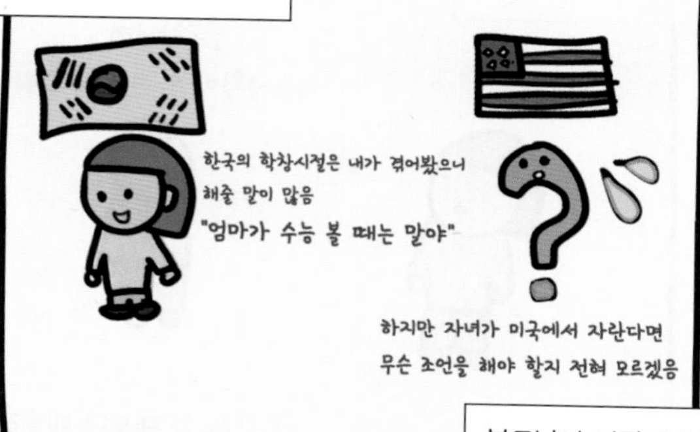
한국의 학창시절은 내가 겪어봤으니
해줄 말이 많음
"엄마가 수능 볼 때는 말야"
하지만 자녀가 미국에서 자란다면
무슨 조언을 해야 할지 전혀 모르겠음

부모님이 이민자라는 건
많은 것들을 혼자서 헤쳐 나가는
느낌이지 않았을까 생각해본다.

내 주변에는 미국에 올 때
결혼을 하고 오는 경우와

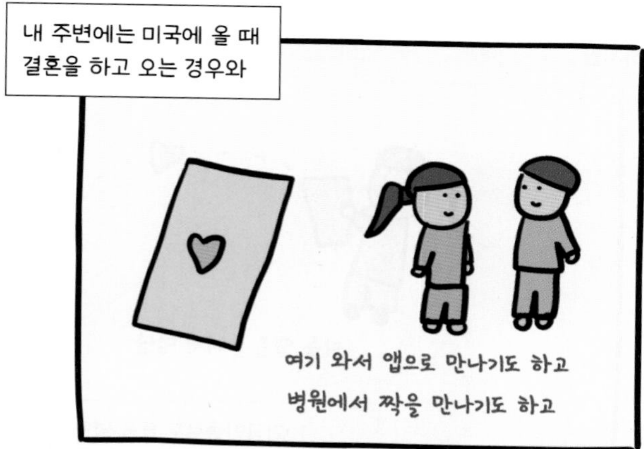
여기 와서 앱으로 만나기도 하고
병원에서 짝을 만나기도 하고

혼자서 미국에 오는 경우가 반반 정도 되는데

미국에 와서 중간에 결혼한
동기 말로는

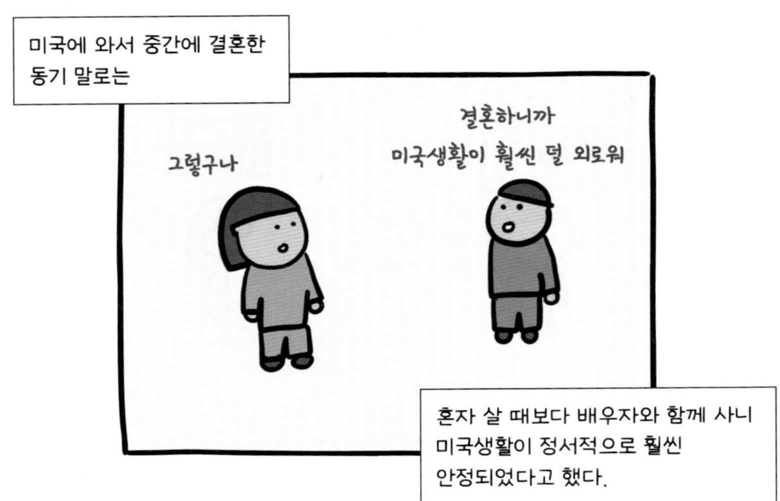

결혼하니까
미국생활이 훨씬 덜 외로워
그렇구나

혼자 살 때보다 배우자와 함께 사니
미국생활이 정서적으로 훨씬
안정되었다고 했다.

여기서 한국사람만 만나고 싶다고 하면
더 어렵긴 하지만

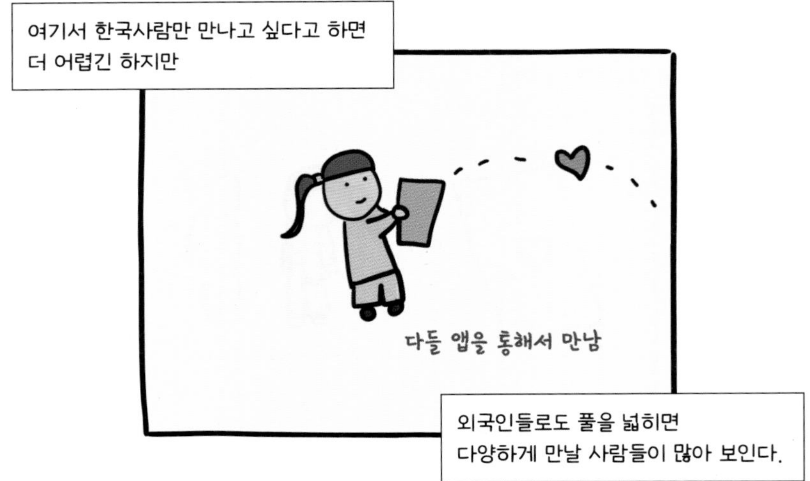

다들 앱을 통해서 만남

외국인들로도 풀을 넓히면
다양하게 만날 사람들이 많아 보인다.

여기도 한국처럼 부모가
결혼에 개입하는 경우도
종종 보이고

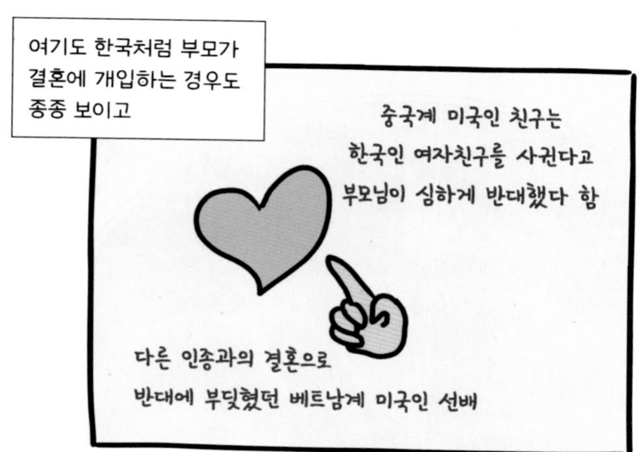
중국계 미국인 친구는
한국인 여자친구를 사귄다고
부모님이 심하게 반대했다 함
다른 인종과의 결혼으로
반대에 부딪혔던 베트남계 미국인 선배

당연하게 정략결혼하는 친구도 있고
동성혼도 보이고

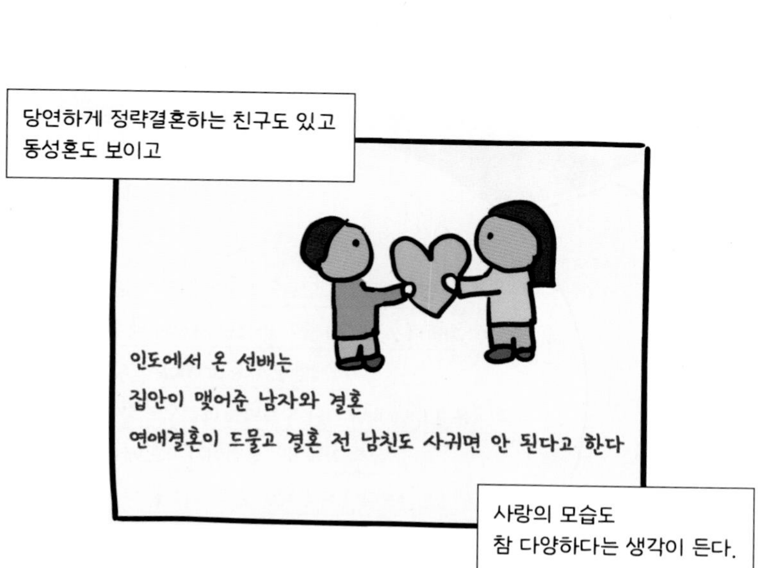
인도에서 온 선배는
집안이 맺어준 남자와 결혼
연애결혼이 드물고 결혼 전 남친도 사귀면 안 된다고 한다

사랑의 모습도
참 다양하다는 생각이 든다.

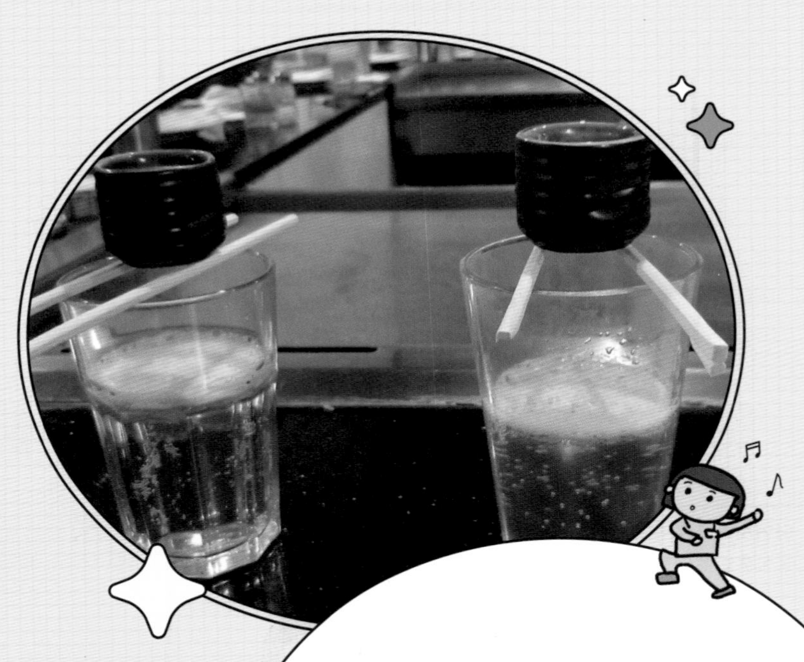

연말이면 레지던트들을 모아 파티가 열린다.
파티에서 우리가 즐겨 마셨던 사케와 맥주를 섞은
사케밤 (SaKe Bomb).
미국은 파티에 배우자나 파트너를 데려오는 것이 자연스럽고
무척 가족적인 문화이기 때문에
한국보다 싱글의 삶이 좀 더 외로울 수 있다.

#19

나는 솔로

✦✦✦

레지던트들의 나이대는 대부분 20, 30대이다 보니
연애 이야기, 결혼 이야기들도 종종 나눈다.

한국의 초혼연령이 평균적으로 높은 탓인지 미국의 레지던트들은
생각보다 결혼을 한 친구들의 비율이 높았다.
특히 중동이나 인도에서 온 친구들은 정략결혼으로
일찍 짝을 만나 결혼하는 풍습이 있어 20대 중반에도
대부분 이미 결혼을 한 상태였다.

만약 싱글인 상태로 미국에 오고 미국에서 짝을 찾고 싶다면
뉴욕이나 시카고 같은 대도시가 사람을 만나기에는 좋다.
미국에서는 데이팅 앱이 매우 활성화되어 있으므로
누군가를 만나는 것은 어렵지 않다.
다만 한국인을 만나기 원한다면 한국에 비해 풀이 적으므로
열심히 노력해야 한다. 한국인과 비슷한 문화적 배경을 공유하는
한국계 미국인 교포를 만나 결혼하는 분들도 보았다.

나는 결혼을 하고 미국에 왔기에 짝을 찾기 위한 노력은
하지 않아도 되었지만, 함께 미국에 올 배우자가 없었다면
혼자서 미국에 오기 쉽지 않았을 것 같다.
결혼을 하고 미국에 함께 나오면 미국 생활이
훨씬 덜 외롭다는 장점이 있다.
할 수 있다면 배우자를 한국에서 찾아 함께
커리어를 계획하며 나오는 것도 강력 추천한다.

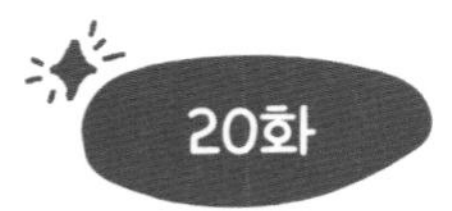
20화

일렉티브 실습 (1)

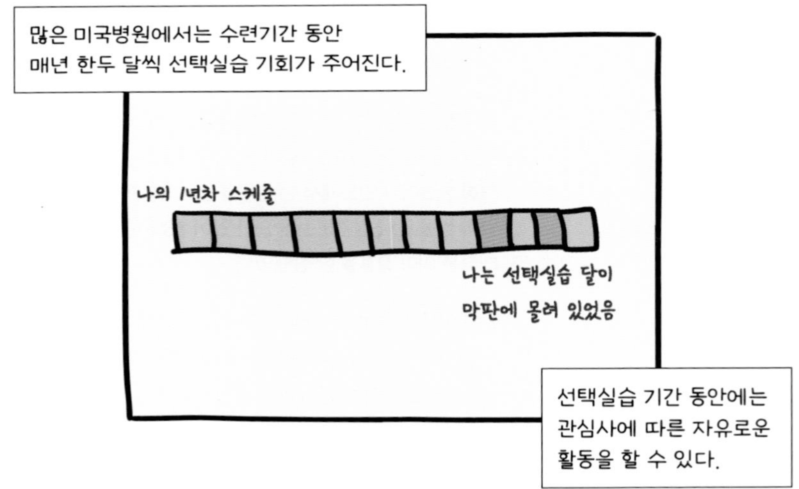
많은 미국병원에서는 수련기간 동안
매년 한두 달씩 선택실습 기회가 주어진다.
나의 1년차 스케줄
나는 선택실습 달이
막판에 몰려 있었음
선택실습 기간 동안에는
관심사에 따른 자유로운
활동을 할 수 있다.

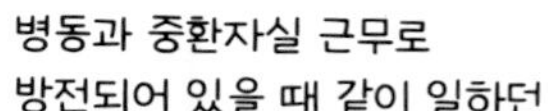

병동과 중환자실 근무로
방전되어 있을 때 같이 일하던

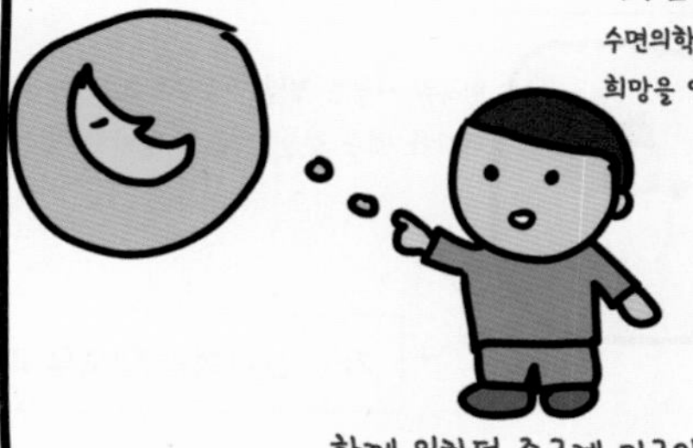

나도 병동이 넘 힘들어서
내과 포기를 생각하다
수면의학쪽 진로를 발견하고
희망을 얻었어..!
함께 일하던 중국계 미국인 선배

선배의 추천을 떠올리며
첫 번째 선택실습은
수면의학으로 정했다.

수면의학(Sleep Medicine)은
1년짜리 펠로우 과정인데
내과뿐 아니라 신경과나
이비인후과 등을
졸업하고 전공할 수 있다.

ㅇㅇ수면의원
ㅇㅁ수면클리닉
한국에도 수면질환이 많아지는 것 같다
아직 한국에 단독으로 하는
수면의학 펠로우 과정은 없는 것 같음

1년짜리 펠로우는 부담이 없으니
괜찮다면 전공해볼 생각이 있다.

미국에는 한국에는 없는
신기한 펠로우 과정들이 많은데

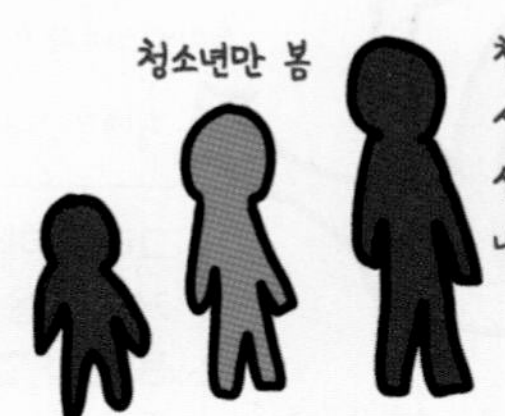

청소년만 봄

청소년들의 영양과 건강 지도
사춘기 관련 정신과적 상담
성병 예방 / 치료 / 피임 등을 다룸
내과 졸업해도 할 수 있다

청소년 환자만을 보는
Adolescent medicine
펠로우 과정도 있고

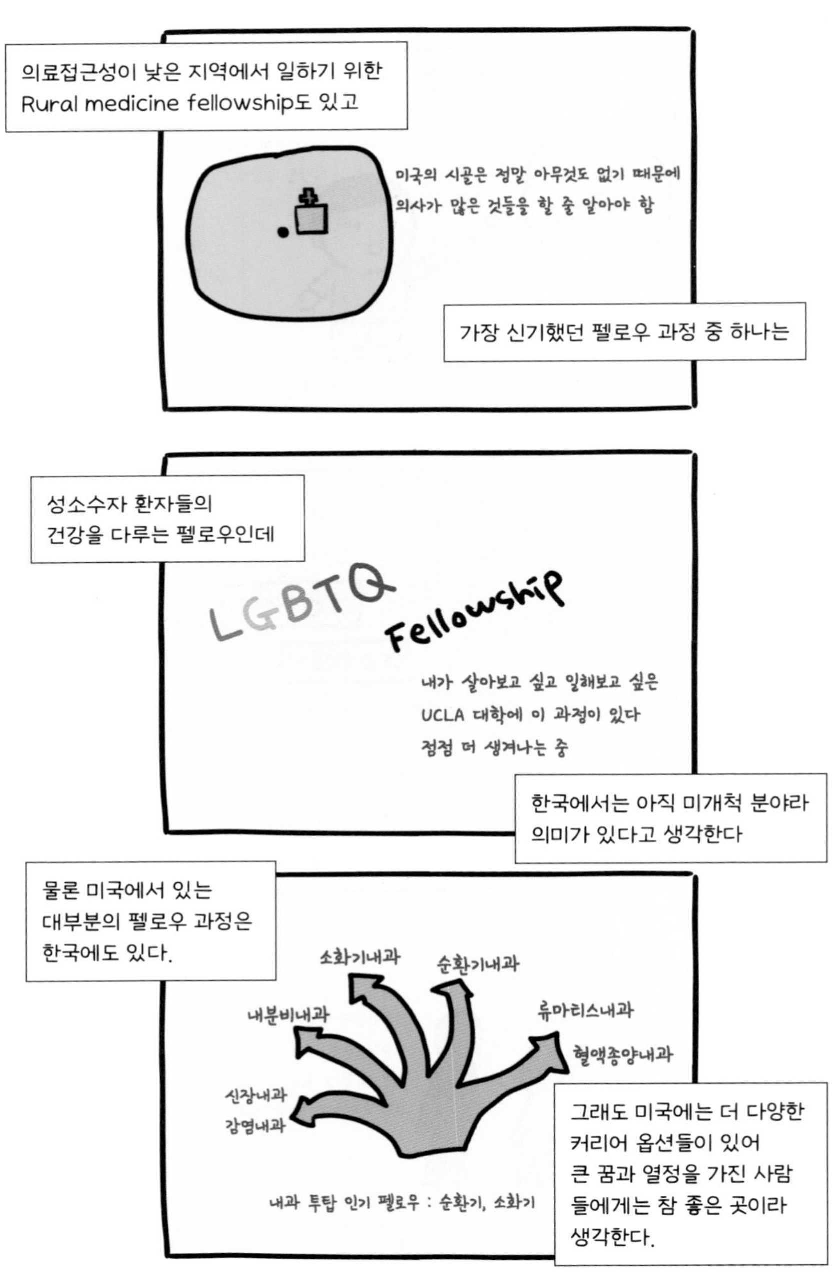
의료접근성이 낮은 지역에서 일하기 위한
Rural medicine fellowship도 있고
미국의 시골은 정말 아무것도 없기 때문에
의사가 많은 것들을 할 줄 알아야 함
가장 신기했던 펠로우 과정 중 하나는
성소수자 환자들의
건강을 다루는 펠로우인데
LGBTQ
Fellowship
내가 살아보고 싶고 일해보고 싶은
UCLA 대학에 이 과정이 있다
점점 더 생겨나는 중
한국에서는 아직 미개척 분야라
의미가 있다고 생각한다
물론 미국에서 있는
대부분의 펠로우 과정은
한국에도 있다.
소화기내과
순환기내과
내분비내과
류마티스내과
혈액종양내과
신장내과
감염내과
내과 투탑 인기 펠로우 : 순환기, 소화기
그래도 미국에는 더 다양한
커리어 옵션들이 있어
큰 꿈과 열정을 가진 사람
들에게는 참 좋은 곳이라
생각한다.

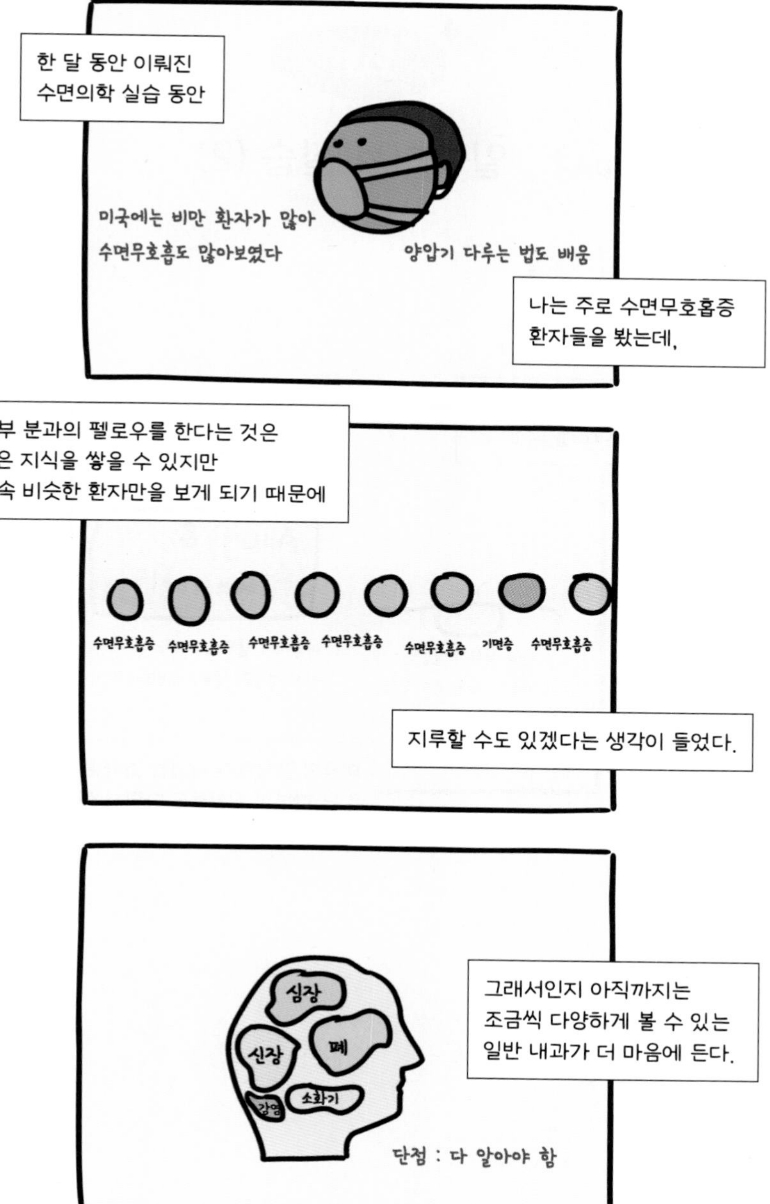
한 달 동안 이뤄진
수면의학 실습 동안
미국에는 비만 환자가 많아
수면무호흡도 많아보였다
양압기 다루는 법도 배움
나는 주로 수면무호흡증
환자들을 봤는데,
세부 분과의 펠로우를 한다는 것은
깊은 지식을 쌓을 수 있지만
계속 비슷한 환자만을 보게 되기 때문에
수면무호흡증 수면무호흡증 수면무호흡증 수면무호흡증 수면무호흡증 기면증 수면무호흡증
지루할 수도 있겠다는 생각이 들었다.
그래서인지 아직까지는
조금씩 다양하게 볼 수 있는
일반 내과가 더 마음에 든다.
심장
신장
폐
강염
소화기
단점 : 다 알아야 함

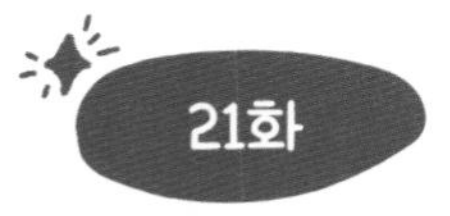
21화

일렉티브 실습 (2)

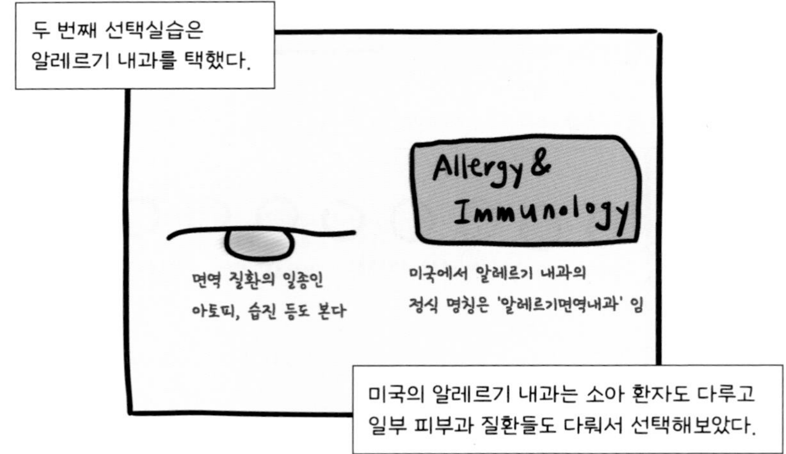
두 번째 선택실습은
알레르기 내과를 택했다.
Allergy &
Immunology
면역 질환의 일종인
아토피, 습진 등도 본다
미국에서 알레르기 내과의
정식 명칭은 '알레르기면역내과' 임
미국의 알레르기 내과는 소아 환자도 다루고
일부 피부과 질환들도 다뤄서 선택해보았다.

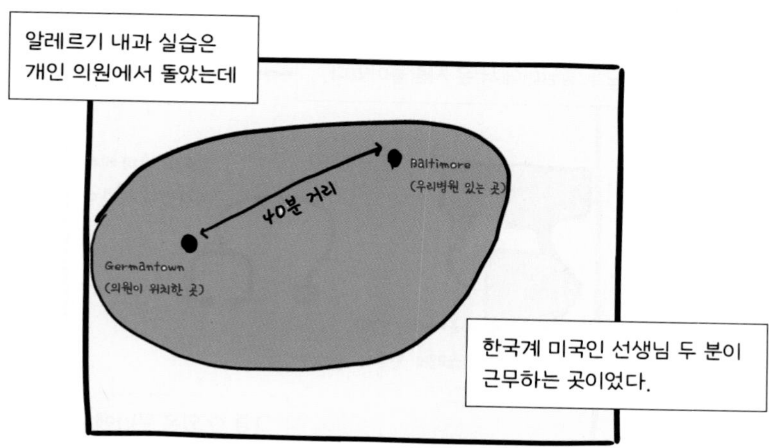
알레르기 내과 실습은
개인 의원에서 돌았는데
Baltimore
(우리병원 있는 곳)
40분 거리
Germantown
(의원이 위치한 곳)
한국계 미국인 선생님 두 분이
근무하는 곳이었다.

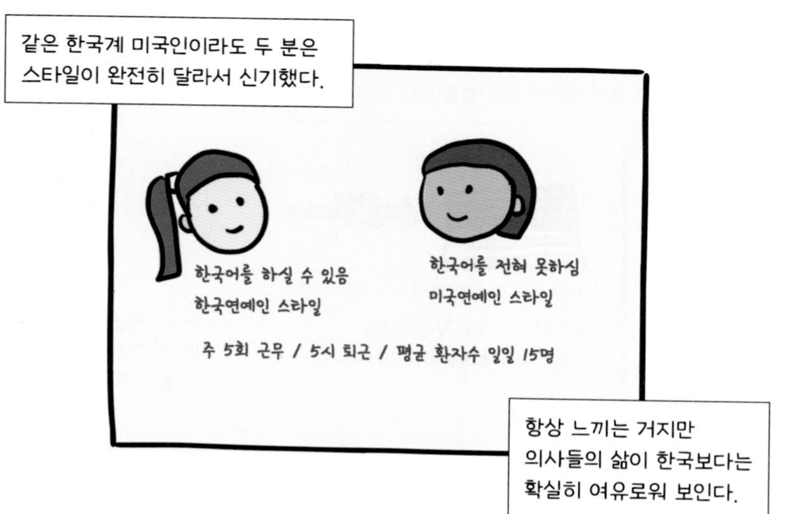
같은 한국계 미국인이라도 두 분은
스타일이 완전히 달라서 신기했다.
한국어를 하실 수 있음
한국연예인 스타일
한국어를 전혀 못하심
미국연예인 스타일
주 5회 근무 / 5시 퇴근 / 평균 환자수 일일 15명
항상 느끼는 거지만
의사들의 삶이 한국보다는
확실히 여유로워 보인다.

여기는 히스패닉 환자가 많아서 그런지
직원들이 모두 중남미에서 온 사람들이었다.

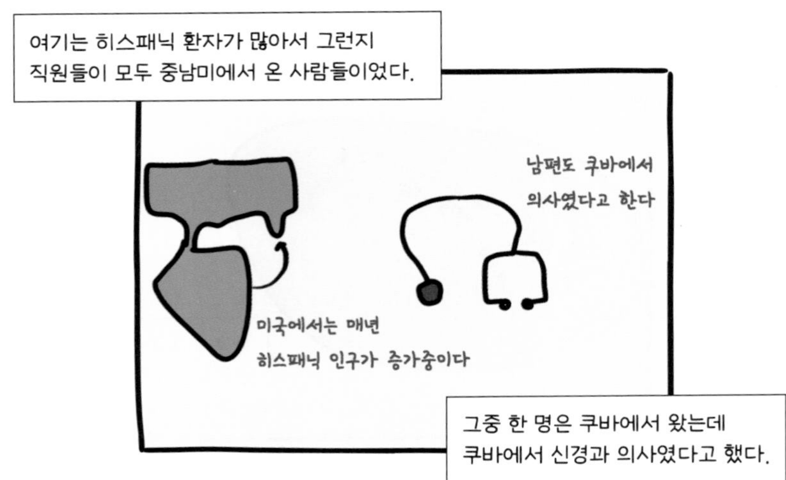
남편도 쿠바에서
의사였다고 한다
미국에서는 매년
히스패닉 인구가 증가중이다

그중 한 명은 쿠바에서 왔는데
쿠바에서 신경과 의사였다고 했다.

그녀는 미국에서 다시 레지던트를 하기에는
나이가 너무 많고 체력적으로 힘들어서 포기했고

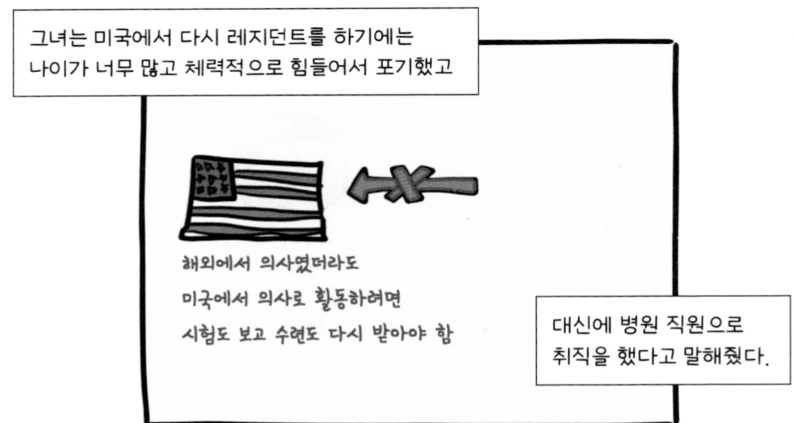
해외에서 의사였더라도
미국에서 의사로 활동하려면
시험도 보고 수련도 다시 받아야 함

대신에 병원 직원으로
취직을 했다고 말해줬다.

쿠바 하면 재밌게 읽었던
체 게바라 평전과
카스트로 형제와 사회주의 국가

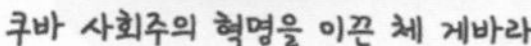
쿠바 사회주의 혁명을 이끈 체 게바라

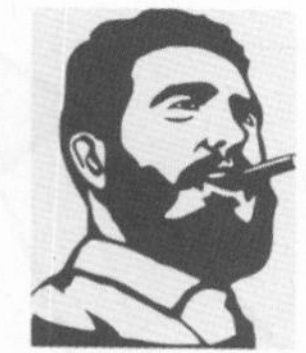

카스트로 형제

그리고 뉴스에 자주 나오는
무상의료정책이 떠오른다.

나는 무상의료에 대해 의사였던
그녀의 생각을 물었는데

그녀는 쿠바 정부에
굉장히 비판적이었다.

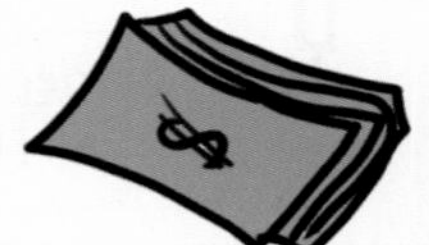

그녀는 한 달에 의사로서 벌었던 돈이 25불이라고 했다
투잡/쓰리잡을 뛰어야 하거나 사람들이 의사를 안한다고 함

사회주의 정책으로
많은 전문가들이 제대로 된 대우를
받지 못해 쿠바를 떠났고

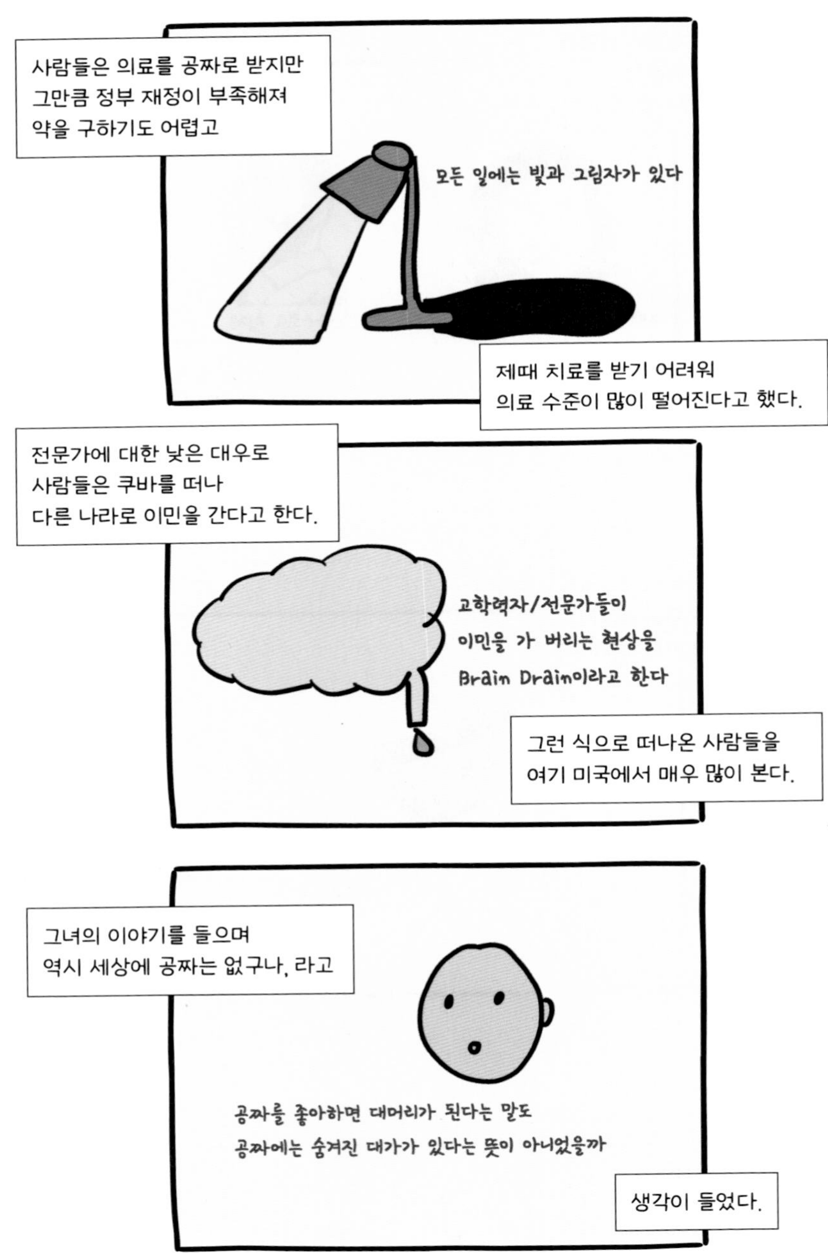
사람들은 의료를 공짜로 받지만
그만큼 정부 재정이 부족해져
약을 구하기도 어렵고
모든 일에는 빛과 그림자가 있다
제때 치료를 받기 어려워
의료 수준이 많이 떨어진다고 했다.
전문가에 대한 낮은 대우로
사람들은 쿠바를 떠나
다른 나라로 이민을 간다고 한다.
고학력자/전문가들이
이민을 가 버리는 현상을
Brain Drain이라고 한다
그런 식으로 떠나온 사람들을
여기 미국에서 매우 많이 본다.
그녀의 이야기를 들으며
역시 세상에 공짜는 없구나, 라고
공짜를 좋아하면 대머리가 된다는 말도
공짜에는 숨겨진 대가가 있다는 뜻이 아니었을까
생각이 들었다.

#20-21

일렉티브 실습

✦✦✦

미국에는 두통 펠로우, 비만 펠로우, 고압산소치료 펠로우 등 한국보다 다양하고 세분화된 펠로우 과정이 존재해서 관심사에 따라 선택할 수 있다. 흔하지는 않지만 타국에서 레지던트 수련을 받은 후 미국 레지던트 수련 없이 바로 미국에서 펠로우를 하는 방법도 존재한다.

중국에서 비뇨기과 수련을 받았던 한 레지던트는 미국 레지던트 수련 없이 미국에서 이식신장내과(Transplant nephrology) 펠로우 과정을 마쳤고, 다시 우리 병원 내과 레지던트에 매칭되어 수련을 시작했다. 그는 이번 내과 레지던트를 졸업하면 바로 신장내과 의사로 일할 예정이라고 한다. 마취과의 경우도 일부 병원에서는 외국에서 트레이닝을 받은 마취과 의사에게도 미국에서 펠로우 수련을 받을 수 있도록 개방하는 경우가 있다.

이처럼 미국에 와 펠로우를 하는 경우 일단 미국 의료 시스템 내에 들어와 일을 해보며 경험을 쌓고, 필요하다면 미국 레지던트 매칭 확률을 높일 수 있으며, 경우에 따라서는 드물지만 펠로우 과정만 마치고 미국 의사 면허를 받아 의사생활을 하는 경우도 있다.

하지만 이런 기회들은 드물기에 쉽게 추천할 수는 없다. 대부분의 펠로우 과정들은 미국에서 레지던트를 마친 사람들에게만 기회가 주어진다. 앞서 말했던 중국인 레지던트는 이식신장내과 펠로우 수련 후 바로 미국의사면허를 받을 수 있었지만 다시 내과 레지던트 수련을 선택한 이유에 대해 미국 레지던트 경험이 없으면 구직에 어려움을 겪을 수 있기 때문이라고 말해주었다.

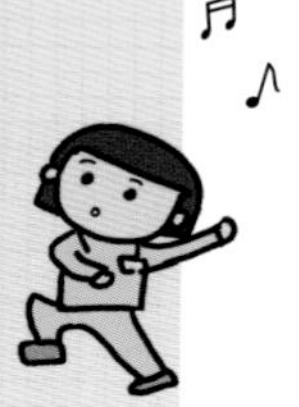

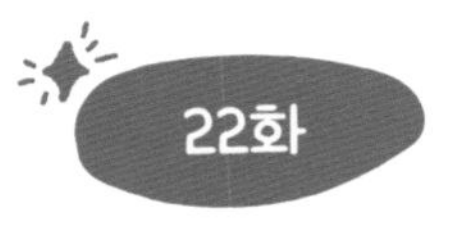
22화

별이 빛나는 밤에 (1)

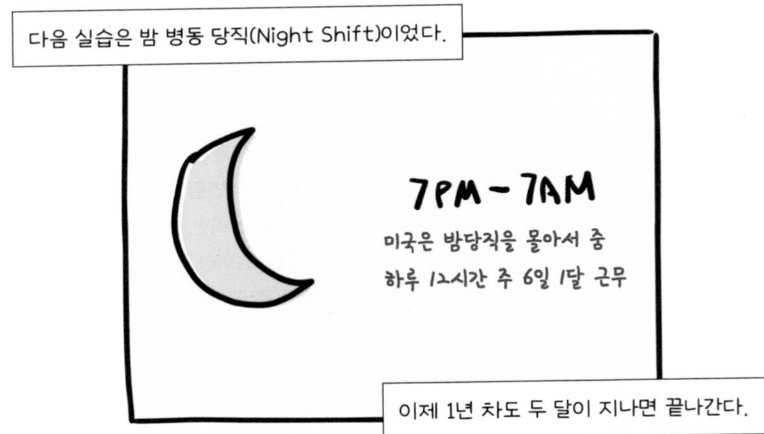
다음 실습은 밤 병동 당직(Night Shift)이었다.
7PM - 7AM
미국은 밤당직을 몰아서 줌
하루 12시간 주 6일 1달 근무
이제 1년 차도 두 달이 지나면 끝나간다.

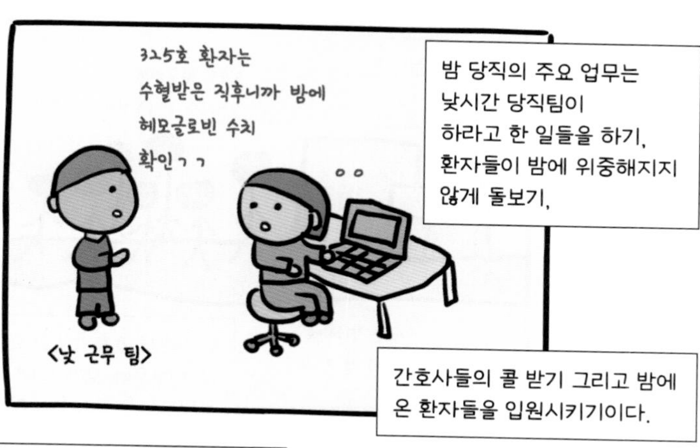

325호 환자는
수혈받은 직후니까 밤에
헤모글로빈 수치
확인ㄱㄱ
<낮 근무 팀>
밤 당직의 주요 업무는
낮시간 당직팀이
하라고 한 일들을 하기,
환자들이 밤에 위중해지지
않게 돌보기,
간호사들의 콜 받기 그리고 밤에
온 환자들을 입원시키기이다.

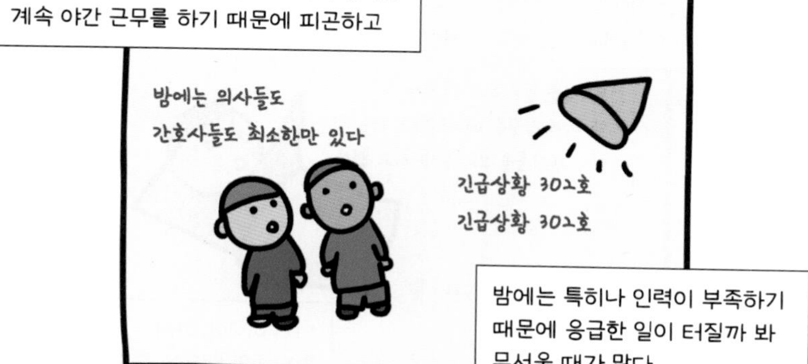

밤 당직은 회진을 돌지 않아도 되어 좋지만
계속 야간 근무를 하기 때문에 피곤하고
밤에는 의사들도
간호사들도 최소한만 있다
긴급상황 302호
긴급상황 302호
밤에는 특히나 인력이 부족하기
때문에 응급한 일이 터질까 봐
무서울 때가 많다.

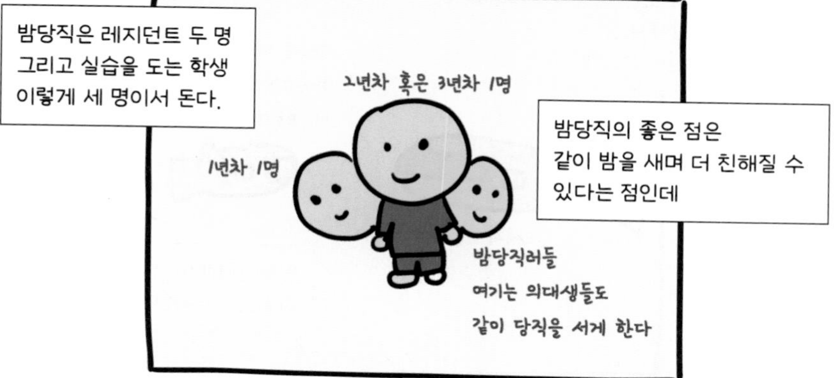

밤당직은 레지던트 두 명
그리고 실습을 도는 학생
이렇게 세 명이서 돈다.
2년차 혹은 3년차 1명
1년차 1명
밤당직러들
여기는 의대생들도
같이 당직을 서게 한다
밤당직의 좋은 점은
같이 밤을 새며 더 친해질 수
있다는 점인데

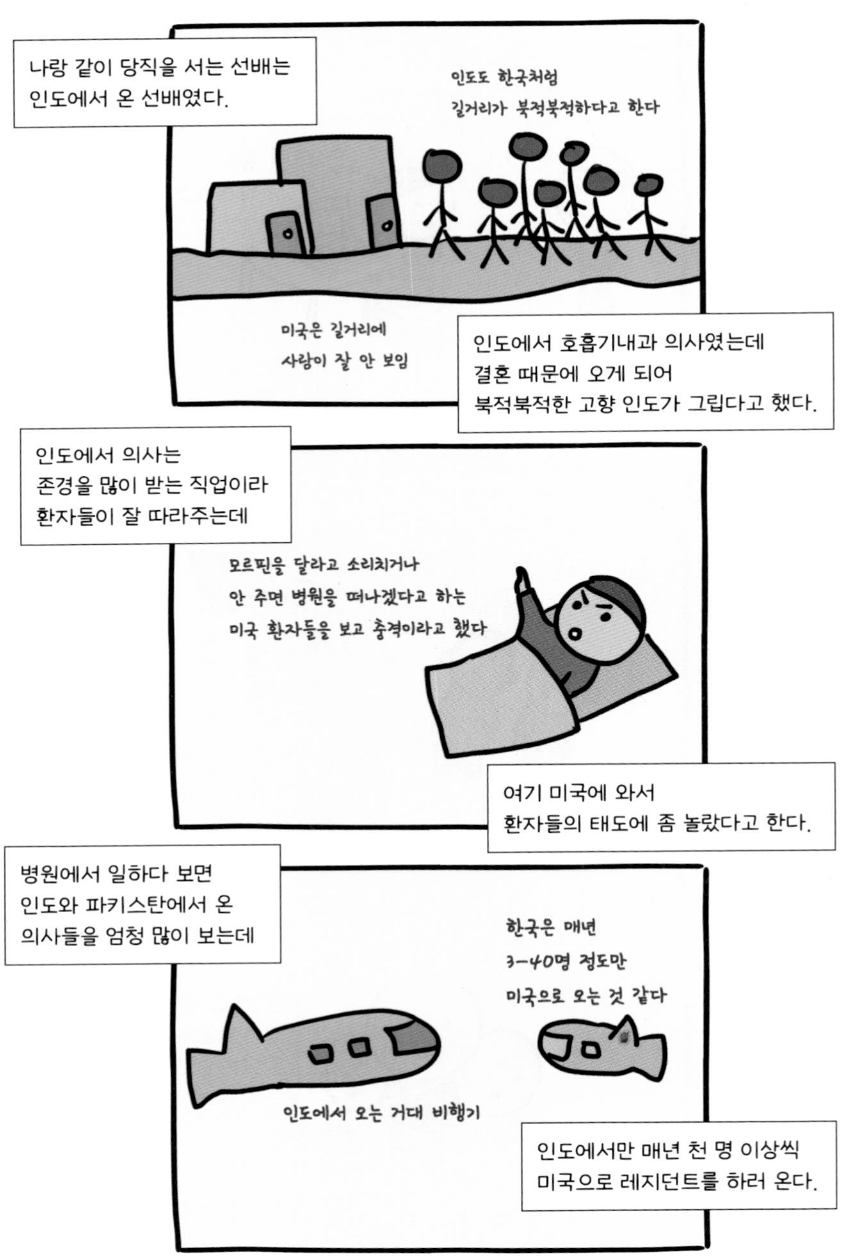
나랑 같이 당직을 서는 선배는
인도에서 온 선배였다.
인도도 한국처럼
길거리가 북적북적하다고 한다
미국은 길거리에
사람이 잘 안 보임
인도에서 호흡기내과 의사였는데
결혼 때문에 오게 되어
북적북적한 고향 인도가 그립다고 했다.
인도에서 의사는
존경을 많이 받는 직업이라
환자들이 잘 따라주는데
모르핀을 달라고 소리치거나
안 주면 병원을 떠나겠다고 하는
미국 환자들을 보고 충격이라고 했다
여기 미국에 와서
환자들의 태도에 좀 놀랐다고 한다.
병원에서 일하다 보면
인도와 파키스탄에서 온
의사들을 엄청 많이 보는데
한국은 매년
3-40명 정도만
미국으로 오는 것 같다
인도에서 오는 거대 비행기
인도에서만 매년 천 명 이상씩
미국으로 레지던트를 하러 온다.

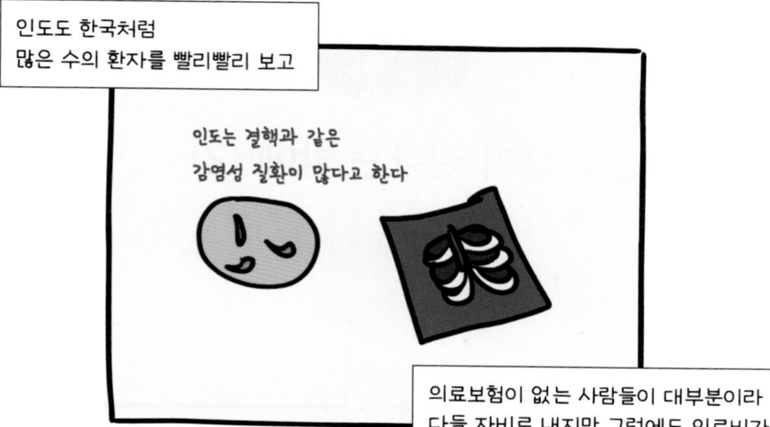
인도도 한국처럼
많은 수의 환자를 빨리빨리 보고
인도는 결핵과 같은
감염성 질환이 많다고 한다
의료보험이 없는 사람들이 대부분이라
다들 자비로 내지만 그럼에도 의료비가
미국보다 훨씬 싸다고 해서 신기했다.

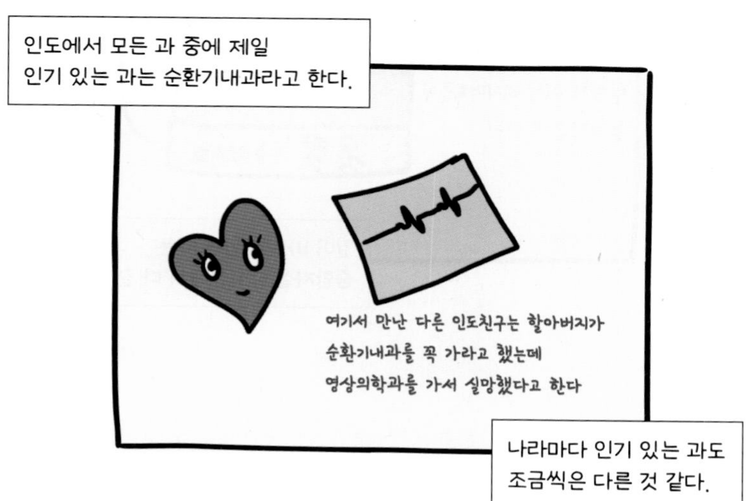
인도에서 모든 과 중에 제일
인기 있는 과는 순환기내과라고 한다.
여기서 만난 다른 인도친구는 할아버지가
순환기내과를 꼭 가라고 했는데
영상의학과를 가서 실망했다고 한다
나라마다 인기 있는 과도
조금씩은 다른 것 같다.

23화

별이 빛나는 밤에 (2)

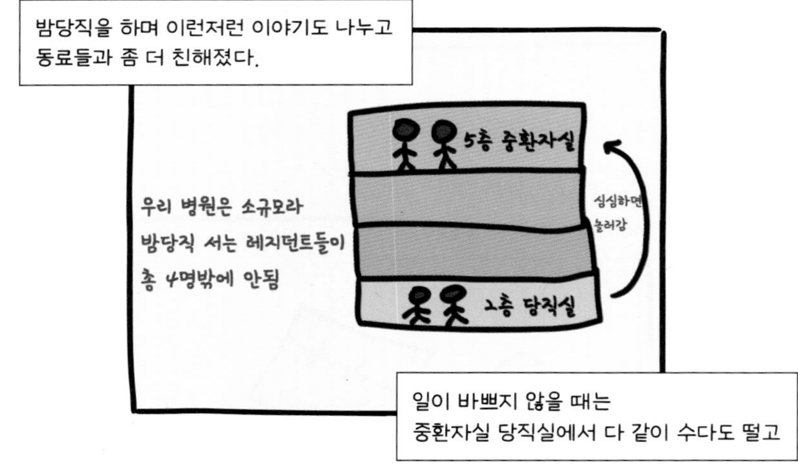
밤당직을 하며 이런저런 이야기도 나누고
동료들과 좀 더 친해졌다.
5층 중환자실
심심하면
놀러감
우리 병원은 소규모라
밤당직 서는 레지던트들이
총 4명밖에 안됨
2층 당직실
일이 바쁘지 않을 때는
중환자실 당직실에서 다 같이 수다도 떨고

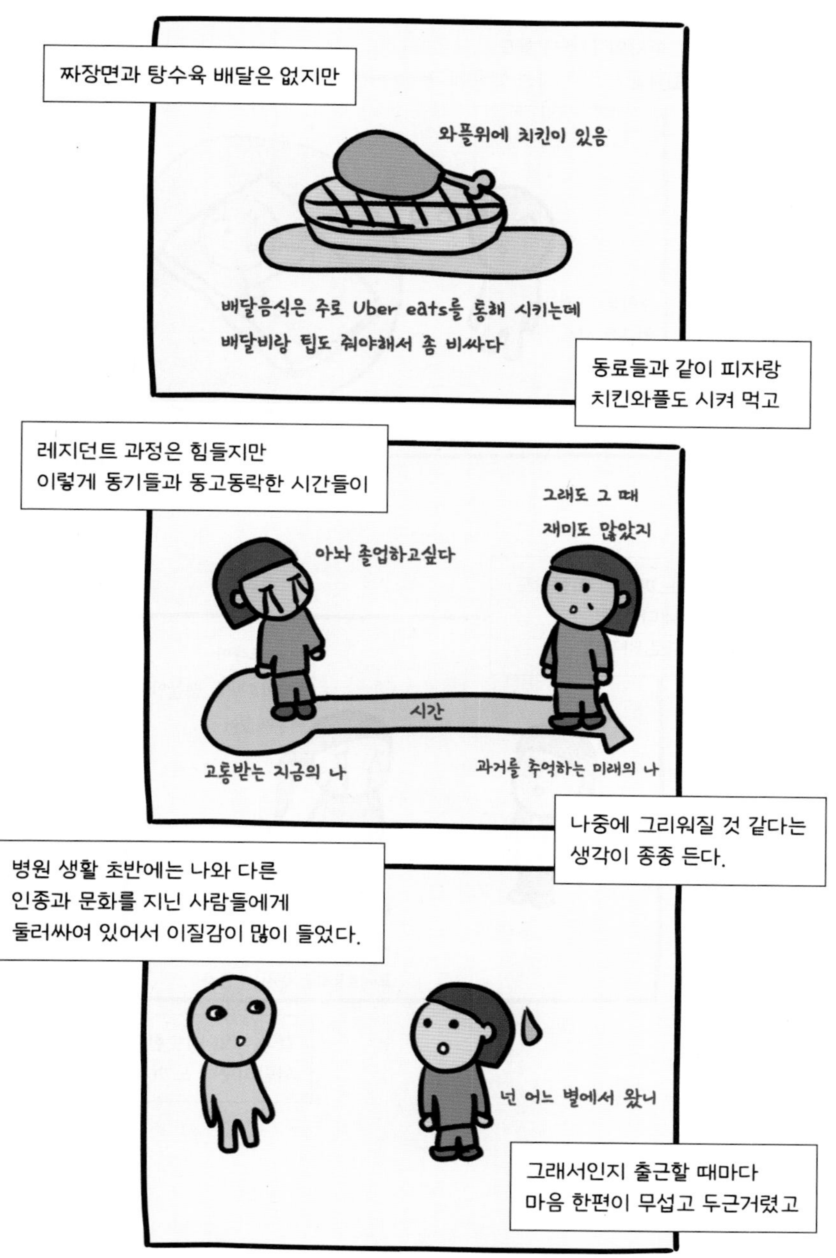
짜장면과 탕수육 배달은 없지만
와플위에 치킨이 있음
배달음식은 주로 Uber eats를 통해 시키는데
배달비랑 팁도 줘야해서 좀 비싸다
동료들과 같이 피자랑
치킨와플도 시켜 먹고
레지던트 과정은 힘들지만
이렇게 동기들과 동고동락한 시간들이
그래도 그 때
재미도 많았지
아놔 졸업하고싶다
시간
고통받는 지금의 나
과거를 추억하는 미래의 나
나중에 그리워질 것 같다는
생각이 종종 든다.
병원 생활 초반에는 나와 다른
인종과 문화를 지닌 사람들에게
둘러싸여 있어서 이질감이 많이 들었다.
넌 어느 별에서 왔니
그래서인지 출근할 때마다
마음 한편이 무섭고 두근거렸고

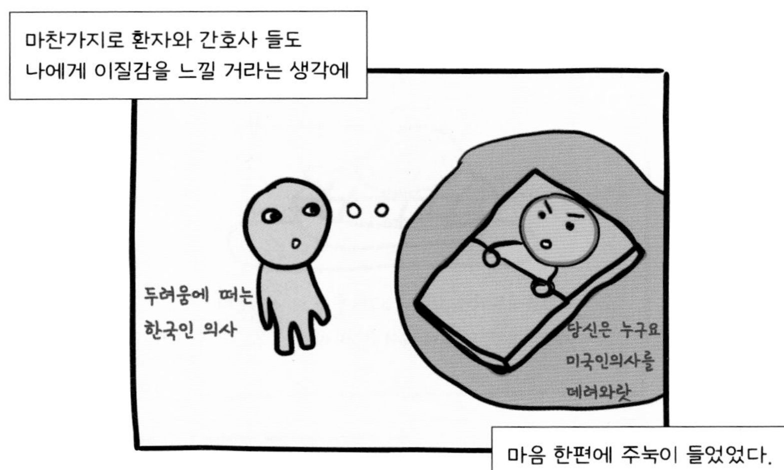
마찬가지로 환자와 간호사 들도
나에게 이질감을 느낄 거라는 생각에
두려움에 떠는
한국인 의사
당신은 누구요
미국인의사를
데려와랏
마음 한편에 주눅이 들었었다.

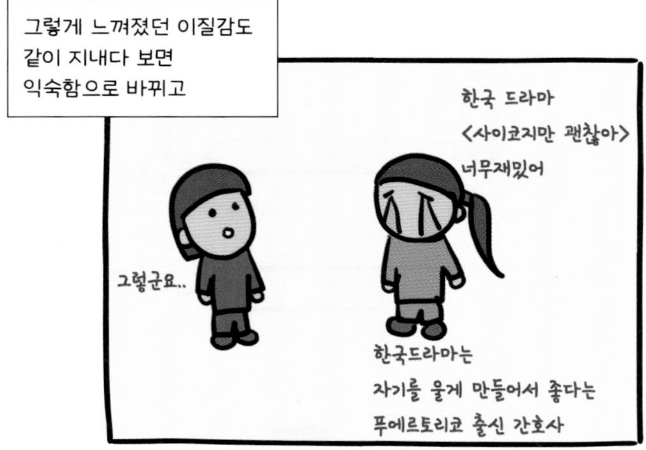
그렇게 느껴졌던 이질감도
같이 지내다 보면
익숙함으로 바뀌고
한국 드라마
<사이코지만 괜찮아>
너무재밌어
그렇군요..
한국드라마는
자기를 울게 만들어서 좋다는
푸에르토리코 출신 간호사

결국 나와 비슷한 감정을 지닌
사람이구나 느껴지고

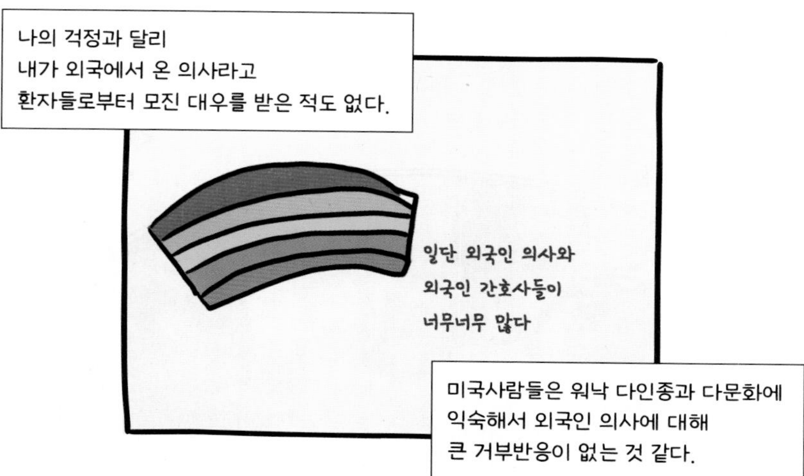
나의 걱정과 달리
내가 외국에서 온 의사라고
환자들로부터 모진 대우를 받은 적도 없다.
일단 외국인 의사와
외국인 간호사들이
너무너무 많다
미국사람들은 워낙 다인종과 다문화에
익숙해서 외국인 의사에 대해
큰 거부반응이 없는 것 같다.

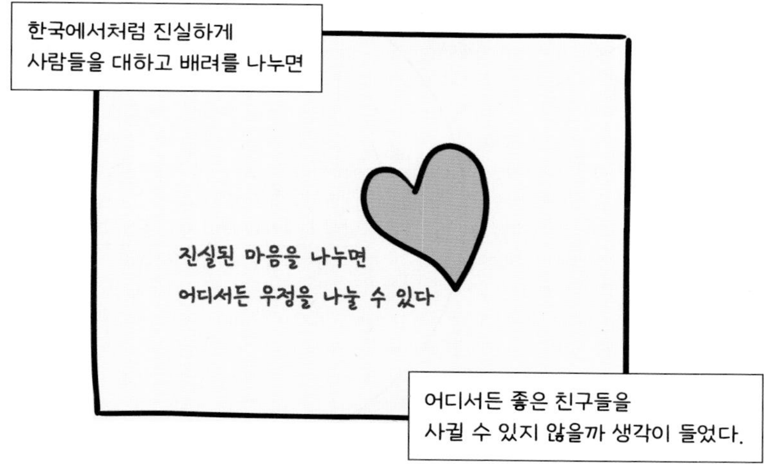
한국에서처럼 진실하게
사람들을 대하고 배려를 나누면
진실된 마음을 나누면
어디서든 우정을 나눌 수 있다
어디서든 좋은 친구들을
사귈 수 있지 않을까 생각이 들었다.

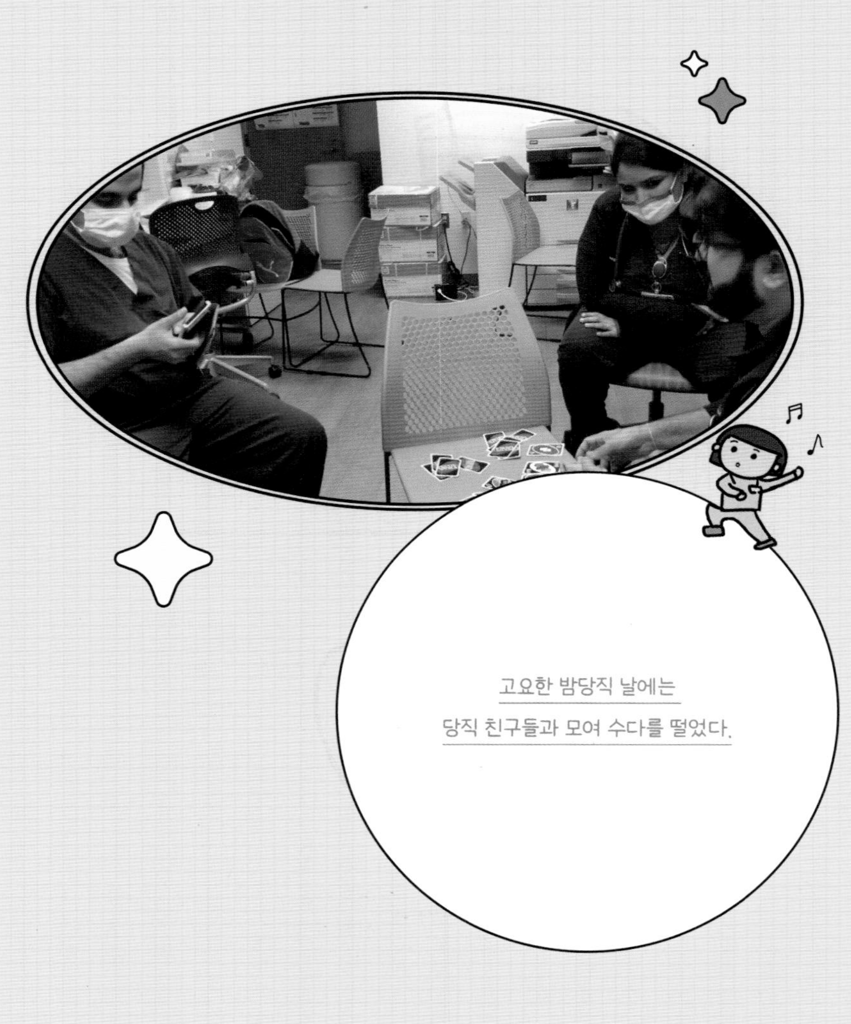

고요한 밤당직 날에는
당직 친구들과 모여 수다를 떨었다.

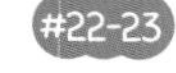

별이 빛나는 밤에

✦✦✦

수련기간 중 나의 인종적 배경으로 환자에게 차별을 받았던 적은 한 번 있었다. 응급실에서 술에 취한 여자 환자에게 'Go back to China!' 라는 말을 들었었다. 당시 주변 직원들이 모두 그녀를 제지시켰고 그런 말을 해서는 안 된다고 한마디씩 했다. 술에 심하게 취한 환자였기에 나 역시 그러려니 하고 넘어간 사건이었다. 다행히 그때 그 사건 이외에는 환자들로부터 외국인 의사라고 진료를 거부당하거나 무시를 당한 기억은 없다.

우리 병원의 슬로건 중 하나가 다양성(Diversity)이었다. 인종적, 종교적 이유로 차별을 받는 상황이 있다면 바로 보고를 하라는 포스터가 병원 곳곳에 붙어있었다. 우리 병원뿐 아니라 미국의 많은 병원들은 다양성을 강조한다. 레지던트를 뽑을 때도 다양한 인종문화적 배경을 가진 레지던트로 구성되어 있다는 것을 자랑스럽게 홍보하곤 한다. 병원 내에서 히잡을 쓰고 다니는 무슬림 의사들도 자주 본다.

미국 사회는 이처럼 워낙 다양성이 많은 사회다 보니, 상대방을 쉽게 일반화하면 안 된다는 것도 깨닫게 되었다.

상대방이 나와 같은 한국 성씨를 갖고 있어도 그 사람은 한국어를 전혀 할 줄 모르는 미국인일 수 있다. 또한 외모가 인도 출신으로 보이더라도 그는 미국에서 태어나고 자라 인도 문화에 대해 전혀 알지 못할 수도 있다. 상대방에게는 이성이 아닌 동성 파트너가 있을 수도 있다.

이런 이유로 나는 '너 어디서 왔니? (Where are you from?)'이라는 직접적인 질문보다는 '이 지역 출신이세요?(Are you from this area?)'라는 간접적인 질문으로 상대방의 출신에 대한 대화를 시작하는 편이었고 실제로 미국에서도 이 표현을 자주 쓴다.

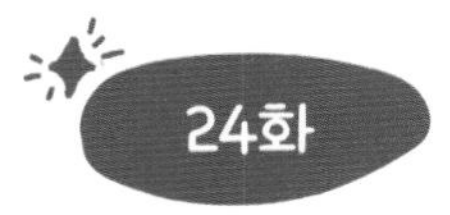
24화

1년 차의 마지막 (1)

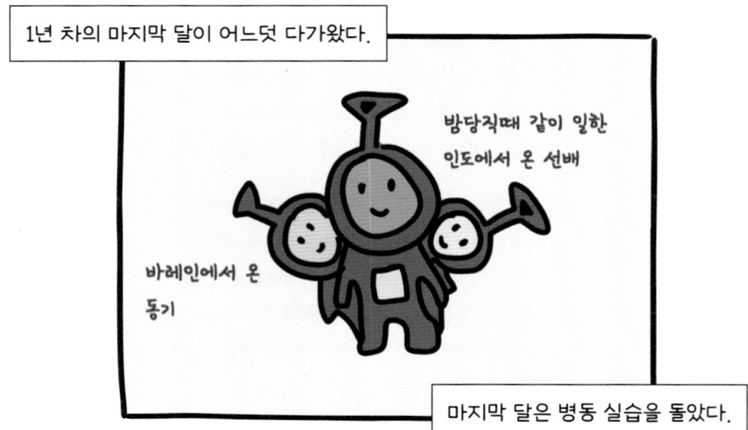
1년 차의 마지막 달이 어느덧 다가왔다.
밤당직때 같이 일한
인도에서 온 선배
바레인에서 온
동기
마지막 달은 병동 실습을 돌았다.

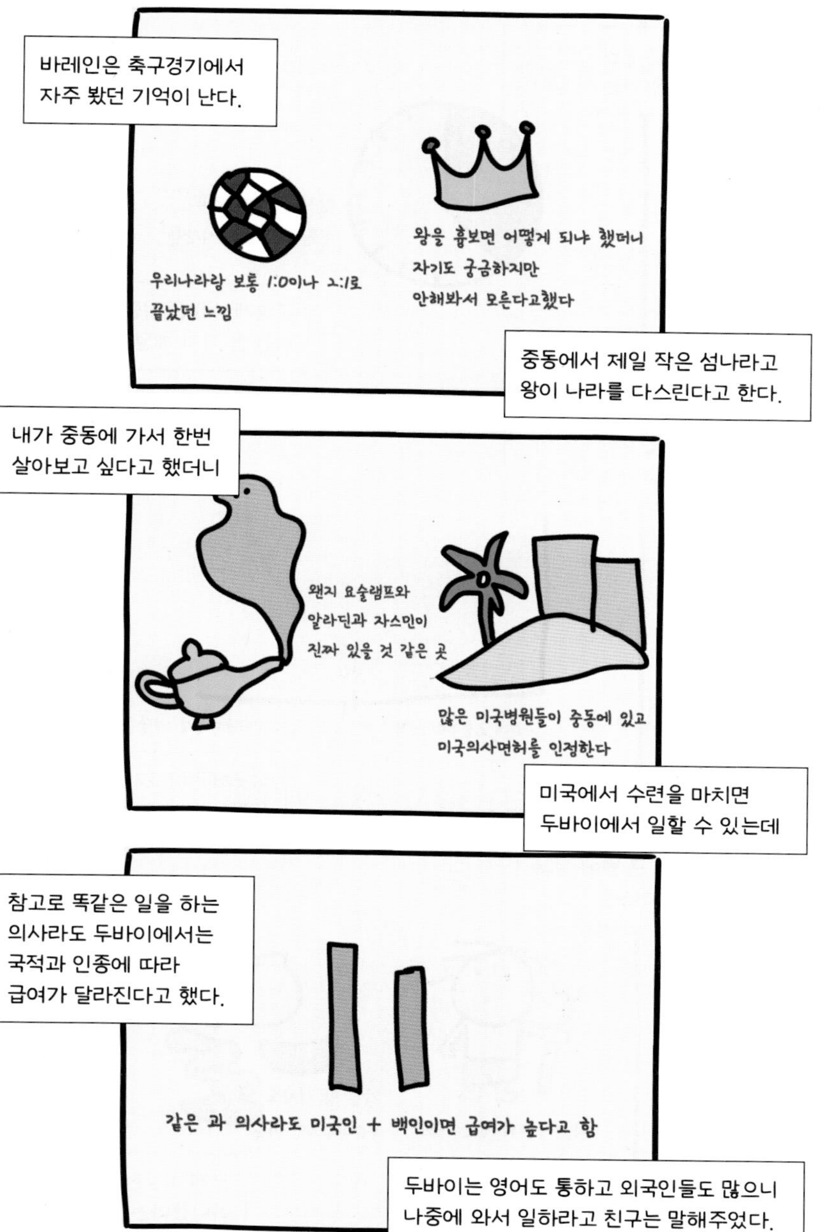
바레인은 축구경기에서
자주 봤던 기억이 난다.
우리나라랑 보통 1:0이나 2:1로
끝났던 느낌
왕을 흉보면 어떻게 되냐 했더니
자기도 궁금하지만
안해봐서 모른다고했다
중동에서 제일 작은 섬나라라고
왕이 나라를 다스린다고 한다.
내가 중동에 가서 한번
살아보고 싶다고 했더니
왠지 요술램프와
알라딘과 자스민이
진짜 있을 것 같은 곳
많은 미국병원들이 중동에 있고
미국의사면허를 인정한다
미국에서 수련을 마치면
두바이에서 일할 수 있는데
참고로 똑같은 일을 하는
의사라도 두바이에서는
국적과 인종에 따라
급여가 달라진다고 했다.
같은 과 의사라도 미국인 + 백인이면 급여가 높다고 함
두바이는 영어도 통하고 외국인들도 많으니
나중에 와서 일하라고 친구는 말해주었다.

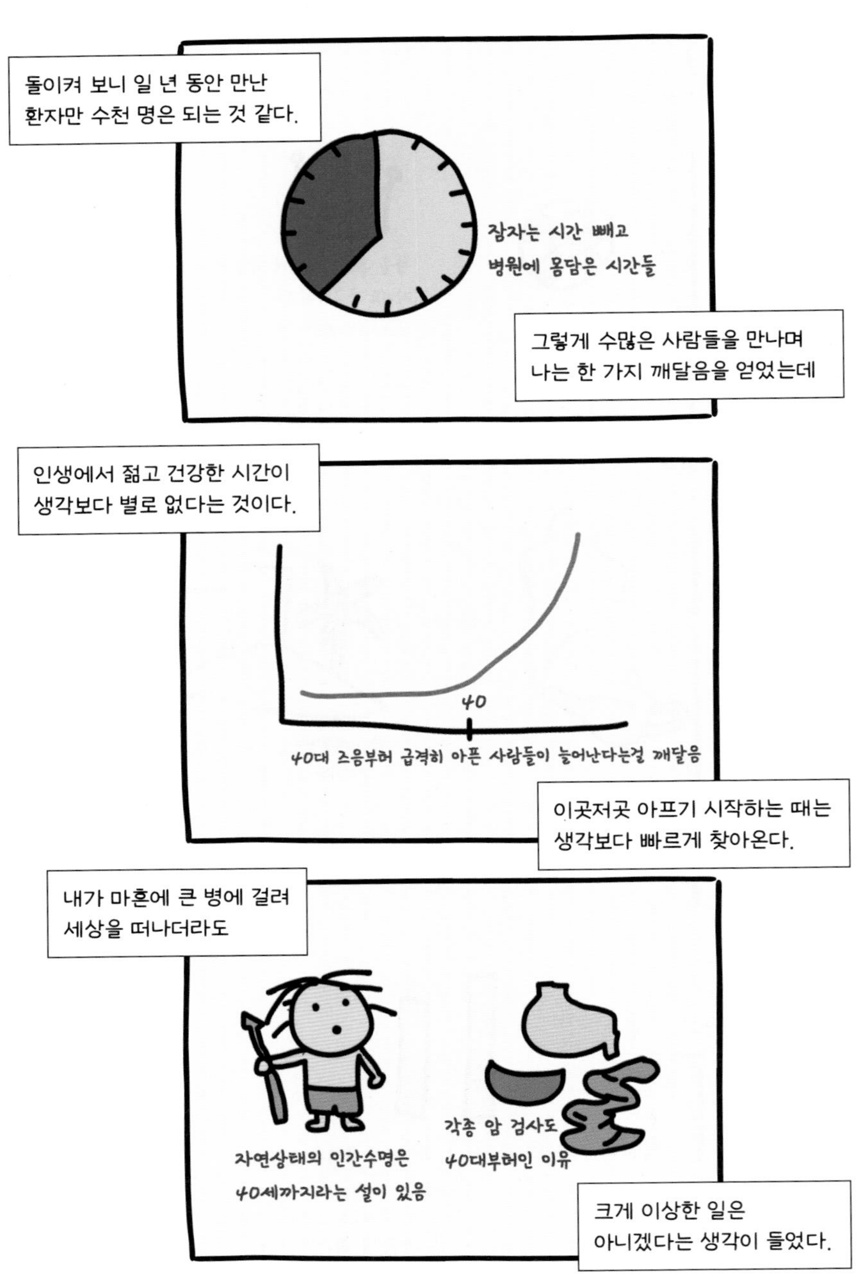
돌이켜 보니 일 년 동안 만난
환자만 수천 명은 되는 것 같다.
잠자는 시간 빼고
병원에 몸담은 시간들
그렇게 수많은 사람들을 만나며
나는 한 가지 깨달음을 얻었는데
인생에서 젊고 건강한 시간이
생각보다 별로 없다는 것이다.
40
40대 즈음부터 급격히 아픈 사람들이 늘어난다는걸 깨달음
이곳저곳 아프기 시작하는 때는
생각보다 빠르게 찾아온다.
내가 마흔에 큰 병에 걸려
세상을 떠나더라도
자연상태의 인간수명은
40세까지라는 설이 있음
각종 암 검사도
40대부터인 이유
크게 이상한 일은
아니겠다는 생각이 들었다.

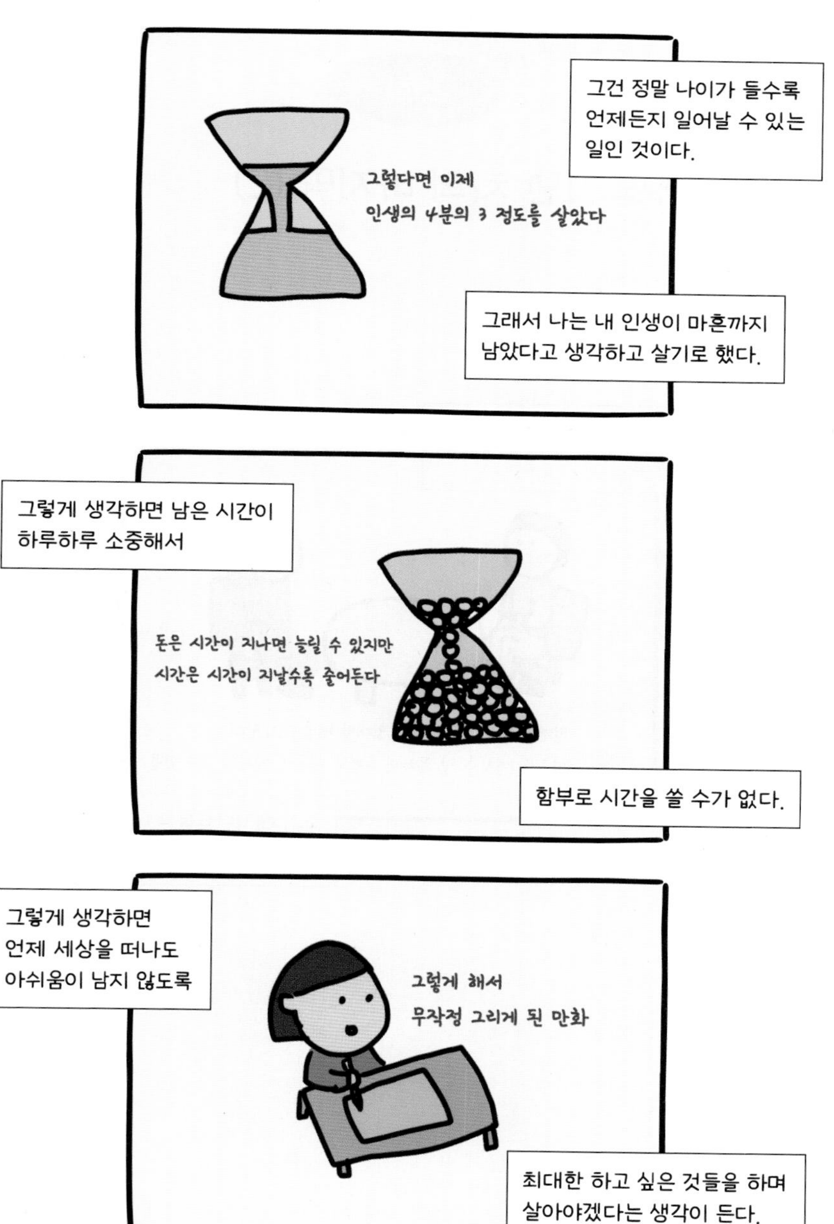
그건 정말 나이가 들수록
언제든지 일어날 수 있는
일인 것이다.
그렇다면 이제
인생의 4분의 3 정도를 살았다
그래서 나는 내 인생이 마흔까지
남았다고 생각하고 살기로 했다.
그렇게 생각하면 남은 시간이
하루하루 소중해서
돈은 시간이 지나면 늘릴 수 있지만
시간은 시간이 지날수록 줄어든다
함부로 시간을 쓸 수가 없다.
그렇게 생각하면
언제 세상을 떠나도
아쉬움이 남지 않도록
그렇게 해서
무작정 그리게 된 만화
최대한 하고 싶은 것들을 하며
살아야겠다는 생각이 든다.

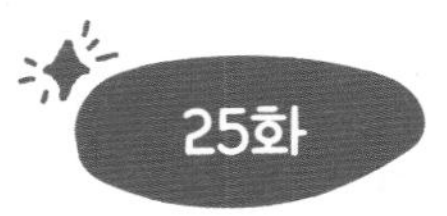
25화

1년 차의 마지막 (2)

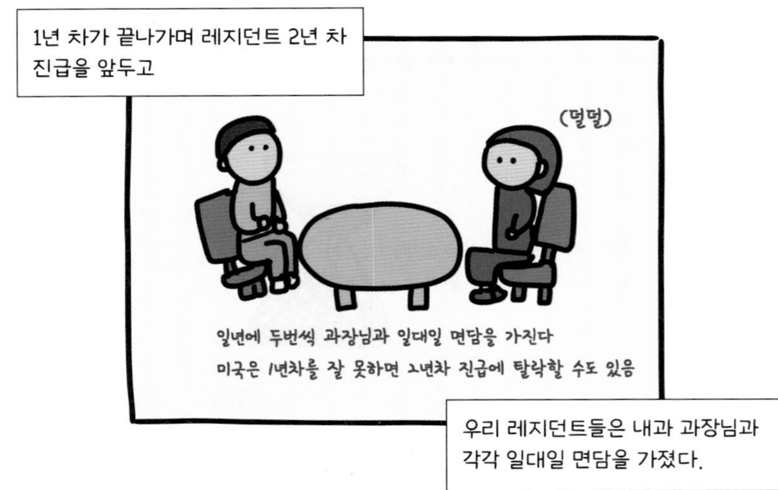
1년 차가 끝나가며 레지던트 2년 차
진급을 앞두고
(덜덜)
일년에 두번씩 과장님과 일대일 면담을 가진다
미국은 1년차를 잘 못하면 2년차 진급에 탈락할 수도 있음
우리 레지던트들은 내과 과장님과
각각 일대일 면담을 가졌다.

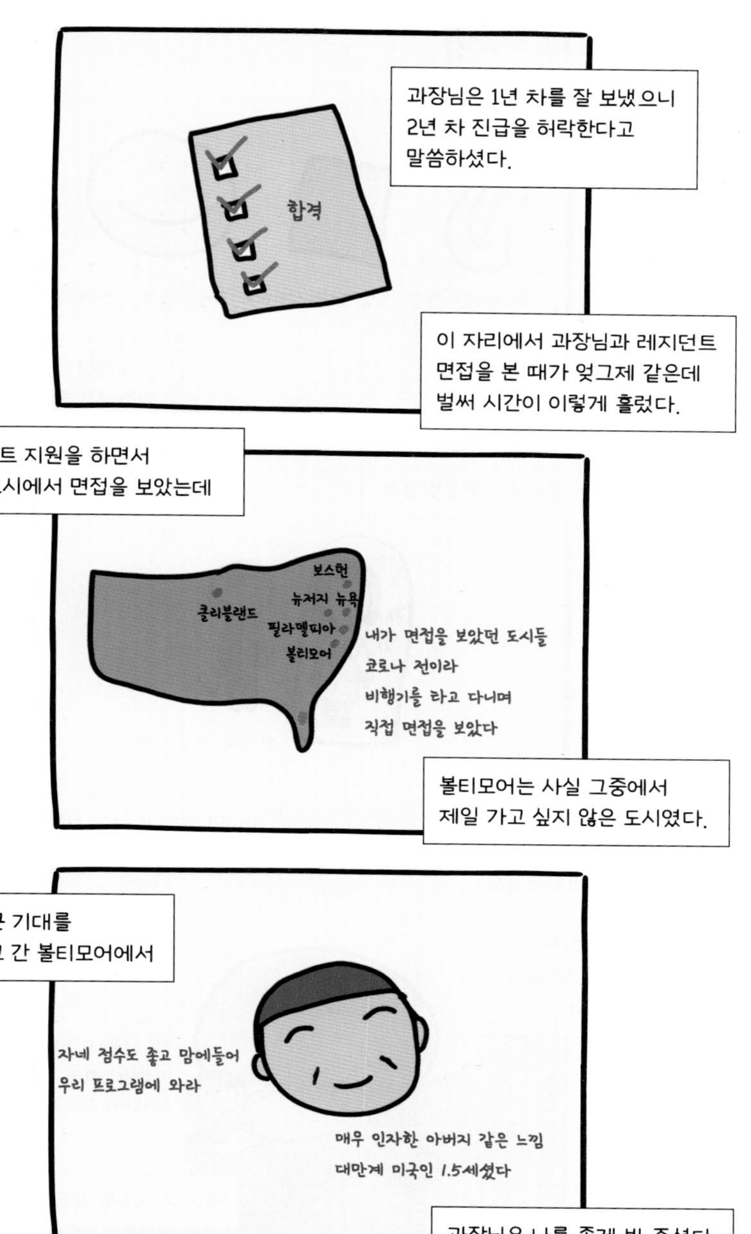
과장님은 1년 차를 잘 보냈으니
2년 차 진급을 허락한다고
말씀하셨다.
합격
이 자리에서 과장님과 레지던트
면접을 본 때가 엊그제 같은데
벌써 시간이 이렇게 흘렀다.
레지던트 지원을 하면서
여러 도시에서 면접을 보았는데
보스턴
뉴저지 뉴욕
클리블랜드
필라델피아
볼티모어
내가 면접을 보았던 도시들
코로나 전이라
비행기를 타고 다니며
직접 면접을 보았다
볼티모어는 사실 그중에서
제일 가고 싶지 않은 도시였다.
그렇게 큰 기대를
하지 않고 간 볼티모어에서
자네 점수도 좋고 맘에들어
우리 프로그램에 와라
매우 인자한 아버지 같은 느낌
대만계 미국인 1.5세셨다
과장님은 나를 좋게 봐 주셨다.

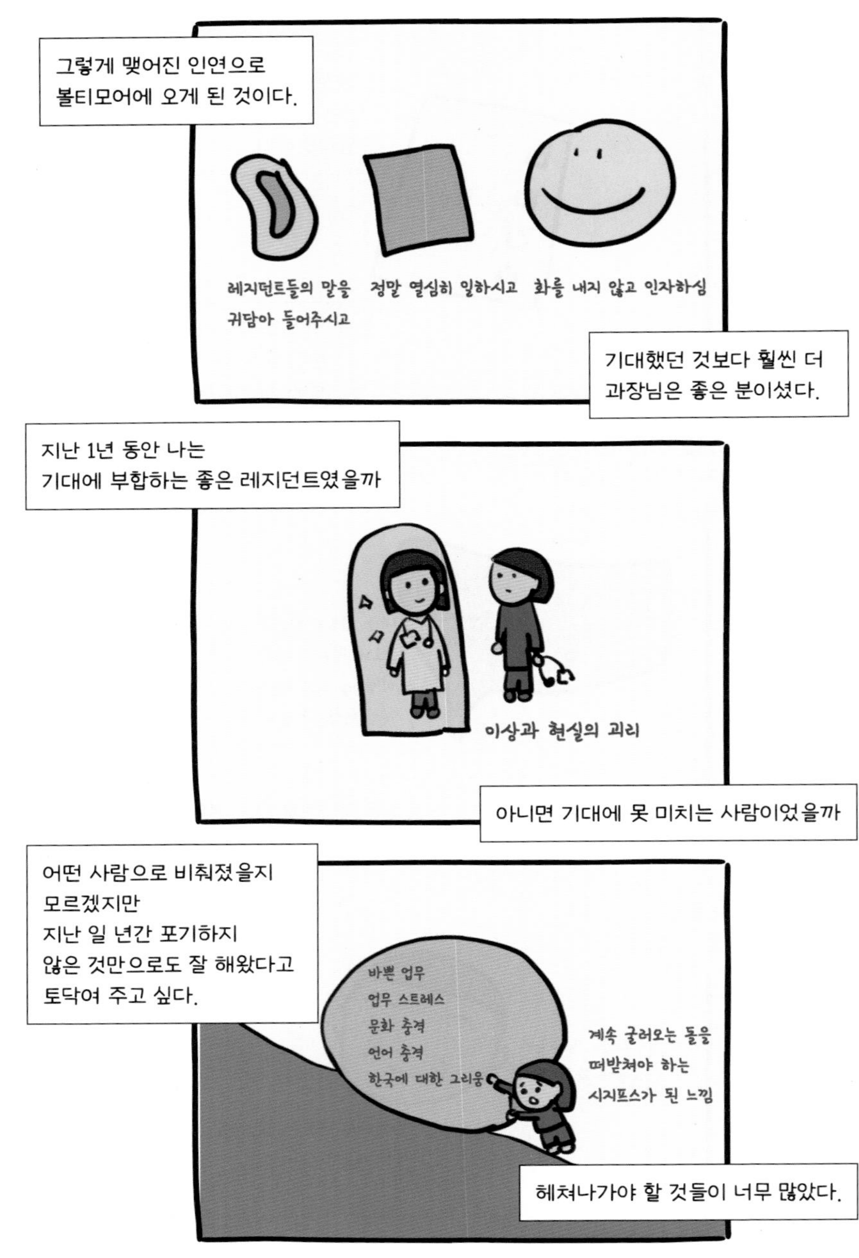
그렇게 맺어진 인연으로
볼티모어에 오게 된 것이다.
레지던트들의 말을
귀담아 들어주시고
정말 열심히 일하시고
화를 내지 않고 인자하심
기대했던 것보다 훨씬 더
과장님은 좋은 분이셨다.
지난 1년 동안 나는
기대에 부합하는 좋은 레지던트였을까
이상과 현실의 괴리
아니면 기대에 못 미치는 사람이었을까
어떤 사람으로 비춰졌을지
모르겠지만
지난 일 년간 포기하지
않은 것만으로도 잘 해왔다고
토닥여 주고 싶다.
바쁜 업무
업무 스트레스
문화 충격
언어 충격
한국에 대한 그리움
계속 굴러오는 돌을
떠받쳐야 하는
시지프스가 된 느낌
헤쳐나가야 할 것들이 너무 많았다.

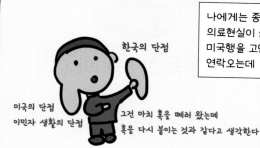

나에게는 종종 한국의
의료현실이 싫다고
미국행을 고민하는 친구들이
연락오는데

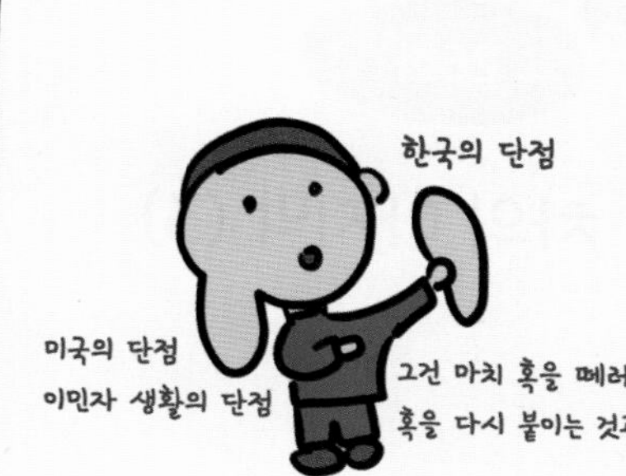
한국의 단점
미국의 단점
이민자 생활의 단점
그건 마치 혹을 떼러 왔는데
혹을 다시 붙이는 것과 같다고 생각한다

그럴 때마다 여기는 또 다른 차원의
고충과 어려움이 있다고 말해준다.

살아보니 이민생활은 장밋빛
삶을 기대하기보다 힘듦과 고생을
각오하는 도전정신으로 오는 게

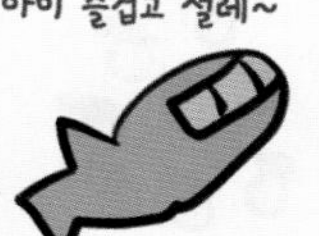
아이 즐겁고 설레~
<여행 올때 미국생활>

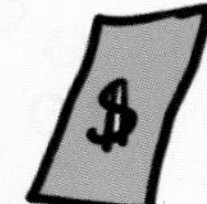
아 스트레스
<노동하며 부딪히며
살아가는 생활인으로서의 미국>
여행에서 느끼는 외국생활과
생활인으로서 취업하며 살아가는 외국생활은 참 다르다

덜 실망스럽고 만족도가 높다고 생각한다.

힘든 일 년이었지만 그만큼
새롭고 다이나믹한 일 년이었다.

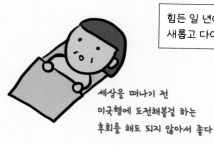

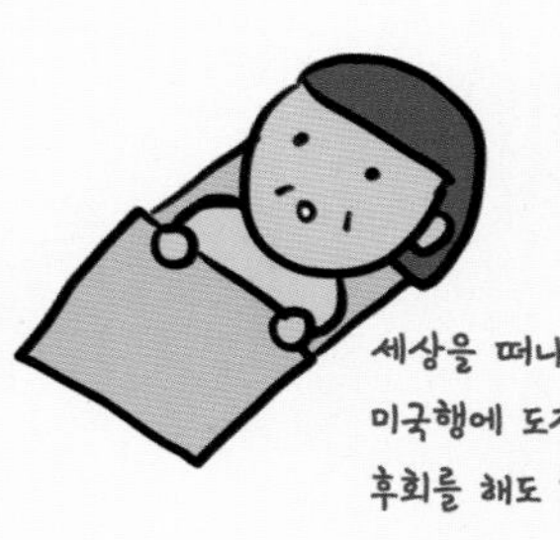
세상을 떠나기 전
미국행에 도전해볼걸 하는
후회를 해도 되지 않아서 좋다

2년 차를 앞두고 마지막 졸업파티가 다가왔다.

26화

1년 차의 마지막 (3)

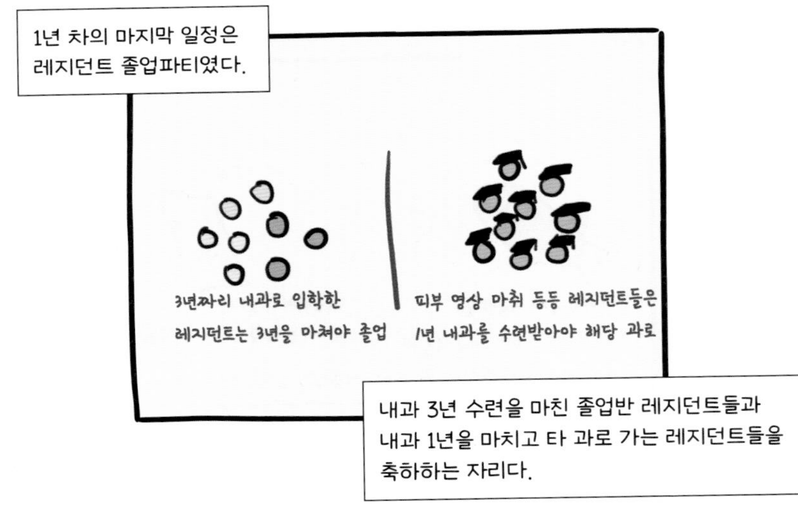
1년 차의 마지막 일정은
레지던트 졸업파티였다.
3년짜리 내과로 입학한
레지던트는 3년을 마쳐야 졸업
피부 영상 마취 등등 레지던트들은
1년 내과를 수련받아야 해당 과로
내과 3년 수련을 마친 졸업반 레지던트들과
내과 1년을 마치고 타 과로 가는 레지던트들을
축하하는 자리다.

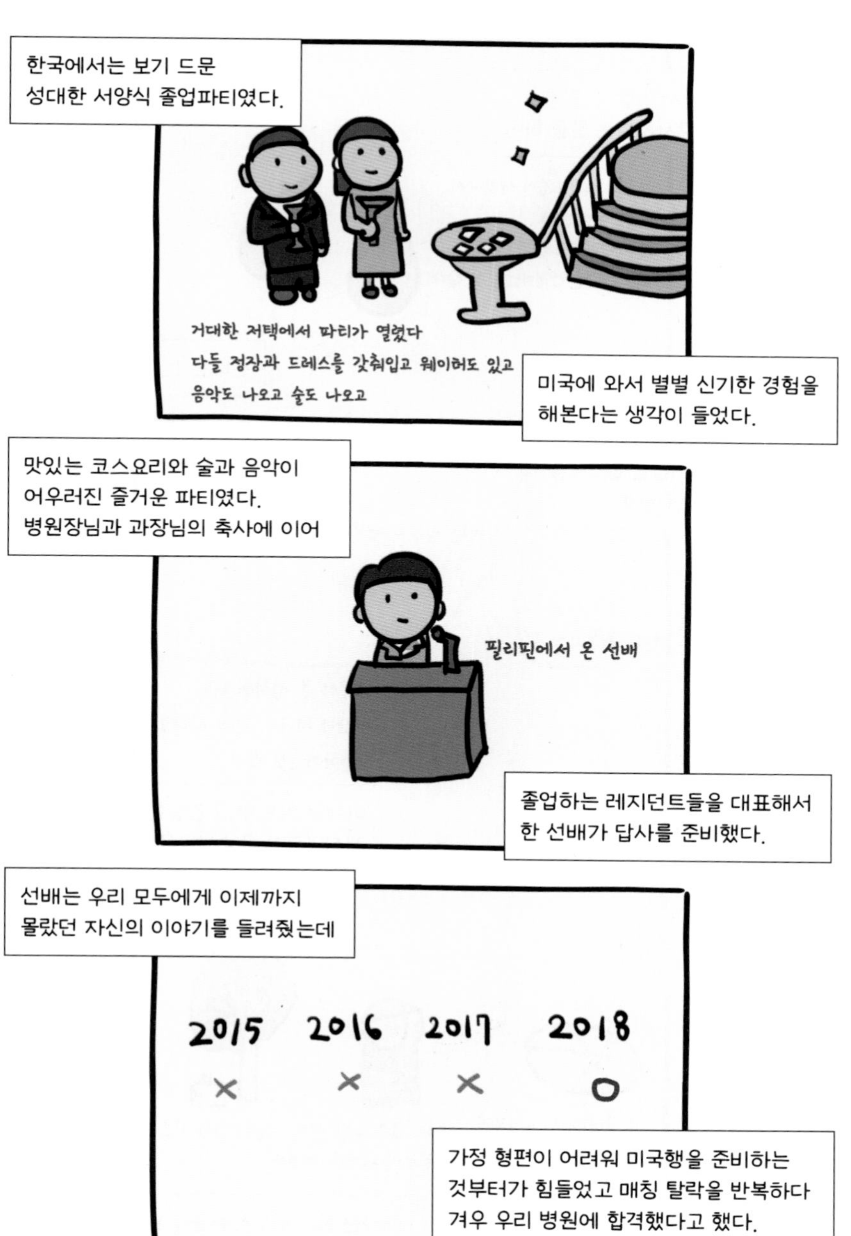

한국에서는 보기 드문
성대한 서양식 졸업파티였다.
거대한 저택에서 파티가 열렸다
다들 정장과 드레스를 갖춰입고 웨이터도 있고
음악도 나오고 술도 나오고
미국에 와서 별별 신기한 경험을
해본다는 생각이 들었다.
맛있는 코스요리와 술과 음악이
어우러진 즐거운 파티였다.
병원장님과 과장님의 축사에 이어
필리핀에서 온 선배
졸업하는 레지던트들을 대표해서
한 선배가 답사를 준비했다.
선배는 우리 모두에게 이제까지
몰랐던 자신의 이야기를 들려줬는데
2015 2016 2017 2018
× × × O
가정 형편이 어려워 미국행을 준비하는
것부터가 힘들었고 매칭 탈락을 반복하다
겨우 우리 병원에 합격했다고 했다.

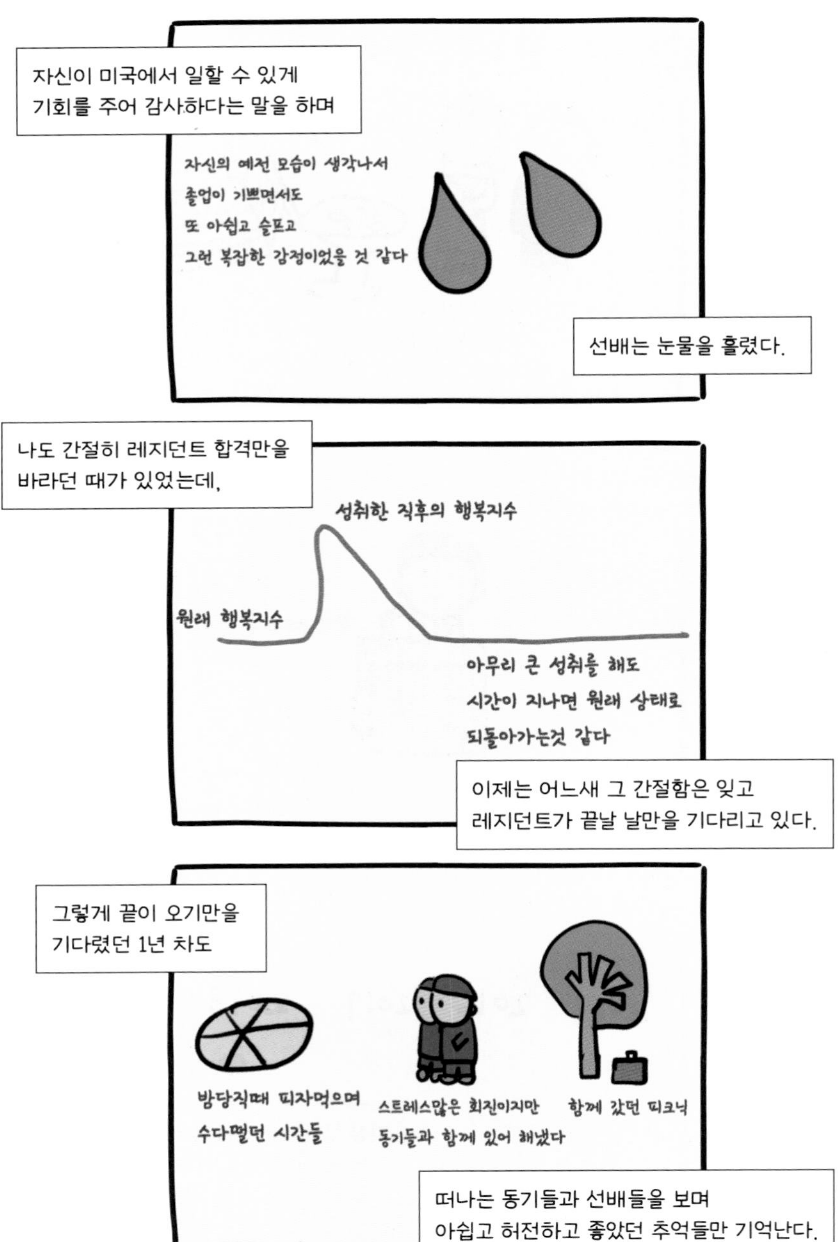
자신이 미국에서 일할 수 있게
기회를 주어 감사하다는 말을 하며
자신의 예전 모습이 생각나서
졸업이 기쁘면서도
또 아쉽고 슬프고
그런 복잡한 감정이었을 것 같다
선배는 눈물을 흘렸다.
나도 간절히 레지던트 합격만을
바라던 때가 있었는데,
성취한 직후의 행복지수
원래 행복지수
아무리 큰 성취를 해도
시간이 지나면 원래 상태로
되돌아가는것 같다
이제는 어느새 그 간절함은 잊고
레지던트가 끝날 날만을 기다리고 있다.
그렇게 끝이 오기만을
기다렸던 1년 차도
밤당직때 피자먹으며
수다떨던 시간들
스트레스많은 회진이지만
동기들과 함께 있어 해냈다
함께 갔던 피크닉
떠나는 동기들과 선배들을 보며
아쉽고 허전하고 좋았던 추억들만 기억난다.

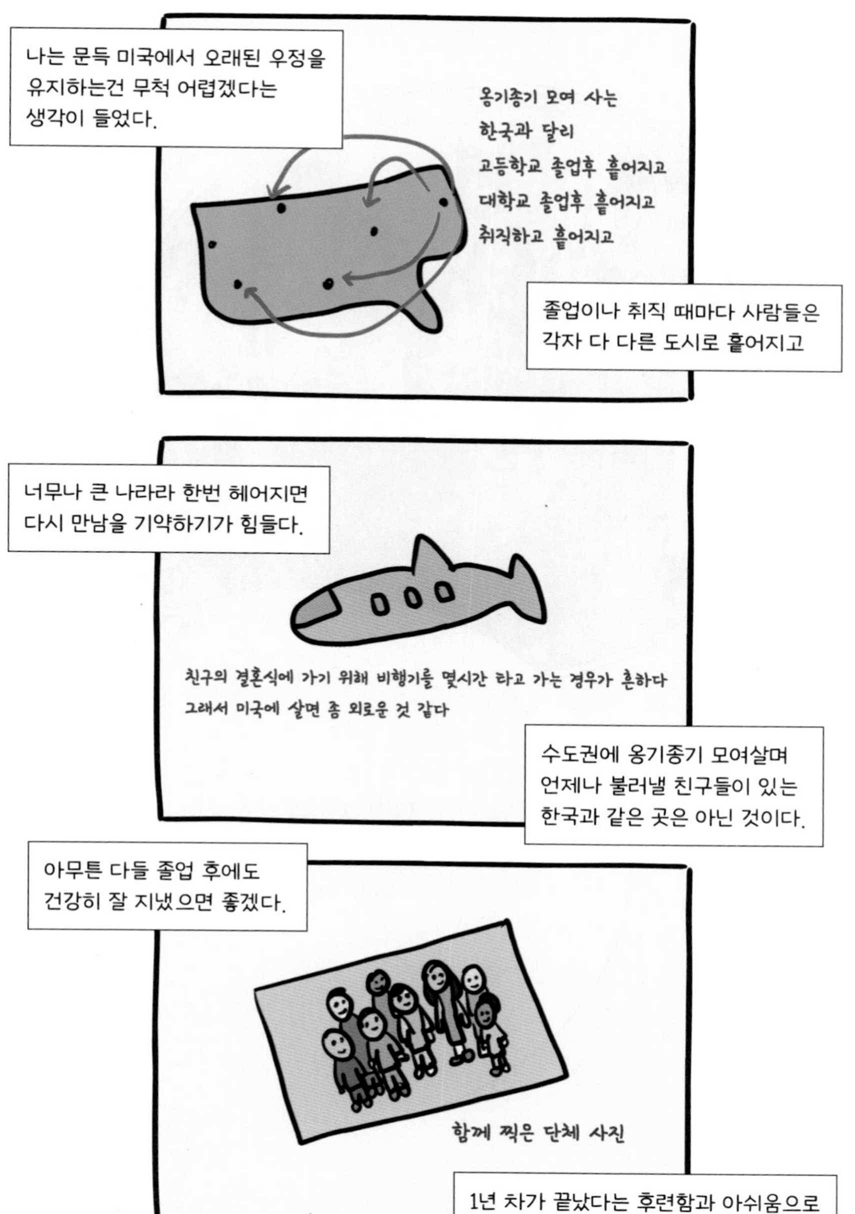
나는 문득 미국에서 오래된 우정을
유지하는건 무척 어렵겠다는
생각이 들었다.
옹기종기 모여 사는
한국과 달리
고등학교 졸업후 흩어지고
대학교 졸업후 흩어지고
취직하고 흩어지고
졸업이나 취직 때마다 사람들은
각자 다 다른 도시로 흩어지고
너무나 큰 나라라 한번 헤어지면
다시 만남을 기약하기가 힘들다.
친구의 결혼식에 가기 위해 비행기를 몇시간 타고 가는 경우가 흔하다
그래서 미국에 살면 좀 외로운 것 같다
수도권에 옹기종기 모여살며
언제나 불러낼 친구들이 있는
한국과 같은 곳은 아닌 것이다.
아무튼 다들 졸업 후에도
건강히 잘 지냈으면 좋겠다.
함께 찍은 단체 사진
1년 차가 끝났다는 후련함과 아쉬움으로
졸업파티를 마쳤다.

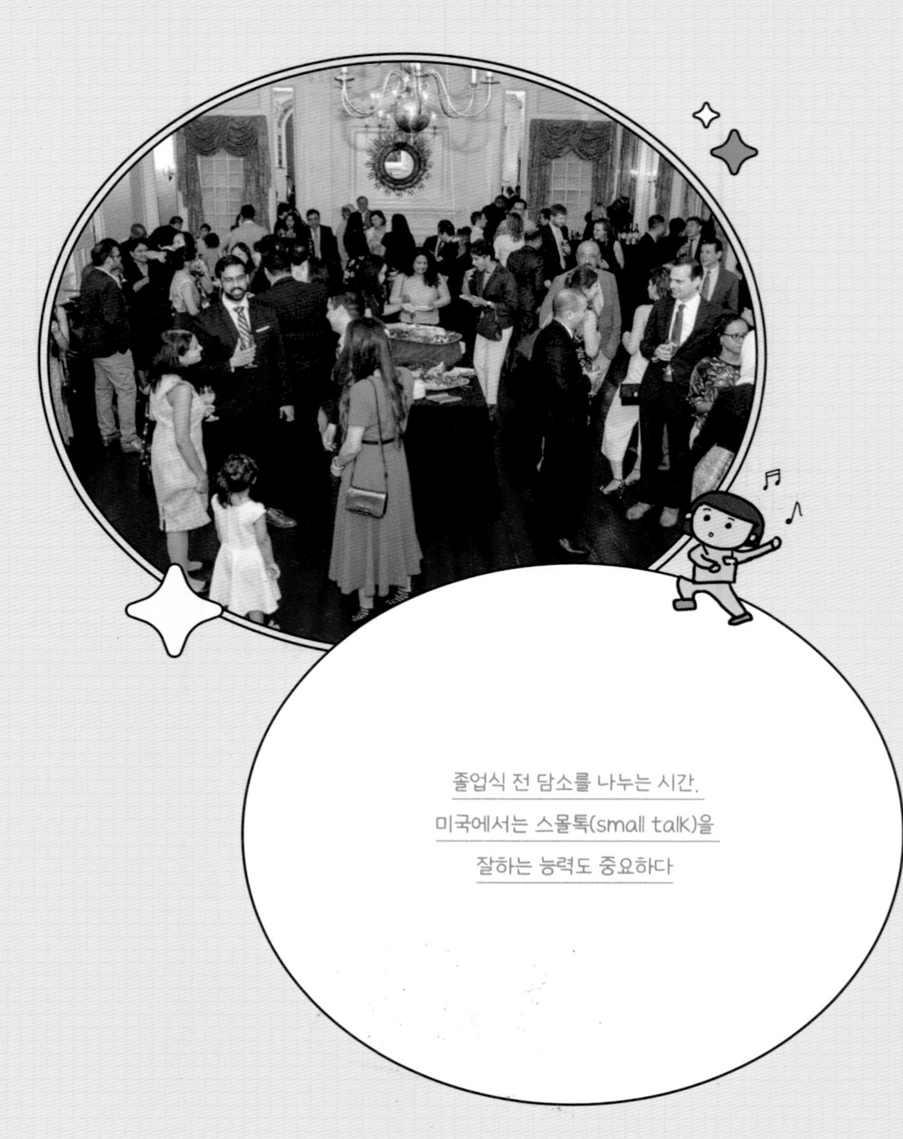

졸업식 전 담소를 나누는 시간.
미국에서는 스몰톡(small talk)을
잘하는 능력도 중요하다

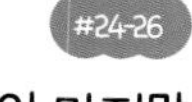
#24-26

1년 차의 마지막

✦✦✦

레지던트에도 유급제도가 있다. 레지던트들은 매년 과장님과 만나 진급 심사를 거치는데 선배 레지던트들의 평가와 교수님들의 평가를 바탕으로 진급 여부가 결정된다. 네팔에서 온 동기 한 명은 2년 차로 진급하기엔 조금 부족하다는 판단을 받아 1년 차 레지던트를 한 번 더 반복해야했다. 다행히 이후 2년 차 진급에 성공했지만 1년 차를 두 번 하는 과정이 참 힘들고 기나긴 여정이었다고 내게 말해주었다. 나처럼 미국 수련을 받은 한 한국인 선생님께서 레지던트는 1년 차만 제대로 마쳐도 절반 이상의 성공을 거둔 것이라고 말해주었는데, 그만큼 1년 차가 레지던트 수련 중 가장 힘든 과정이기 때문이다.

돌이켜 보니 선생님의 말씀처럼 정말 쉽지 않았던 첫 1년이었다. 나는 절대 뛰어난 레지던트는 아니었다. 뛰어나지는 못해도 그냥 하루하루 성실히 기본은 하자는 게 나의 마음가짐이었다. 시간이 조금 걸리더라도 꼼꼼하게 환자 차트를 쓰려고 했고, 느려지는 일 속도를 따라잡기 위해 아침에 한 시간 일찍 일어나 미리 환자 차트 리뷰를 하며 지냈다. 부족한 영어는 미국인 동기들이 환자에게 어떻게 말하는지를 보고 외우며 나중에 한 번 더 써보는 방법으로 보충하려 했다. 결국에는 이런 작지만 꾸준한 노력이 모여 1년 차 마지막에는 훨씬 더 성장한 나 자신을 발견할 수 있었다.

1년 차 때는 일만 하며 지냈던 것은 아니다. 미국에 온 만큼 최대한 다양한 나라의 사람들과 어울리고자 모임은 가능한 모두 참가하려고 노력했다. 레지던트를 졸업하고서는 이런 기회가 없을 거라는 생각이 들어 노력한 부분인데, 일로 육아로 바빴지만 돌이켜 봐도 참 잘한 일이다. 잊지 못할 좋은 추억을 많이 만들었다.

끝날 것 같지 않던 1년 차도 마무리하고 드디어 2년 차가 되다니! 감격스러운 마음과 함께 떠나는 친구들을 보내는 아쉬움으로 졸업식을 마쳤다.

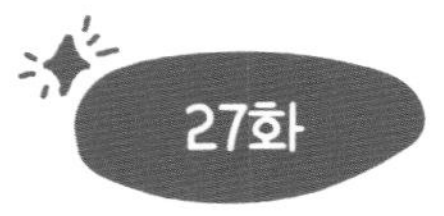
27화

미국의사가 되는 방법 (1)

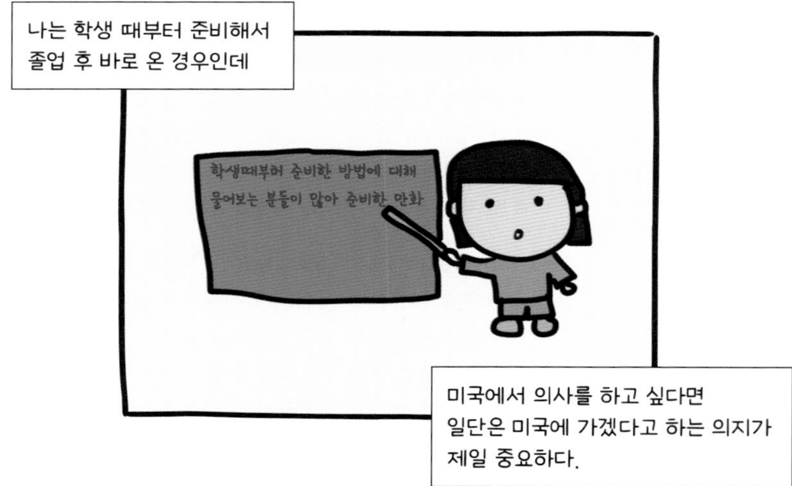
나는 학생 때부터 준비해서
졸업 후 바로 온 경우인데
학생때부터 준비한 방법에 대해
물어보는 분들이 많아 준비한 만화
미국에서 의사를 하고 싶다면
일단은 미국에 가겠다고 하는 의지가
제일 중요하다.

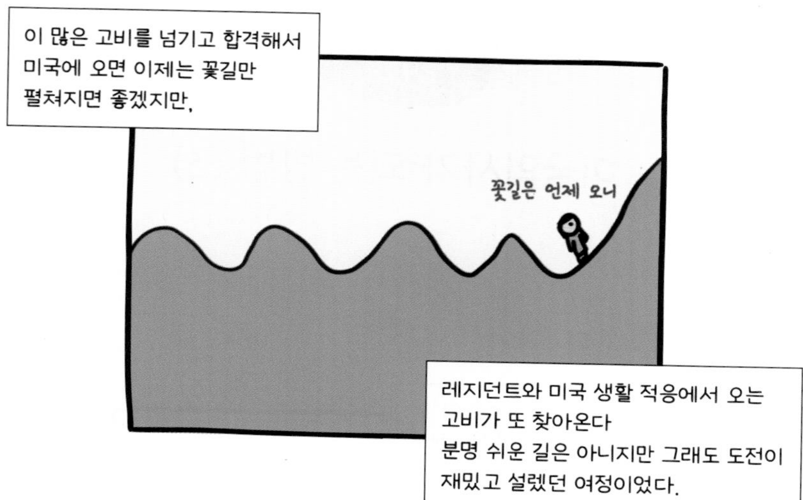
이 많은 고비를 넘기고 합격해서
미국에 오면 이제는 꽃길만
펼쳐지면 좋겠지만,
꽃길은 언제 오니
레지던트와 미국 생활 적응에서 오는
고비가 또 찾아온다
분명 쉬운 길은 아니지만 그래도 도전이
재밌고 설렜던 여정이었다.

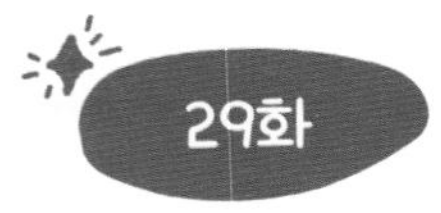
29화

미국의사가 되는 방법 (3)

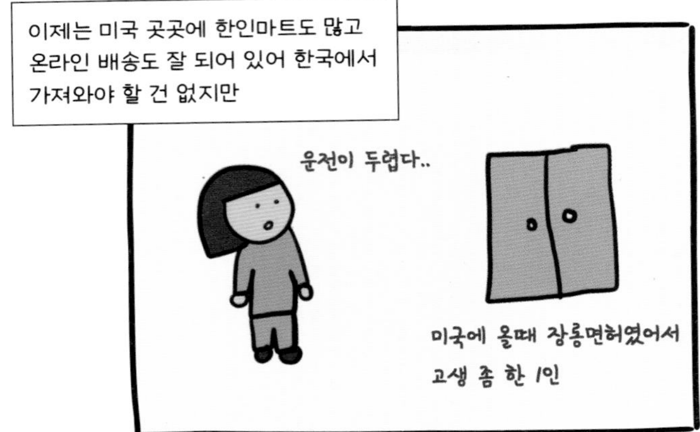
이제는 미국 곳곳에 한인마트도 많고
온라인 배송도 잘 되어 있어 한국에서
가져와야 할 건 없지만
운전이 두렵다..
미국에 올때 장롱면허였어서
고생 좀 한 1인

미국에 오기 전 운전을 잘 배워 오는 것은 정말 중요하다.

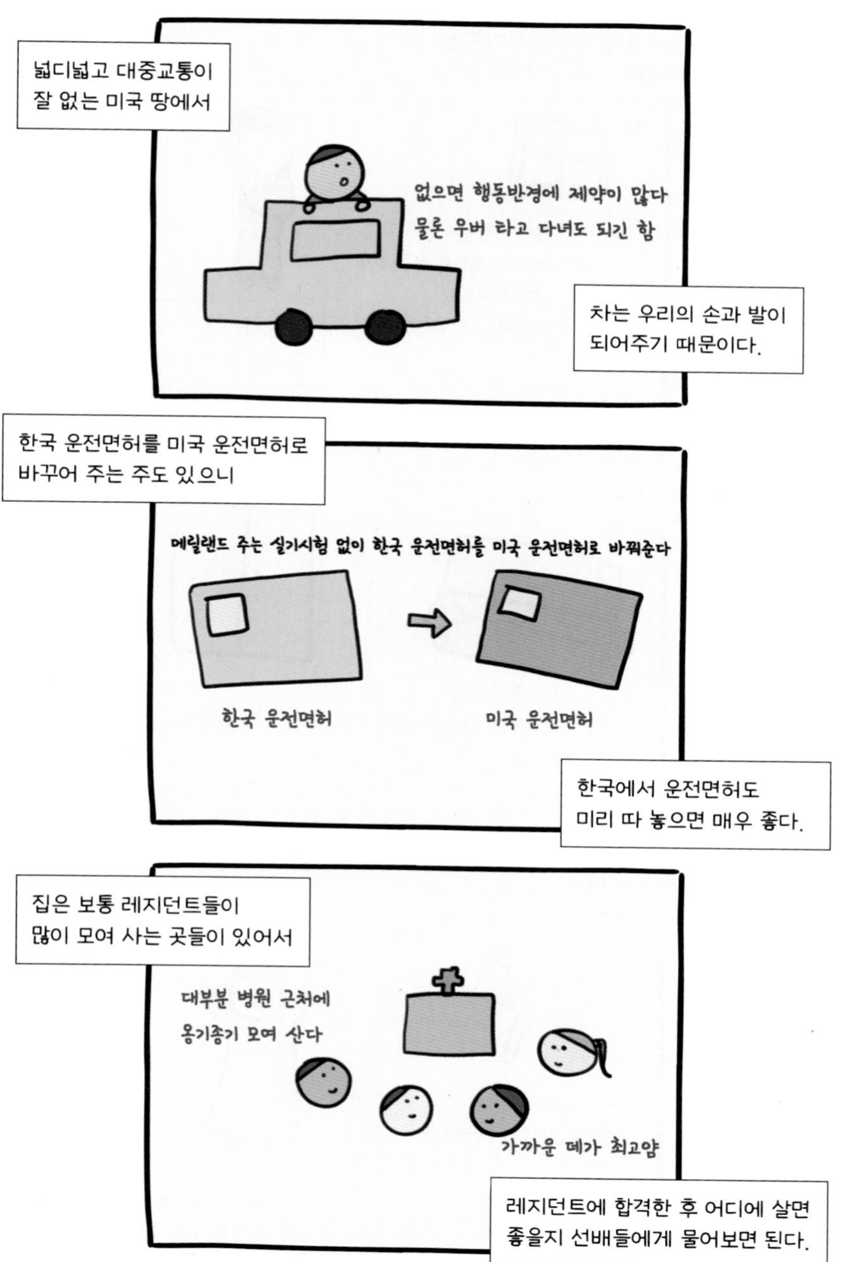
넓디넓고 대중교통이
잘 없는 미국 땅에서
없으면 행동반경에 제약이 많다
물론 우버 타고 다녀도 되긴 함
차는 우리의 손과 발이
되어주기 때문이다.
한국 운전면허를 미국 운전면허로
바꾸어 주는 주도 있으니
메릴랜드 주는 실기시험 없이 한국 운전면허를 미국 운전면허로 바꿔준다
한국 운전면허
미국 운전면허
한국에서 운전면허도
미리 따 놓으면 매우 좋다.
집은 보통 레지던트들이
많이 모여 사는 곳들이 있어서
대부분 병원 근처에
옹기종기 모여 산다
가까운 데가 최고야
레지던트에 합격한 후 어디에 살면
좋을지 선배들에게 물어보면 된다.

내가 느끼기에 한국 사람들의 주거 기준은
다른 나라 사람들보다 조금 더 까다로워서

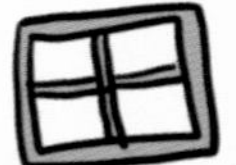

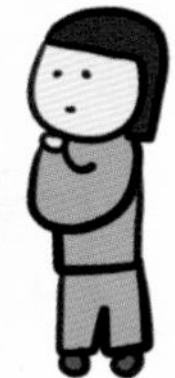

여러 친구들 집에 가봤는데
한국 사람 기준으로는 열악한 집들이었음
좀 비싸고 신축인 아파트들이
한국사람들이 좋아할 스타일이다

다른 나라 친구들이 살기 괜찮은
집이라 말하더라도 안 괜찮을 수
있으니 잘 살펴보는 게 좋다.

나는 처음에 미국에 왔을 때
이케아 가구를 샀었다.

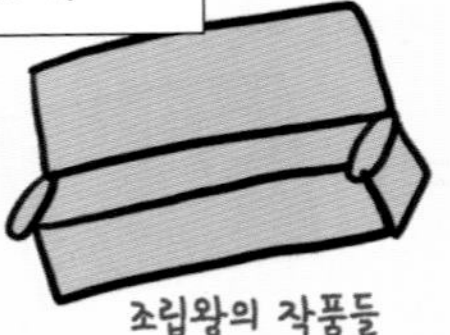

조립왕의 작품들
돈이 들어도 사람을 써서 조립하는 걸 매우 추천한다..

돈을 아끼고자 직접 가구를 조립했는데
너무 힘들어서 허리가 부러지는 줄 알았다.

레지던트가 시작하는 7월은
미국에서 이사가 많은 달이라

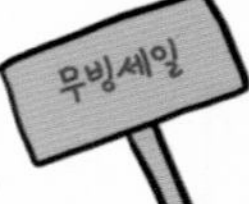
무빙세일

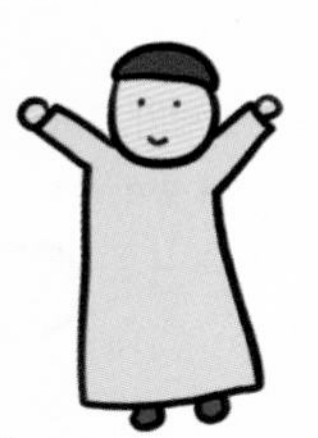

다른 지역으로 이사가는
졸업하는 선배들에게 가구를 받아도 됨
어차피 레지던트 하고 또 이사갈 수도 있으니
처음부터 비싼 가구는 ×

중고가전가구가 많이 나오니
중고로 사는 것도 추천한다.

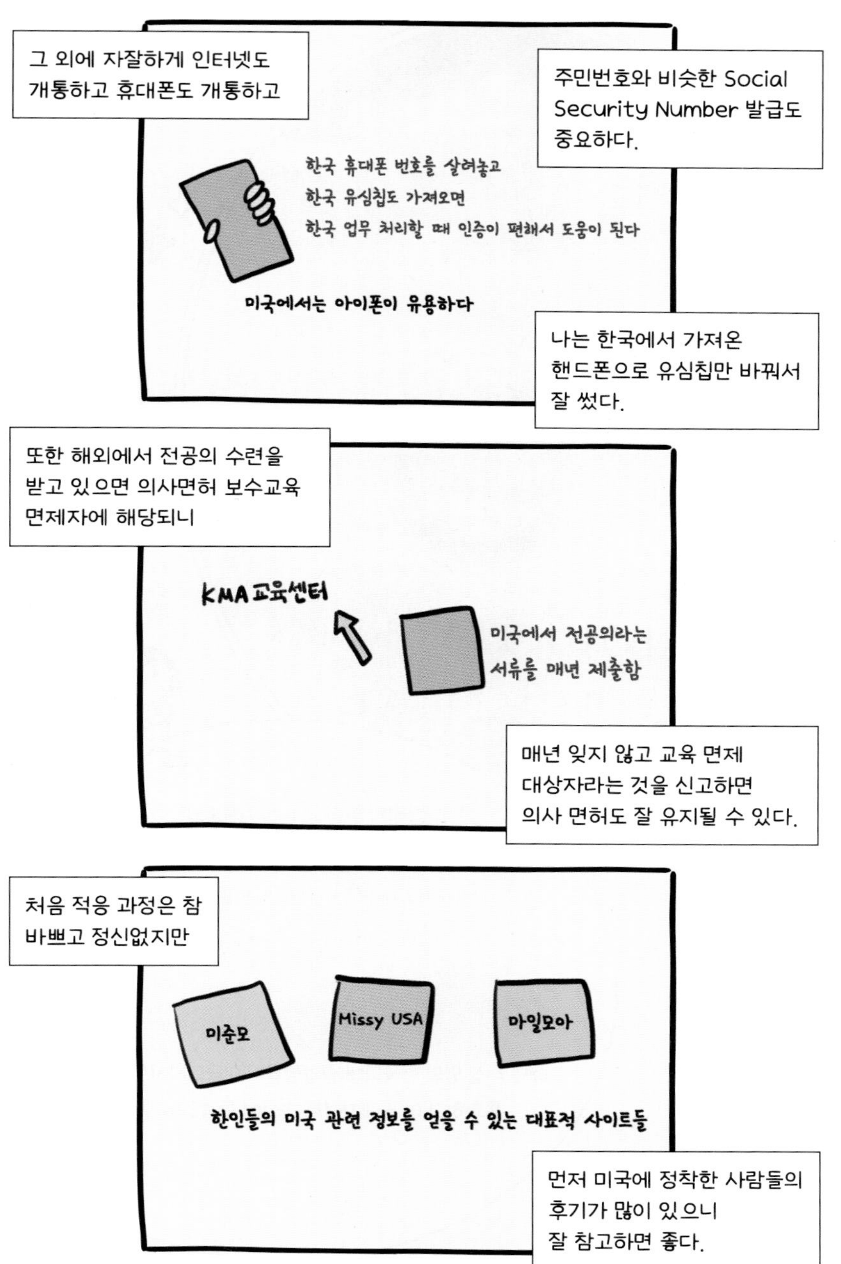
그 외에 자잘하게 인터넷도
개통하고 휴대폰도 개통하고
주민번호와 비슷한 Social
Security Number 발급도
중요하다.
한국 휴대폰 번호를 살려놓고
한국 유심칩도 가져오면
한국 업무 처리할 때 인증이 편해서 도움이 된다
미국에서는 아이폰이 유용하다
나는 한국에서 가져온
핸드폰으로 유심칩만 바꿔서
잘 썼다.
또한 해외에서 전공의 수련을
받고 있으면 의사면허 보수교육
면제자에 해당되니
KMA 교육센터
미국에서 전공의라는
서류를 매년 제출함
매년 잊지 않고 교육 면제
대상자라는 것을 신고하면
의사 면허도 잘 유지될 수 있다.
처음 적응 과정은 참
바쁘고 정신없지만
미준모
Missy USA
마일모아
한인들의 미국 관련 정보를 얻을 수 있는 대표적 사이트들
먼저 미국에 정착한 사람들의
후기가 많이 있으니
잘 참고하면 좋다.

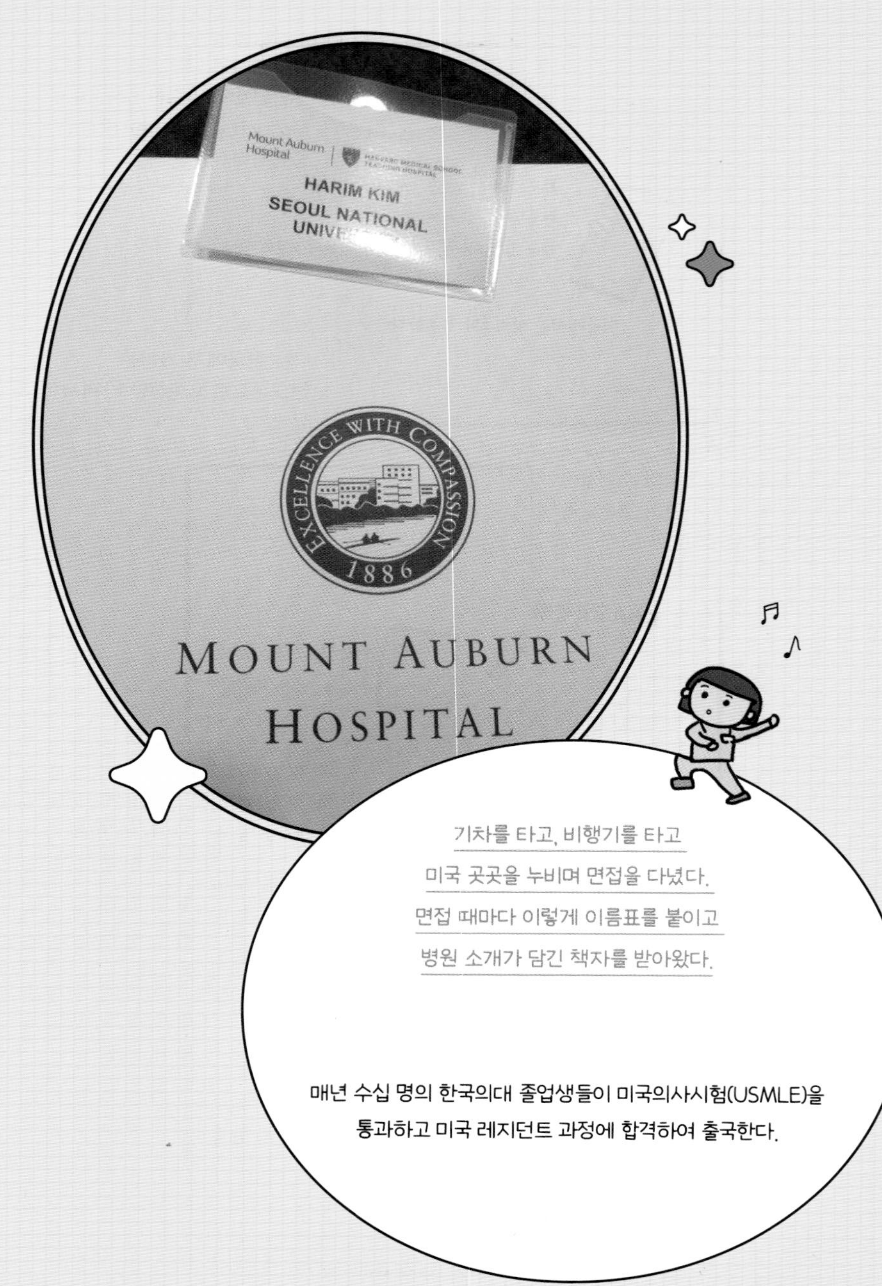
Mount Auburn Hospital
HARIM KIM
SEOUL NATIONAL
EXCELLENCE WITH COMPASSION
1886
MOUNT AUBURN
HOSPITAL

기차를 타고, 비행기를 타고
미국 곳곳을 누비며 면접을 다녔다.
면접 때마다 이렇게 이름표를 붙이고
병원 소개가 담긴 책자를 받아왔다.

매년 수십 명의 한국의대 졸업생들이 미국의사시험(USMLE)을
통과하고 미국 레지던트 과정에 합격하여 출국한다.

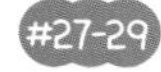

미국의사가 되는 방법

✦✦✦

USMLE는 총 세 번의 필기시험(STEP1, STEP2 CK, STEP3)과 영어능력을 평가하는 한 번의 실기시험으로 이루어지는데 이 중에서 STEP 3 시험은 레지던트 도중에 치러도 되는 시험이라 반드시 레지던트 지원 전에 치를 필요는 없다. 시험은 당연히(!) 모두 영어로 치러지고 필기시험은 컴퓨터로 치러지는 객관식 시험이다. 한국 정규 의학 교육 과정에서 배운 내용들로 충분히 USMLE를 준비할 수 있다.
다만 여러모로 만만치 않은 시험이다. 점수가 높으면 높을수록 레지던트 과정에 합격할 확률이 높아지기 때문에 미국에 오려는 전 세계 의사들이 치열하게 준비하는 시험이기 때문이다. 각 시험마다 대략 천 불 이상이 드니 한국 국가고시와 비교하면 매우 비싼 편이기도 하다. 공부량도 상당해 각 시험마다 준비 기간도 평균적으로 3개월씩은 잡아야 한다. 이 모든 과정을 거치면 통계상 나와 같은 외국의대 졸업생들의 레지던트 매칭 확률은 약 50%이다.
하지만 주변을 관찰한 결과 USMLE 시험을 보고 원서까지 제출하는 과정을 모두 마치면 재수를 하는 한이 있더라도 결국에는 매칭이 된다는 것이 나의 결론이다. 포기하지 않고 가고자 하는 의지와 끈기가 있다면 미국으로 가는 길은 생각보다 활짝 열려 있다.

한국에서 전문의를 딴 후 시간이 흘러 나중에 미국에 오기로 결정하는 분들도 있다. 졸업한 지 오래될수록 레지던트 합격 확률은 떨어진다는 것이 일반적인 평가이지만 한국에서의 전문의 경력을 높게 쳐 주는 병원들도 있기 때문에 포기할 필요는 없다. 매칭에 성공하는 졸업한지 오래된 의사 선생님들을 많이 보았다.

미국행에 관심이 있다면 미국행을 준비하는 한국 의사들이 모인 커뮤니티인 usmleKorea.com 사이트에서 미국의사시험 준비 방법과 레지던트 합격 방법, 레지던트 그 후의 이야기들까지 상세한 후기들을 찾아볼 수 있다. 관심이 있는 분들은 꼭 방문해보기를 바란다.

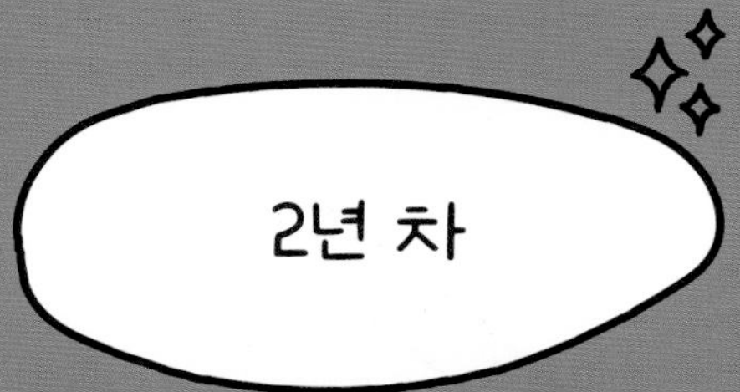
2년 차

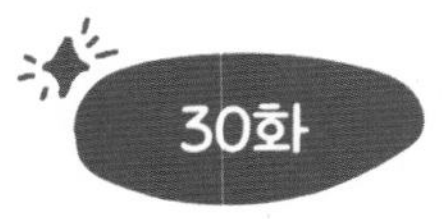
30화

마취과 탐방 (1)

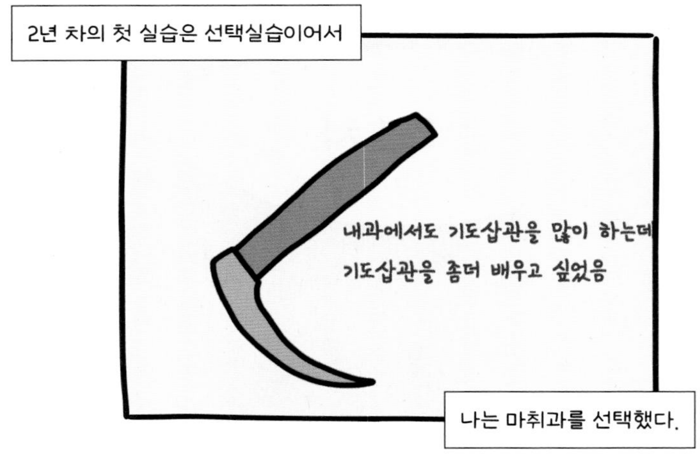
2년 차의 첫 실습은 선택실습이어서
내과에서도 기도삽관을 많이 하는데
기도삽관을 좀더 배우고 싶었음
나는 마취과를 선택했다.

미국병원 수련의 장점은 적은 수의
환자를 꼼꼼하게 볼 수 있다는 것이지만

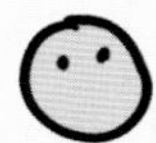
환자 수가 적어 술기 기회도 적고
레지던트가 술기를 할때
반드시 지도감독자가 있도록 엄격함

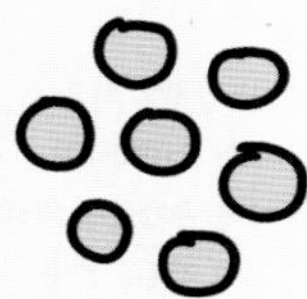
한국에서는 워낙 환자 수도 많고
레지던트 자율이 많음

술기의 측면에서는 그것이
단점이 될 수 있다고 생각한다.

나 역시 기도삽관을 할 기회가
잘 없어서 마취과를 돌며
배워보려고 했다.

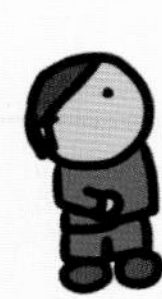

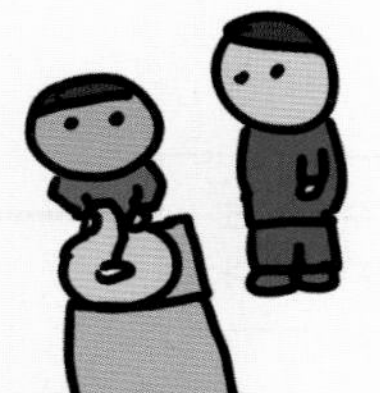
술기 기회가 있어도
2-3년차들이 가져가버림

미국에서 처음으로 수술장에
들어가보는 기회기도 했다.

의대를 졸업하고 몇 년 만에
처음으로 들어가보는 수술장이다.

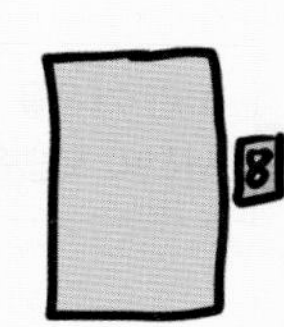
8

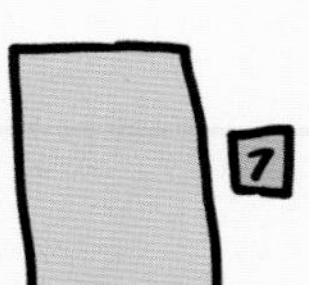
7

한국처럼 수술방이 여러 개 있고
수술과 레지던트들이 미리 와서 셋업을 도운다

여기도 수술장은 왠지 모를
엄숙함이 감돈다.

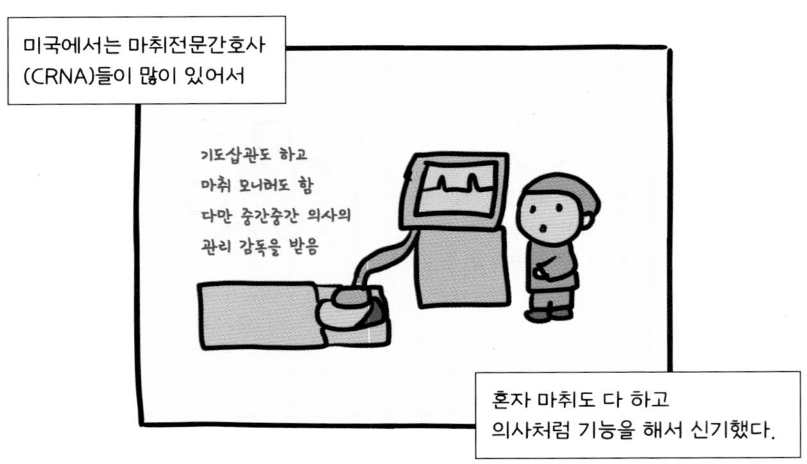
미국에서는 마취전문간호사
(CRNA)들이 많이 있어서
기도삽관도 하고
마취 모니터도 함
다만 중간중간 의사의
관리 감독을 받음
혼자 마취도 다 하고
의사처럼 기능을 해서 신기했다.

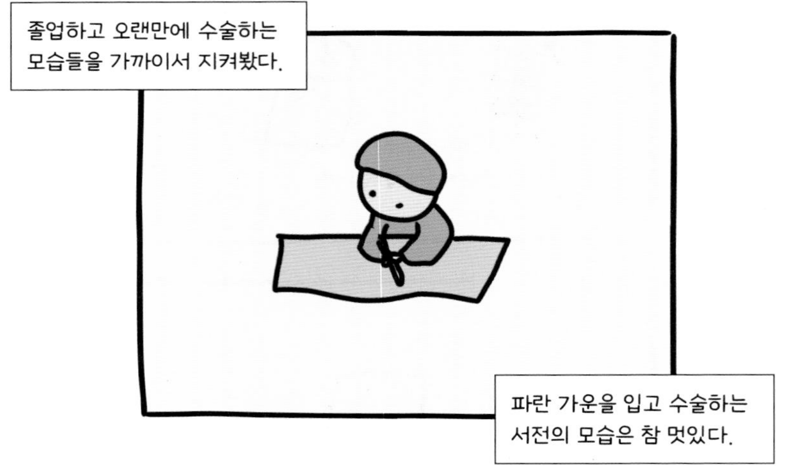
졸업하고 오랜만에 수술하는
모습들을 가까이서 지켜봤다.
파란 가운을 입고 수술하는
서전의 모습은 참 멋있다.

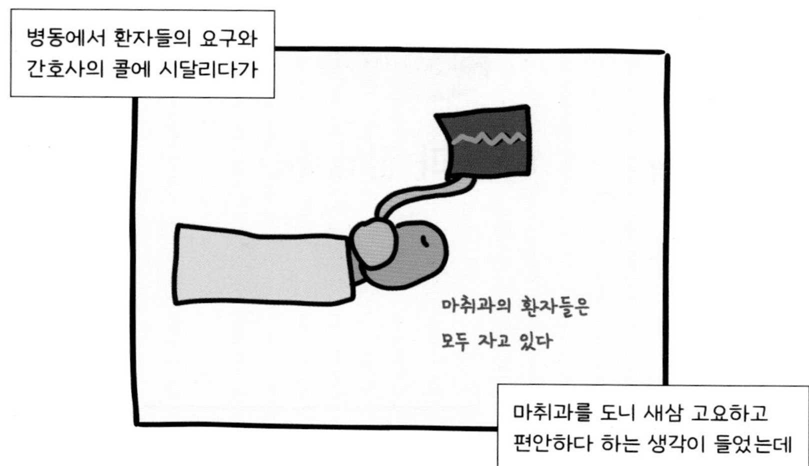
병동에서 환자들의 요구와
간호사의 콜에 시달리다가
마취과의 환자들은
모두 자고 있다
마취과를 도니 새삼 고요하고
편안하다 하는 생각이 들었는데

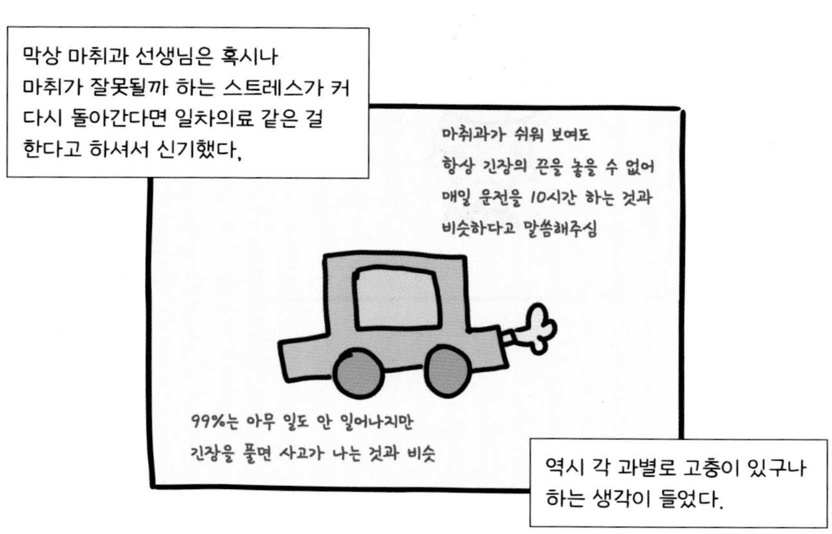
막상 마취과 선생님은 혹시나
마취가 잘못될까 하는 스트레스가 커
다시 돌아간다면 일차의료 같은 걸
한다고 하셔서 신기했다.
마취과가 쉬워 보여도
항상 긴장의 끈을 놓을 수 없어
매일 운전을 10시간 하는 것과
비슷하다고 말씀해주심
99%는 아무 일도 안 일어나지만
긴장을 풀면 사고가 나는 것과 비슷
역시 각 과별로 고충이 있구나
하는 생각이 들었다.

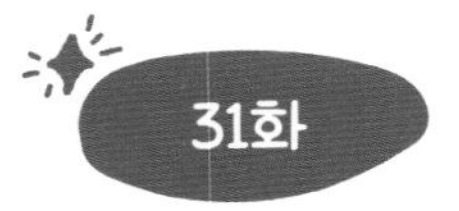
31화

마취과 탐방 (2)

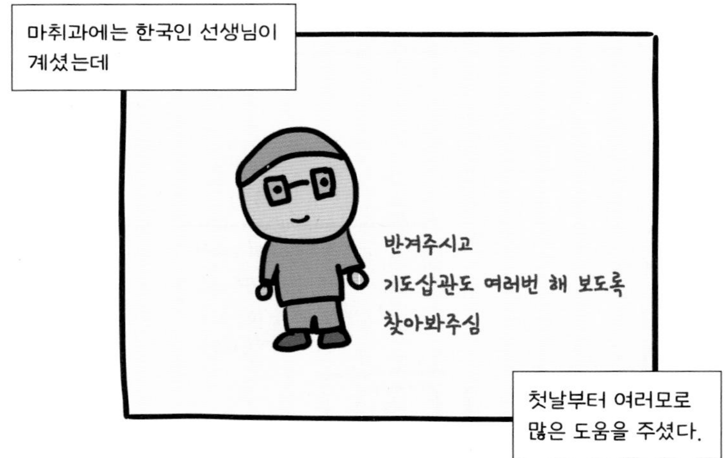
마취과에는 한국인 선생님이 계셨는데
반겨주시고
기도삽관도 여러번 해 보도록
찾아봐주심
첫날부터 여러모로 많은 도움을 주셨다.

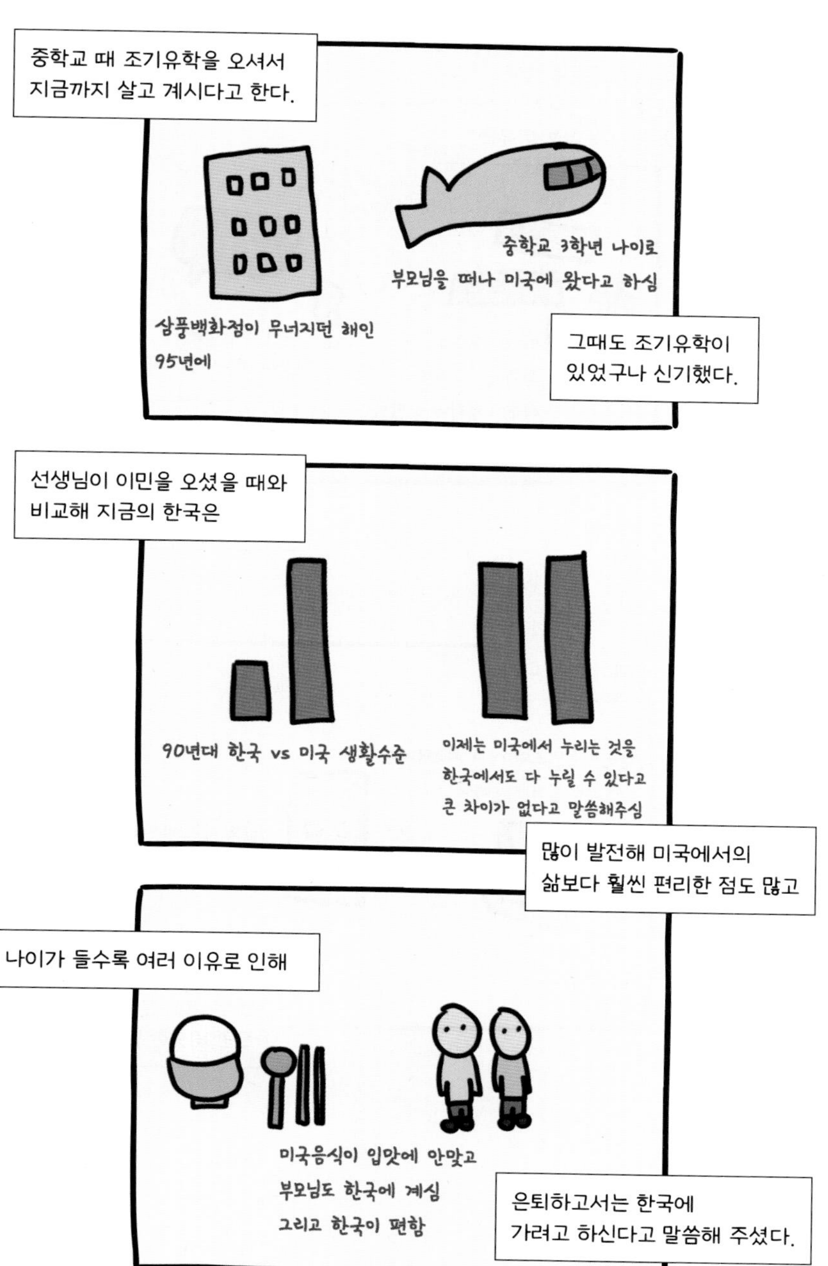
중학교 때 조기유학을 오셔서
지금까지 살고 계시다고 한다.
중학교 3학년 나이로
부모님을 떠나 미국에 왔다고 하심
삼풍백화점이 무너지던 해인
95년에
그때도 조기유학이
있었구나 신기했다.
선생님이 이민을 오셨을 때와
비교해 지금의 한국은
90년대 한국 vs 미국 생활수준
이제는 미국에서 누리는 것을
한국에서도 다 누릴 수 있다고
큰 차이가 없다고 말씀해주심
많이 발전해 미국에서의
삶보다 훨씬 편리한 점도 많고
나이가 들수록 여러 이유로 인해
미국음식이 입맛에 안맞고
부모님도 한국에 계심
그리고 한국이 편함
은퇴하고서는 한국에
가려고 하신다고 말씀해 주셨다.

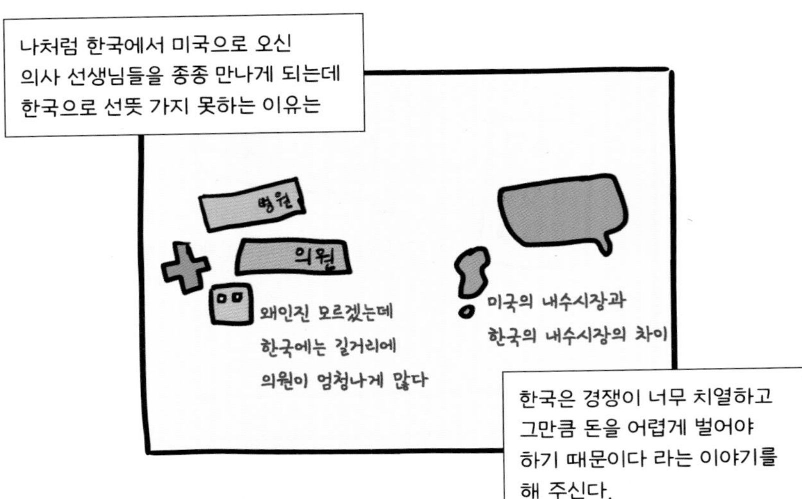
나처럼 한국에서 미국으로 오신
의사 선생님들을 종종 만나게 되는데
한국으로 선뜻 가지 못하는 이유는
병원
의원
왜인진 모르겠는데
한국에는 길거리에
의원이 엄청나게 많다
미국의 내수시장과
한국의 내수시장의 차이
한국은 경쟁이 너무 치열하고
그만큼 돈을 어렵게 벌어야
하기 때문이다 라는 이야기를
해 주신다.

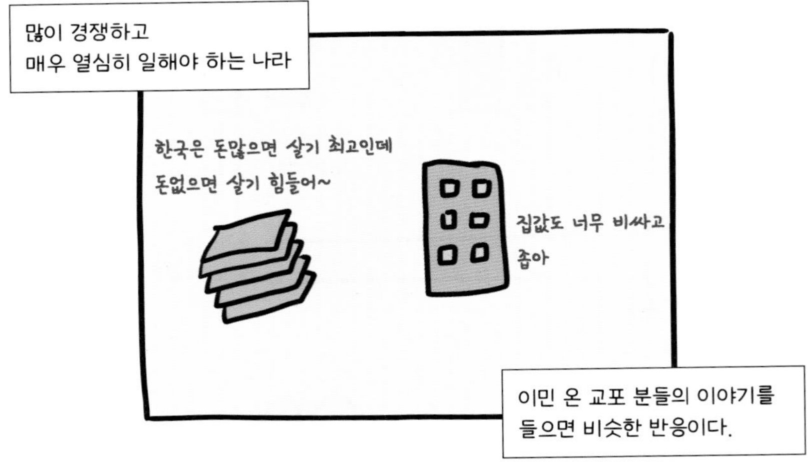
많이 경쟁하고
매우 열심히 일해야 하는 나라
한국은 돈많으면 살기 최고인데
돈없으면 살기 힘들어~
집값도 너무 비싸고
좁아
이민 온 교포 분들의 이야기를
들으면 비슷한 반응이다.

32화

마취과 탐방 (3)

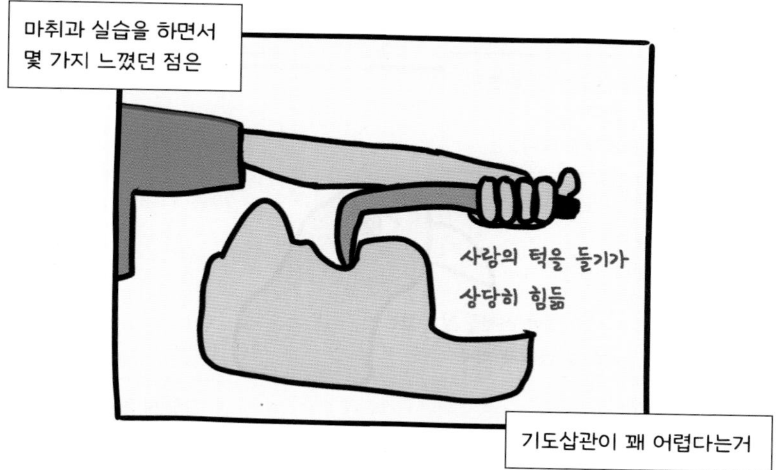
마취과 실습을 하면서
몇 가지 느꼈던 점은
사람의 턱을 들기가
상당히 힘듦
기도삽관이 꽤 어렵다는거

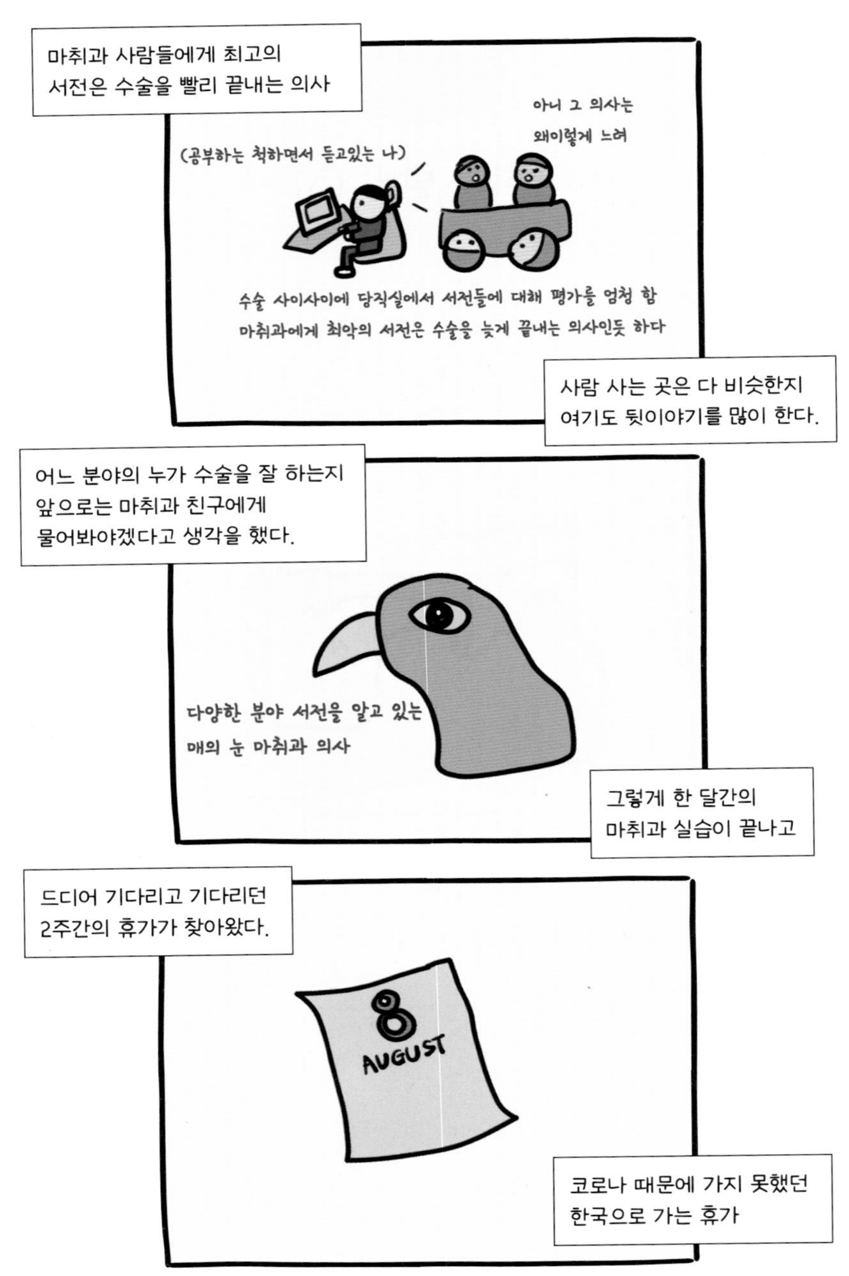
마취과 사람들에게 최고의
서전은 수술을 빨리 끝내는 의사
아니 그 의사는
왜이렇게 느려
(공부하는 척하면서 듣고있는 나)
수술 사이사이에 당직실에서 서전들에 대해 평가를 엄청 함
마취과에게 최악의 서전은 수술을 늦게 끝내는 의사인듯 하다
사람 사는 곳은 다 비슷한지
여기도 뒷이야기를 많이 한다.
어느 분야의 누가 수술을 잘 하는지
앞으로는 마취과 친구에게
물어봐야겠다고 생각을 했다.
다양한 분야 서전을 알고 있는
매의 눈 마취과 의사
그렇게 한 달간의
마취과 실습이 끝나고
드디어 기다리고 기다리던
2주간의 휴가가 찾아왔다.
8
AUGUST
코로나 때문에 가지 못했던
한국으로 가는 휴가

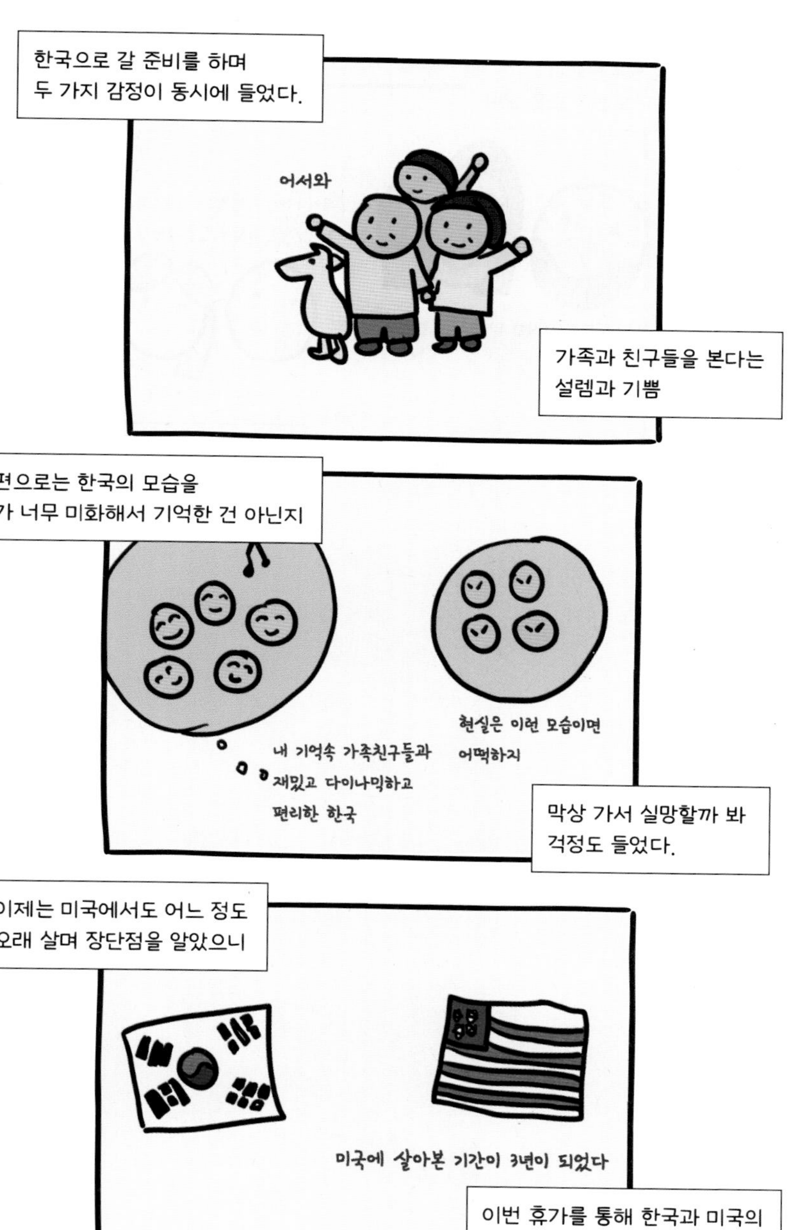
한국으로 갈 준비를 하며
두 가지 감정이 동시에 들었다.
어서와
가족과 친구들을 본다는
설렘과 기쁨
한편으로는 한국의 모습을
내가 너무 미화해서 기억한 건 아닌지
내 기억속 가족친구들과
재밌고 다이나믹하고
편리한 한국
현실은 이런 모습이면
어떡하지
막상 가서 실망할까 봐
걱정도 들었다.
이제는 미국에서도 어느 정도
오래 살며 장단점을 알았으니
미국에 살아본 기간이 3년이 되었다
이번 휴가를 통해 한국과 미국의
비교도 해보기로 했다.

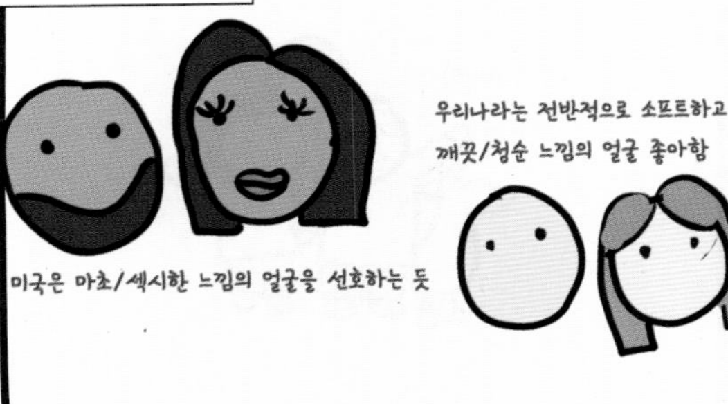
새하얀 한국 승무원들과
기내방송에 나오는 엑소를 보니
미국은 마초/섹시한 느낌의 얼굴을 선호하는 듯
우리나라는 전반적으로 소프트하고
깨끗/청순 느낌의 얼굴 좋아함
한국과 미국의 미적 기준 차이를
느끼며 비행기는 한국으로 떠났다.

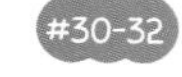
#30-32

마취과 탐방

✦✦✦

미국의 수술장도 한국에서와 마찬가지로
춥고 엄숙한 분위기가 감돈다.

마취과 실습을 돌며 여러 수술을 참관하였는데
뇌사로 인해 장기 이식을 하기로 결정한 환자의 장기를
최대한 보존하기 위해 엄청난 속도로 장기들을
빠르게 절제하는 서전의 모습이 인상적이었다.

장기기증을 결정한 환자를 추모하기 위해 우리 모두는
수술 직전 묵념을 하는 시간을 가졌다.
전문간호사(nurse practitioner)들 중에서도
전문마취간호사(certified registered nurse
anesthetist)는 미국에서도 연봉이 상당히 높은 것으로
유명하다. 마취과를 돌아보니 전문마취간호사 없이는
수술장이 운영되기 어려울 정도로 이들은 준비부터
마취, 마취 관리까지 모두 진행하고 있었다.

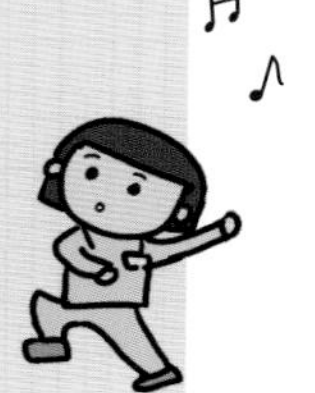

마취과는 미국에서도 인기 전공에 속하지만
한국인 선생님들 중에도 마취과에 매칭이 된 분들이 꽤 있으니
마취과에 관심이 있다면 앞서 말한 usmleKorea.com
사이트에 가서 그분들의 준비 과정과 이력을 찾아보면
도움이 될 것이다.

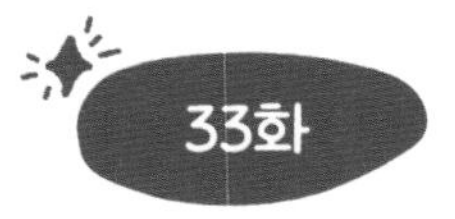
33화

한국 나들이 (1)

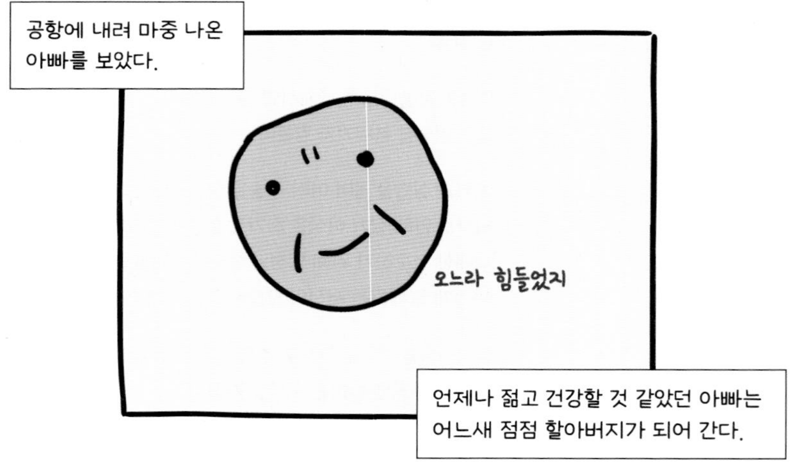
공항에 내려 마중 나온
아빠를 보았다.
오느라 힘들었지
언제나 젊고 건강할 것 같았던 아빠는
어느새 점점 할아버지가 되어 간다.

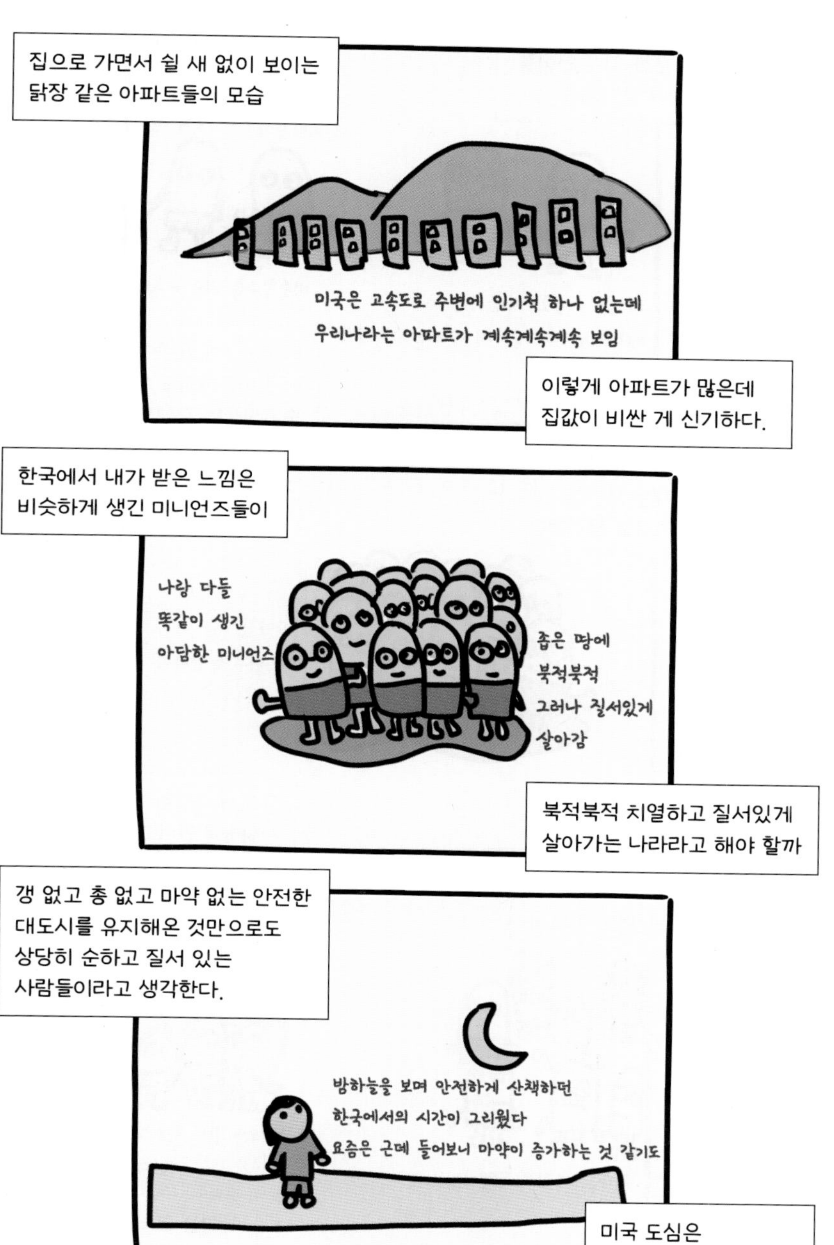
집으로 가면서 쉴 새 없이 보이는
닭장 같은 아파트들의 모습
미국은 고속도로 주변에 인기척 하나 없는데
우리나라는 아파트가 계속계속계속 보임
이렇게 아파트가 많은데
집값이 비싼 게 신기하다.
한국에서 내가 받은 느낌은
비슷하게 생긴 미니언즈들이
나랑 다들
똑같이 생긴
아담한 미니언즈
좁은 땅에
북적북적
그러나 질서있게
살아감
북적북적 치열하고 질서있게
살아가는 나라라고 해야 할까
갱 없고 총 없고 마약 없는 안전한
대도시를 유지해온 것만으로도
상당히 순하고 질서 있는
사람들이라고 생각한다.
밤하늘을 보며 안전하게 산책하던
한국에서의 시간이 그리웠다
요즘은 근데 들어보니 마약이 증가하는 것 같기도
미국 도심은
정말 무서운 곳이 많다.

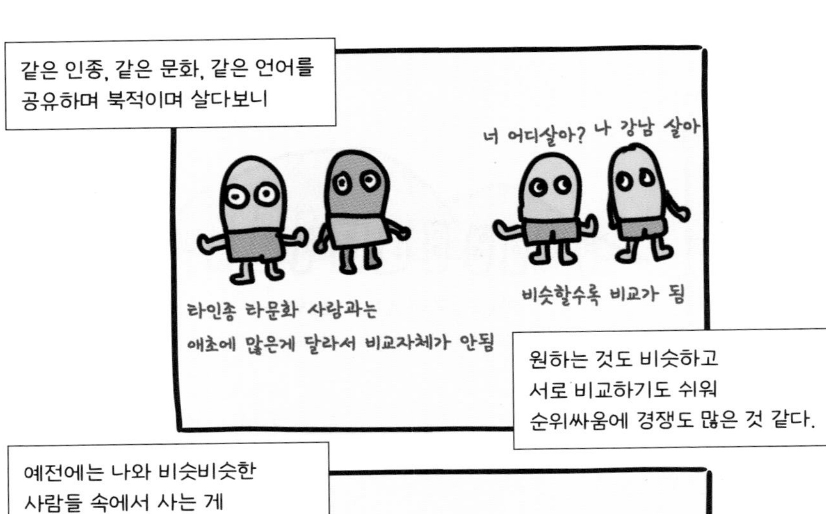
같은 인종, 같은 문화, 같은 언어를
공유하며 북적이며 살다보니
너 어디살아? 나 강남 살아
타인종 타문화 사람과는
애초에 많은게 달라서 비교자체가 안됨
비슷할수록 비교가 됨
원하는 것도 비슷하고
서로 비교하기도 쉬워
순위싸움에 경쟁도 많은 것 같다.

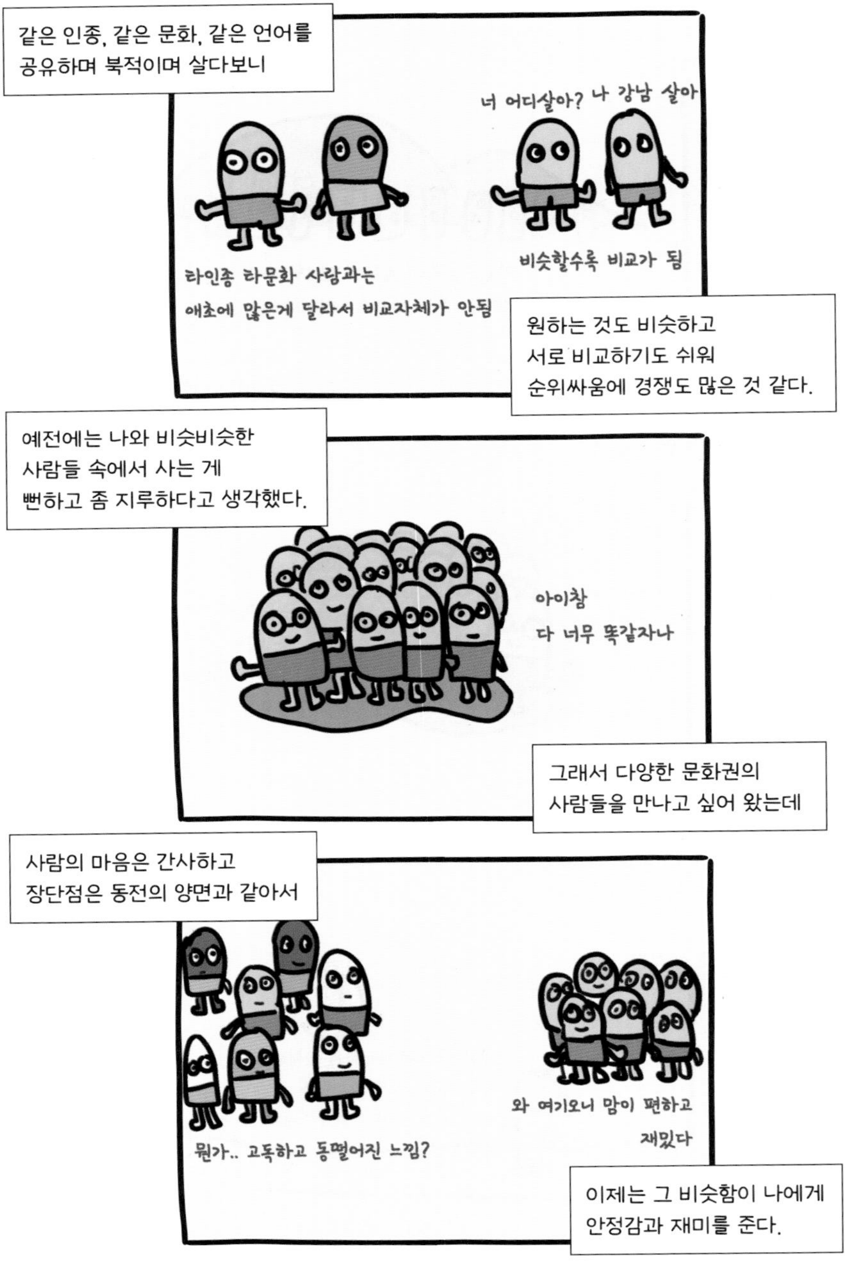

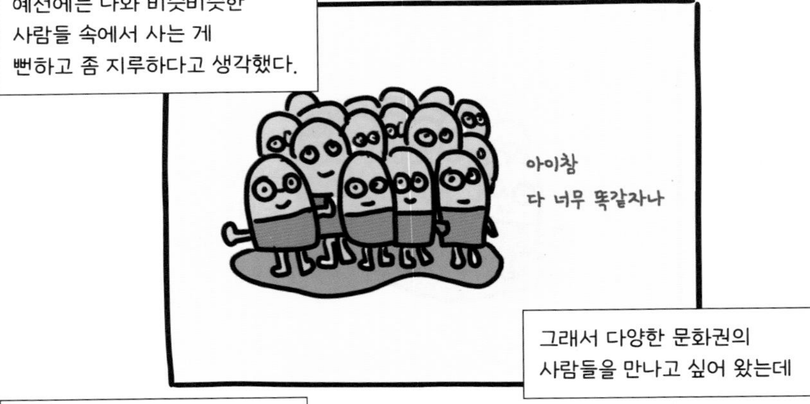
예전에는 나와 비슷비슷한
사람들 속에서 사는 게
뻔하고 좀 지루하다고 생각했다.
아이참
다 너무 똑같자나
그래서 다양한 문화권의
사람들을 만나고 싶어 왔는데

사람의 마음은 간사하고
장단점은 동전의 양면과 같아서

뭔가.. 고독하고 동떨어진 느낌?

와 여기오니 맘이 편하고
재밌다

이제는 그 비슷함이 나에게
안정감과 재미를 준다.

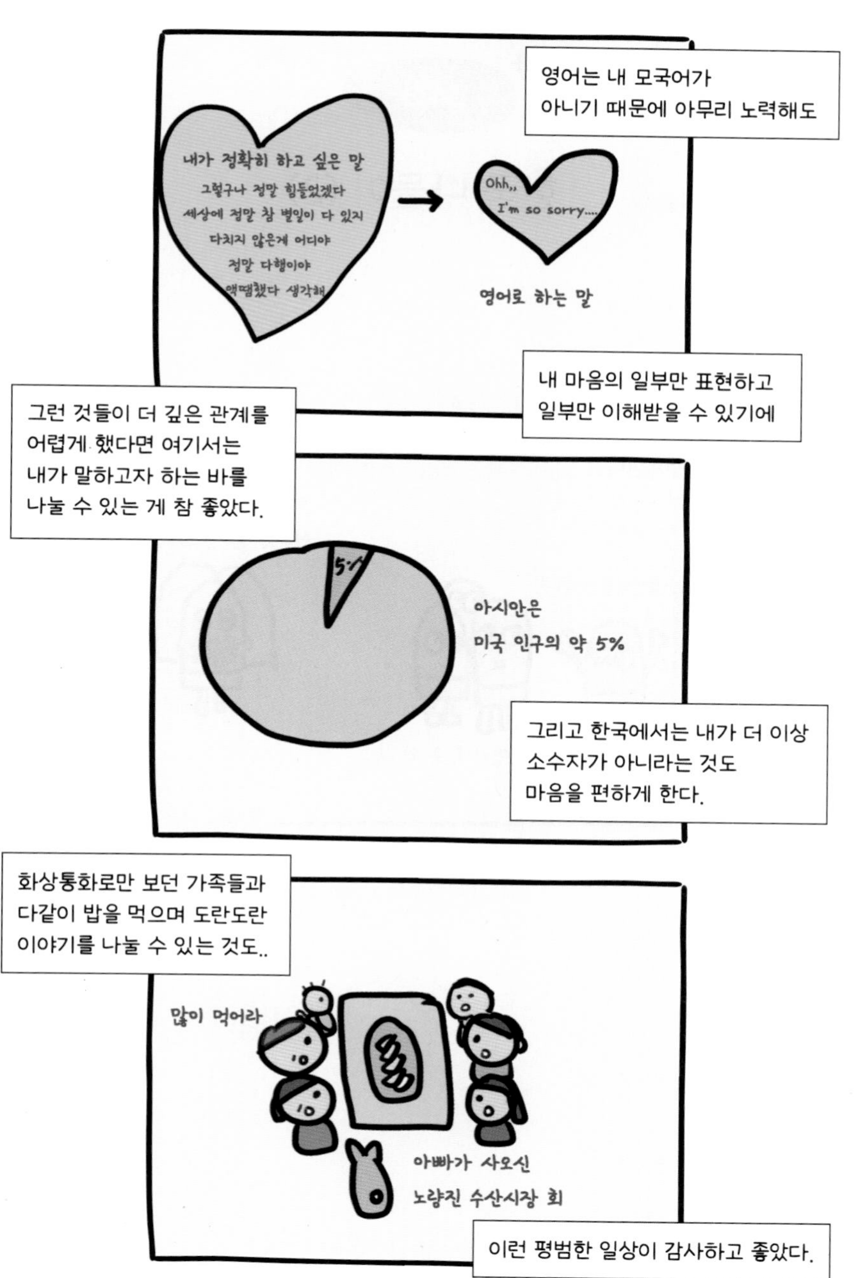
영어는 내 모국어가
아니기 때문에 아무리 노력해도
내가 정확히 하고 싶은 말
그렇구나 정말 힘들었겠다
세상에 정말 참 별일이 다 있지
다치지 않은게 어디야
정말 다행이야
액땜했다 생각해
Ohh,,
I'm so sorry....
영어로 하는 말
내 마음의 일부만 표현하고
일부만 이해받을 수 있기에
그런 것들이 더 깊은 관계를
어렵게 했다면 여기서는
내가 말하고자 하는 바를
나눌 수 있는 게 참 좋았다.
5%
아시안은
미국 인구의 약 5%
그리고 한국에서는 내가 더 이상
소수자가 아니라는 것도
마음을 편하게 한다.
화상통화로만 보던 가족들과
다같이 밥을 먹으며 도란도란
이야기를 나눌 수 있는 것도..
많이 먹어라
아빠가 사오신
노량진 수산시장 회
이런 평범한 일상이 감사하고 좋았다.

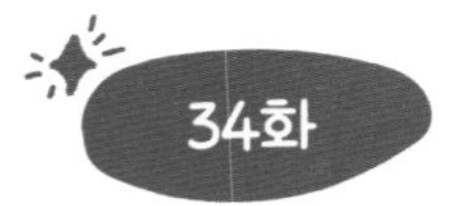
34화

한국 나들이 (2)

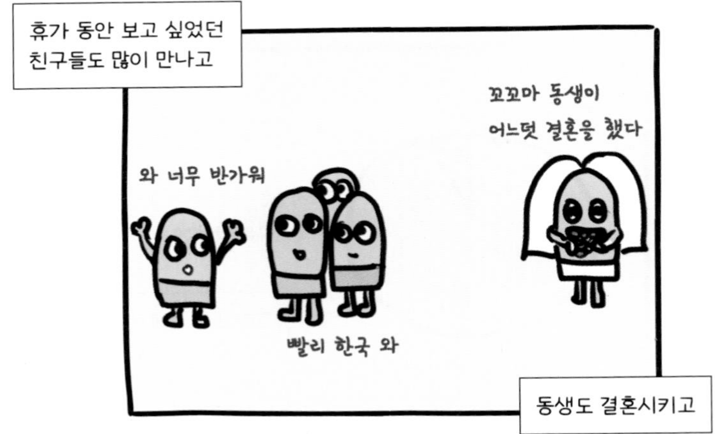
휴가 동안 보고 싶었던
친구들도 많이 만나고
와 너무 반가워
빨리 한국 와
꼬꼬마 동생이
어느덧 결혼을 했다
동생도 결혼시키고

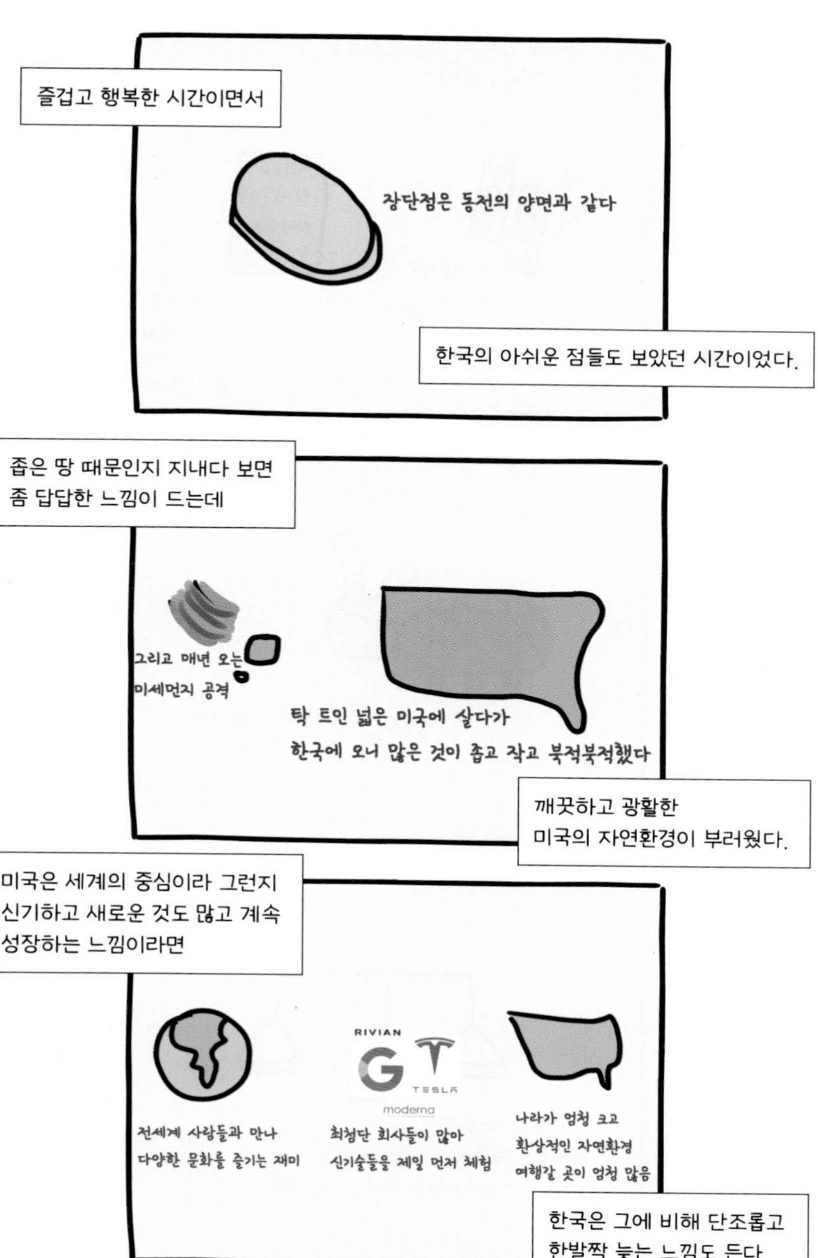
즐겁고 행복한 시간이면서
장단점은 동전의 양면과 같다
한국의 아쉬운 점들도 보았던 시간이었다.
좁은 땅 때문인지 지내다 보면
좀 답답한 느낌이 드는데
그리고 매년 오는
미세먼지 공격
탁 트인 넓은 미국에 살다가
한국에 오니 많은 것이 좁고 작고 북적북적했다
깨끗하고 광활한
미국의 자연환경이 부러웠다.
미국은 세계의 중심이라 그런지
신기하고 새로운 것도 많고 계속
성장하는 느낌이라면
RIVIAN
TESLA
moderna
전세계 사람들과 만나
다양한 문화를 즐기는 재미
최첨단 회사들이 많아
신기술들을 제일 먼저 체험
나라가 엄청 크고
환상적인 자연환경
여행갈 곳이 엄청 많음
한국은 그에 비해 단조롭고
한발짝 늦는 느낌도 든다.

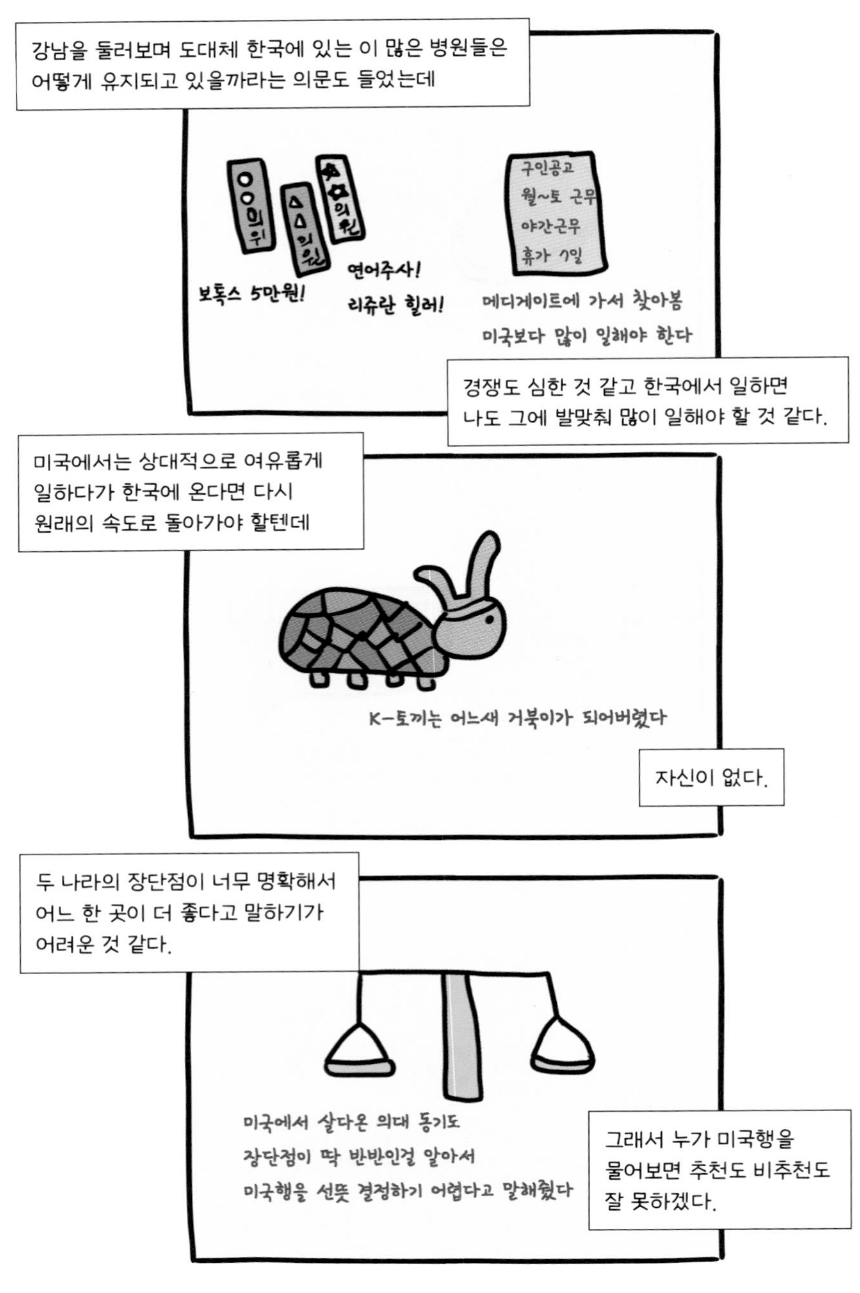

강남을 둘러보며 도대체 한국에 있는 이 많은 병원들은 어떻게 유지되고 있을까라는 의문도 들었는데
○○의원
△△의원
☆☆의원
보톡스 5만원!
연어주사!
리쥬란 힐러!
구인공고
월~토 근무
야간근무
휴가 7일
메디게이트에 가서 찾아봄
미국보다 많이 일해야 한다
경쟁도 심한 것 같고 한국에서 일하면 나도 그에 발맞춰 많이 일해야 할 것 같다.
미국에서는 상대적으로 여유롭게 일하다가 한국에 온다면 다시 원래의 속도로 돌아가야 할텐데
K-토끼는 어느새 거북이가 되어버렸다
자신이 없다.
두 나라의 장단점이 너무 명확해서 어느 한 곳이 더 좋다고 말하기가 어려운 것 같다.
미국에서 살다온 의대 동기도
장단점이 딱 반반인걸 알아서
미국행을 선뜻 결정하기 어렵다고 말해줬다
그래서 누가 미국행을 물어보면 추천도 비추천도 잘 못하겠다.

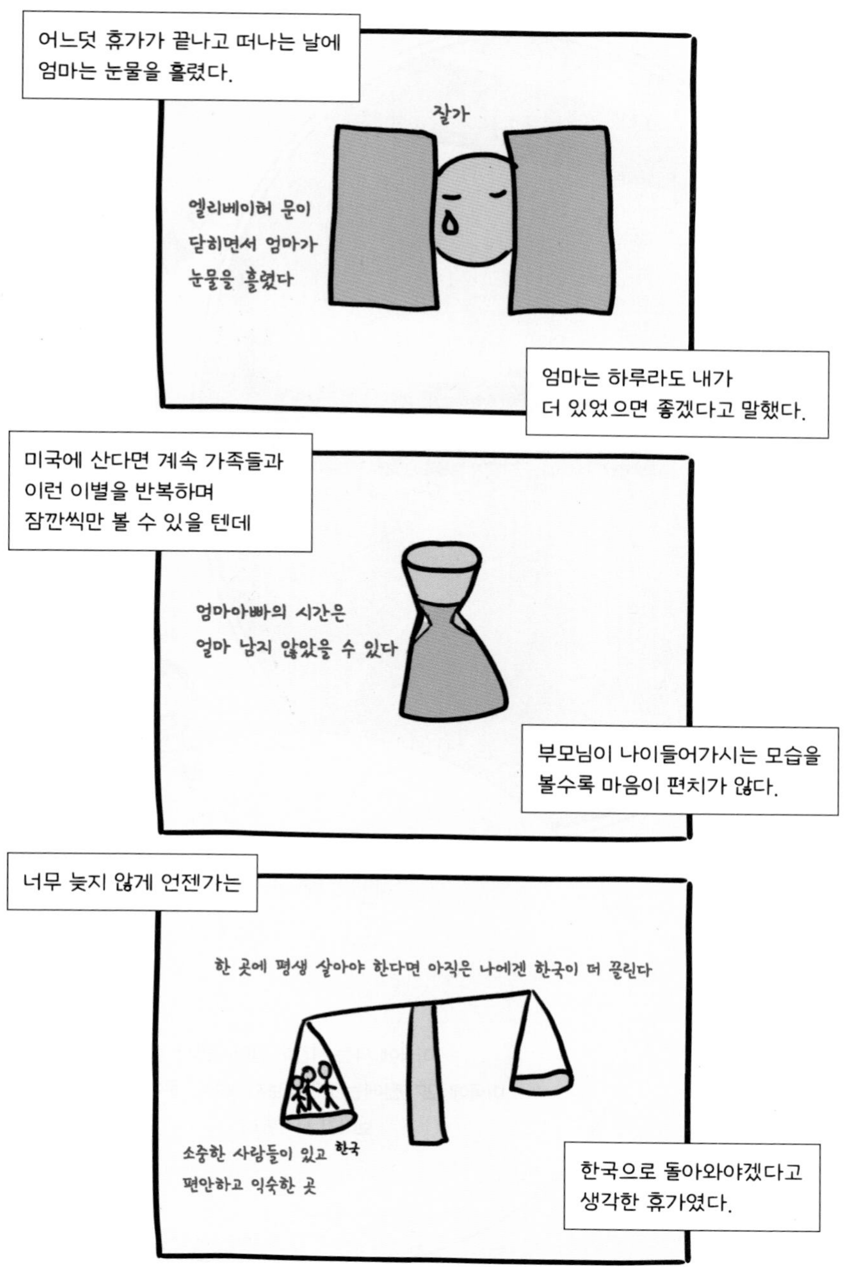
어느덧 휴가가 끝나고 떠나는 날에
엄마는 눈물을 흘렸다.
잘가
엘리베이터 문이
닫히면서 엄마가
눈물을 흘렸다
엄마는 하루라도 내가
더 있었으면 좋겠다고 말했다.
미국에 산다면 계속 가족들과
이런 이별을 반복하며
잠깐씩만 볼 수 있을 텐데
엄마아빠의 시간은
얼마 남지 않았을 수 있다
부모님이 나이들어가시는 모습을
볼수록 마음이 편치가 않다.
너무 늦지 않게 언젠가는
한 곳에 평생 살아야 한다면 아직은 나에겐 한국이 더 끌린다
소중한 사람들이 있고 한국
편안하고 익숙한 곳
한국으로 돌아와야겠다고
생각한 휴가였다.

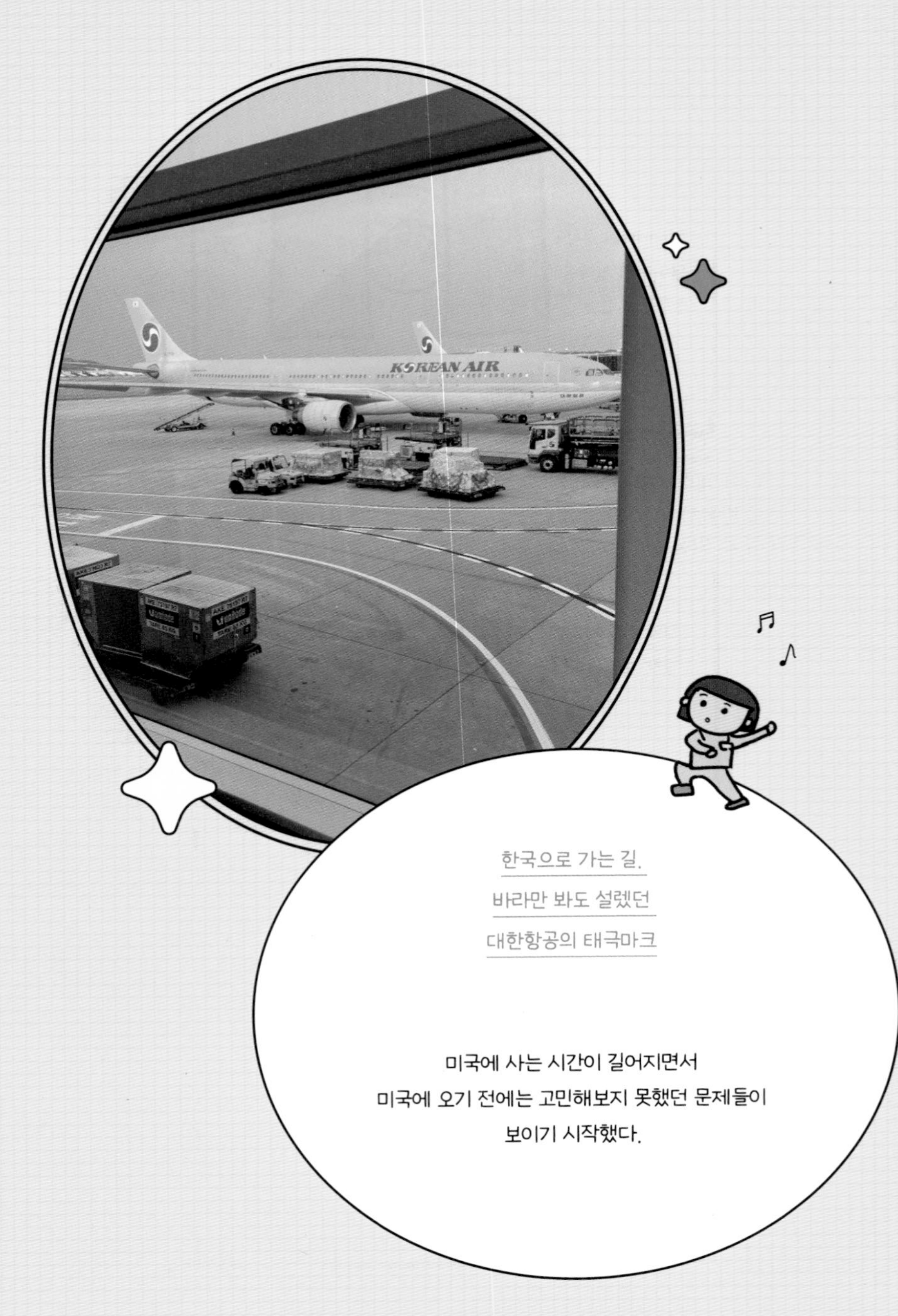
KOREAN AIR

한국으로 가는 길,

바라만 봐도 설렜던

대한항공의 태극마크

미국에 사는 시간이 길어지면서
미국에 오기 전에는 고민해보지 못했던 문제들이
보이기 시작했다.

#33-34

한국 나들이

✦✦✦

오랜만에 방문한 한국에서 부쩍 나이든 아빠의 모습을 보고 미국에 계속 산다면 부모님을 앞으로도 자주 못 보겠다는 죄송함이 들었다. 미국에는 남편과 딸 이렇게 덩그러니 우리 세 가족만 있는데, 아이가 한국에서 자라며 할머니, 할아버지, 삼촌, 이모의 사랑을 느끼며 지내는 것이 더 바람직하지 않을까 하는 생각도 들었다.

미국에서 의사로 일하고 계신 선생님께서 내가 미국에 오기 전 해 주신 말씀이 있다. 그분은 한국에 계신 부모님이 나이가 들고 아프기 시작하면서 굉장히 힘든 시간을 보냈다고 하셨는데, 때문에 외동인 사람은 미국에 오는 것을 심각히 고민해보라고 하셨다. 그때는 잘 와닿지 않았지만 미국에서 살아보니 가족들과 떨어져 살아가는 이민생활은 이렇게 감수해야 할 점들이 있다는 것을 알게 되었다. 아예 미국에서 시민권을 취득해 부모님을 미국으로 초청한 선생님도 보았다. 하지만 한국에서 평생 살아오신 나의 부모님이 미국에 와서 행복하게 지내실 지는 모르겠다.

오랜만에 방문한 한국은 내 고향, 내 집에 왔다는 생각이 들면서 미국에서보다 심적으로 훨씬 편안했다. 대학 때 미국에 유학 온 친구는 10년이 지나서야 한국이 아닌 미국이 이제는 내 집 같다고 느낀다고 했다. 나 역시 계속 살다보면 언젠가 미국이 내 집처럼 편안해지는 날도 있을까?
복잡한 여러 생각이 들었던 휴가였다.

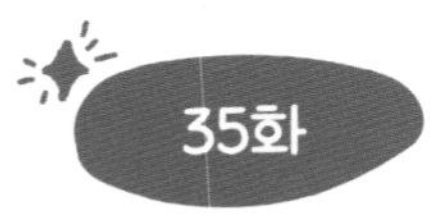
35화

2년 차의 병동생활 (1)

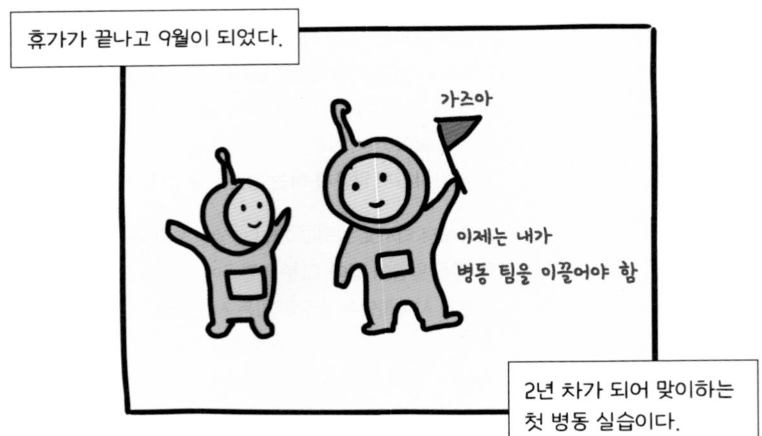
휴가가 끝나고 9월이 되었다.
가즈아
이제는 내가
병동 팀을 이끌어야 함
2년 차가 되어 맞이하는
첫 병동 실습이다.

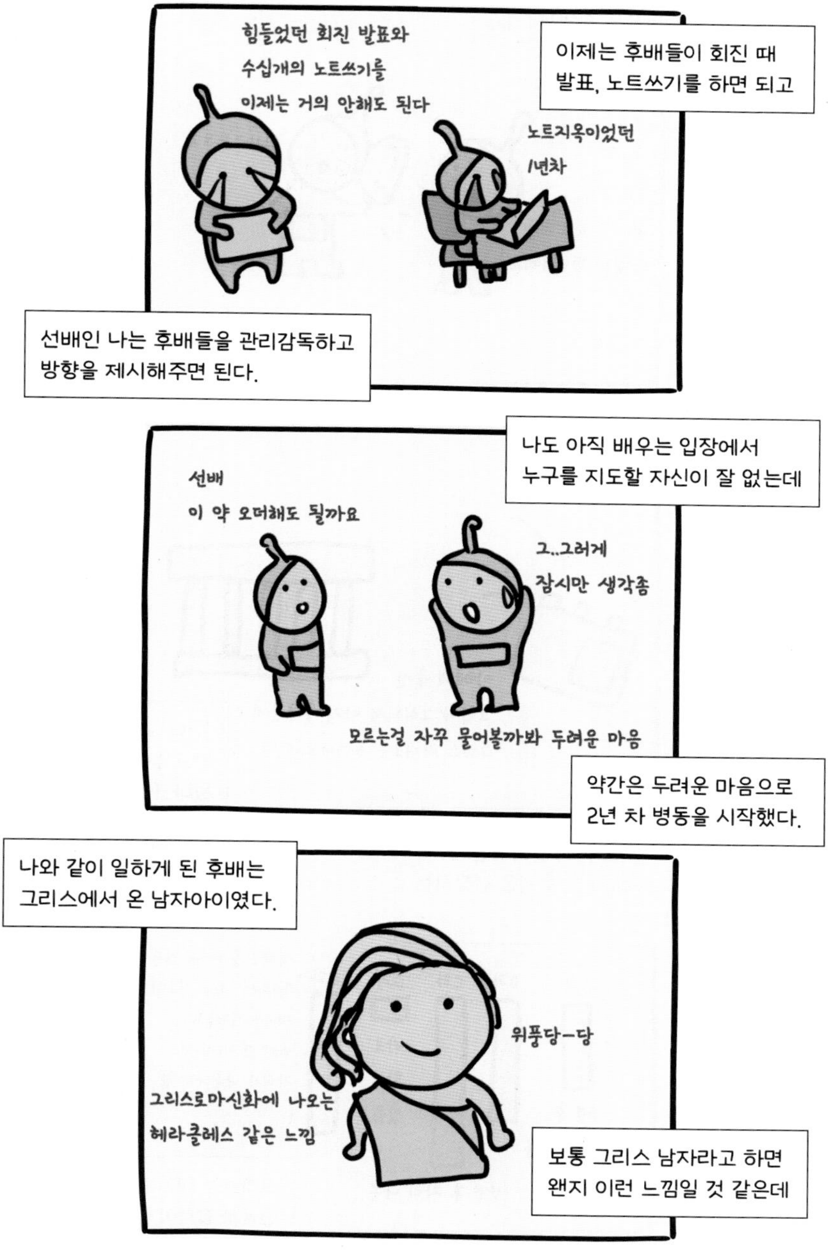

힘들었던 회진 발표와
수십개의 노트쓰기를
이제는 거의 안해도 된다
이제는 후배들이 회진 때 발표, 노트쓰기를 하면 되고
노트지옥이었던 1년차
선배인 나는 후배들을 관리감독하고 방향을 제시해주면 된다.

나도 아직 배우는 입장에서 누구를 지도할 자신이 잘 없는데

선배
이 약 오더해도 될까요

그..그러게
잠시만 생각좀

모르는걸 자꾸 물어볼까봐 두려운 마음

약간은 두려운 마음으로 2년 차 병동을 시작했다.

나와 같이 일하게 된 후배는 그리스에서 온 남자아이였다.

위풍당-당

그리스로마신화에 나오는
헤라클레스 같은 느낌

보통 그리스 남자라고 하면 왠지 이런 느낌일 것 같은데

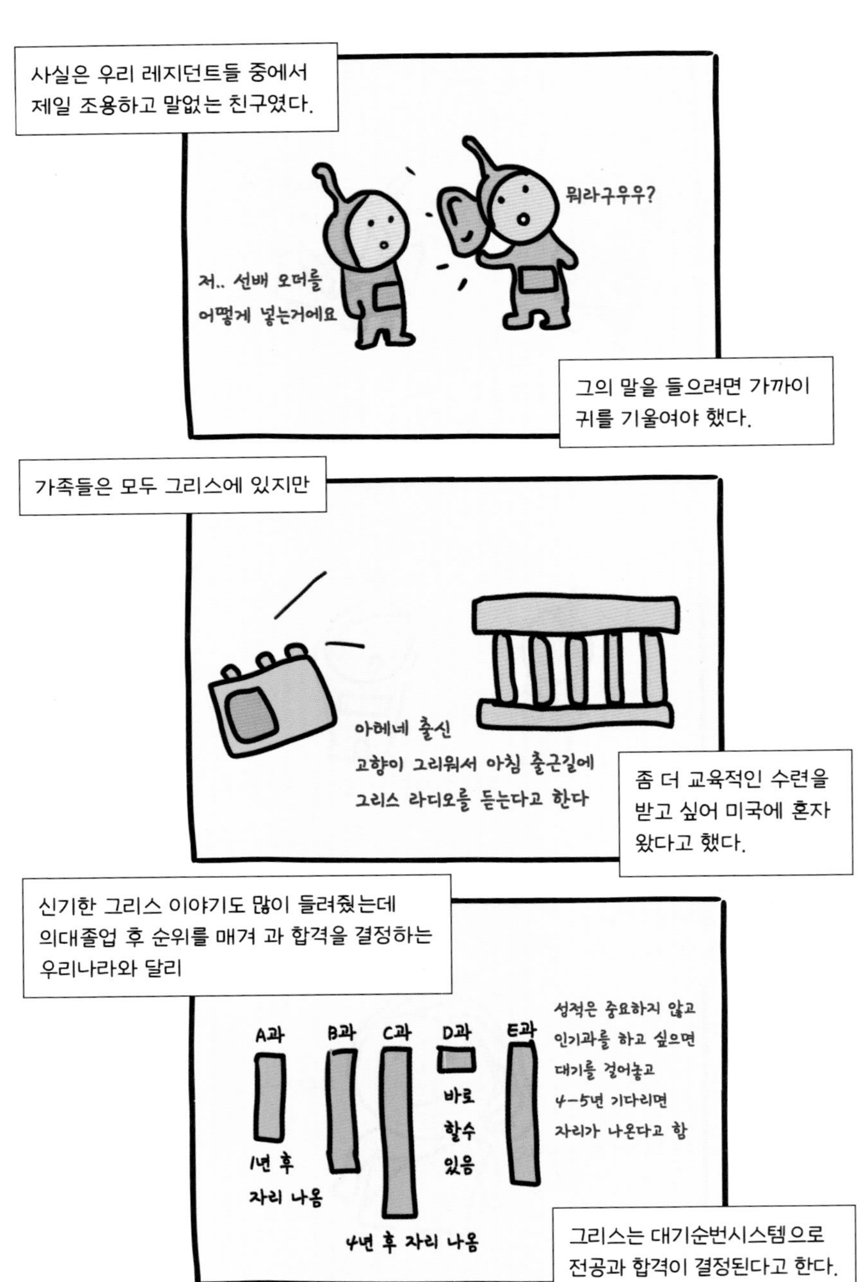
사실은 우리 레지던트들 중에서
제일 조용하고 말없는 친구였다.
저.. 선배 오더를
어떻게 넣는거에요
뭐라구우우?
그의 말을 들으려면 가까이
귀를 기울여야 했다.
가족들은 모두 그리스에 있지만
아테네 출신
고향이 그리워서 아침 출근길에
그리스 라디오를 듣는다고 한다
좀 더 교육적인 수련을
받고 싶어 미국에 혼자
왔다고 했다.
신기한 그리스 이야기도 많이 들려줬는데
의대졸업 후 순위를 매겨 과 합격을 결정하는
우리나라와 달리
A과
B과
C과
D과
E과
1년 후
자리 나옴
4년 후 자리 나옴
바로
할수
있음
성적은 중요하지 않고
인기과를 하고 싶으면
대기를 걸어놓고
4-5년 기다리면
자리가 나온다고 함
그리스는 대기순번시스템으로
전공과 합격이 결정된다고 한다.

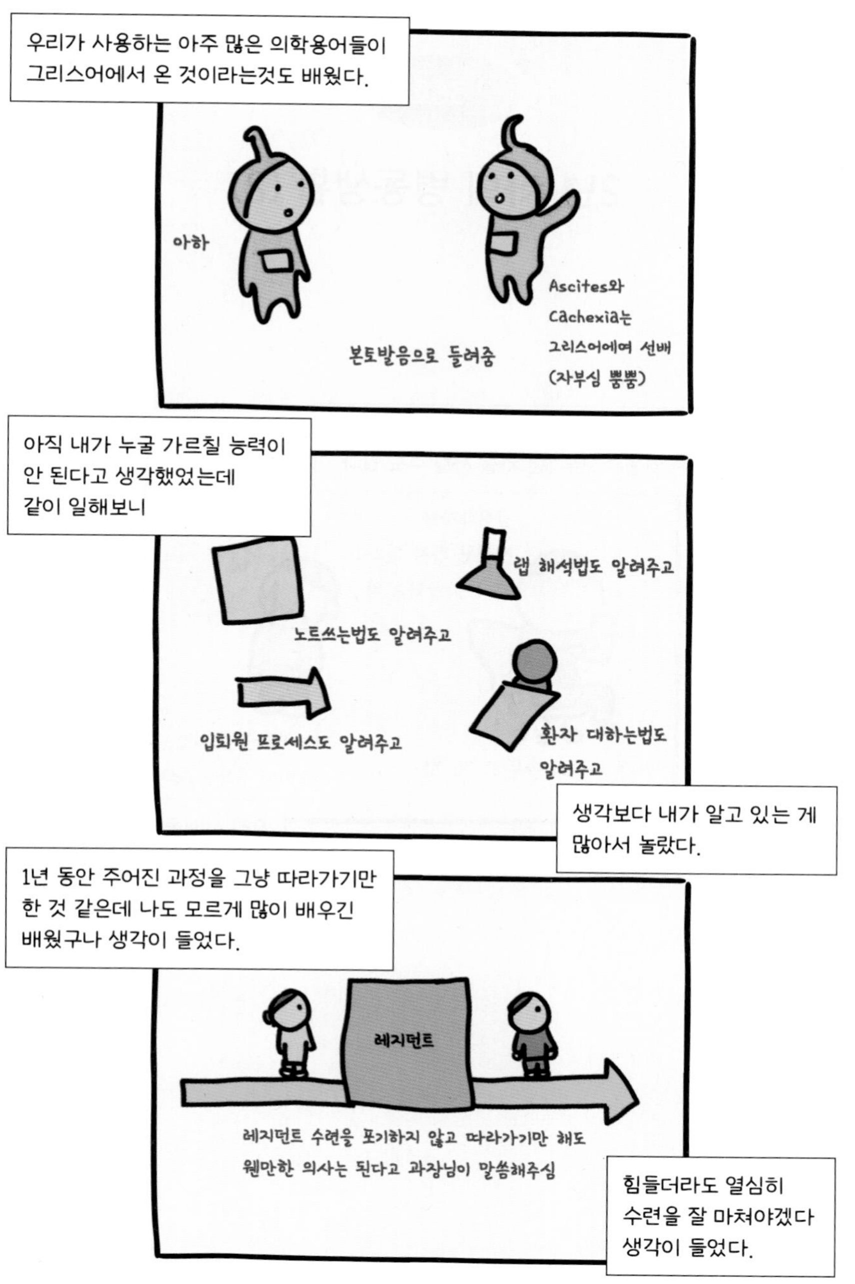
우리가 사용하는 아주 많은 의학용어들이
그리스어에서 온 것이라는것도 배웠다.
아하
Ascites와
Cachexia는
그리스어에여 선배
(자부심 뿜뿜)
본토발음으로 들려줌
아직 내가 누굴 가르칠 능력이
안 된다고 생각했었는데
같이 일해보니
랩 해석법도 알려주고
노트쓰는법도 알려주고
입퇴원 프로세스도 알려주고
환자 대하는법도
알려주고
생각보다 내가 알고 있는 게
많아서 놀랐다.
1년 동안 주어진 과정을 그냥 따라가기만
한 것 같은데 나도 모르게 많이 배우긴
배웠구나 생각이 들었다.
레지던트
레지던트 수련을 포기하지 않고 따라가기만 해도
웬만한 의사는 된다고 과장님이 말씀해주심
힘들더라도 열심히
수련을 잘 마쳐야겠다
생각이 들었다.

36화

2년 차의 병동생활 (2)

2년 차가 되면 마음만 먹으면 최소한으로 일하고
귀찮고 힘든 일들은 모두 1년 차를 시킬 수도 있다.

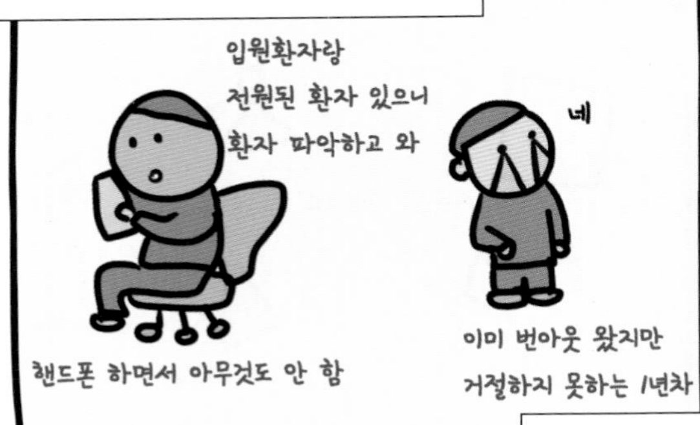
입원환자랑
전원된 환자 있으니
환자 파악하고 와
네
핸드폰 하면서 아무것도 안 함
이미 번아웃 왔지만
거절하지 못하는 1년차

우리 선배들 중에도
악명 높은 선배들이 있었다.

난 그럴 수가 없었는데, 누군가를 마음껏 시키지 못하는 성격이기도 하고

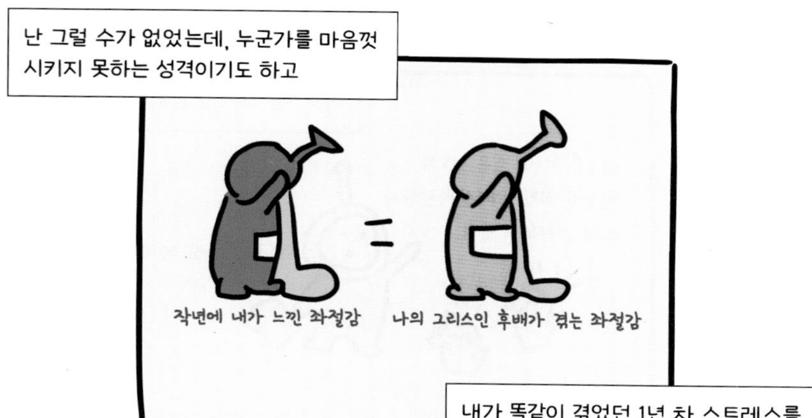
작년에 내가 느낀 좌절감
나의 그리스인 후배가 겪는 좌절감

내가 똑같이 겪었던 1년 차 스트레스를 겪는 게 보였기 때문이다.

언어도 문화도 시스템도 다른 곳에서 우왕좌왕하고 쉴 새 없는 일에 번아웃된 모습이

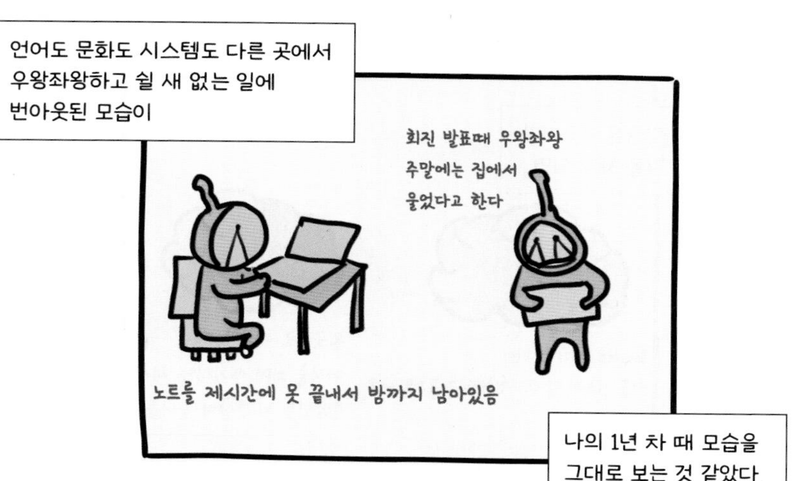
회진 발표때 우왕좌왕
주말에는 집에서
울었다고 한다
노트를 제시간에 못 끝내서 밤까지 남아있음

나의 1년 차 때 모습을 그대로 보는 것 같았다.

그에 비해 미국 의대 출신 1년 차들은 크게 허둥지둥하거나 엄청난 어려움을 겪는 것 같지는 않아 보인다.

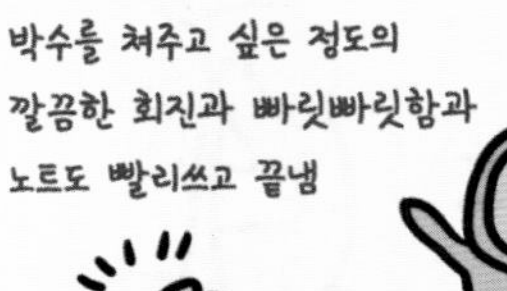
박수를 쳐주고 싶은 정도의
깔끔한 회진과 빠릿빠릿함과
노트도 빨리쓰고 끝냄
<미국의대출신 1년차>

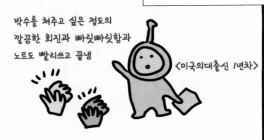

그건 미국인들이 더 똑똑해서일까 생각해보았는데

내 가설은 사람들은 모국어가 아닌 언어로 일을 하게 되면

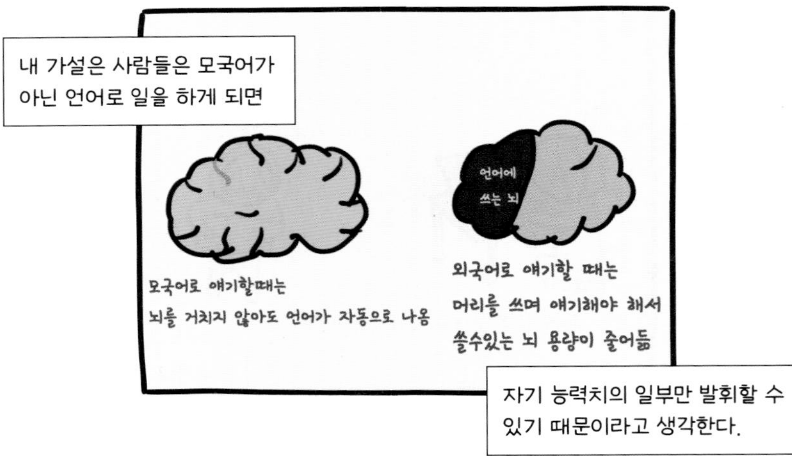
언어에
쓰는 뇌
모국어로 얘기할때는
뇌를 거치지 않아도 언어가 자동으로 나옴
외국어로 얘기할 때는
머리를 쓰며 얘기해야 해서
쓸수있는 뇌 용량이 줄어듦

자기 능력치의 일부만 발휘할 수 있기 때문이라고 생각한다.

분명 더 잘할 수 있는데 잘하지 못하는 데서 오는 자괴감을 잘 알아서 후배를 많이 도와주려고 했다.

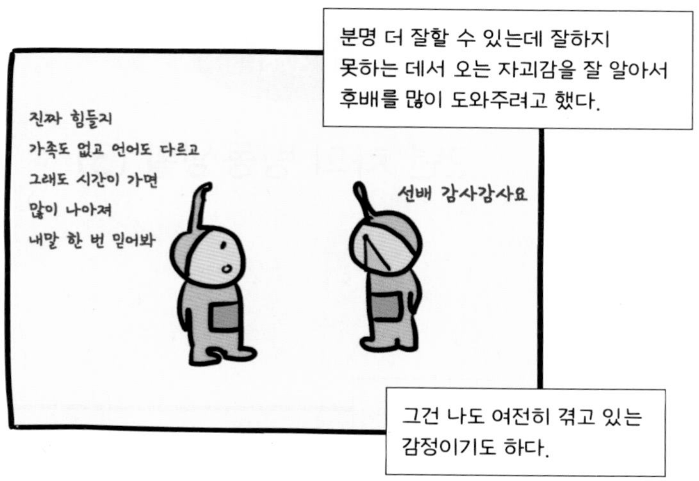

진짜 힘들지
가족도 없고 언어도 다르고
그래도 시간이 가면
많이 나아져
내말 한 번 믿어봐
선배 감사감사요

그건 나도 여전히 겪고 있는 감정이기도 하다.

내 후배가 그리스에서 일했다면 분명 훨씬 잘했을 거라 생각한다.

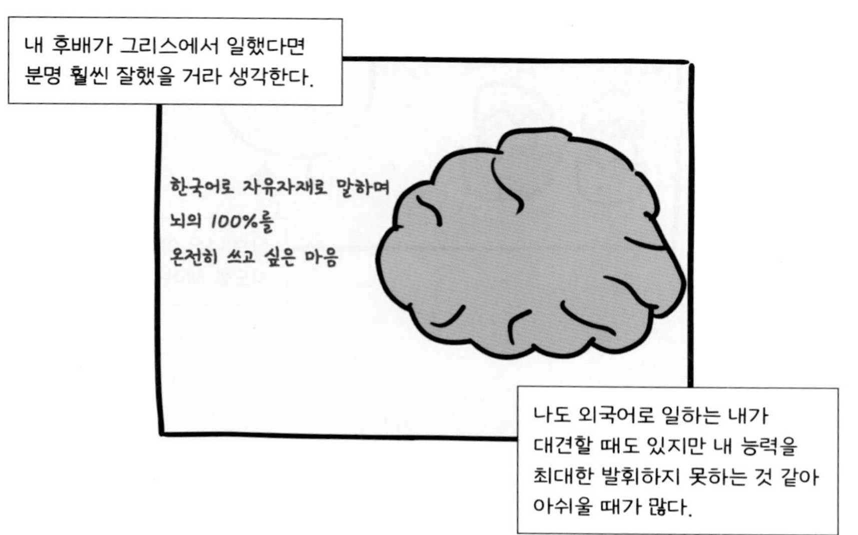

한국어로 자유자재로 말하며
뇌의 100%를
온전히 쓰고 싶은 마음

나도 외국어로 일하는 내가 대견할 때도 있지만 내 능력을 최대한 발휘하지 못하는 것 같아 아쉬울 때가 많다.

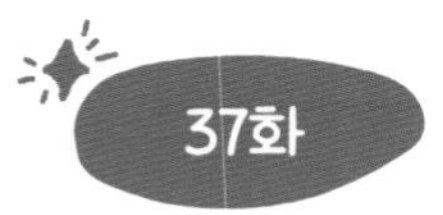
37화

2년 차의 병동생활 (3)

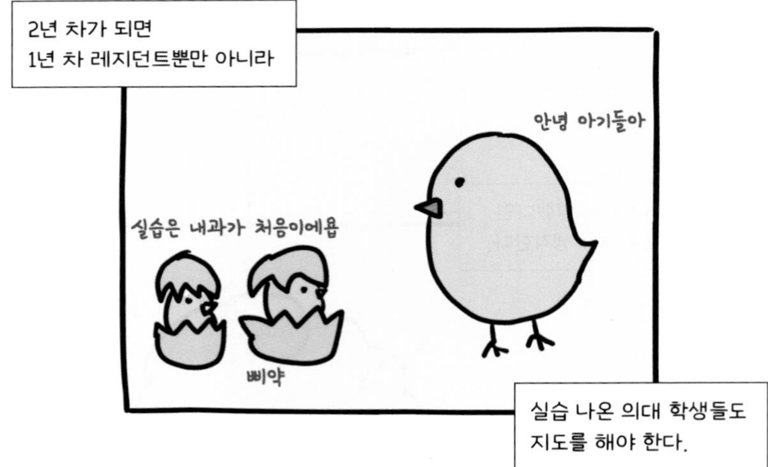
2년 차가 되면
1년 차 레지던트뿐만 아니라
안녕 아기들아
실습은 내과가 처음이에욥
삐약
실습 나온 의대 학생들도
지도를 해야 한다.

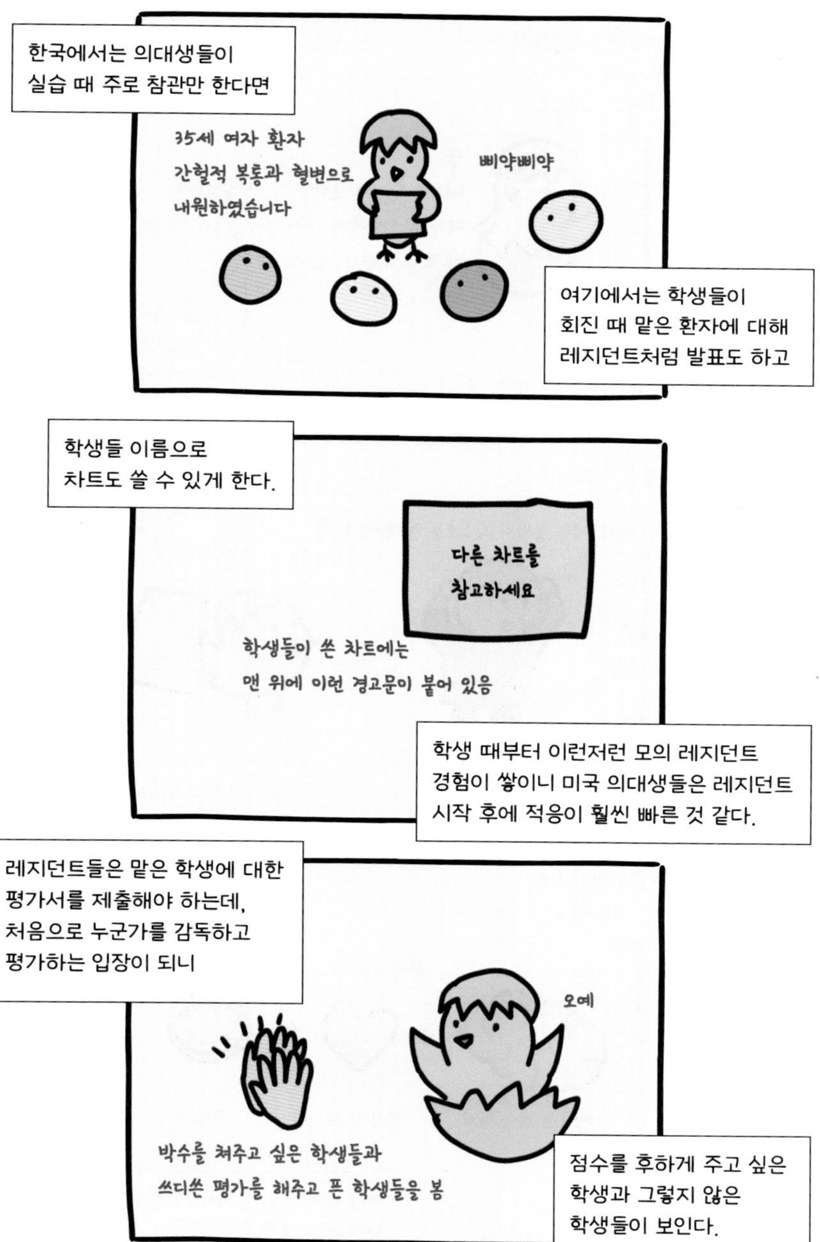
한국에서는 의대생들이
실습 때 주로 참관만 한다면
35세 여자 환자
간헐적 복통과 혈변으로
내원하였습니다
삐약삐약
여기에서는 학생들이
회진 때 맡은 환자에 대해
레지던트처럼 발표도 하고
학생들 이름으로
차트도 쓸 수 있게 한다.
다른 차트를
참고하세요
학생들이 쓴 차트에는
맨 위에 이런 경고문이 붙어 있음
학생 때부터 이런저런 모의 레지던트
경험이 쌓이니 미국 의대생들은 레지던트
시작 후에 적응이 훨씬 빠른 것 같다.
레지던트들은 맡은 학생에 대한
평가서를 제출해야 하는데,
처음으로 누군가를 감독하고
평가하는 입장이 되니
오예
박수를 쳐주고 싶은 학생들과
쓰디쓴 평가를 해주고 픈 학생들을 봄
점수를 후하게 주고 싶은
학생과 그렇지 않은
학생들이 보인다.

바쁘고 피곤한 레지던트 입장에서는 뭐라도 일 하나를 덜어주려고 하는 학생들이 제일 예쁘고 고맙다.

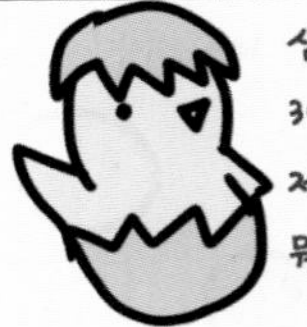
샘
342호 환자는 폴리 아직 안 넣었는데
제가 간호사에게 가서 넣어달라고 할게요
뭐 또 도와드릴거 없나요?

시키지 않아도 알아서 해야 할 것들을 체크해주고

한 발짝 앞서서 미리 필요한 것들을 생각해주고

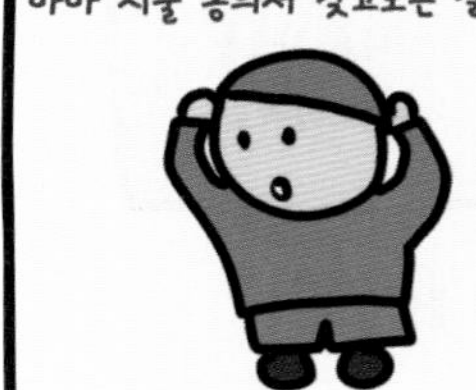
아아 시술 동의서 갖고오는 걸 깜빡했네

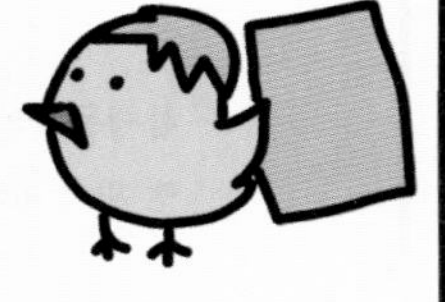
짜잔 제가 이미
가져왔죠 후후

열심히 하고 뭐라도 도움이 되려고 하는 학생들이 눈에 띈다.

미국에서 추천서를 받기 위해 실습을 돌 때 좋은 평가를 받고 싶다면

환상의 조합

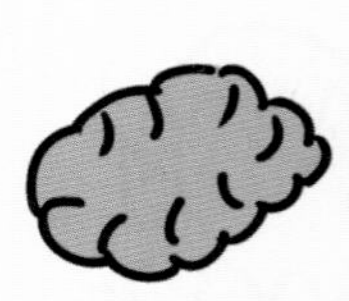
평균은 하는 두뇌

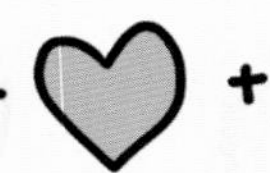
열정과 성실함

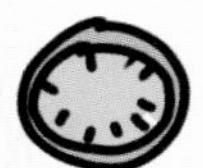
빠릿빠릿

빠릿빠릿하고 성실하게 일처리 좋은 모습을 보이는 것이 굉장히 중요한 것 같다.

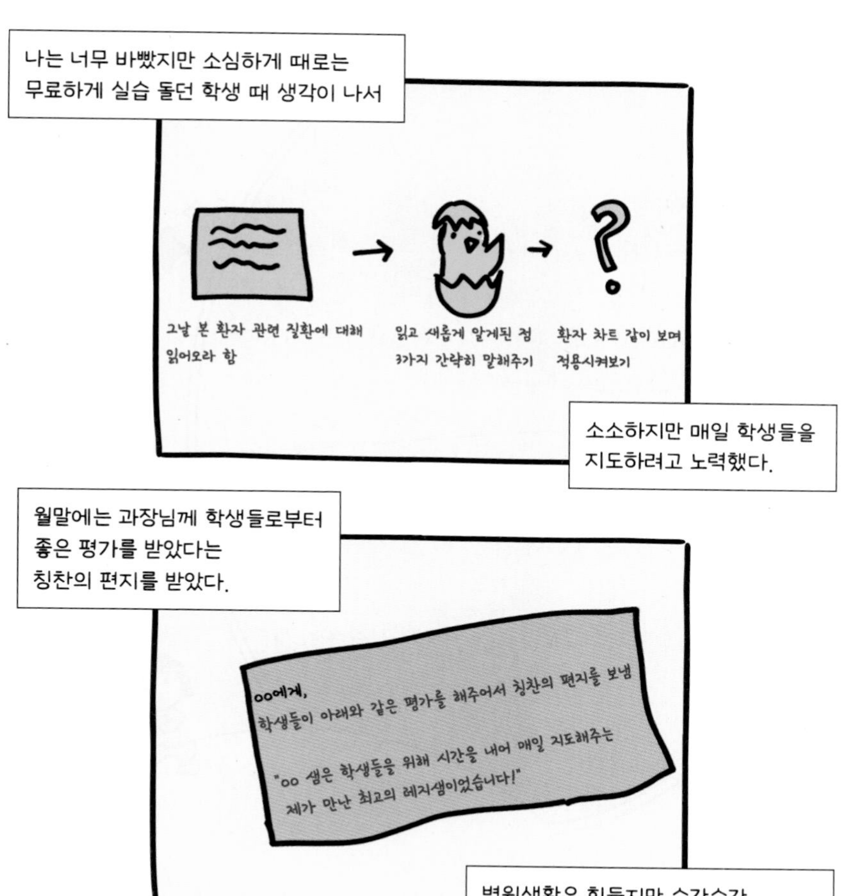

나는 너무 바빴지만 소심하게 때로는
무료하게 실습 돌던 학생 때 생각이 나서
그날 본 환자 관련 질환에 대해
읽어오라 함
읽고 새롭게 알게된 점
3가지 간략히 말해주기
환자 차트 같이 보며
적용시켜보기
소소하지만 매일 학생들을
지도하려고 노력했다.
월말에는 과장님께 학생들로부터
좋은 평가를 받았다는
칭찬의 편지를 받았다.
oo에게,
학생들이 아래와 같은 평가를 해주어서 칭찬의 편지를 보냄
"oo 샘은 학생들을 위해 시간을 내어 매일 지도해주는
제가 만난 최고의 레지샘이었습니다!"
병원생활은 힘들지만 순간순간
예상치 못하게 찾아오는 보람이 있다.

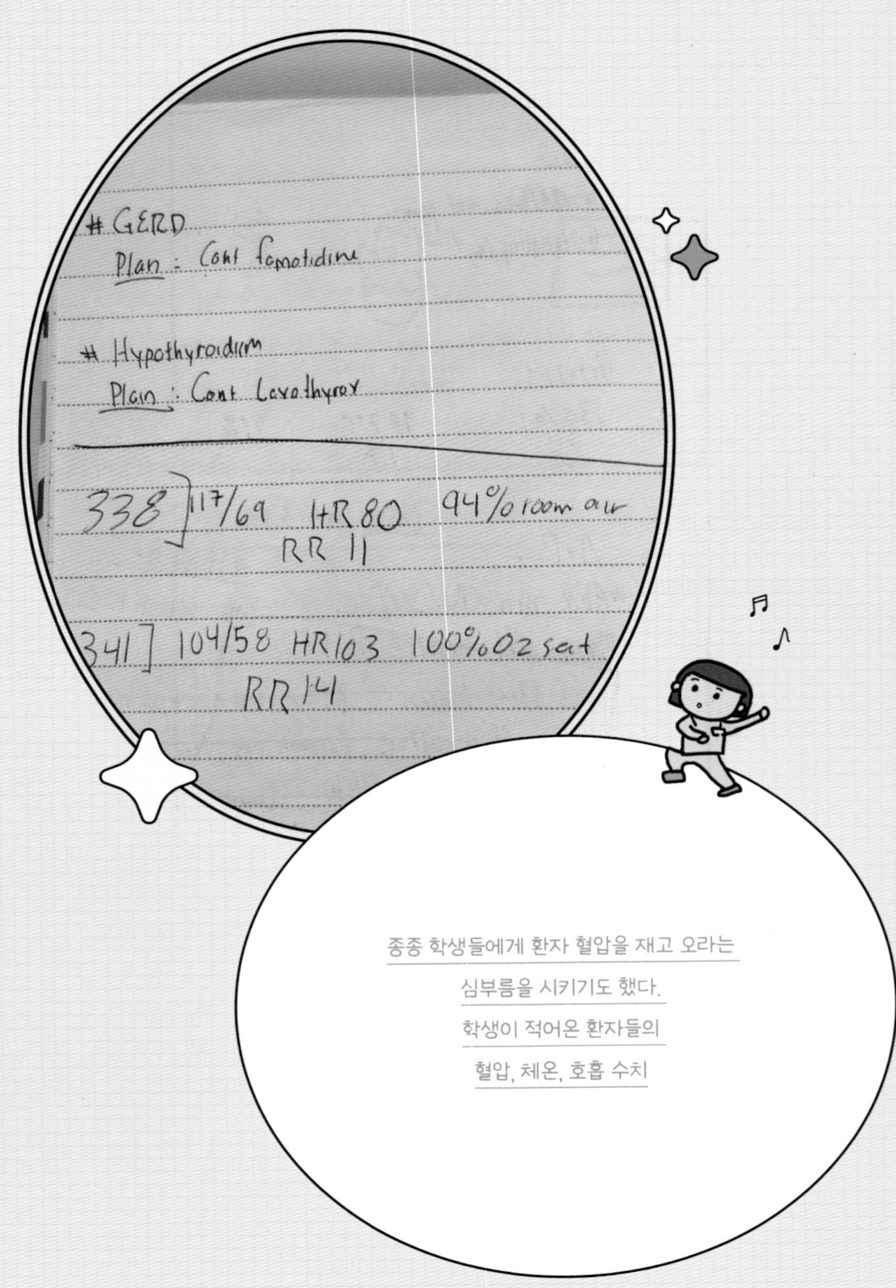
GERD
Plan : Cont famotidine
Hypothyroidism
Plan : Cont Levothyrox
338] 117/69 HR 80 94% room air
RR 11
341] 104/58 HR 103 100% O2 sat
RR 14

종종 학생들에게 환자 혈압을 재고 오라는

심부름을 시키기도 했다.

학생이 적어온 환자들의

혈압, 체온, 호흡 수치

#35-37

2년 차의 병동생활

✦✦✦

2년 차의 첫 병동은 생각보다 쉽지 않았다. 모르는 것이 너무 많았던 나의 1년 차 후배를 하나부터 열까지 지도해야 했고 때로는 스스로 의학적 결정들도 내릴 줄 알아야 했다. 1년 차 때는 모를 때 물어볼 선배가 있다는 것이 심적으로 든든했는데 이제는 내가 팀의 리더가 되어 후배들의 질문에 대답을 해야 했다. 그래서인지 책임감에서 오는 스트레스가 생각보다 많았다. 하지만 후배의 모습을 보면서 내가 조금이나마 성장했구나 느낄 수 있었던 한 달이었다.

미국 레지던트 지원 시에는 추천서가 3장 필요한데, 이때 미국 병원에서 근무하는 사람에게 받은 추천서가 있다면 합격 확률이 훨씬 올라간다.

추천서를 받기 위해서는 보통 한두달 동안 미국 병원 실습을 돌면서 지도받은 교수님께 부탁하는 것이 관례인데, 좋은 추천서를 받기 위해서는 실습 기간 동안 적극적으로 임하는 자세를 보이는 것이 중요하다. 2년 차가 되어 후배 레지던트와 학생들을 평가하는 입장이 되어보니 능력이 조금 부족하더라도 성실하고 열심히 하나라도 더 배우려는 자세로 발전해나가는 모습을 보이는 친구들에게 좋은 평가를 주고 싶다는 생각이 든다.

타지에서 영어로 일을 하며 좋은 평가를 받는다는 것이 쉬운 일은 아니지만, 성실하고 꾸준히 노력한다면 분명 좋은 평가를 받을 수 있다.

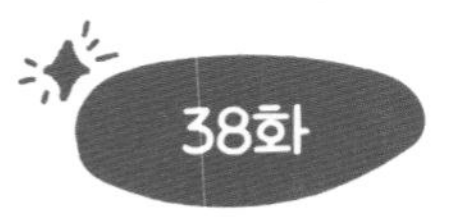
38화

취향저격 적성 찾기 (1)

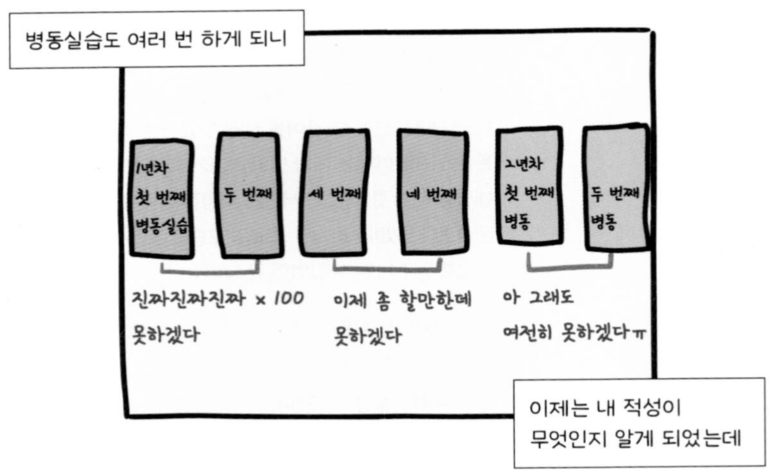
병동실습도 여러 번 하게 되니
1년차
첫 번째
병동실습
두 번째
세 번째
네 번째
2년차
첫 번째
병동
두 번째
병동
진짜진짜진짜 x 100
못하겠다
이제 좀 할만한데
못하겠다
아 그래도
여전히 못하겠다ㅠ
이제는 내 적성이
무엇인지 알게 되었는데

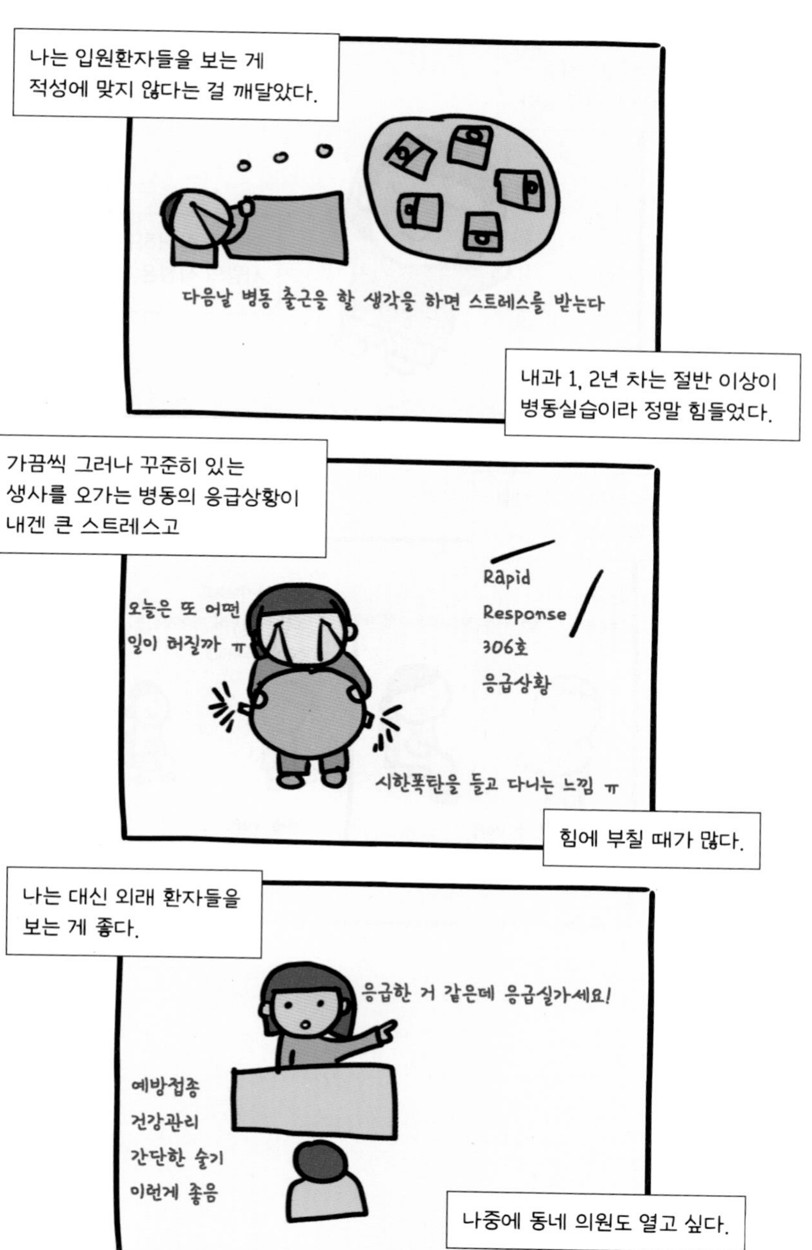
나는 입원환자들을 보는 게
적성에 맞지 않다는 걸 깨달았다.
다음날 병동 출근을 할 생각을 하면 스트레스를 받는다
내과 1, 2년 차는 절반 이상이
병동실습이라 정말 힘들었다.
가끔씩 그러나 꾸준히 있는
생사를 오가는 병동의 응급상황이
내겐 큰 스트레스고
오늘은 또 어떤
일이 터질까 ㅠ
Rapid
Response
306호
응급상황
시한폭탄을 들고 다니는 느낌 ㅠ
힘에 부칠 때가 많다.
나는 대신 외래 환자들을
보는 게 좋다.
응급한 거 같은데 응급실가세요!
예방접종
건강관리
간단한 술기
이런게 좋음
나중에 동네 의원도 열고 싶다.

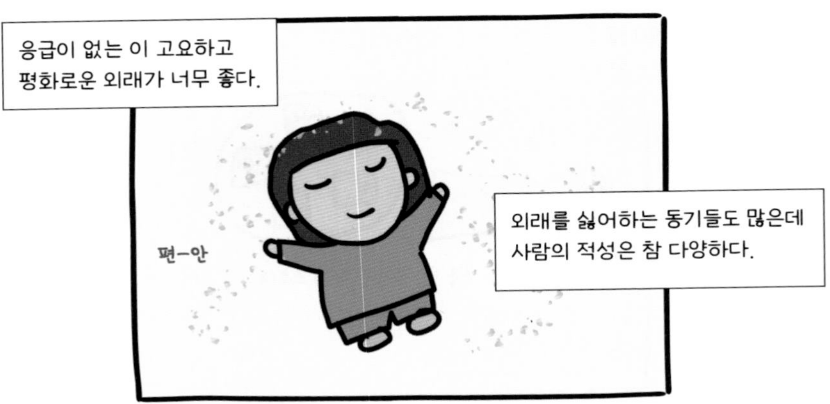
응급이 없는 이 고요하고
평화로운 외래가 너무 좋다.
편-안
외래를 싫어하는 동기들도 많은데
사람의 적성은 참 다양하다.

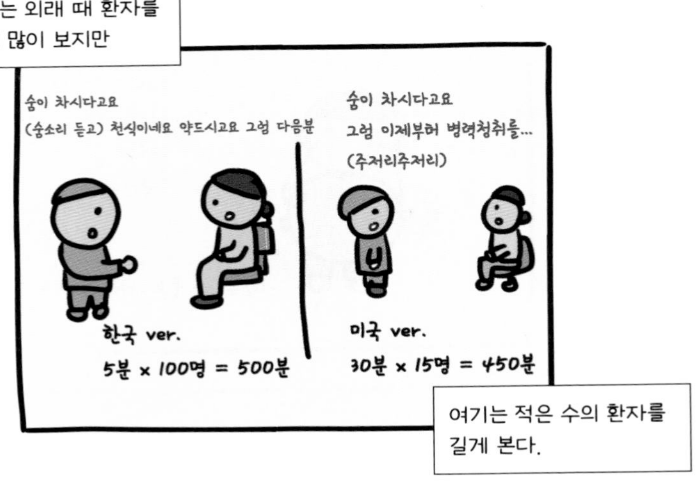
한국에서는 외래 때 환자를
짧게짧게 많이 보지만
숨이 차시다고요
(숨소리 듣고) 천식이네요 약드시고요 그럼 다음분
한국 ver.
5분 x 100명 = 500분
숨이 차시다고요
그럼 이제부터 병력청취를...
(주저리주저리)
미국 ver.
30분 x 15명 = 450분
여기는 적은 수의 환자를
길게 본다.

그만큼 시간이 충분해서 레지던트 혼자 먼저 환자를 본 다음 교수님께 가르침을 받을 수 있어서 좋다.

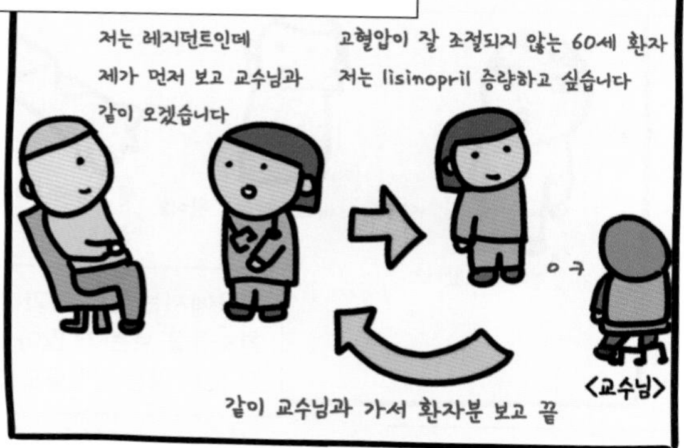
저는 레지던트인데
제가 먼저 보고 교수님과
같이 오겠습니다
고혈압이 잘 조절되지 않는 60세 환자
저는 lisinopril 증량하고 싶습니다
ㅇㅋ
<교수님>
같이 교수님과 가서 환자분 보고 끝

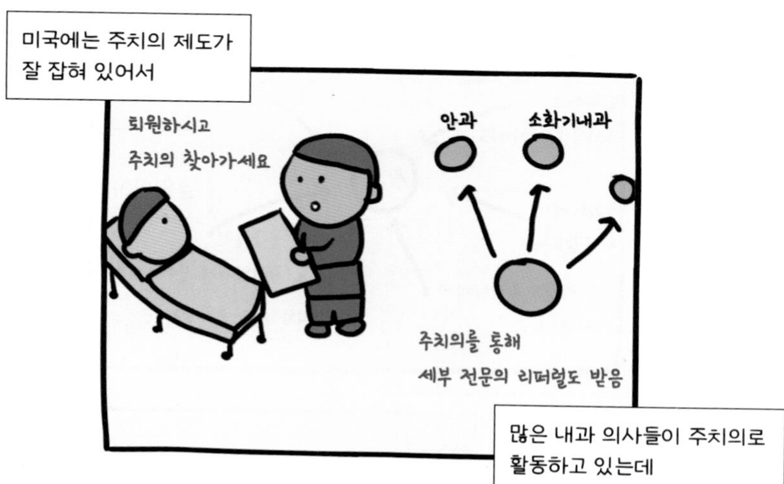
미국에는 주치의 제도가
잘 잡혀 있어서
퇴원하시고
주치의 찾아가세요
안과
소화기내과
주치의를 통해
세부 전문의 리퍼럴도 받음
많은 내과 의사들이 주치의로
활동하고 있는데

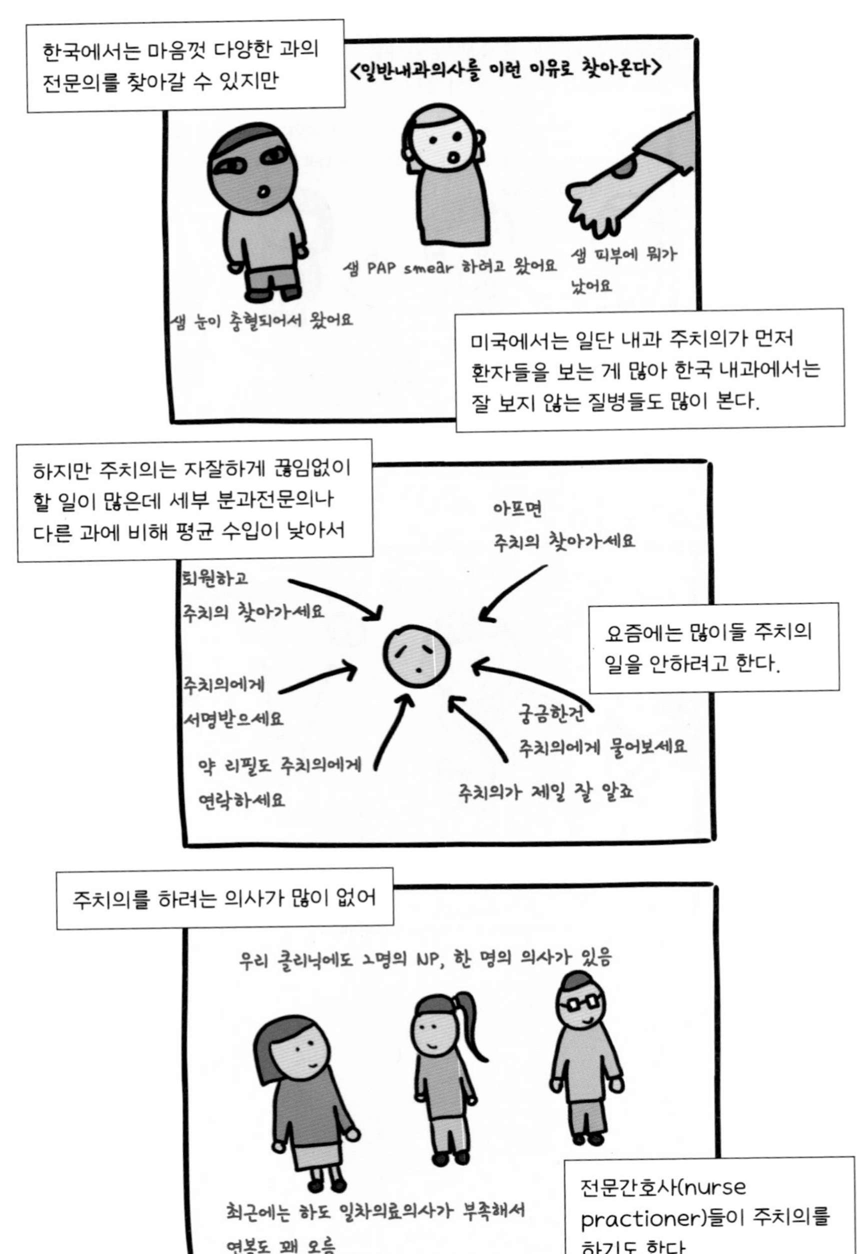
한국에서는 마음껏 다양한 과의 전문의를 찾아갈 수 있지만
<일반내과의사를 이런 이유로 찾아온다>
샘 눈이 충혈되어서 왔어요
샘 PAP smear 하려고 왔어요
샘 피부에 뭐가 났어요
미국에서는 일단 내과 주치의가 먼저 환자들을 보는 게 많아 한국 내과에서는 잘 보지 않는 질병들도 많이 본다.
하지만 주치의는 자잘하게 끊임없이 할 일이 많은데 세부 분과전문의나 다른 과에 비해 평균 수입이 낮아서
아프면 주치의 찾아가세요
퇴원하고 주치의 찾아가세요
주치의에게 서명받으세요
약 리필도 주치의에게 연락하세요
주치의가 제일 잘 알죠
궁금한건 주치의에게 물어보세요
요즘에는 많이들 주치의 일을 안하려고 한다.
주치의를 하려는 의사가 많이 없어
우리 클리닉에도 2명의 NP, 한 명의 의사가 있음
최근에는 하도 일차의료의사가 부족해서 연봉도 꽤 오름
전문간호사(nurse practioner)들이 주치의를 하기도 한다.

39화

취향저격 적성 찾기 (2)

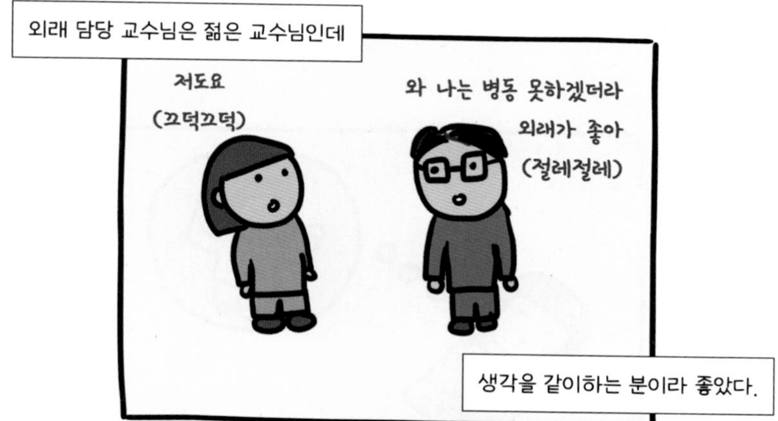
외래 담당 교수님은 젊은 교수님인데
저도요
(끄덕끄덕)
와 나는 병동 못하겠더라
외래가 좋아
(절레절레)
생각을 같이하는 분이라 좋았다.

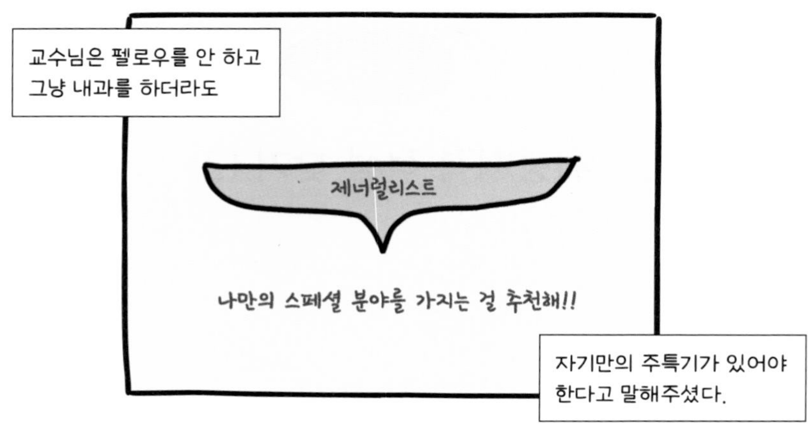
교수님은 펠로우를 안 하고
그냥 내과를 하더라도
제너럴리스트
나만의 스페셜 분야를 가지는 걸 추천해!!
자기만의 주특기가 있어야
한다고 말해주셨다.

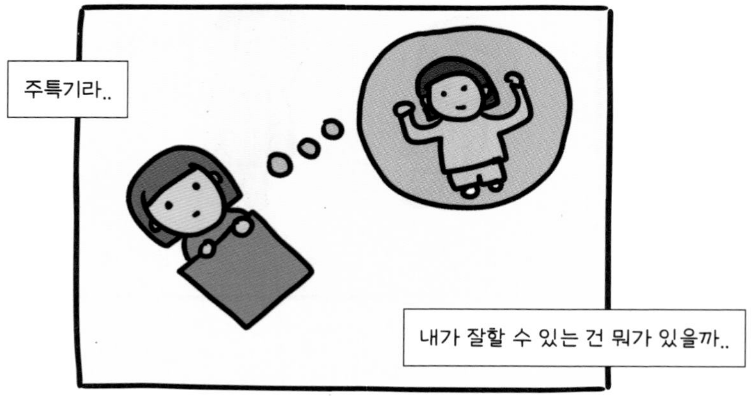
주특기라..
내가 잘할 수 있는 건 뭐가 있을까..

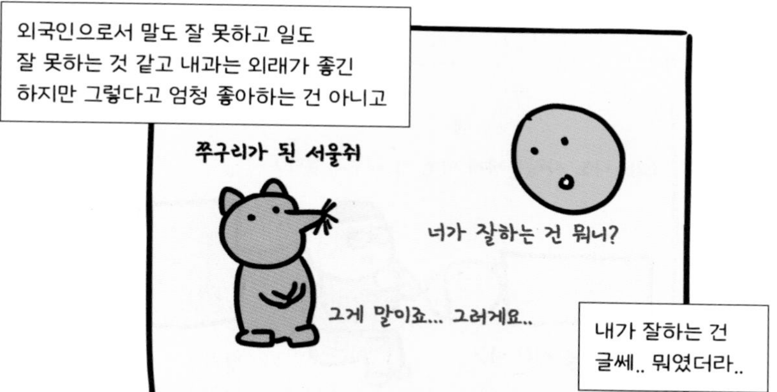
외국인으로서 말도 잘 못하고 일도
잘 못하는 것 같고 내과는 외래가 좋긴
하지만 그렇다고 엄청 좋아하는 건 아니고
쭈구리가 된 서울쥐
너가 잘하는 건 뭐니?
그게 말이죠… 그러게요..
내가 잘하는 건
글쎄.. 뭐였더라..

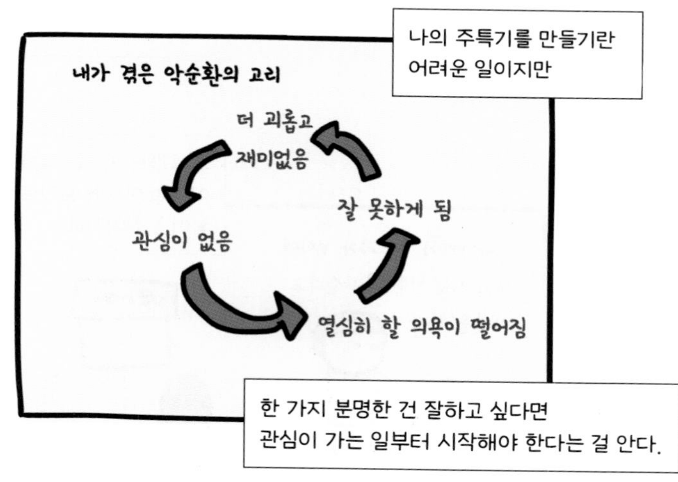
나의 주특기를 만들기란
어려운 일이지만
내가 겪은 악순환의 고리
더 괴롭고
재미없음
잘 못하게 됨
관심이 없음
열심히 할 의욕이 떨어짐
한 가지 분명한 건 잘하고 싶다면
관심이 가는 일부터 시작해야 한다는 걸 안다.

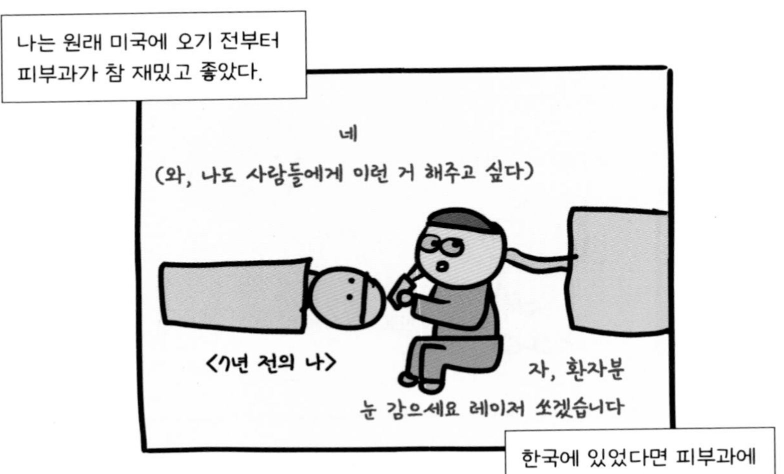
나는 원래 미국에 오기 전부터
피부과가 참 재밌고 좋았다.
네
(와, 나도 사람들에게 이런 거 해주고 싶다)
<7년 전의 나>
자, 환자분
눈 감으세요 레이저 쏘겠습니다
한국에 있었다면 피부과에
도전했을 것 같다.

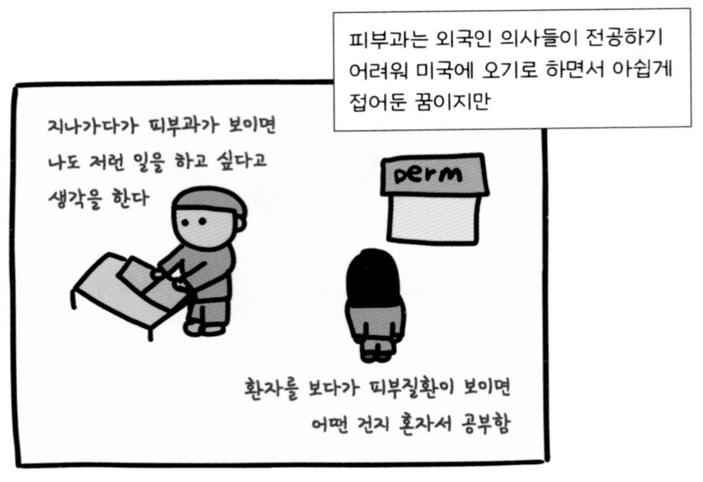
피부과는 외국인 의사들이 전공하기
어려워 미국에 오기로 하면서 아쉽게
접어둔 꿈이지만
지나가다가 피부과가 보이면
나도 저런 일을 하고 싶다고
생각을 한다
Derm
환자를 보다가 피부질환이 보이면
어떤 건지 혼자서 공부함

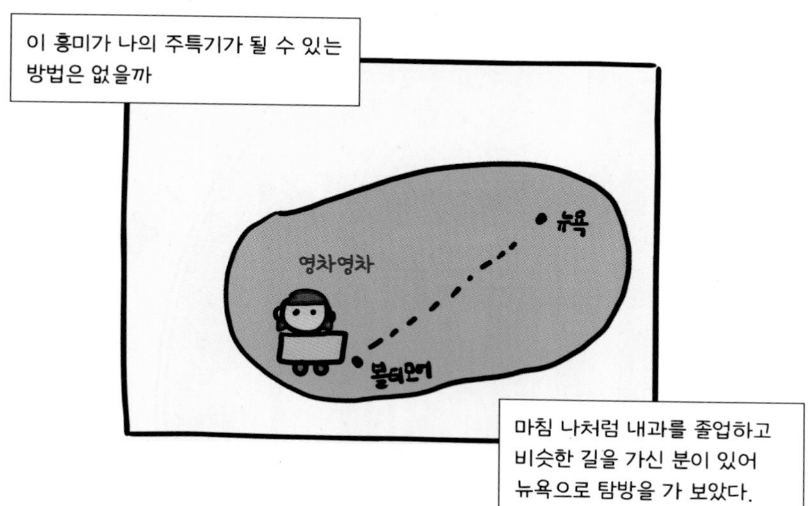
이 흥미가 나의 주특기가 될 수 있는
방법은 없을까
영차영차
뉴욕
볼티모어
마침 나처럼 내과를 졸업하고
비슷한 길을 가신 분이 있어
뉴욕으로 탐방을 가 보았다.

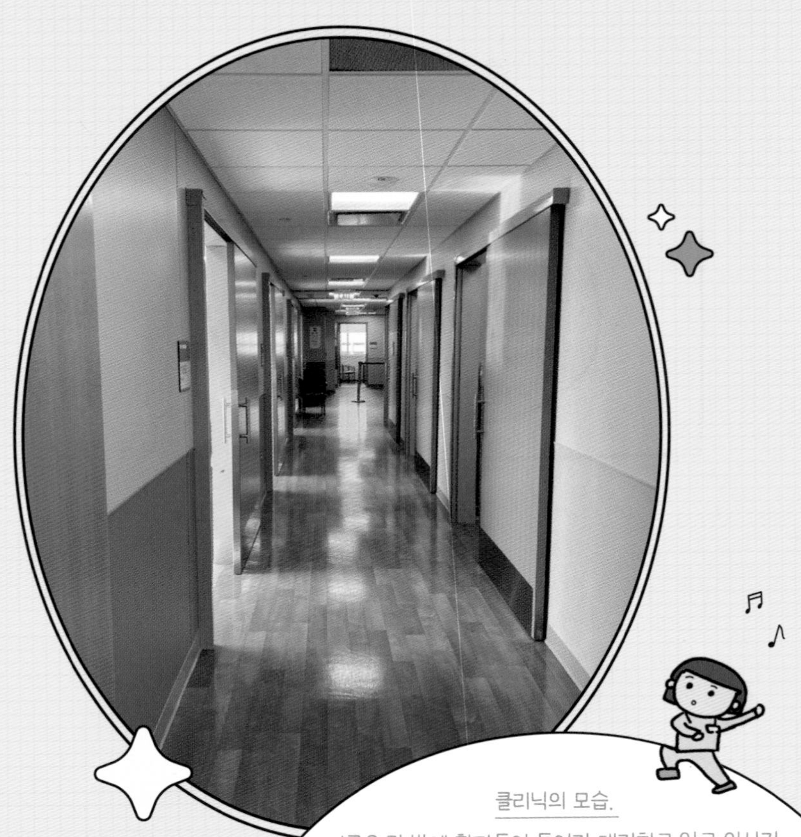

클리닉의 모습.
미국은 각 방에 환자들이 들어가 대기하고 있고 의사가
환자가 있는 방으로 들어가
진료하는 구조이다.

갓 졸업한 외국의대 졸업생으로서 미국에서 바로 전공할 수 있는 과의 종류가 사실 많지는 않다. 소위 말하는 인기과들은 미국의대 졸업생들이 대부분 그 자리를 차지하기 때문이다.

내과, 소아과, 병리과, 가정의학과, 신경과 등 몇 개의 제한된 과의 선택지 속에서 나는 과를 선택해야 했다.

#38-39

취향저격 적성 찾기

◆◆◆

만약 한국에서 수련을 받기로 했다면 내과가 아닌 가장 관심이 많았던 피부과에 도전을 했을 것 같다. 그렇지만 미국에서 외국의대 졸업생으로서 인기과인 피부과를 전공한다는 것은 굉장히 어려운 일이었고, 그 길을 가기보다는 미국에 빨리 와서 일을 시작할 수 있다면 조금이라도 흥미가 있는 과를 선택해서 그 과 의사가 되자고 생각해 내과를 선택했다. 내과 레지던트로서 병동과 중환자실 생활은 무척이나 힘들었지만, 외래 내과는 적성에 맞고 재미있어 마음에 들었다. 하지만 피부과에 대한 미련이 계속 남았던 것도 사실이다.

이처럼 미국에 올 때는 현실적으로 내가 전공하고 싶은 과가 외국의대 졸업생을 잘 받아주는 과인지 생각해봐야 한다. 아니라면 그 과에 들어가고자 할 때 치러야 하는 시간과 금전적 비용이 상당할 수 있다는 것을 염두에 두어야 한다.

미국에서도 인기 과인 전공들에 들어간 외국의대 졸업생들을 보면 최소 몇 년 동안의 리서치, 여러 편의 논문, 혹은 본국에서 이미 그 전공을 마쳤던 경우, 아주 높은 USMLE 점수 등 평범하지 않은 스펙들을 갖고 있었다.

나처럼 하고 싶은 과는 따로 있었지만 합격 확률을 높이고자 들어가기 쉬운 과에 지원했지만 결국 적성에 맞지 않아 돌고 돌아 과를 변경한 선생님도 있었다. 참고로 비자가 필요한 신분이라면 미국에서 중간에 과를 바꾸는 것은 한국보다 훨씬 쉽지 않은 과정이다.

아무튼 평생에 걸쳐 내가 일하고 싶은 분야를 미국에 가느라 포기해야 한다면 그 역시 마음 한편에 큰 미련으로 남을 수 있다.
세상만사 모든 걸 다 가질 수는 없다는 걸 깨달은 미국행이다.

40화

New York State of Mind (1)

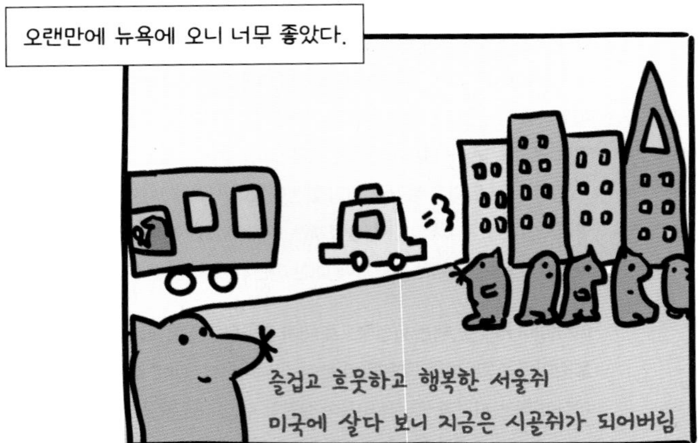
오랜만에 뉴욕에 오니 너무 좋았다.
즐겁고 흐뭇하고 행복한 서울쥐
미국에 살다 보니 지금은 시골쥐가 되어버림

나는 이렇게 북적북적한 대도시가 좋다.

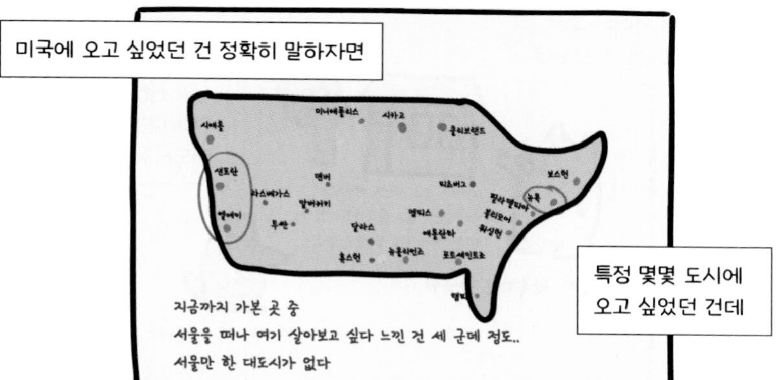
미국에 오고 싶었던 건 정확히 말하자면
시애틀
미니애폴리스
시카고
클리브랜드
샌프란
덴버
라스베가스
알버커키
엘에이
투싼
달라스
피츠버그
보스턴
필라델피아
뉴욕
멤피스
볼티모어
애틀란타
워싱턴
휴스턴
뉴올리언즈
포트세인트조
지금까지 가본 곳 중
서울을 떠나 여기 살아보고 싶다 느낀 건 세 군데 정도..
서울만 한 대도시가 없다
특정 몇몇 도시에
오고 싶었던 건데

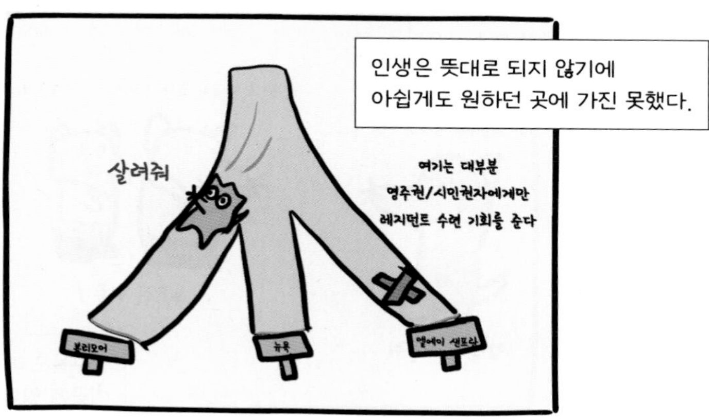
인생은 뜻대로 되지 않기에
아쉽게도 원하던 곳에 가진 못했다.
살려줘
여기는 대부분
영주권/시민권자에게만
레지던트 수련 기회를 준다
볼티모어
뉴욕
엘에이 샌프란

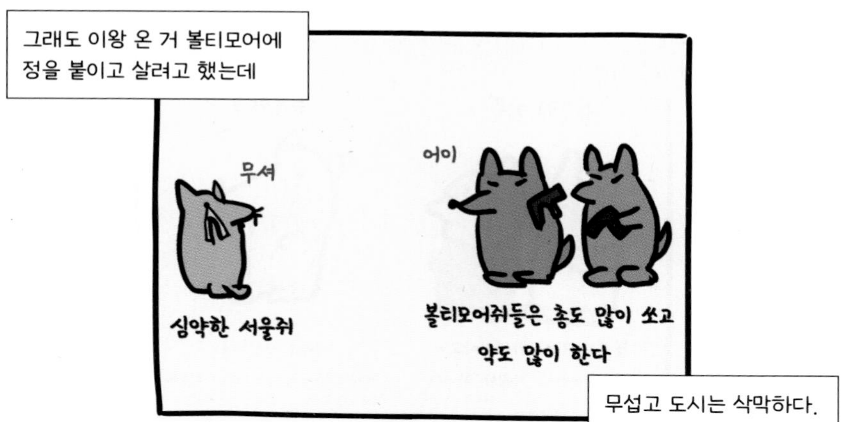
그래도 이왕 온 거 볼티모어에
정을 붙이고 살려고 했는데
무셔
심약한 서울쥐
어이
볼티모어쥐들은 총도 많이 쏘고
약도 많이 한다
무섭고 도시는 삭막하다.

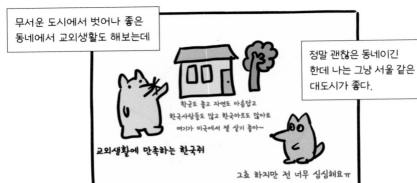

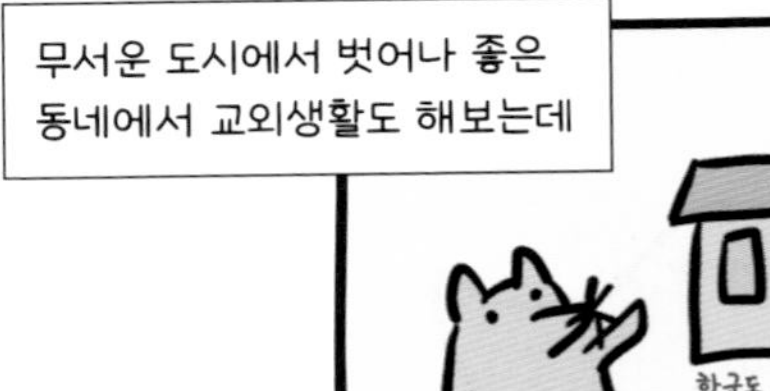
무서운 도시에서 벗어나 좋은
동네에서 교외생활도 해보는데

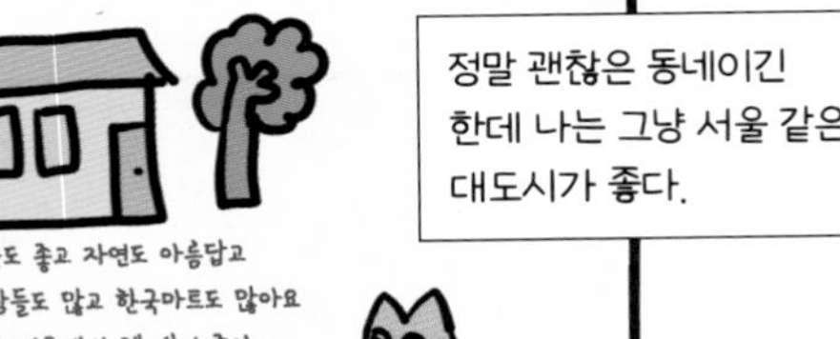
정말 괜찮은 동네이긴
한데 나는 그냥 서울 같은
대도시가 좋다.
학군도 좋고 자연도 아름답고
한국사람들도 많고 한국마트도 많아요
여기가 미국에서 젤 살기 좋아~
교외생활에 만족하는 한국쥐
그쵸 하지만 전 너무 심심해요ㅠ

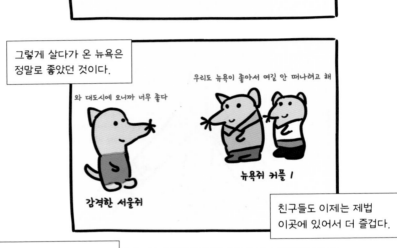

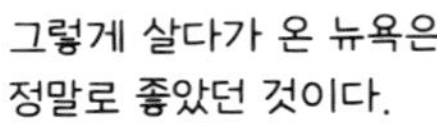
그렇게 살다가 온 뉴욕은
정말로 좋았던 것이다.

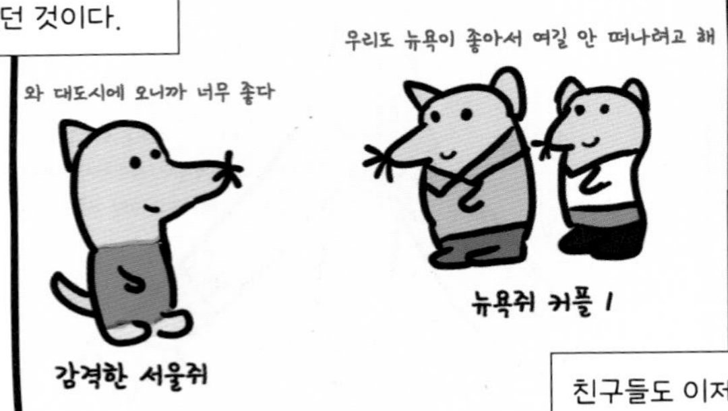
우리도 뉴욕이 좋아서 여길 안 떠나려고 해
와 대도시에 오니까 너무 좋다
뉴욕쥐 커플 1
감격한 서울쥐
친구들도 이제는 제법
이곳에 있어서 더 즐겁다.

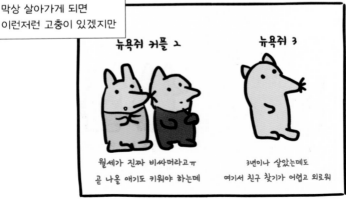

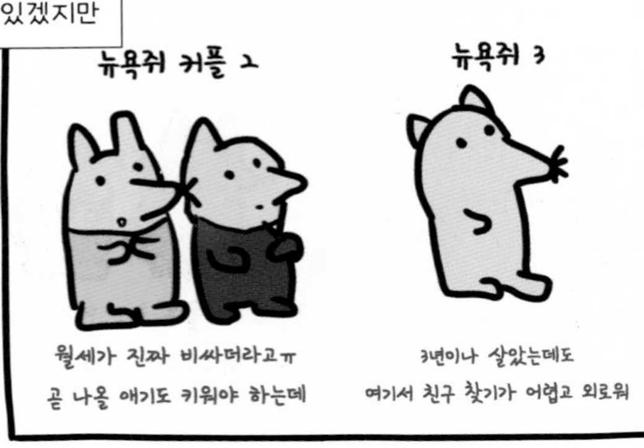
막상 살아가게 되면
이런저런 고충이 있겠지만
뉴욕쥐 커플 2
뉴욕쥐 3
월세가 진짜 비싸더라고ㅠ
곧 나올 애기도 키워야 하는데
3년이나 살았는데도
여기서 친구 찾기가 어렵고 외로워

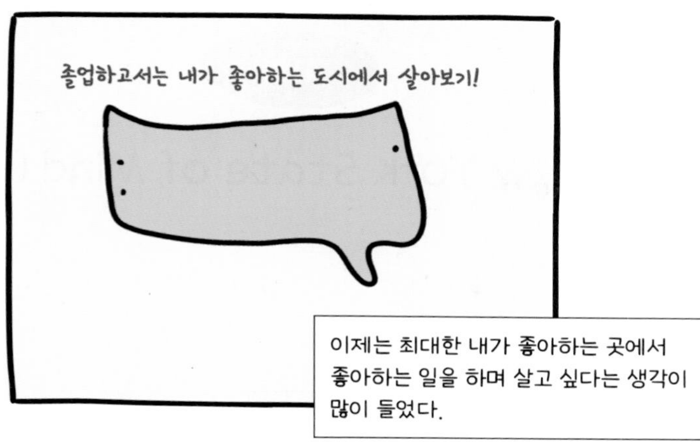
졸업하고서는 내가 좋아하는 도시에서 살아보기!
이제는 최대한 내가 좋아하는 곳에서 좋아하는 일을 하며 살고 싶다는 생각이 많이 들었다.

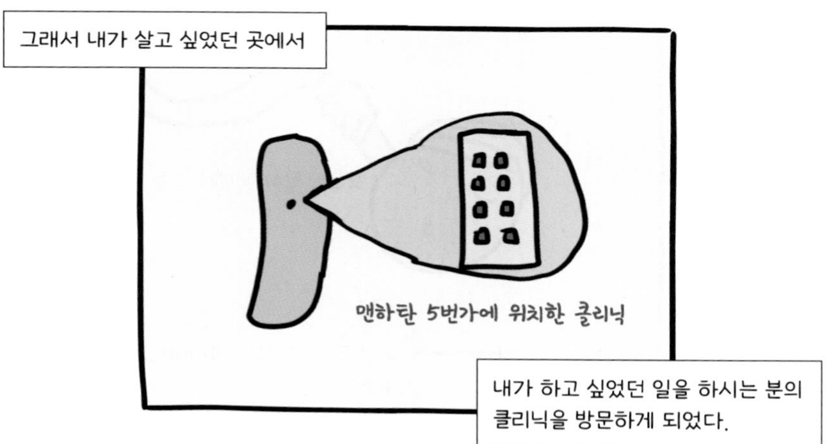
그래서 내가 살고 싶었던 곳에서
맨하탄 5번가에 위치한 클리닉
내가 하고 싶었던 일을 하시는 분의 클리닉을 방문하게 되었다.

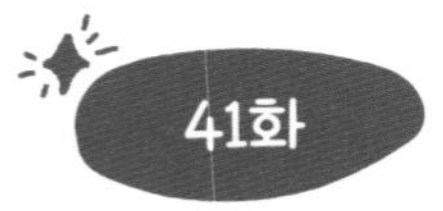
41화

New York State of Mind (2)

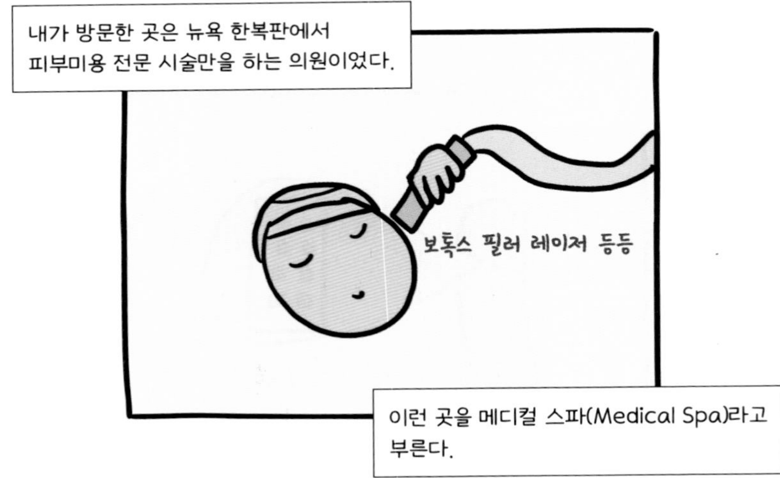
내가 방문한 곳은 뉴욕 한복판에서
피부미용 전문 시술만을 하는 의원이었다.
보톡스 필러 레이저 등등
이런 곳을 메디컬 스파(Medical Spa)라고
부른다.

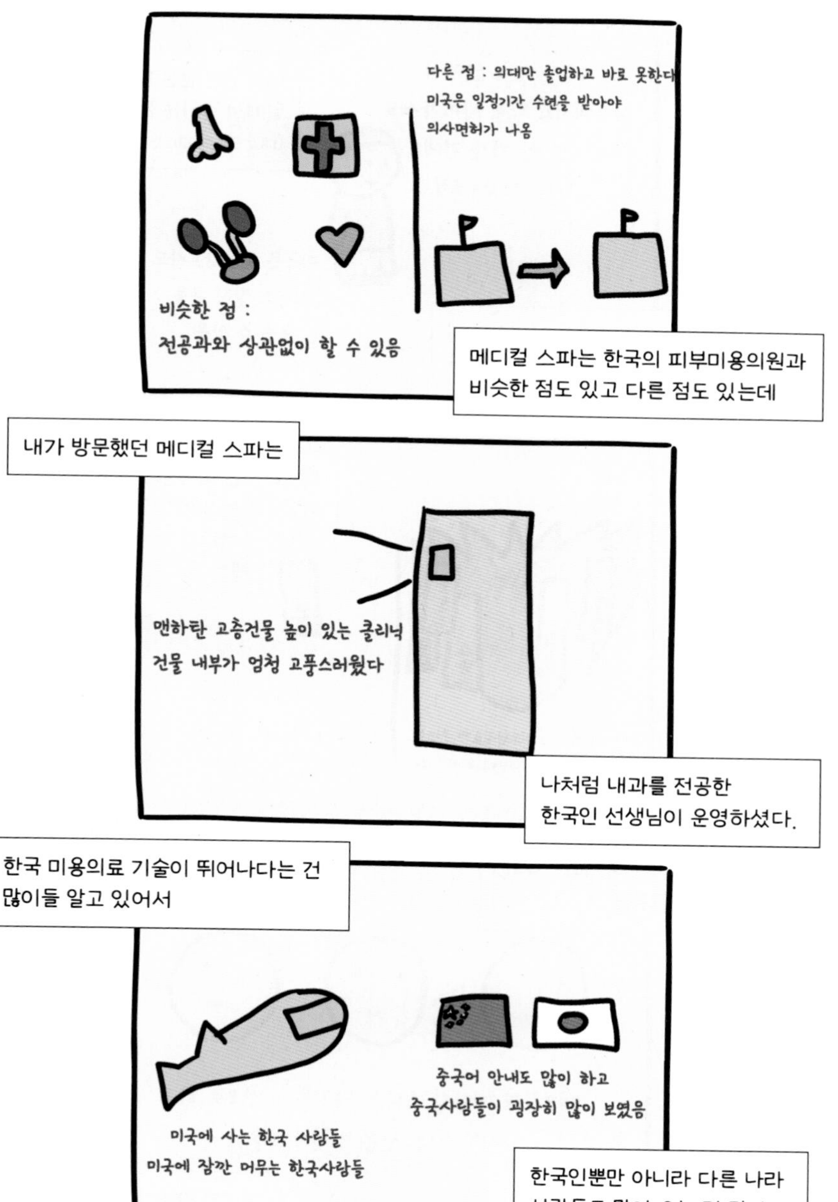

비슷한 점 :
전공과와 상관없이 할 수 있음
다른 점 : 의대만 졸업하고 바로 못한다
미국은 일정기간 수련을 받아야
의사면허가 나옴
메디컬 스파는 한국의 피부미용의원과
비슷한 점도 있고 다른 점도 있는데
내가 방문했던 메디컬 스파는
맨하탄 고층건물 높이 있는 클리닉
건물 내부가 엄청 고풍스러웠다
나처럼 내과를 전공한
한국인 선생님이 운영하셨다.
한국 미용의료 기술이 뛰어나다는 건
많이들 알고 있어서
미국에 사는 한국 사람들
미국에 잠깐 머무는 한국사람들
중국어 안내도 많이 하고
중국사람들이 굉장히 많이 보였음
한국인뿐만 아니라 다른 나라
사람들도 많이 오는 것 같다.

내가 만난 분은 의사선생님
밑에서 일하는 전문간호사
(nurse practitioner)셨는데

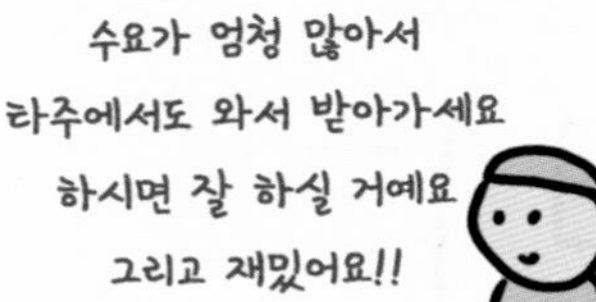

수요가 엄청 많아서
타주에서도 와서 받아가세요
하시면 잘 하실 거예요
그리고 재밌어요!!

미국은 전문간호사도
보톡스 필러 등을
놓을 수 있음

나에게도 이 일을 추천해주셨다.

우리나라는 미용의료 시장도 경쟁이
치열하지만 미국은 그렇게까지
치열하지는 않아 보인다.

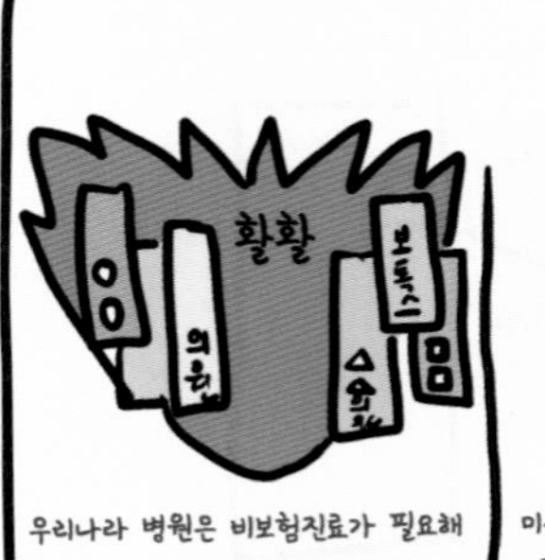

활활
ㅇㅇ
의원
보톡스
ㅁㅁ
△△

우리나라 병원은 비보험진료가 필요해
많은 의사들이 미용시장에 뛰어들지만

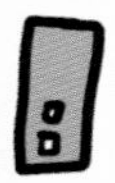

ㅁㅁ
휑~

미국은 그냥 보험진료만 해도 수익이 잘 나서
굳이 의사들이 미용의원을 안 하는 것 같다

뉴욕 뉴저지에 사는 아시아인들이
참 많고 수요도 많은데

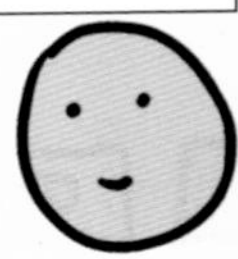
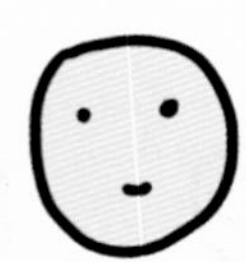
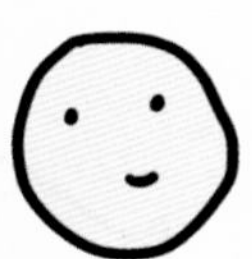

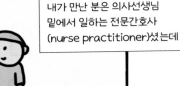

대부분의 메디컬 스파는 백인을 대상으로 하고
아시안 피부 전문 병원이 드물다

실력만 갖춘다면 정말 기회가
많겠다는 생각이 들었다.

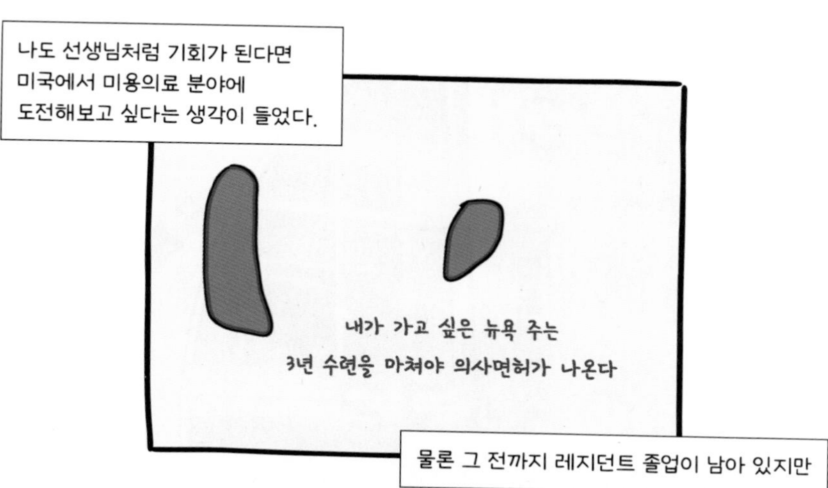
나도 선생님처럼 기회가 된다면
미국에서 미용의료 분야에
도전해보고 싶다는 생각이 들었다.
내가 가고 싶은 뉴욕 주는
3년 수련을 마쳐야 의사면허가 나온다
물론 그 전까지 레지던트 졸업이 남아 있지만

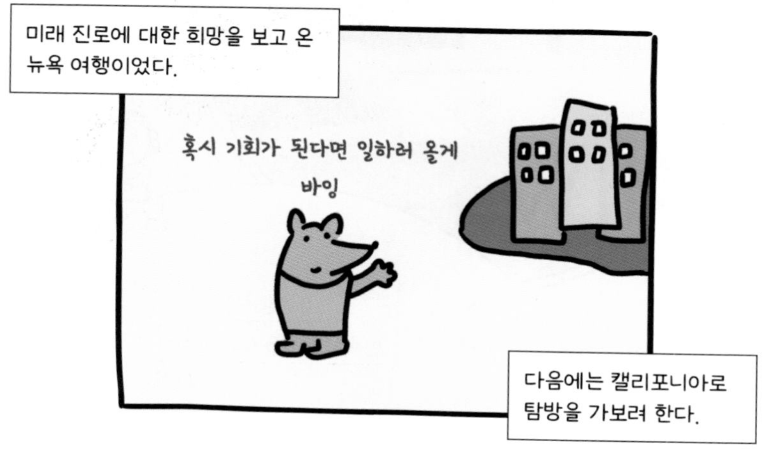
미래 진로에 대한 희망을 보고 온
뉴욕 여행이었다.
혹시 기회가 된다면 일하러 올게
바잉
다음에는 캘리포니아로
탐방을 가보려 한다.

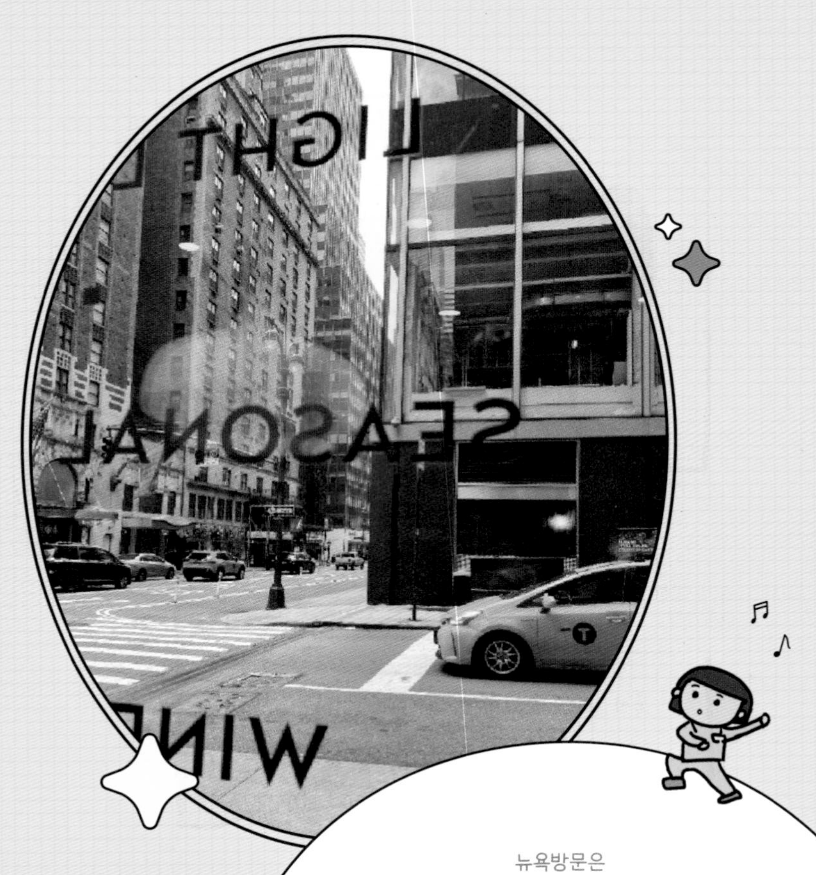

뉴욕방문은

언제나 마음을 설레게 한다

미국에도 보톡스, 필러 등
비보험 피부미용 진료만을 하는 의원들이 있으며
이를 일컬어 "Medical spa" 줄여서 "Medspa"라고 한다.

#40-41

New York State of Mind

✦✦✦

우리나라의 경우 의대를 졸업하고 의사 면허를 딴 후 레지던트 없이 바로 피부미용 분야에서 일하는 의사들이 있지만, 미국은 의대를 졸업하고 일정 기간의 수련을 반드시 받아야 의사 면허가 나오기 때문에 미국에서 medspa를 운영하는 의사들의 대부분은 전문의이다. 다만 반드시 피부과나 성형외과 전문의가 되어야 할 필요는 없고 어느 과 전문의이든 보톡스, 필러, 레이저와 같은 피부미용 시술을 할 수 있다.

참고로 주에 따라 다르지만 미국에서는 전문간호사(Nurse practitioner)나 Physician Assistant 역시 피부미용시술을 할 수 있어 많은 medspa에서는 간호사들이 보톡스를 놓아주기도 한다. 한국은 피부미용 시장도 포화에 가까워 가격 경쟁이 치열하지만 미국의 경우 경쟁이 한국만큼 치열하지 않아 보였다.

내가 방문했던 medspa에서는 외과 전문의 선생님과 전문간호사(Nurse practitioner) 선생님이 봉직의로 근무하고 있었다. 외과 선생님은 원래 피부미용 쪽에 관심이 있어서 외과 전문의를 따고 이곳에 취직했다고 했다. 뉴저지에서는 내과 전문의를 따고 중환자실 의사로 일을 하다가 Well-aging을 컨셉으로 한 medspa를 개원하신 선생님도 만나뵈었다.

피부과에 관심이 있던 내게 뉴욕 방문은 졸업 후 미용의학 분야로도 진로를 개척하는 것도 하나의 방법이라는 생각이 들게 한 여행이었다.

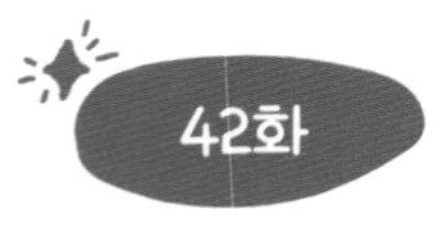
42화

DNR, DNI

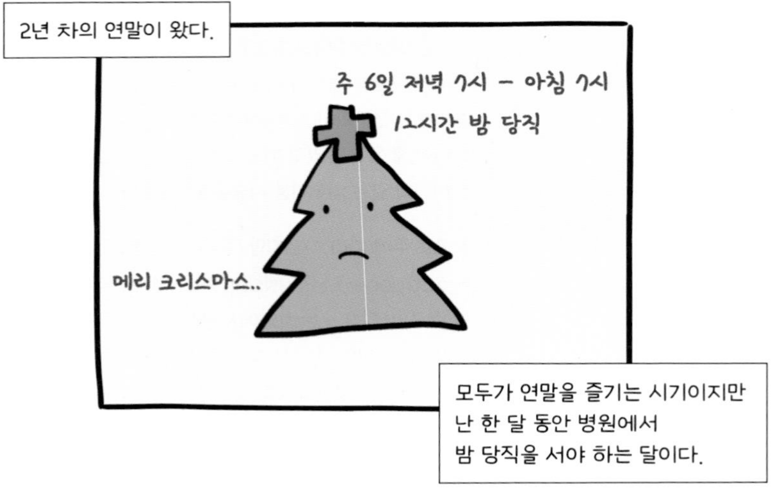
2년 차의 연말이 왔다.
주 6일 저녁 7시 - 아침 7시
12시간 밤 당직
메리 크리스마스..
모두가 연말을 즐기는 시기이지만
난 한 달 동안 병원에서
밤 당직을 서야 하는 달이다.

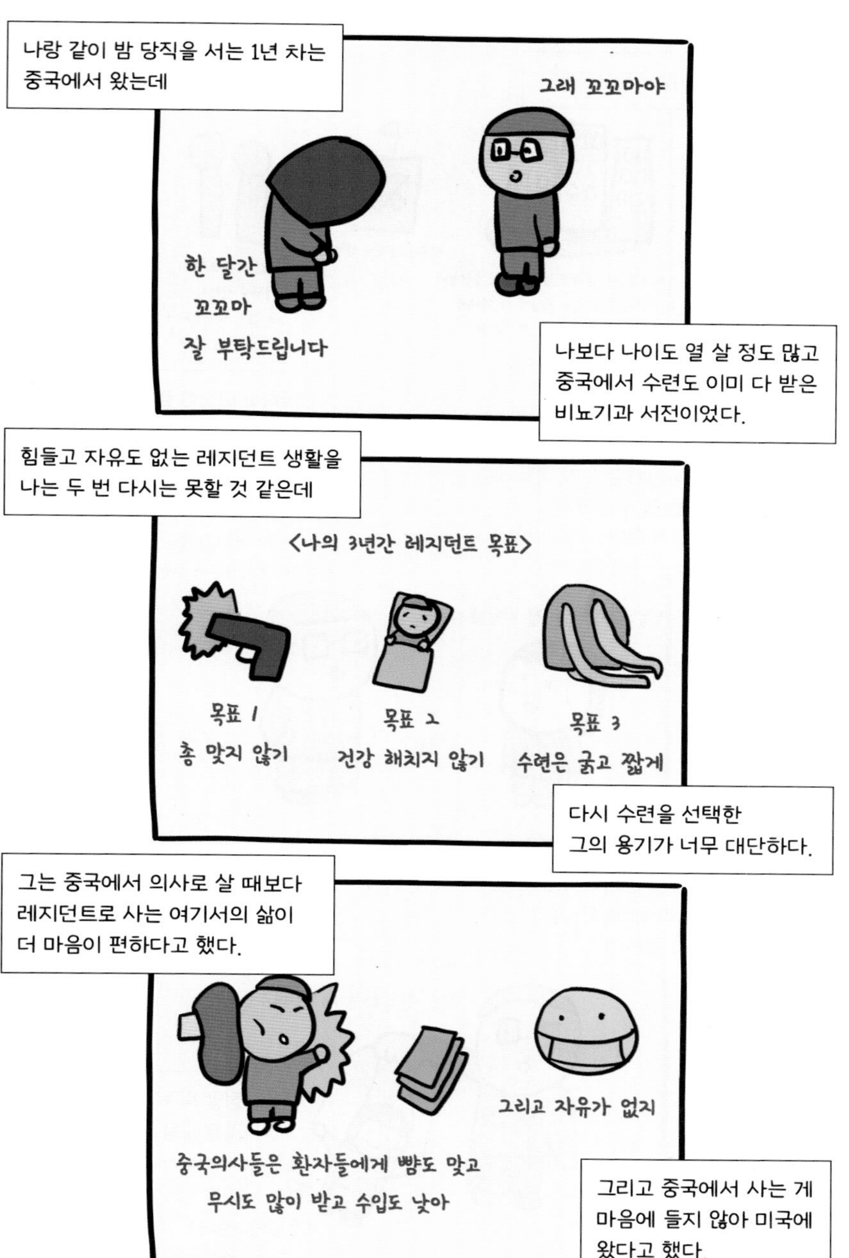
나랑 같이 밤 당직을 서는 1년 차는
중국에서 왔는데
그래 꼬꼬마야
한 달간
꼬꼬마
잘 부탁드립니다
나보다 나이도 열 살 정도 많고
중국에서 수련도 이미 다 받은
비뇨기과 서전이었다.
힘들고 자유도 없는 레지던트 생활을
나는 두 번 다시는 못할 것 같은데
<나의 3년간 레지던트 목표>
목표 1
총 맞지 않기
목표 2
건강 해치지 않기
목표 3
수련은 굵고 짧게
다시 수련을 선택한
그의 용기가 너무 대단하다.
그는 중국에서 의사로 살 때보다
레지던트로 사는 여기서의 삶이
더 마음이 편하다고 했다.
중국의사들은 환자들에게 뺨도 맞고
무시도 많이 받고 수입도 낮아
그리고 자유가 없지
그리고 중국에서 사는 게
마음에 들지 않아 미국에
왔다고 했다.

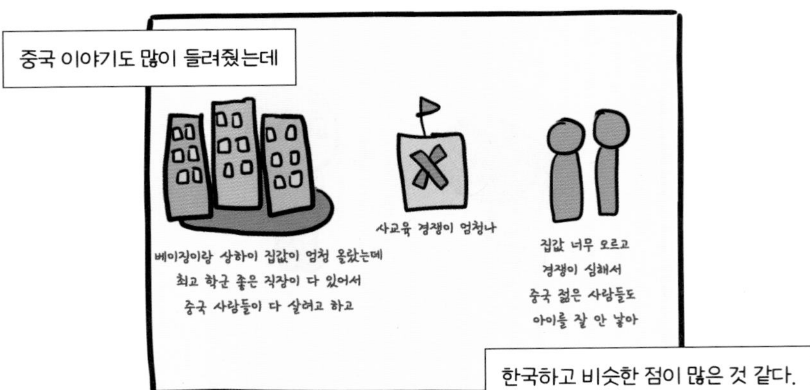

중국 이야기도 많이 들려줬는데
베이징이랑 상하이 집값이 엄청 올랐는데
최고 학군 좋은 직장이 다 있어서
중국 사람들이 다 살려고 하고
사교육 경쟁이 엄청나
집값 너무 오르고
경쟁이 심해서
중국 젊은 사람들도
아이를 잘 안 낳아
한국하고 비슷한 점이 많은 것 같다.

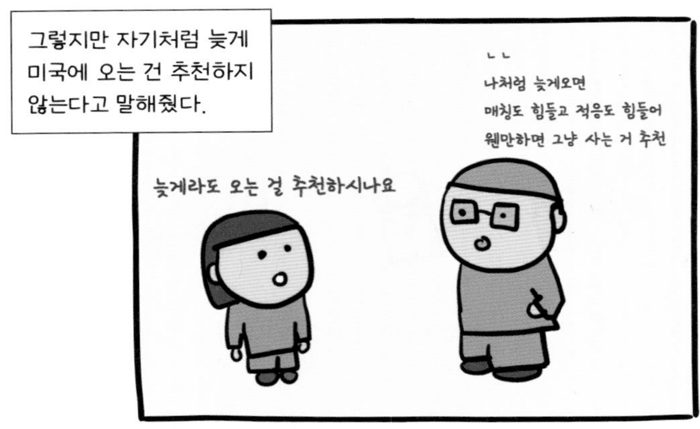

그렇지만 자기처럼 늦게 미국에 오는 건 추천하지 않는다고 말해줬다.
늦게라도 오는 걸 추천하시나요
ㄴㄴ
나처럼 늦게오면
매칭도 힘들고 적응도 힘들어
웬만하면 그냥 사는 거 추천

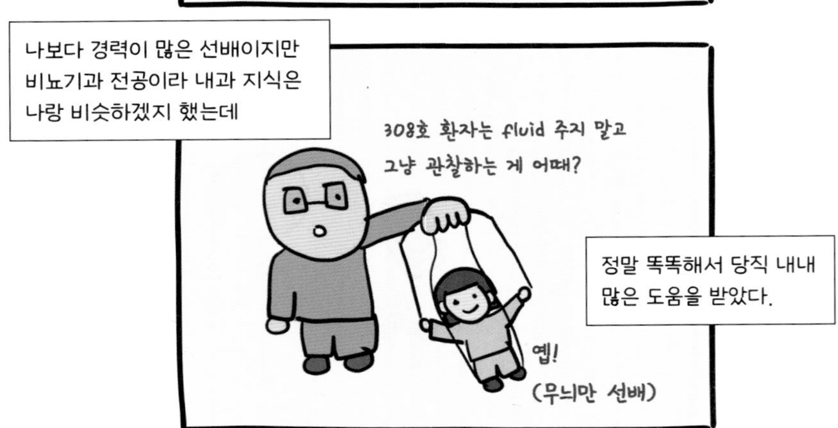

나보다 경력이 많은 선배이지만 비뇨기과 전공이라 내과 지식은 나랑 비슷하겠지 했는데
308호 환자는 fluid 주지 말고
그냥 관찰하는 게 어때?
정말 똑똑해서 당직 내내 많은 도움을 받았다.
옙!
(무늬만 선배)

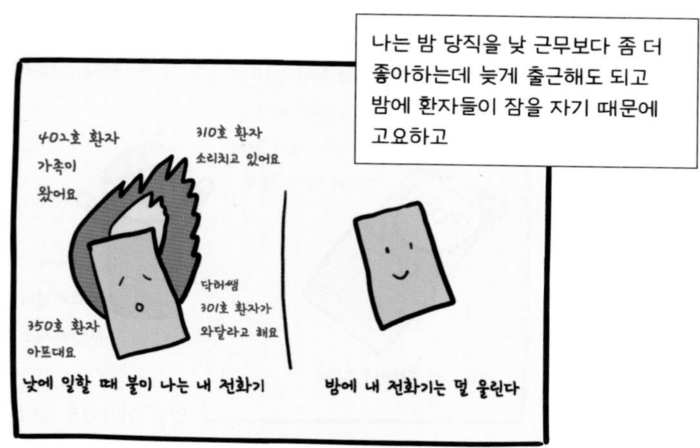
나는 밤 당직을 낮 근무보다 좀 더
좋아하는데 늦게 출근해도 되고
밤에 환자들이 잠을 자기 때문에
고요하고
402호 환자
가족이
왔어요
310호 환자
소리치고 있어요
닥터쌤
301호 환자가
와달라고 해요
350호 환자
아프대요
낮에 일할 때 불이 나는 내 전화기
밤에 내 전화기는 덜 울린다

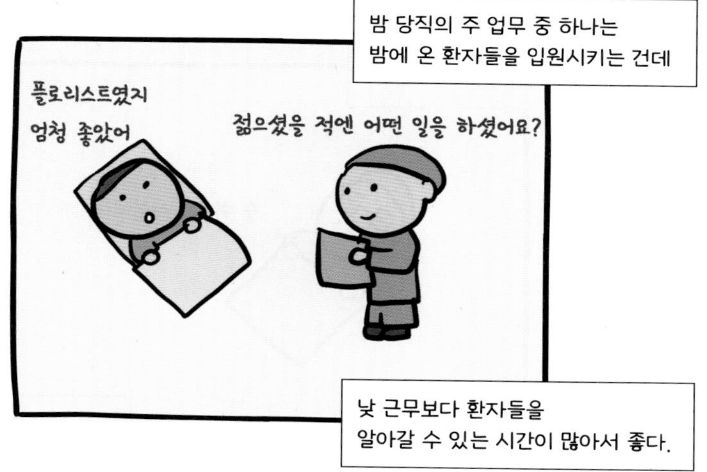
밤 당직의 주 업무 중 하나는
밤에 온 환자들을 입원시키는 건데
젊으셨을 적엔 어떤 일을 하셨어요?
플로리스트였지
엄청 좋았어
낮 근무보다 환자들을
알아갈 수 있는 시간이 많아서 좋다.

내과에는 할머니 할아버지 환자가 많아서

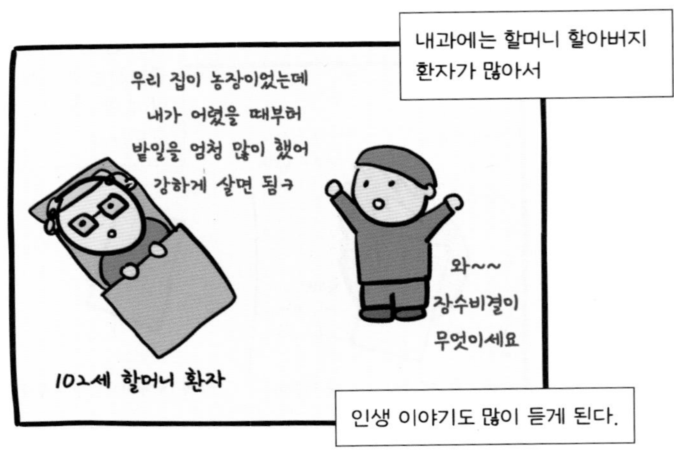
우리 집이 농장이었는데
내가 어렸을 때부터
밭일을 엄청 많이 했어
강하게 살면 됨ㅋ
와~~
장수비결이
무엇이세요
102세 할머니 환자

인생 이야기도 많이 듣게 된다.

그중에서도 밤 당직 때 만난 기억에 남는 할아버지 환자가 있다.

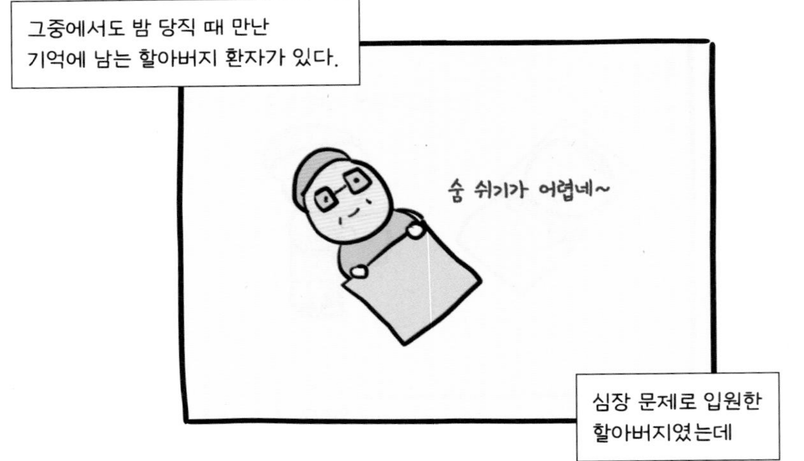
숨 쉬기가 어렵네~

심장 문제로 입원한 할아버지였는데

#42

DNR, DNI

✦✦✦

밤 당직 때 만난 또 다른 환자는 방광암이 있는 상태에서 계속 혈뇨가 나와 입원한 할아버지였다. 결국엔 호스피스를 가기로 딸과 결정했고 호스피스 전원을 기다리던 중이었다. 회의 도중 할아버지의 딸은 내게 할아버지가 30대 시절 어린 자신과 찍었던 사진을 보여주었다. 우리 아버지도 이렇게 젊고 건강했던 시절이 있었다고 알려주고 싶었다고 말했다. 할아버지의 젊었을 적 사진을 보는데 왜인지 갑자기 눈물이 나왔다. 모두에게는 찬란하고 아름다웠던 건강했던 시절이 있다. 그리고 어느새 이렇게 나이가 들고 세상을 떠날 때가 온다는 것이 슬프게 느껴졌다.

그렇지만 사람은 누구나 언젠가 죽고 죽는다는 것은 사실 자연스러운 것이다. 고통스러운 연명치료를 중단한 후 편안하게 돌아가시는 환자들을 보면 어차피 찾아올 죽음을 인간답게 맞이했다는 생각이 들었다. 환자를 끝까지 치료해 살리는 것도 의사의 역할이지만 무의미한 치료를 멈추고 환자가 편안하고 좋은 죽음을 맞을 수 있도록 하는 것 역시 의사의 중요한 할 일이라고 느꼈다.

43화

플로리다 나들이 (1)

미국은 크리스마스 때부터
2주 정도 긴 연휴가 시작된다.

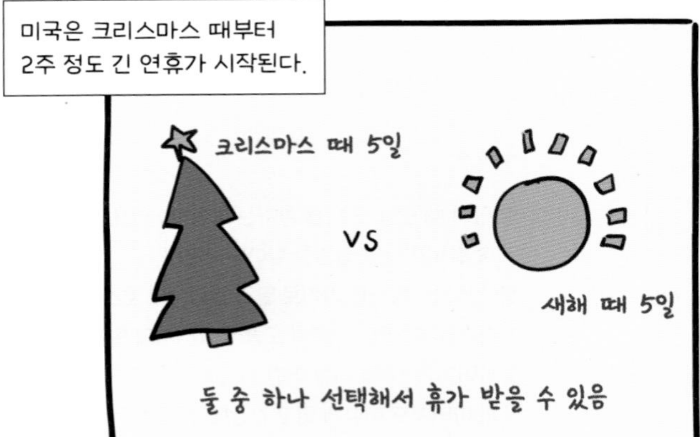
크리스마스 때 5일
VS
새해 때 5일
둘 중 하나 선택해서 휴가 받을 수 있음

우리 병원 레지던트들도
짧게 휴가를 받는데

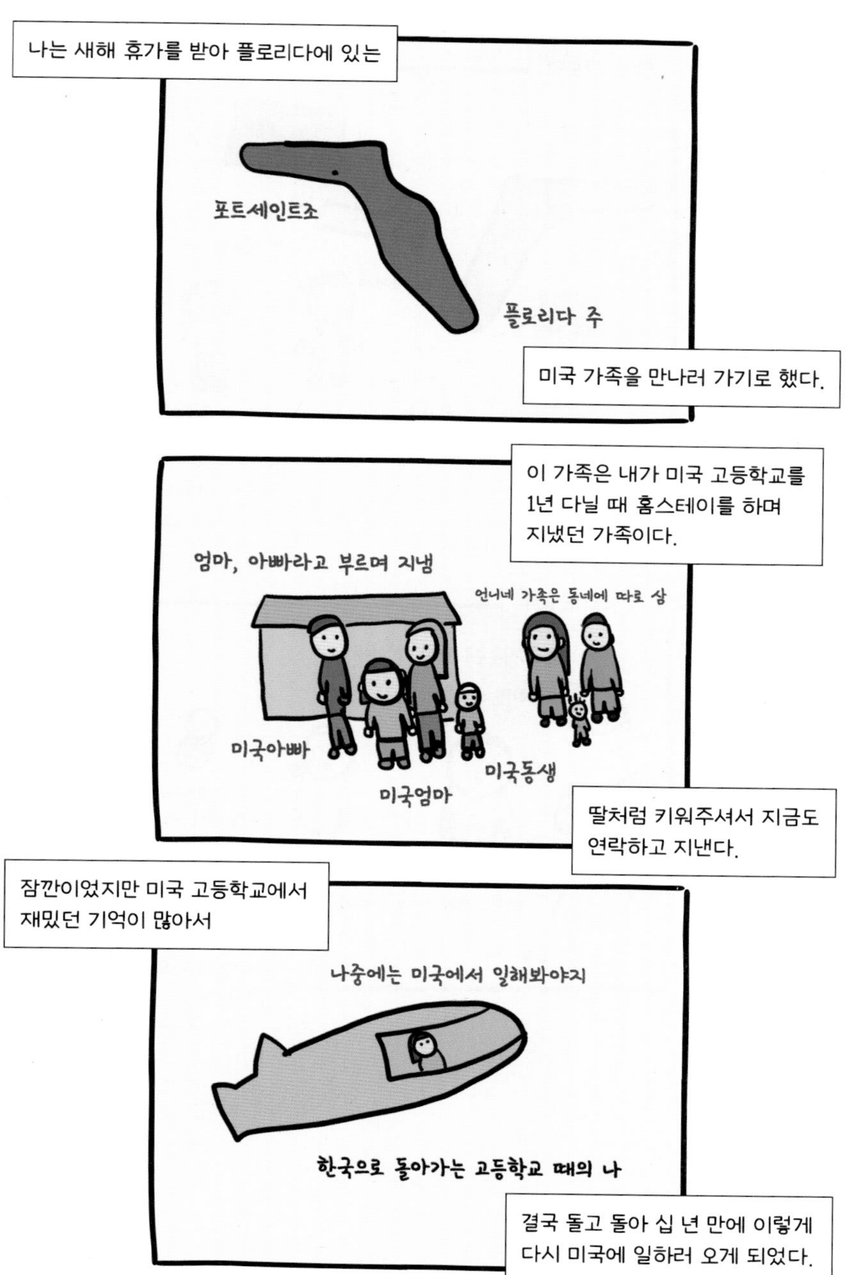
나는 새해 휴가를 받아 플로리다에 있는
포트세인트조
플로리다 주
미국 가족을 만나러 가기로 했다.
이 가족은 내가 미국 고등학교를
1년 다닐 때 홈스테이를 하며
지냈던 가족이다.
엄마, 아빠라고 부르며 지냄
언니네 가족은 동네에 따로 삼
미국아빠
미국엄마
미국동생
딸처럼 키워주셔서 지금도
연락하고 지낸다.
잠깐이었지만 미국 고등학교에서
재밌던 기억이 많아서
나중에는 미국에서 일해봐야지
한국으로 돌아가는 고등학교 때의 나
결국 돌고 돌아 십 년 만에 이렇게
다시 미국에 일하러 오게 되었다.

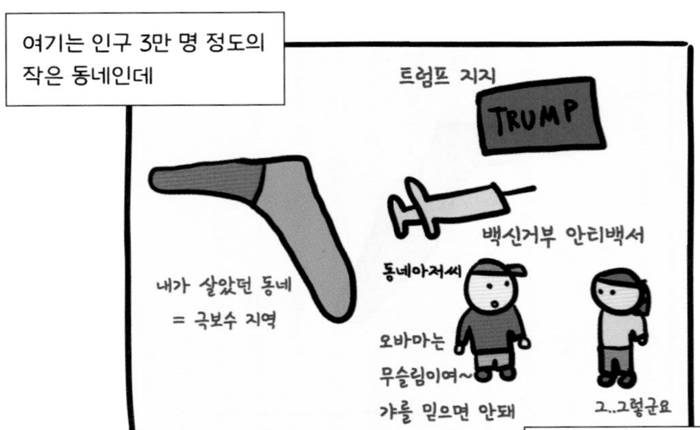
여기는 인구 3만 명 정도의
작은 동네인데
트럼프 지지
TRUMP
백신거부 안티백서
내가 살았던 동네
= 극보수 지역
동네아저씨
오바마는
무슬림이여~
걔를 믿으면 안돼
그..그렇군요
정치 성향도 살아가는 방식도
미국의 대도시나 한국과는
정말 많이 다르다.

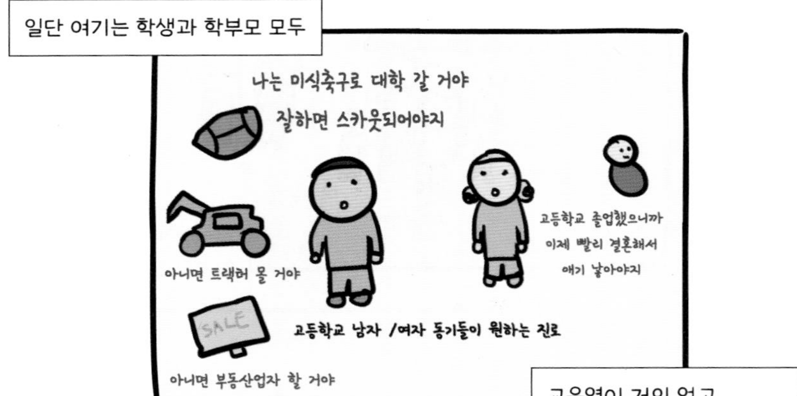
일단 여기는 학생과 학부모 모두
나는 미식축구로 대학 갈 거야
잘하면 스카웃되어야지
아니면 트랙터 몰 거야
SALE
아니면 부동산업자 할 거야
고등학교 남자 /여자 동기들이 원하는 진로
고등학교 졸업했으니까
이제 빨리 결혼해서
애기 낳아야지
교육열이 거의 없고
원하는 진로도 다르다.

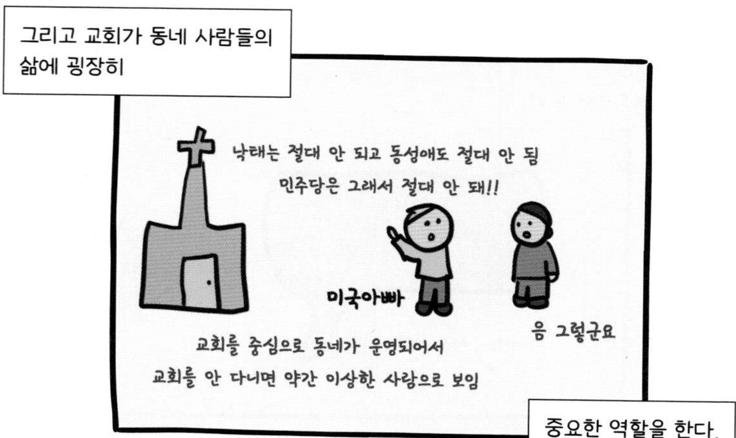
그리고 교회가 동네 사람들의
삶에 굉장히
낙태는 절대 안 되고 동성애도 절대 안 됨
민주당은 그래서 절대 안 돼!!
미국아빠
음 그렇군요
교회를 중심으로 동네가 운영되어서
교회를 안 다니면 약간 이상한 사람으로 보임
중요한 역할을 한다.

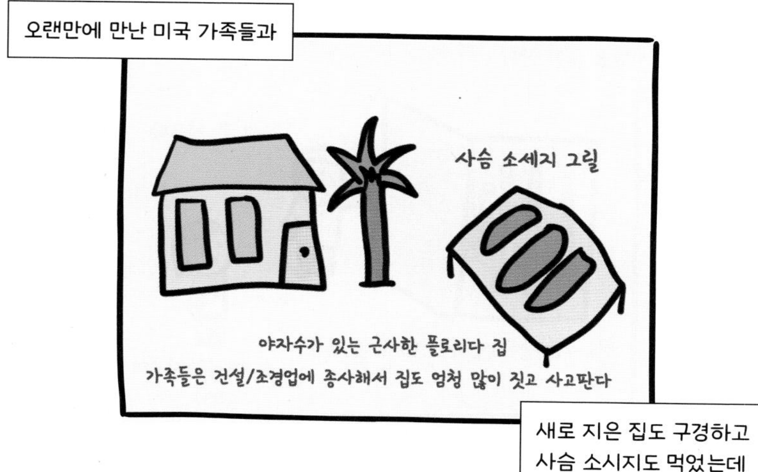
오랜만에 만난 미국 가족들과
사슴 소세지 그릴
야자수가 있는 근사한 플로리다 집
가족들은 건설/조경업에 종사해서 집도 엄청 많이 짓고 사고판다
새로 지은 집도 구경하고
사슴 소시지도 먹었는데

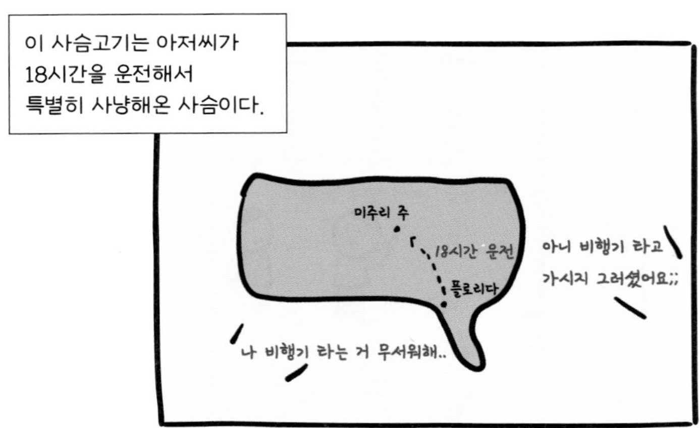
이 사슴고기는 아저씨가
18시간을 운전해서
특별히 사냥해온 사슴이다.
미주리 주
18시간 운전
플로리다
아니 비행기 타고
가시지 그러셨어요;;
나 비행기 타는 거 무서워해..

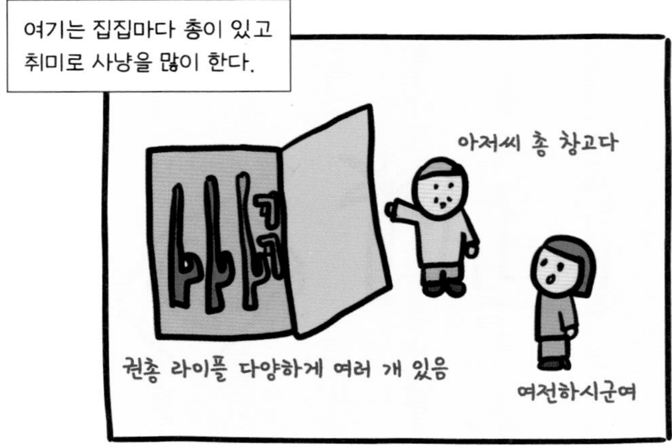
여기는 집집마다 총이 있고
취미로 사냥을 많이 한다.
아저씨 총 창고다
권총 라이플 다양하게 여러 개 있음
여전하시군여

집에 총을 보관하는 방이
따로 있어서 올 때마다 보여주신다.

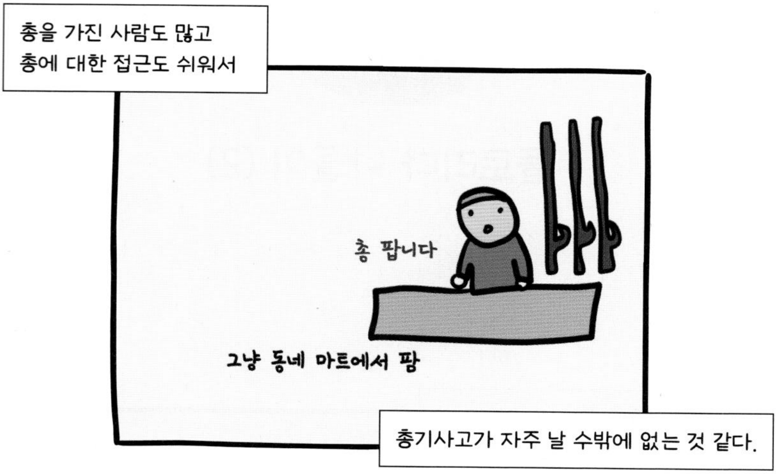

총을 가진 사람도 많고
총에 대한 접근도 쉬워서

총 팝니다

그냥 동네 마트에서 팜

총기사고가 자주 날 수밖에 없는 것 같다.

44화

플로리다 나들이 (2)

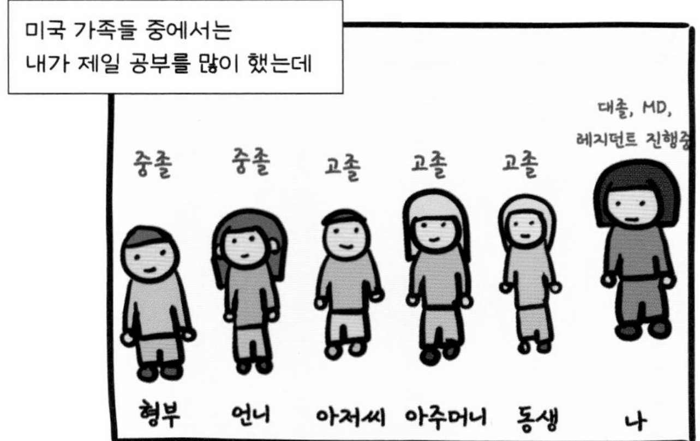
미국 가족들 중에서는
내가 제일 공부를 많이 했는데
중졸
중졸
고졸
고졸
고졸
대졸, MD,
레지던트 진행중
형부
언니
아저씨
아주머니
동생
나

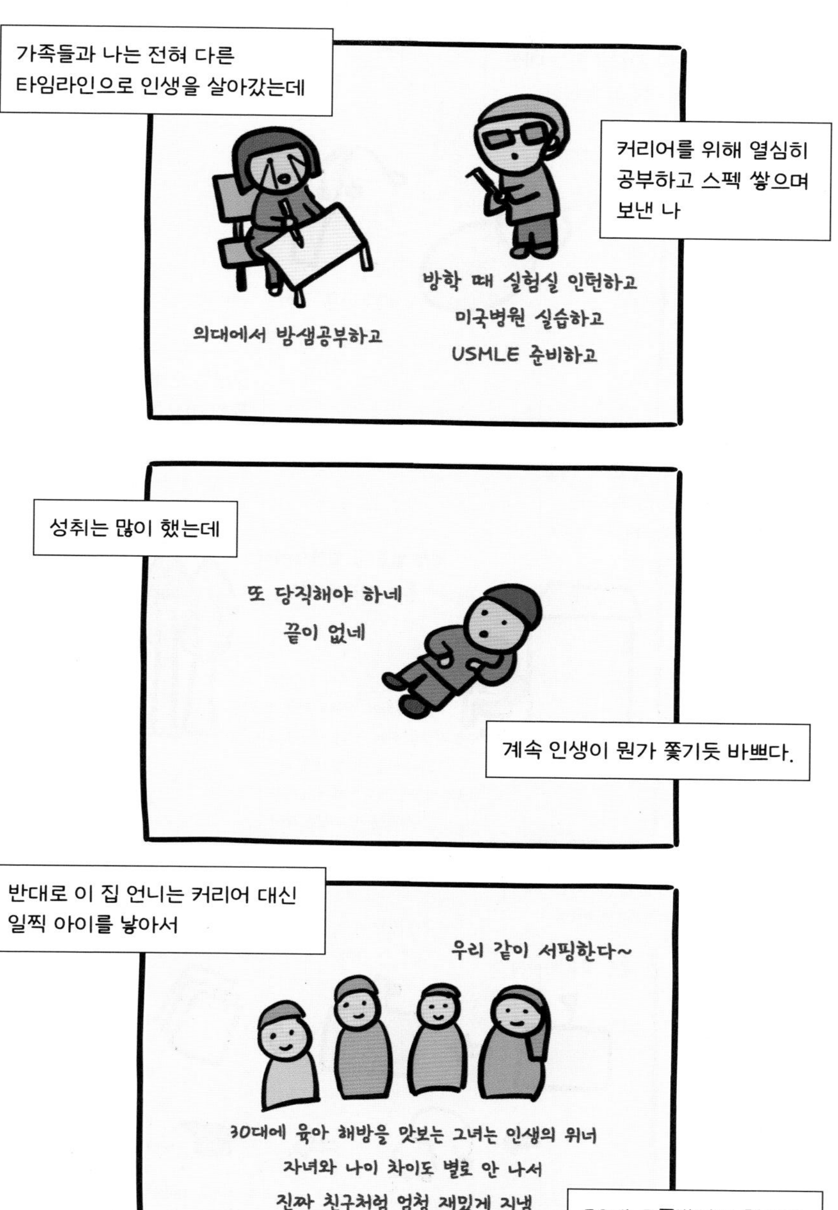

가족들과 나는 전혀 다른
타임라인으로 인생을 살아갔는데
커리어를 위해 열심히
공부하고 스펙 쌓으며
보낸 나
의대에서 밤샘공부하고
방학 때 실험실 인턴하고
미국병원 실습하고
USMLE 준비하고
성취는 많이 했는데
또 당직해야 하네
끝이 없네
계속 인생이 뭔가 쫓기듯 바쁘다.
반대로 이 집 언니는 커리어 대신
일찍 아이를 낳아서
우리 같이 서핑한다~
30대에 육아 해방을 맛보는 그녀는 인생의 위너
자녀와 나이 차이도 별로 안 나서
진짜 친구처럼 엄청 재밌게 지냄
30대 초중반인데 첫째가
이제 대학을 간다.

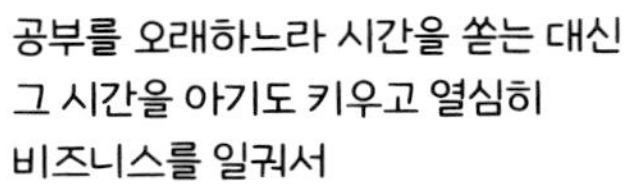
공부를 오래하느라 시간을 쏟는 대신
그 시간을 아기도 키우고 열심히
비즈니스를 일궈서

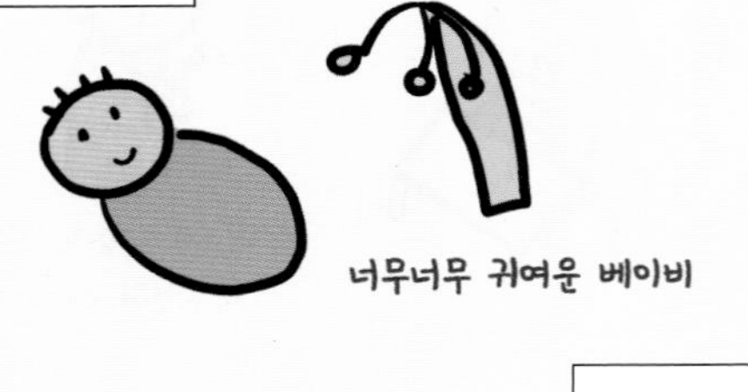
너무너무 귀여운 베이비

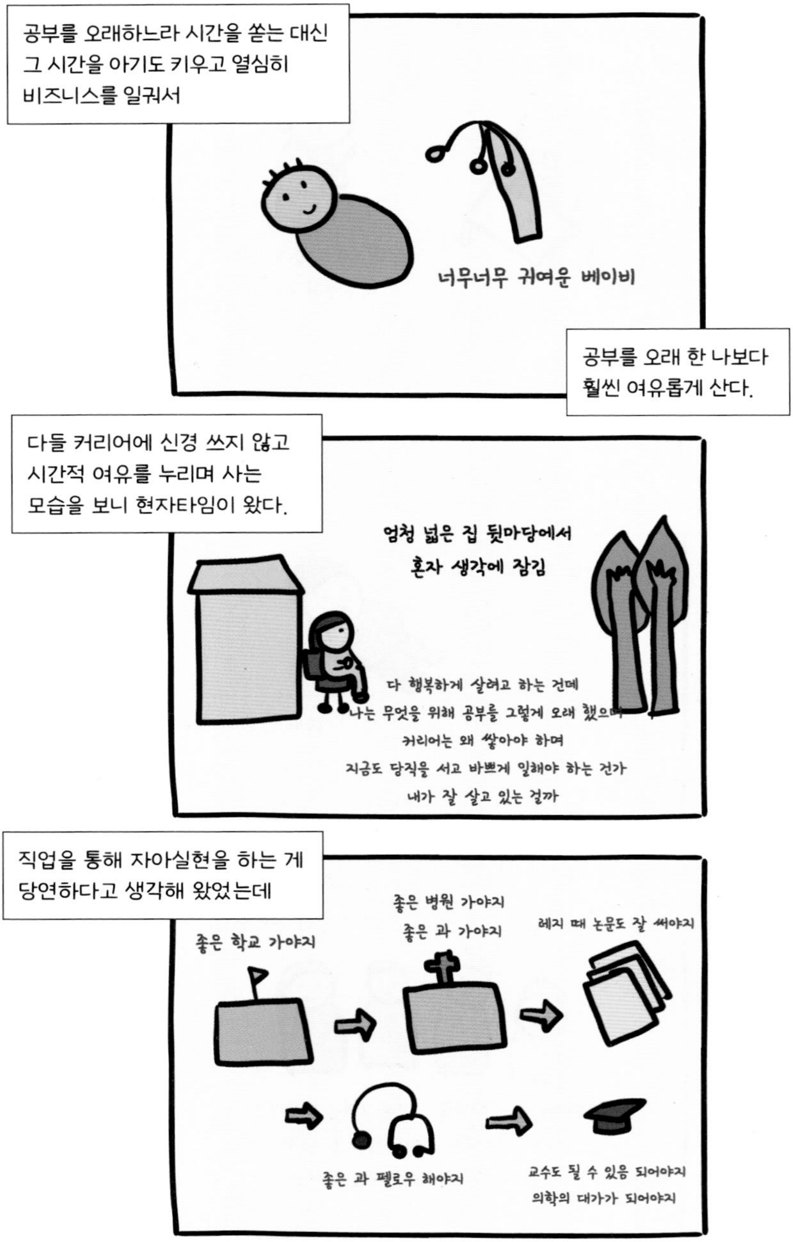

공부를 오래 한 나보다
훨씬 여유롭게 산다.

다들 커리어에 신경 쓰지 않고
시간적 여유를 누리며 사는
모습을 보니 현자타임이 왔다.

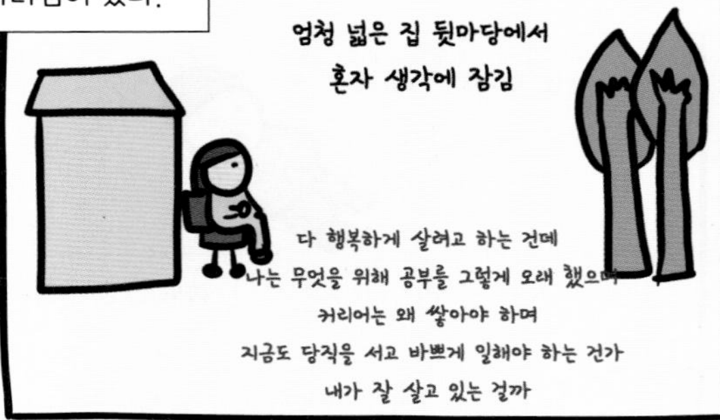
엄청 넓은 집 뒷마당에서
혼자 생각에 잠김
다 행복하게 살려고 하는 건데
나는 무엇을 위해 공부를 그렇게 오래 했으며
커리어는 왜 쌓아야 하며
지금도 당직을 서고 바쁘게 일해야 하는 건가
내가 잘 살고 있는 걸까

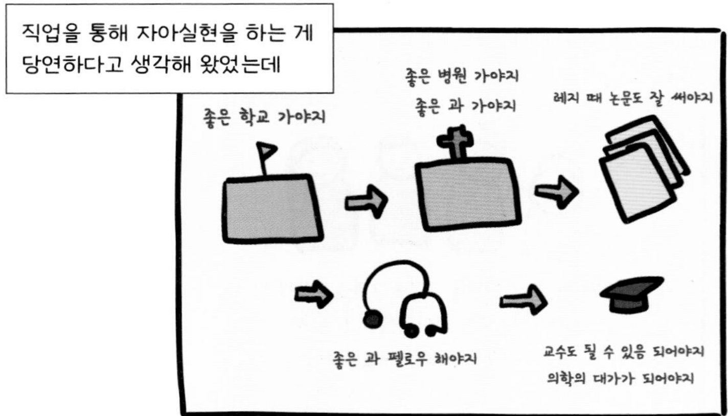
직업을 통해 자아실현을 하는 게
당연하다고 생각해 왔었는데
좋은 학교 가야지
좋은 병원 가야지
좋은 과 가야지
레지 때 논문도 잘 써야지
좋은 과 펠로우 해야지
교수도 될 수 있음 되어야지
의학의 대가가 되어야지

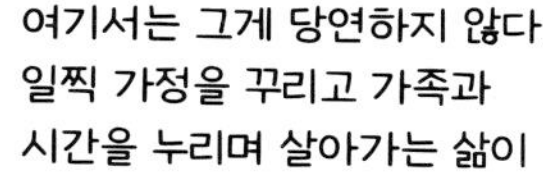
여기서는 그게 당연하지 않다.
일찍 가정을 꾸리고 가족과
시간을 누리며 살아가는 삶이

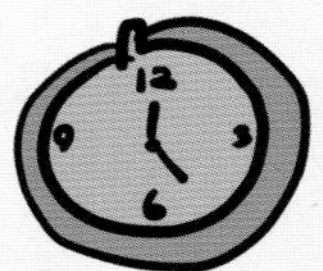
공부 대신
빨리 일 시작하고 가정 꾸리기

귀여운 아기와 함께 보내는 시간
커리어 걱정을 안 하니
외벌이를 해도 걱정 없이 다들 살아감

정말 좋아보였고
나도 이렇게 살고 싶다.

따뜻한 정을 느꼈던 플로리다
가족들과의 시간이 지나고
돌아가는 길에 새해맞이
디즈니월드도 들렀다.

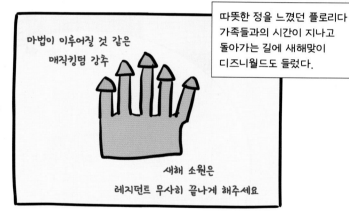

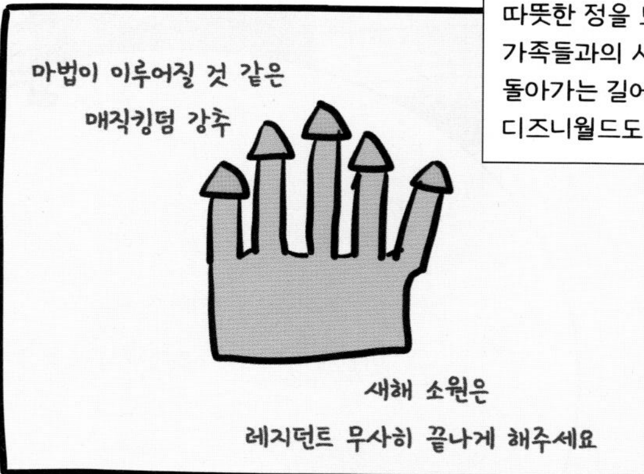
마법이 이루어질 것 같은
매직킹덤 강추
새해 소원은
레지던트 무사히 끝나게 해주세요

꿈만 같던 휴가가 끝나고
다시 바쁜 삶을 시작하러 볼티모어로 왔다.

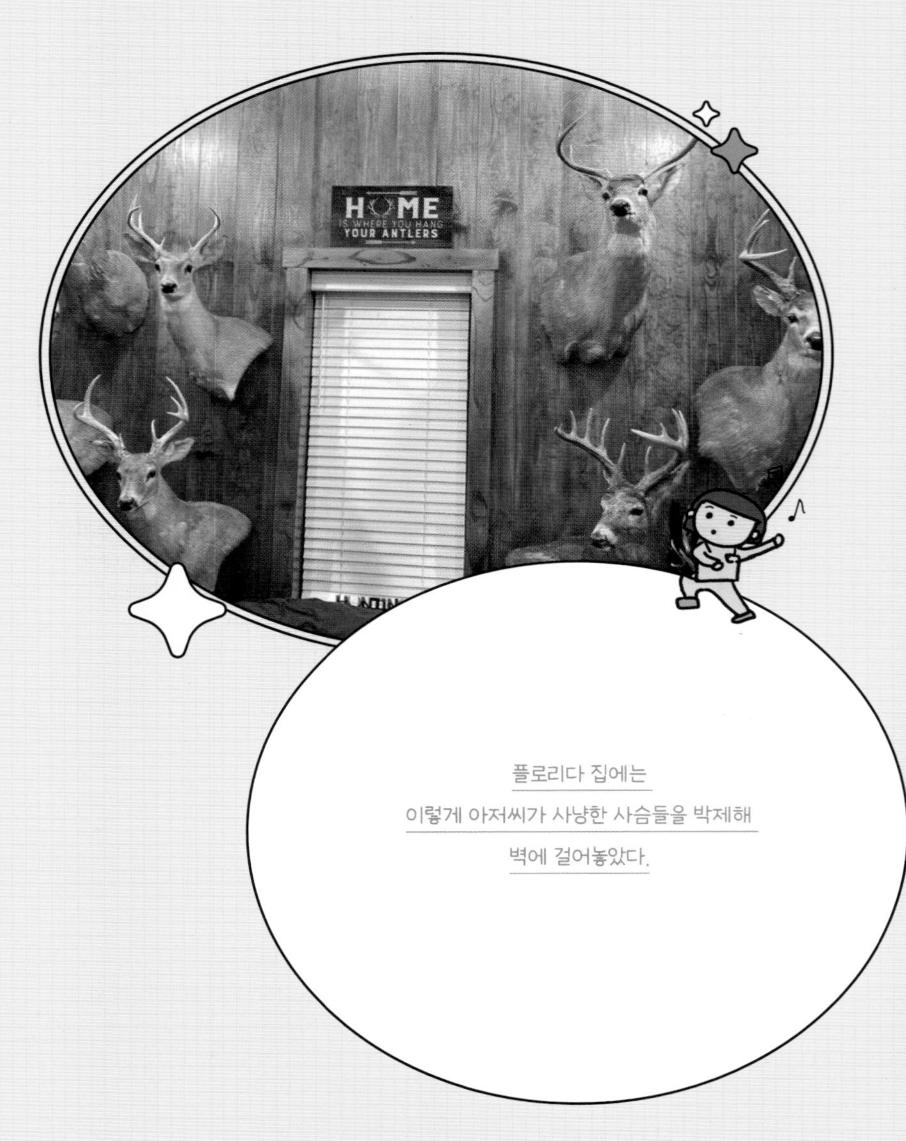
HOME
IS WHERE YOU HANG
YOUR ANTLERS

플로리다 집에는
이렇게 아저씨가 사냥한 사슴들을 박제해
벽에 걸어놓았다.

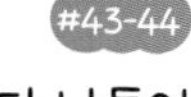

플로리다 나들이

✦✦✦

고등학교 때 미국 정부에서 주최하는 교환학생 프로그램으로 플로리다 북부 작은 시골 마을에서 미국인 호스트 가족과 1년 동안 지내며 공립 고등학교를 다녔었다.
마을의 많은 사람들이 한국의 일반적인 가정보다 보수적이고 엄격한 기독교 교리 속에서 살아가고 있었다.
나의 미국인 호스트 부모님 역시 그랬는데 첫째 딸이 중학생 때 혼전임신을 했을 때에도 가족 모두 기독교 믿음하에 아이를 지우지 않고 키우는 것을 지지해 내가 이번에 방문했을 때 어느덧 아이는 대학생에 가까운 나이가 되어 있었다. 호스트 부모님의 둘째 딸 역시 20대 초에 결혼해 아이를 낳았다. 이처럼 마을 사람들 대부분 20대 중반 전에는 결혼하고, 결혼 후 여자들은 주부가 되고 남자들은 대부분 블루칼라 직종에 종사하는 것이 일반적인 삶의 방식이었다.

처음 미국을 경험한 것이 이 마을이라 나는 미국 사람들은 대부분 비슷한 가치관으로 살아가는 줄 알았다.
나중에야 알게 되었지만 플로리다 팬핸들(panhandle)에 속하는 이 지역은 미국 전역에서도 손꼽히는 보수 지역에 속하는 곳이었고 미국의 다른 도시들에 살면서 플로리다 마을 사람들과는 완전히 다른 가치관 속에서 살아가는 미국인들을 만나게 되었다. 미국이란 나라는 정말 커서 어떻다고 일반화할 수가 없다는 것도 깨닫게 되었다. 나의 미국 레지던트 체험기 역시 수많은 체험기 중 하나일 뿐이고 일반화될 수 없는 것은 마찬가지이다. 똑같이 미국에 와도 병원마다, 지역마다, 사람마다 미국에서 정말 다양한 경험을 하기 때문이다.

45화

인생의 마지막 순간들

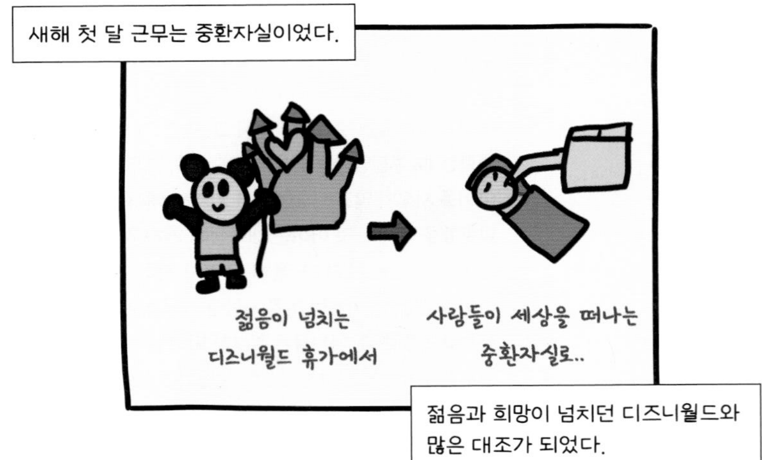
새해 첫 달 근무는 중환자실이었다.
젊음이 넘치는
디즈니월드 휴가에서
사람들이 세상을 떠나는
중환자실로..
젊음과 희망이 넘치던 디즈니월드와
많은 대조가 되었다.

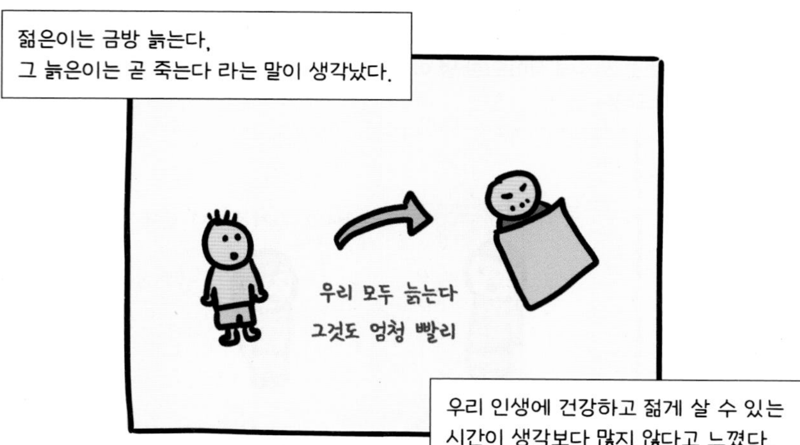
젊은이는 금방 늙는다,
그 늙은이는 곧 죽는다 라는 말이 생각났다.
우리 모두 늙는다
그것도 엄청 빨리
우리 인생에 건강하고 젊게 살 수 있는
시간이 생각보다 많지 않다고 느꼈다.

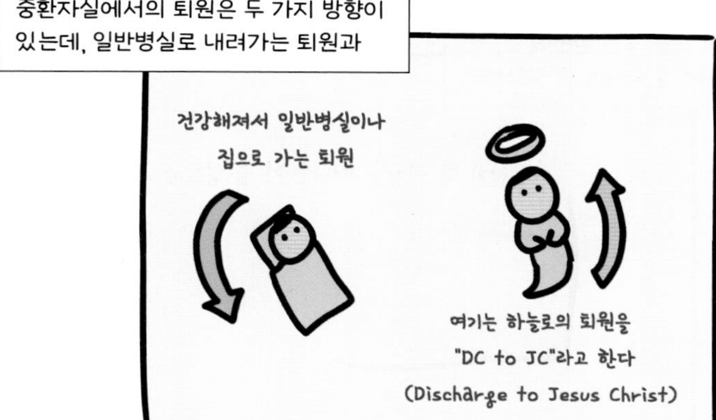
중환자실에서의 퇴원은 두 가지 방향이
있는데, 일반병실로 내려가는 퇴원과
건강해져서 일반병실이나
집으로 가는 퇴원
여기는 하늘로의 퇴원을
"DC to JC"라고 한다
(Discharge to Jesus Christ)

하늘 위로 올라가는 퇴원

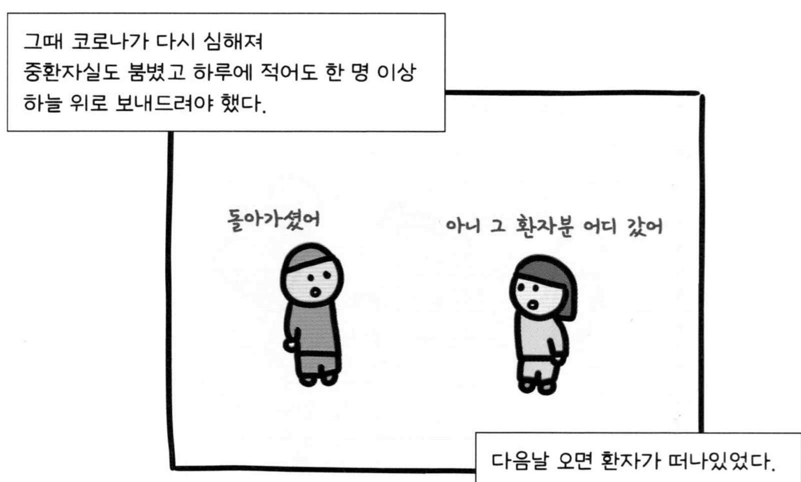
그때 코로나가 다시 심해져
중환자실도 붐볐고 하루에 적어도 한 명 이상
하늘 위로 보내드려야 했다.
아니 그 환자분 어디 갔어
돌아가셨어
다음날 오면 환자가 떠나있었다.

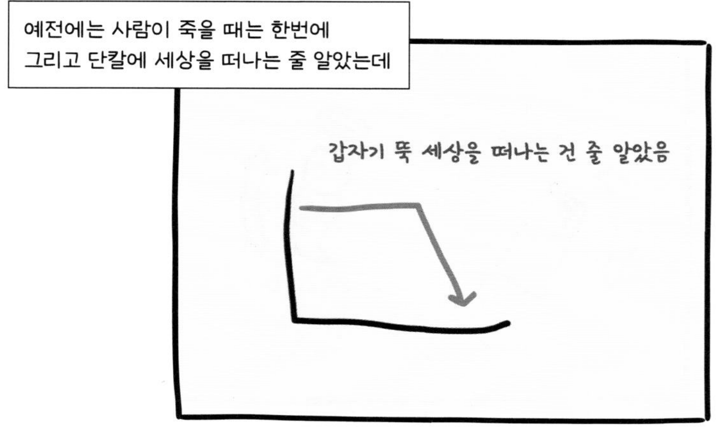
예전에는 사람이 죽을 때는 한번에
그리고 단칼에 세상을 떠나는 줄 알았는데
갑자기 뚝 세상을 떠나는 건 줄 알았음

여러 날 동안 아슬아슬한 위기의 순간을
외줄타기하며 의학의 힘으로 간신히
소생시키기를 반복하다가

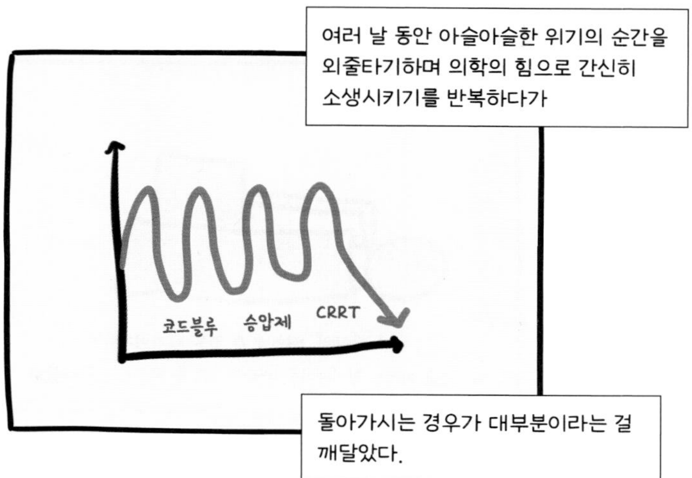
코드블루
승압제
CRRT

돌아가시는 경우가 대부분이라는 걸
깨달았다.

그래서 중환자실에서는 환자 가족들과
어디까지 치료를 해야 하는지
면담을 많이 갖는데

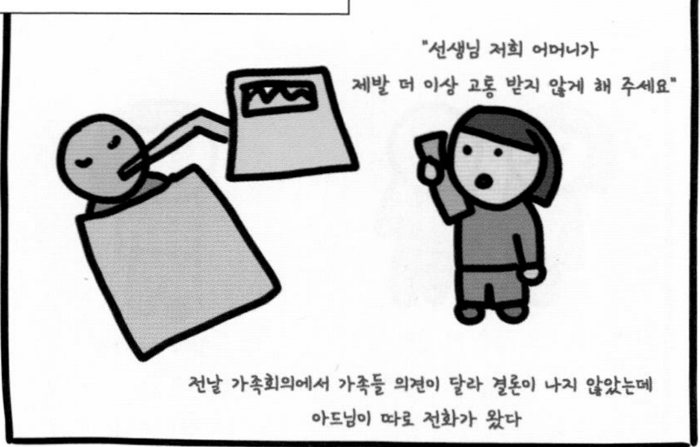
"선생님 저희 어머니가
제발 더 이상 고통 받지 않게 해 주세요"
전날 가족회의에서 가족들 의견이 달라 결론이 나지 않았는데
아드님이 따로 전화가 왔다

가족 간 의견이 다른 경우도 많고

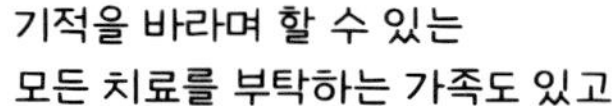
기적을 바라며 할 수 있는
모든 치료를 부탁하는 가족도 있고

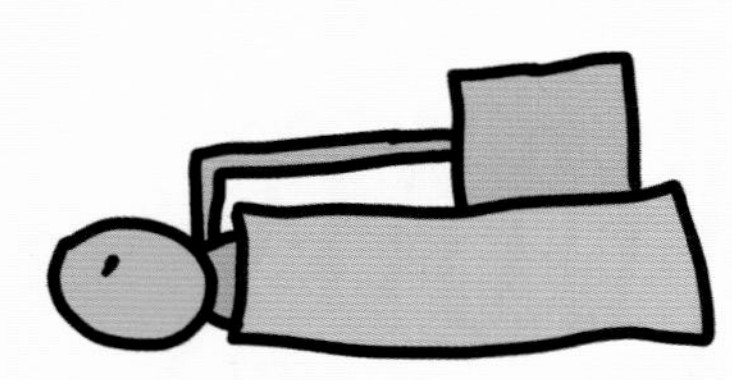
뇌사 상태라 깨어날 수 없는 환자이지만
가족들은 기적이 일어나기를 바라며 치료를 계속하기를 바랐다

누군가의 마지막을 선택해야 하는 건
정말 힘든 일이다.

우리는 죽음에 대해 얘기하는 걸
극도로 꺼리지만

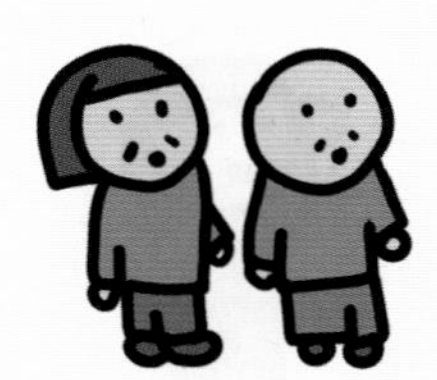
우리는 튜브 같은 거 꽂지 말고
그냥 보내줬으면 좋겠어

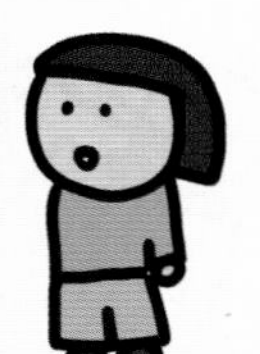
엄마 아빠는
어떻게 죽음을 맞이하고
싶으신가요

가까운 사람들이 어떻게 죽음을 맞이하고 싶은지
미리 들어보는 게 정말 필요하다고 느꼈다.

세상에는 이렇게 아픈 사람들이 많은데

큰 병 없이 걷고 먹고
숨을 쉬며 살아가는 하루를 보냈다면

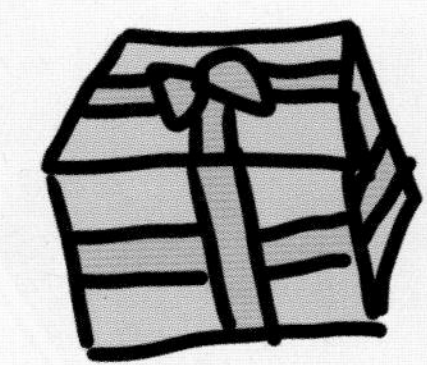
선물 같은 하루

그건 평범한 하루가 아닌
기적 같은 하루를 보낸 거라는 생각도 든다.

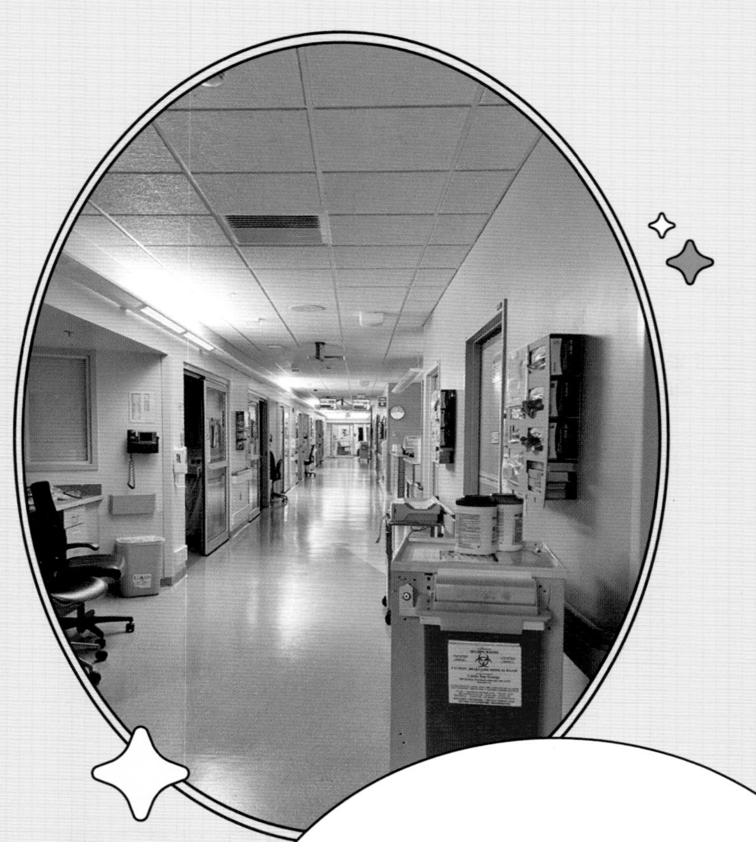

많은 사람들이 세상을 떠났던

중환자실 복도 모습

병원에서 만나는 많은 사람들의
죽음을 보니 인생을 잘 사는 것은 어떤 것일까
생각하게 된다.

#45

인생의 마지막 순간들

✦✦✦

쓸쓸히 아무도 찾지 않는 속에서 인생의 마지막을 맞는
사람들도 있고

가족들에 둘러싸여서 많은 사랑을 받으며 세상을 떠나는
사람들도 있고.

어떻게 죽느냐가 어떻게 살아왔는지를 대변한다는 생각도 든다.

생각보다 남은 시간이 얼마 없어 시간이 하루하루
참 소중하다는 것도 느낀다.

내게 주어진 시간 동안 해 보고 싶은 것들에 도전하면서,
재미있게 여행하는 느낌으로 사는 것이 지금의 내 목표이다.
미국으로의 온 것은 도전해보고 싶은 것에 도전했다는 점에서
참 잘 했다고 생각한다.

46화

홈리스 환자들

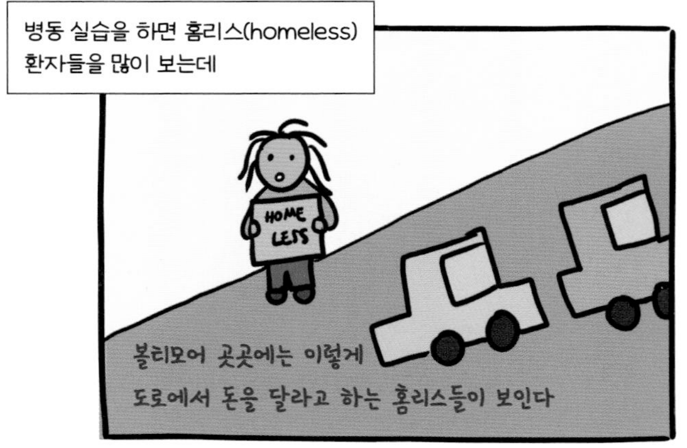
병동 실습을 하면 홈리스(homeless)
환자들을 많이 보는데
HOME
LESS
볼티모어 곳곳에는 이렇게
도로에서 돈을 달라고 하는 홈리스들이 보인다

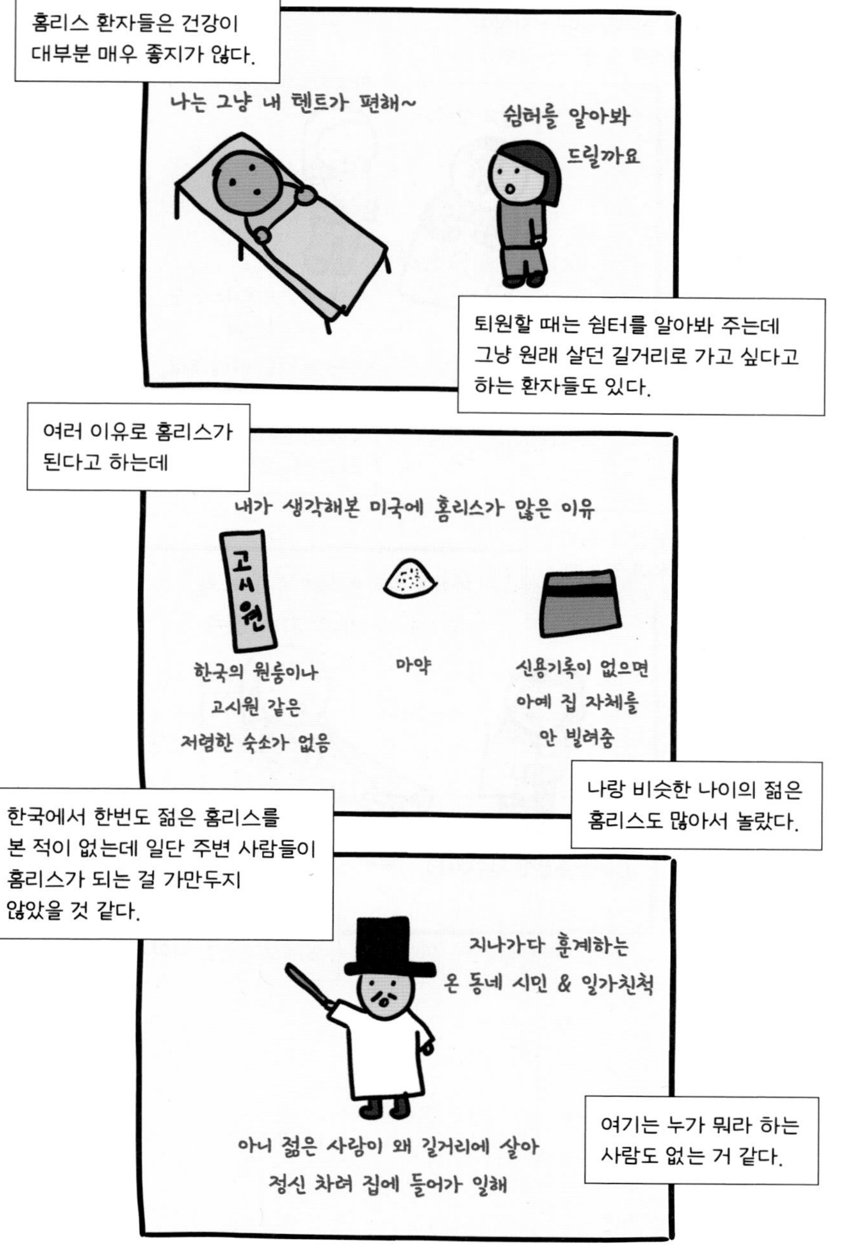
홈리스 환자들은 건강이
대부분 매우 좋지가 않다.
나는 그냥 내 텐트가 편해~
쉼터를 알아봐
드릴까요
퇴원할 때는 쉼터를 알아봐 주는데
그냥 원래 살던 길거리로 가고 싶다고
하는 환자들도 있다.
여러 이유로 홈리스가
된다고 하는데
내가 생각해본 미국에 홈리스가 많은 이유
고시원
한국의 원룸이나
고시원 같은
저렴한 숙소가 없음
마약
신용기록이 없으면
아예 집 자체를
안 빌려줌
나랑 비슷한 나이의 젊은
홈리스도 많아서 놀랐다.
한국에서 한번도 젊은 홈리스를
본 적이 없는데 일단 주변 사람들이
홈리스가 되는 걸 가만두지
않았을 것 같다.
지나가다 훈계하는
온 동네 시민 & 일가친척
아니 젊은 사람이 왜 길거리에 살아
정신 차려 집에 들어가 일해
여기는 누가 뭐라 하는
사람도 없는 거 같다.

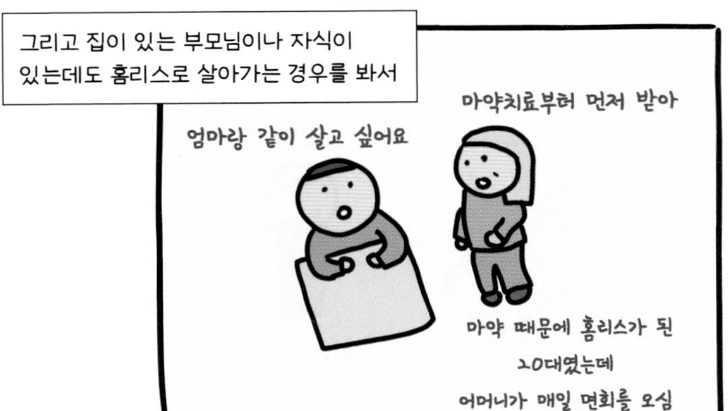
그리고 집이 있는 부모님이나 자식이
있는데도 홈리스로 살아가는 경우를 봐서
엄마랑 같이 살고 싶어요
마약치료부터 먼저 받아
마약 때문에 홈리스가 된
20대였는데
어머니가 매일 면회를 오심

이것이 동서양의 사고방식 차이인 걸까
하고 생각했었다.

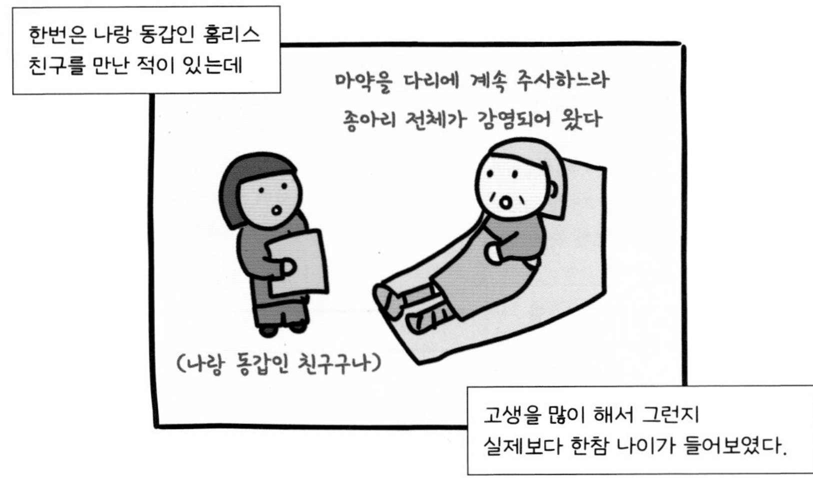
한번은 나랑 동갑인 홈리스
친구를 만난 적이 있는데
마약을 다리에 계속 주사하느라
종아리 전체가 감염되어 왔다
(나랑 동갑인 친구구나)
고생을 많이 해서 그런지
실제보다 한참 나이가 들어보였다.

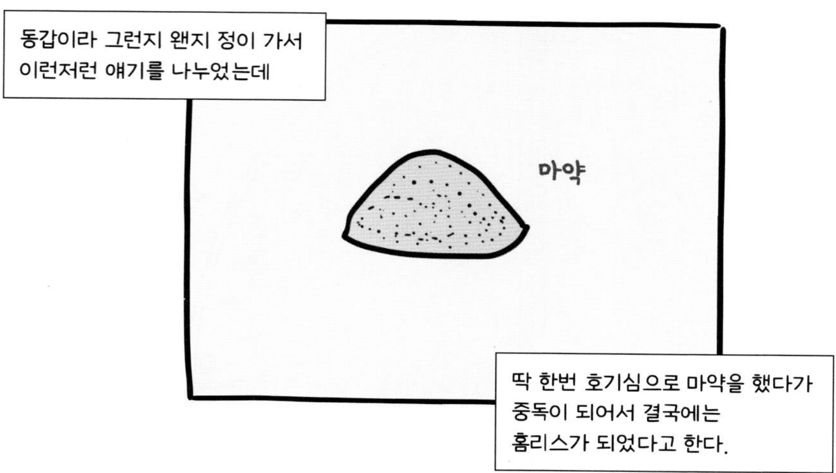
동갑이라 그런지 왠지 정이 가서
이런저런 얘기를 나누었는데
마약
딱 한번 호기심으로 마약을 했다가
중독이 되어서 결국에는
홈리스가 되었다고 한다.

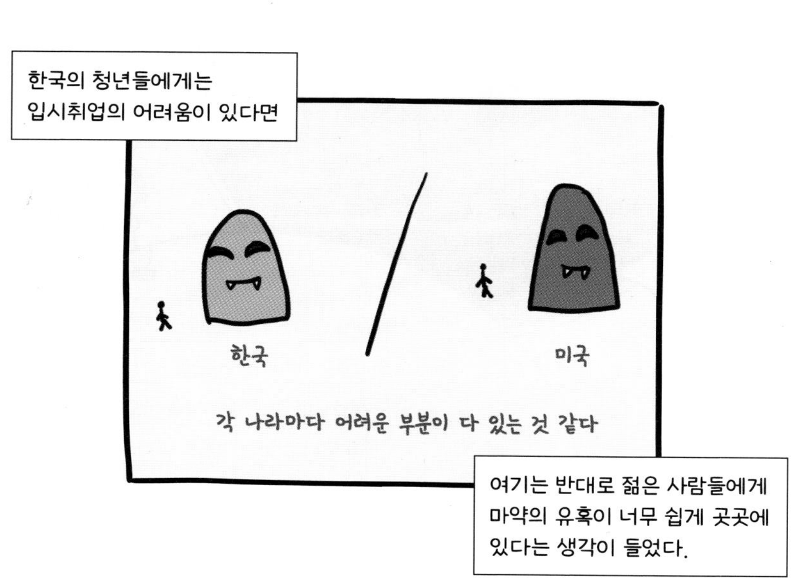
한국의 청년들에게는
입시취업의 어려움이 있다면
한국
미국
각 나라마다 어려운 부분이 다 있는 것 같다
여기는 반대로 젊은 사람들에게
마약의 유혹이 너무 쉽게 곳곳에
있다는 생각이 들었다.

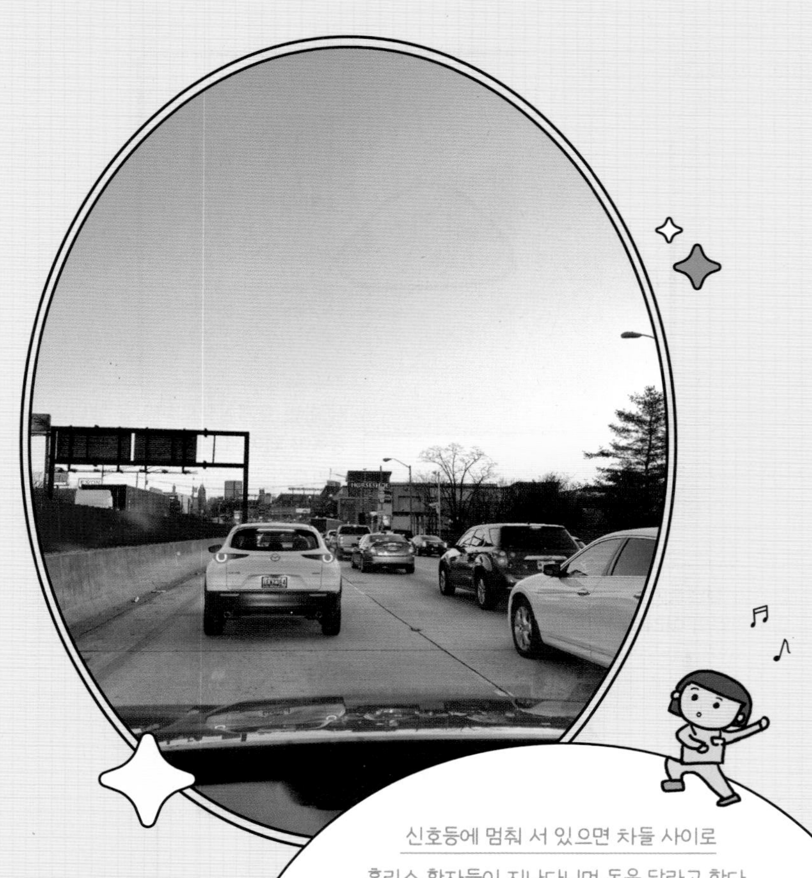

신호등에 멈춰 서 있으면 차들 사이로
홈리스 환자들이 지나다니며 돈을 달라고 한다.
젊은 청년들이 차 앞 유리창을 닦으며
돈을 달라고 하는 경우도 있다

한국에서는 잘 보지 못했던 홈리스(homeless)들을
여기 볼티모어에서는 굉장히 흔하게 본다.

길거리에 텐트를 치고 자는 사람들, 아슬아슬하게
차도를 걸어다니며 돈을 달라고 하는 사람들.

#46

홈리스 환자들

✦✦✦

홈리스 문제는 볼티모어뿐 아니라 미국의 많은 대도시들이 겪고 있는 문제점 중 하나이다.

내가 만났던 홈리스들은 대부분 마약 때문에 홈리스가 된 사람들이었다. 불우한 가정환경 때문에 마약을 시작했다고 말한 사람들도 있지만 호기심에 시작했다는 사람들도 있었다.

홈리스들은 건강상태가 좋지 않은데 반복되는 주사 주입으로 인한 피부 감염으로 내원을 많이 했다. 하지만 치료를 끝까지 다 마치지 않고 중간에 자의로 퇴원하는 사람들이 많았다. 병원에서는 마약성 진통제를 원하는 만큼 많이 줄 수 없어 마약 금단 현상을 조금이라도 겪을 수밖에 없는데 이를 싫어해 퇴원해버리는 것이다.

내가 만났던 한 홈리스는 아무리 마약을 끊고 싶어도 길거리에서 마약 구매를 권유하는 사람들이 많아 마약의 유혹을 참기가 너무나 어렵다고 했다. 그렇게 해서 반복되는 마약 투여와 계속되는 홈리스 생활의 악순환의 고리. 단 한 번의 호기심으로 홈리스로 이어질 수 있는 마약이 참 무섭다.

47화

유학생 친구들

우리 병원에서 내과 1년 차를 마치고
다른 과 전공을 하는

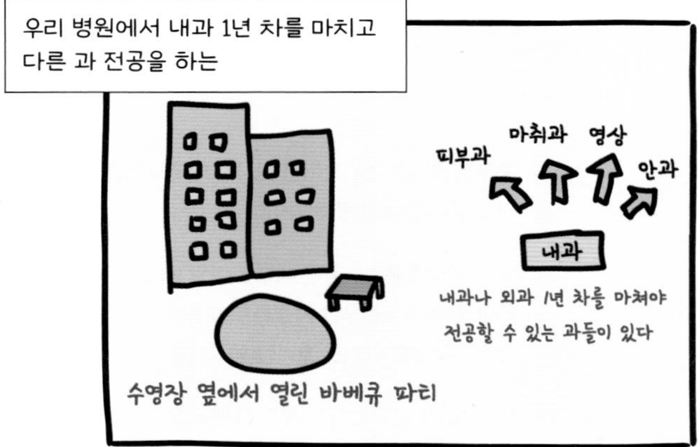
피부과
마취과
영상
안과
내과
내과나 외과 1년 차를 마쳐야
전공할 수 있는 과들이 있다
수영장 옆에서 열린 바베큐 파티

한국계 미국인 동기가
바비큐 파티에 초대해주었다.

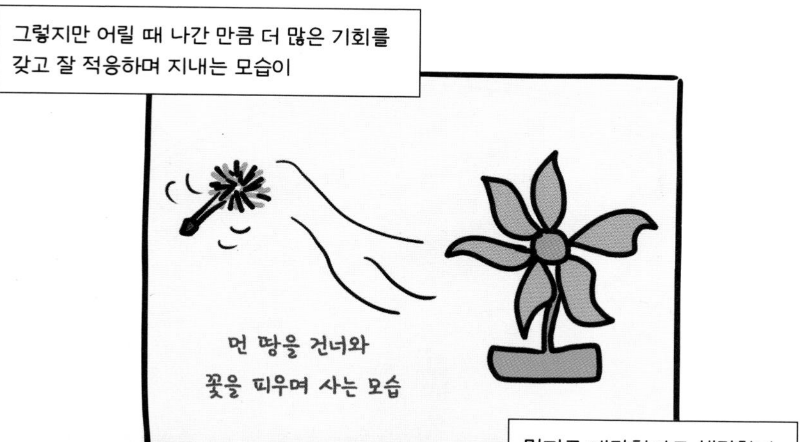
그렇지만 어릴 때 나간 만큼 더 많은 기회를
갖고 잘 적응하며 지내는 모습이
먼 땅을 건너와
꽃을 피우며 사는 모습
멋지고 대단하다고 생각한다.

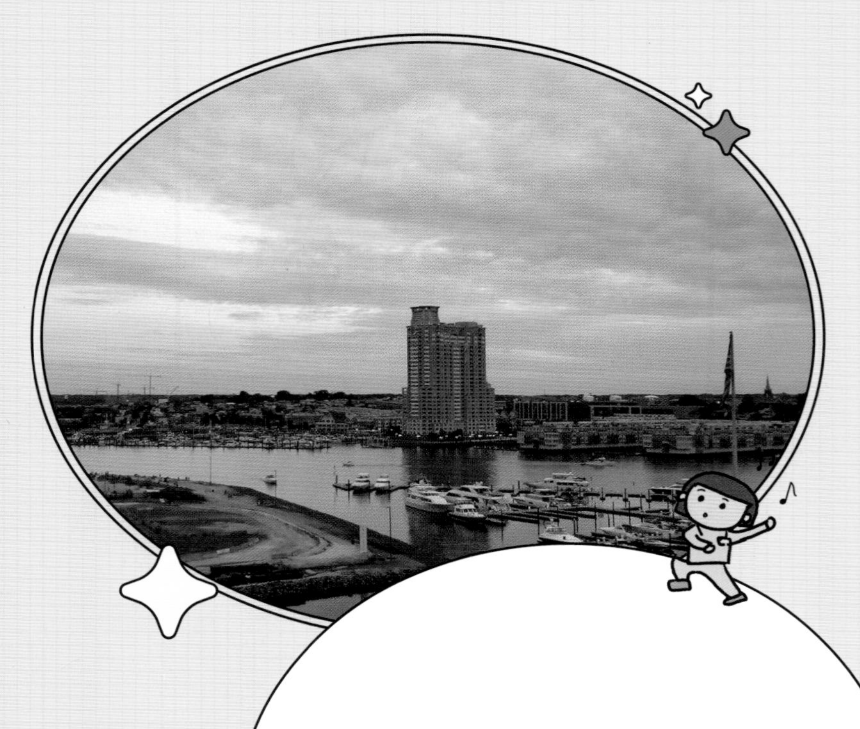

바비큐 파티가 열렸던 친구네 아파트에서
바라본 볼티모어 항구의 모습.
볼티모어 항구 지역은 안전하고 아름다워
고급 콘도들이 형성되어 있다

#47

유학생 친구들

✦✦✦

병원에서 일하다 보면 종종 한국 성씨를 가진 레지던트와
펠로우들을 만나게 된다.
그렇게 일을 하며 알음알음 알게 된 한국 레지던트들이 모여
정기적인 모임도 갖게 되었다.
이 중에는 중고등학교 때 한국에서 미국으로 홀로 유학 온
조기유학생 사람들이 꽤 있었다.

미국에서 산 시간이 나보다 훨씬 길지만 나처럼 한국 예능을
보고 여전히 한국말을 더 편하게 하고 한국인의 정체성을 가지며
살아가는 모습이 신기했다.

대체로 친구들은 한국에서 보다 더 많은 기회를 누리며 살아서
미국 생활에 만족한다고 했다. 미국에서 학교를 다녔던 것은
재밌고 추천할 만한 경험이라고 했는데 혼자 미국에 와
이 위치에 오기까지 우여곡절도 많았다고 했다.
이사만 20번 넘게 다녀야 했던 친구. 영주권이 없이 미국에 유학
와 10년 넘게 미국에 살았어도 비자 문제로 여전히 골치를 앓는
친구. 힘들게 고군분투 노력해 영주권을 딴 친구..
한 친구는 한국에 계신 부모님과 떨어진 가족들을 생각하면
미안함과 복잡한 마음이 든다고도 말해주었다.
가족 때문에 한국에 돌아갈까 생각을 해 보더라도
너무 멀리 와 버려 막막한 느낌이 먼저 드는 것 같다.
처음 유학을 올 때는 이렇게 오래 떨어지게 될 줄 몰랐지
않았을까.

미국에 와서 여러 시행착오를 거치며 살아보니
그 어린 나이에 미국에 와 멋지게 미국에서 자리잡아 살아가는
유학생 친구들이 정말 대단하다는 생각이 든다.

48화

번아웃

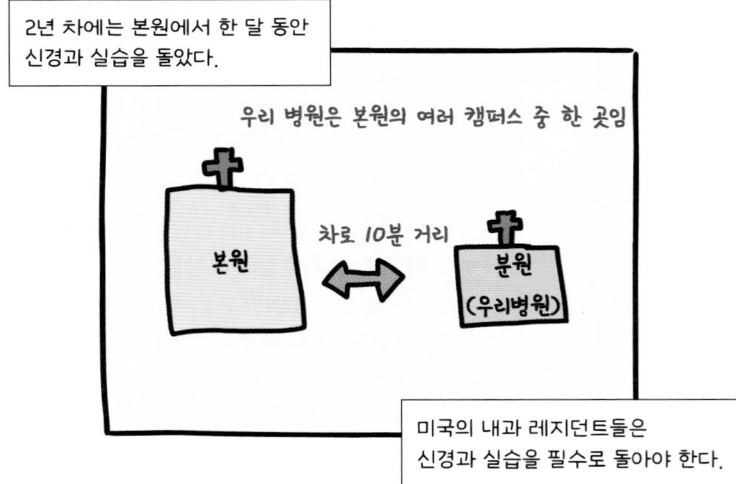
2년 차에는 본원에서 한 달 동안
신경과 실습을 돌았다.
우리 병원은 본원의 여러 캠퍼스 중 한 곳임
본원
차로 10분 거리
분원
(우리병원)
미국의 내과 레지던트들은
신경과 실습을 필수로 돌아야 한다.

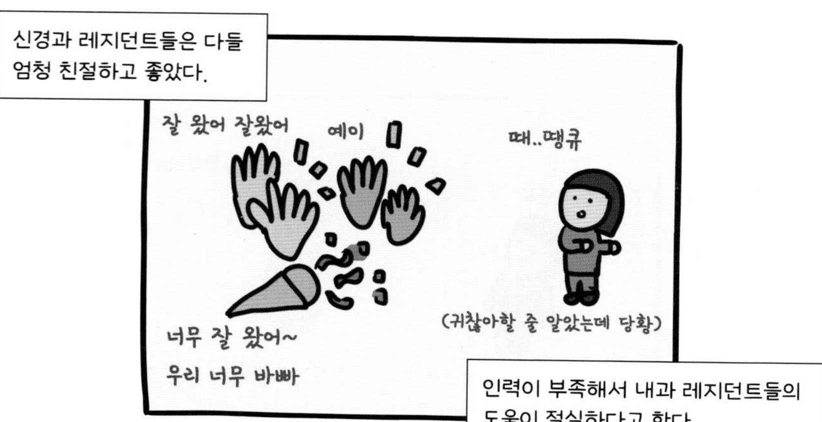
신경과 레지던트들은 다들
엄청 친절하고 좋았다.
잘 왔어 잘왔어
예이
때..땡큐
(귀찮아할 줄 알았는데 당황)
너무 잘 왔어~
우리 너무 바빠
인력이 부족해서 내과 레지던트들의
도움이 절실하다고 한다.

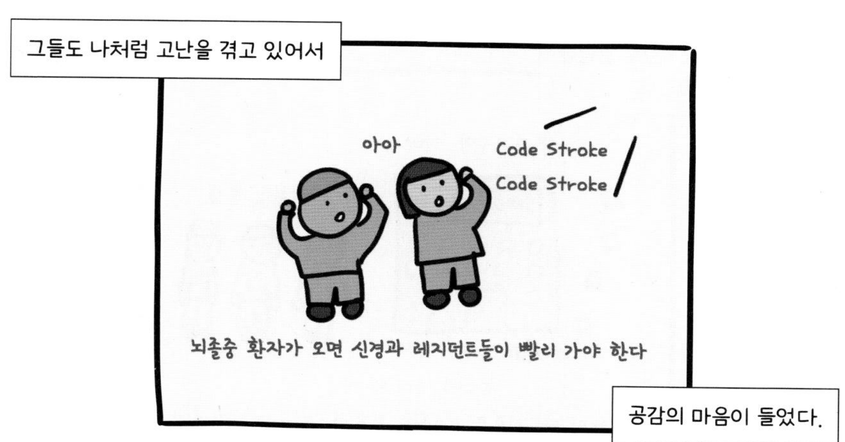
그들도 나처럼 고난을 겪고 있어서
아아
Code Stroke
Code Stroke
뇌졸중 환자가 오면 신경과 레지던트들이 빨리 가야 한다
공감의 마음이 들었다.

나랑 같이 도는 레지던트 중에는
신경과로 파견 나온
신경외과 레지던트도 있었는데

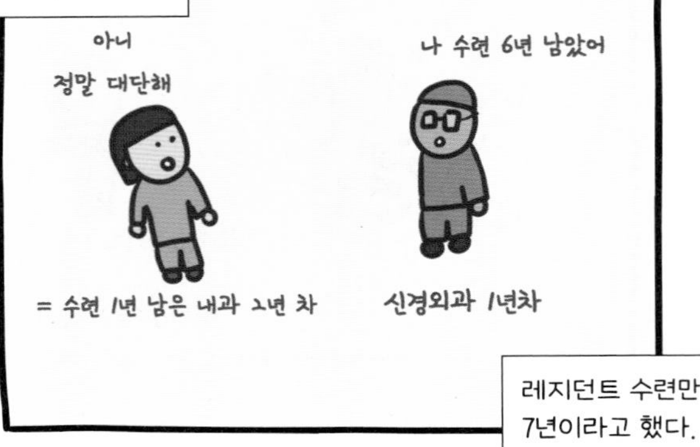
아니
정말 대단해
나 수련 6년 남았어
= 수련 1년 남은 내과 2년 차
신경외과 1년차

레지던트 수련만
7년이라고 했다.

본원에는 전국적으로 유명한
외상센터가 있는데

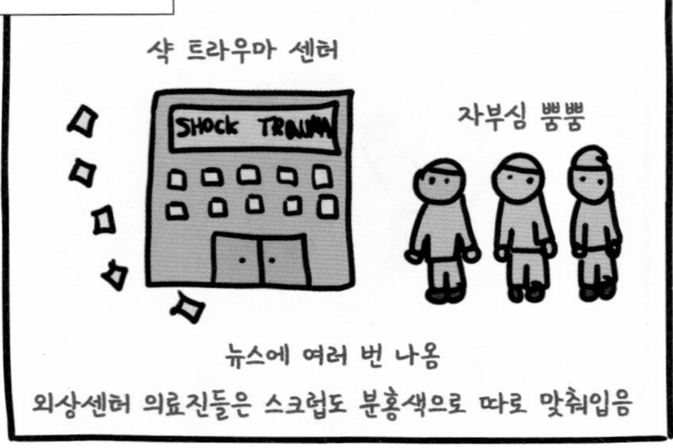
샥 트라우마 센터
SHOCK
자부심 뿜뿜
뉴스에 여러 번 나옴
외상센터 의료진들은 스크럽도 분홍색으로 따로 맞춰입음

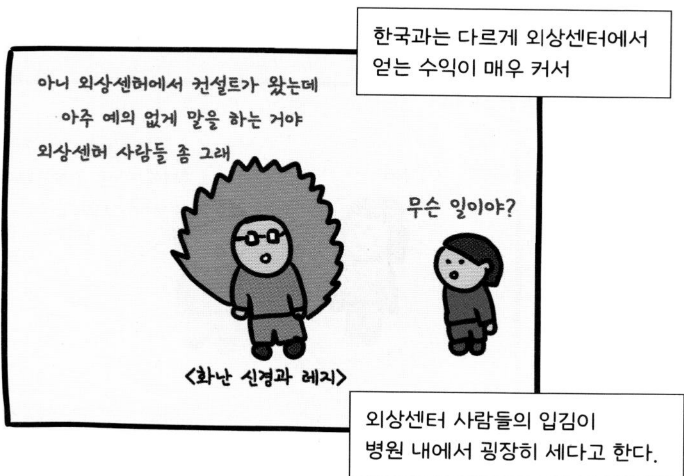
한국과는 다르게 외상센터에서
얻는 수익이 매우 커서
아니 외상센터에서 컨설트가 왔는데
아주 예의 없게 말을 하는 거야
외상센터 사람들 좀 그래
무슨 일이야?
<화난 신경과 레지>
외상센터 사람들의 입김이
병원 내에서 굉장히 세다고 한다.

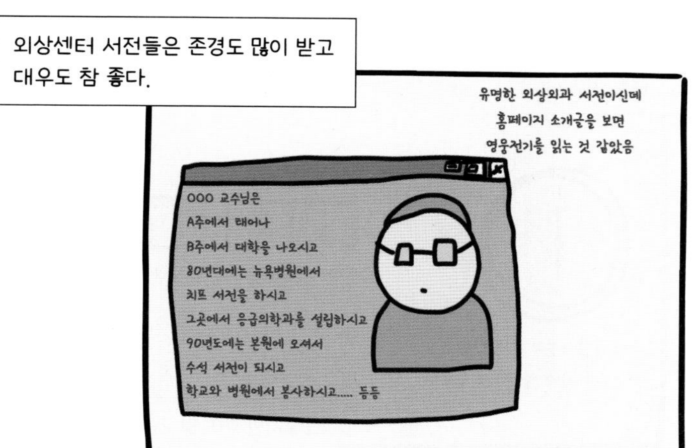
외상센터 서전들은 존경도 많이 받고
대우도 참 좋다.
유명한 외상외과 서전이신데
홈페이지 소개글을 보면
영웅전기를 읽는 것 같았음
OOO 교수님은
A주에서 태어나
B주에서 대학을 나오시고
80년대에는 뉴욕병원에서
치프 서전을 하시고
그곳에서 응급의학과를 설립하시고
90년도에는 본원에 오셔서
수석 서전이 되시고
학교와 병원에서 봉사하시고..... 등등

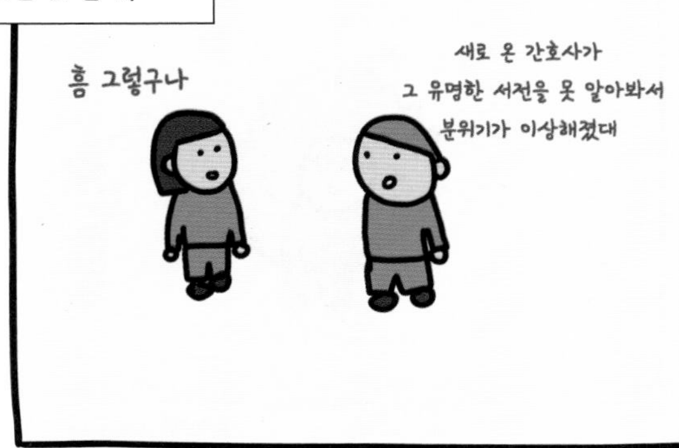
신경과 레지 친구의 말에 따르면
미국도 일부 수술과들은
위계질서가 깍듯한 것 같다.
새로 온 간호사가
그 유명한 서전을 못 알아봐서
분위기가 이상해졌대
흠 그렇구나

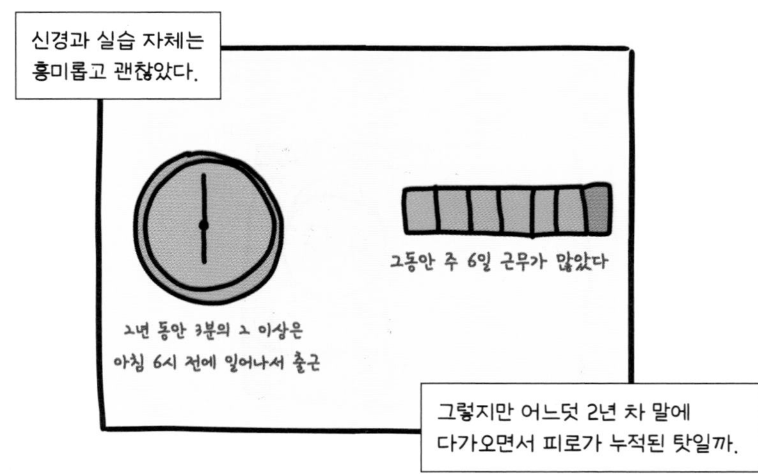
신경과 실습 자체는
흥미롭고 괜찮았다.
2년 동안 3분의 2 이상은
아침 6시 전에 일어나서 출근
그동안 주 6일 근무가 많았다
그렇지만 어느덧 2년 차 말에
다가오면서 피로가 누적된 탓일까.

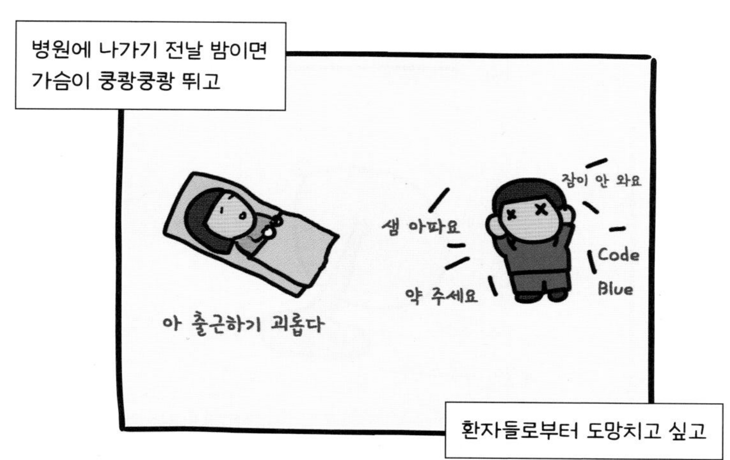
병원에 나가기 전날 밤이면
가슴이 쿵쾅쿵쾅 뛰고
아 출근하기 괴롭다
잠이 안 와요
샘 아파요
Code
Blue
약 주세요
환자들로부터 도망치고 싶고

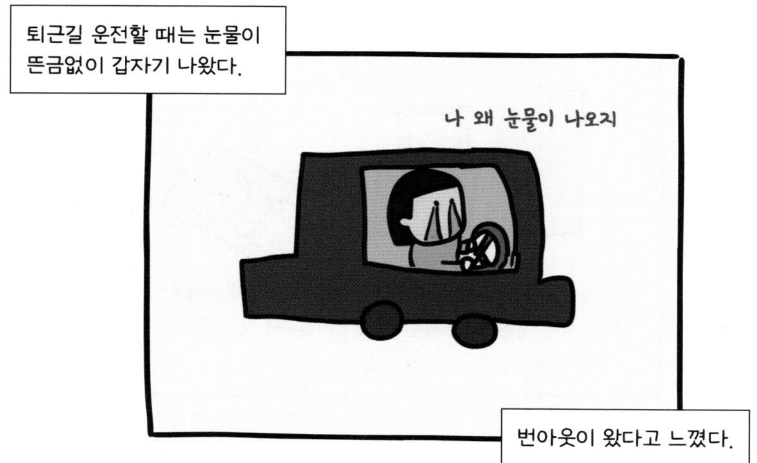
퇴근길 운전할 때는 눈물이
뜬금없이 갑자기 나왔다.
나 왜 눈물이 나오지
번아웃이 왔다고 느꼈다.

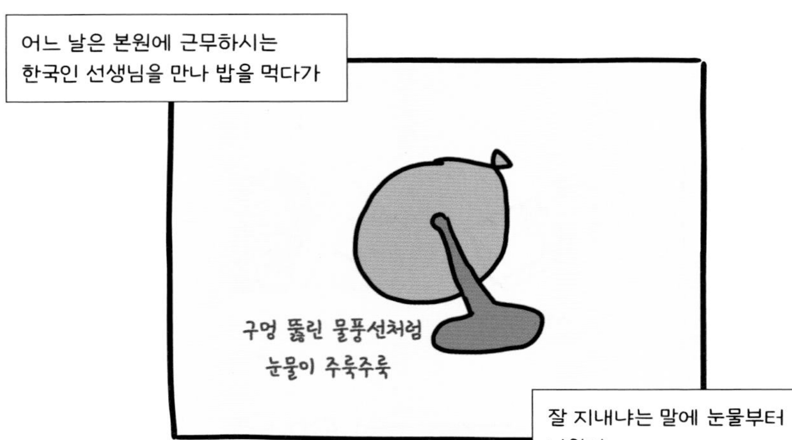
어느 날은 본원에 근무하시는
한국인 선생님을 만나 밥을 먹다가
구멍 뚫린 물풍선처럼
눈물이 주룩주룩
잘 지내냐는 말에 눈물부터
나왔다.

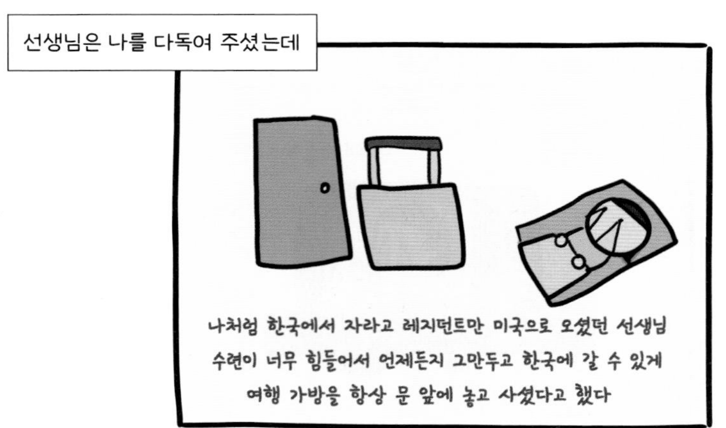
선생님은 나를 다독여 주셨는데
나처럼 한국에서 자라고 레지던트만 미국으로 오셨던 선생님
수련이 너무 힘들어서 언제든지 그만두고 한국에 갈 수 있게
여행 가방을 항상 문 앞에 놓고 사셨다고 했다

선생님도 2년 차 말까지가
제일 힘든 시기였다고 하셨다.

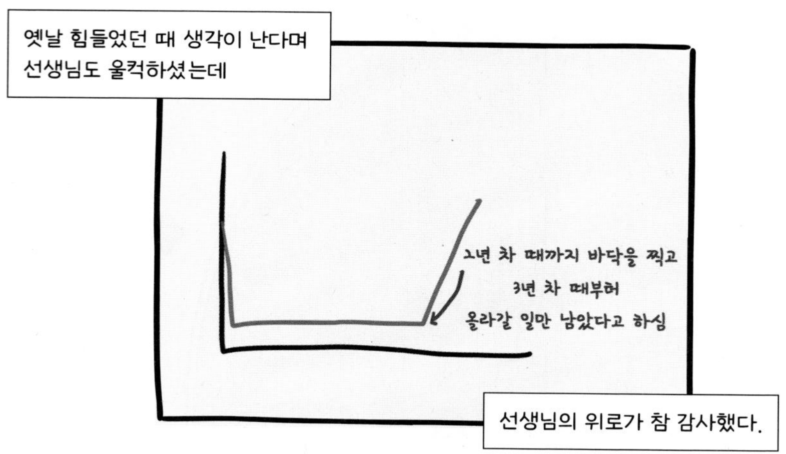
옛날 힘들었던 때 생각이 난다며
선생님도 울컥하셨는데
2년 차 때까지 바닥을 찍고
3년 차 때부터
올라갈 일만 남았다고 하심
선생님의 위로가 참 감사했다.

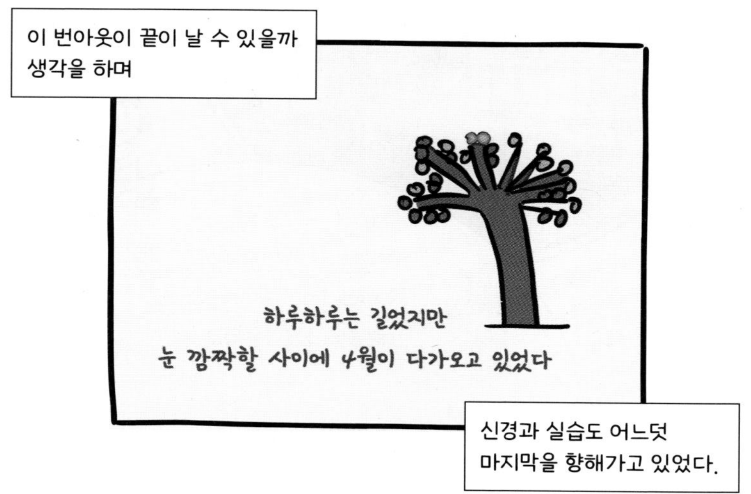
이 번아웃이 끝이 날 수 있을까
생각을 하며
하루하루는 길었지만
눈 깜짝할 사이에 4월이 다가오고 있었다
신경과 실습도 어느덧
마지막을 향해가고 있었다.

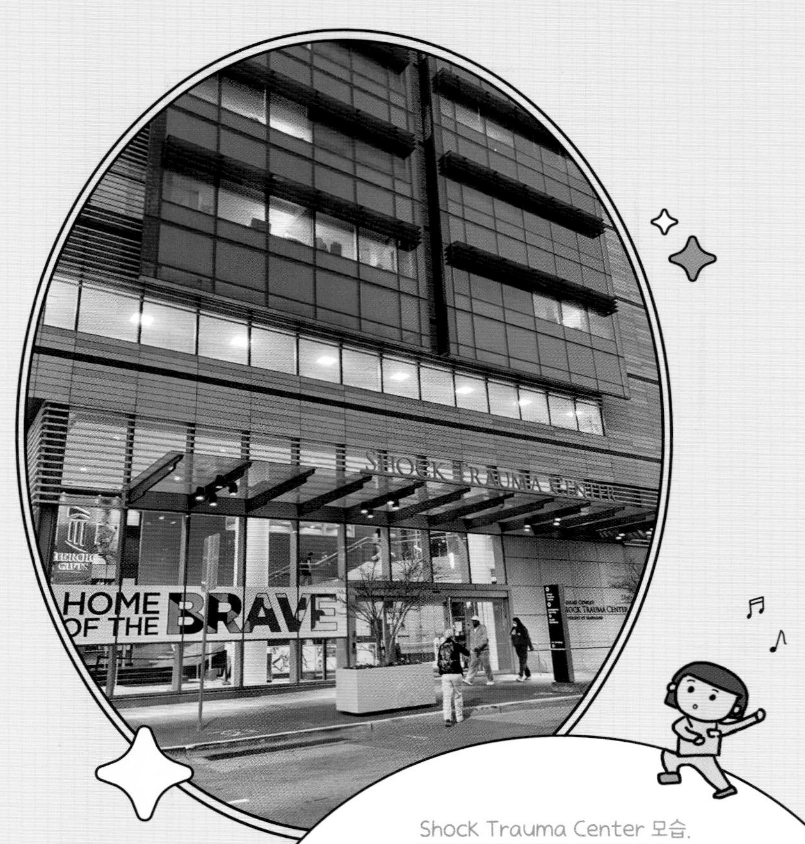
SHOCK TRAUMA CENTER
HOME OF THE BRAVE

Shock Trauma Center 모습.
사진에서처럼 이곳 직원들은
분홍색 스크럽을 입고 다닌다.

이민자의 삶은 매일 하나하나가 신기하고 새롭다는 장점이 있지만
주변의 도움 없이 찾아보고 스스로 해결해야 하는 문제들의 연속이라
적응기간 동안에는 에너지 소모가 크다.
나의 경우 여기에 바쁜 레지던트와 육아 생활이 겹쳐
전투적으로 살아가야 했으니
사실 번아웃이 오는 게 당연한 일이었다.

#48

번아웃

✦✦✦

싱글인 레지던트 친구들은 내 몸 하나 건사하기도 어려운 레지던트 동안 도대체 어떻게 아기를 키울 수 있냐고 물어봤었다. 나는 남편이 재택근무가 가능한 직종이고 초기 육아 때는 시부모님이 한국에서 오셔서 도움을 주었기에 가능했지만 그래도 힘든 시간이었다.

주변에 다른 가족 도움 없이 미국에서 어린 아이를 키우는 선생님들 역시 힘들어했다. 육아로 지친 배우자가 아이를 데리고 한국에 몇 개월 피신을 가거나 한국의 부모님이 번갈아 오며 육아 도움을 주었다. 남편 역시 내가 중환자실 근무나 밤 당직 근무 때문에 육아에 거의 도움을 주지 못하는 달이 오면 아이를 데리고 한 달 정도 한국에 가 재택근무를 하며 우리는 겨우 육아생활을 유지해 나갈 수 있었다.
개인적으로 미국 이민 생활은 주변 가족 없이 미취학 아이를 키우는 가정이 가장 어려움을 겪는 것 같다.

만약 어린아이가 있는 상태에서 미국 레지던트 생활을 외벌이로 시작하게 된다면 경제적인 부분에 대한 고려도 반드시 필요하다. 미국 레지던트 월급은 혼자 살기 적절한 정도의 급여만 제공하기 때문이다. 미국에서 시터 비용은 최소 시간당 20불 정도 하고, 미취학 아동이 다니는 어린이집(Daycare)은 적게는 1,500불에서 2,000불까지 매우 비싸다. 게다가 레지던트를 하는 당사자는 바쁘고 불규칙적인 스케줄로 육아에 충분한 도움을 주기가 힘들다. 거기에 주변에 도와줄 가족이 없다면 배우자 입장에서 육아가 상당히 힘들어질 수 있다.
미리 한국에서 돈을 모아 오거나 비상시에는 지원을 받을 수 있는 통로를 마련해두는 등 경제적인 부분에 대한 고려가 필요하다.

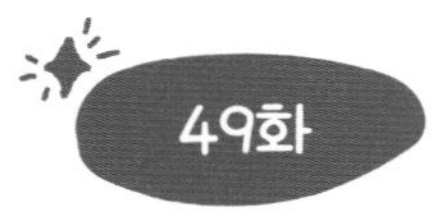
49화

치프가 되다 (1)

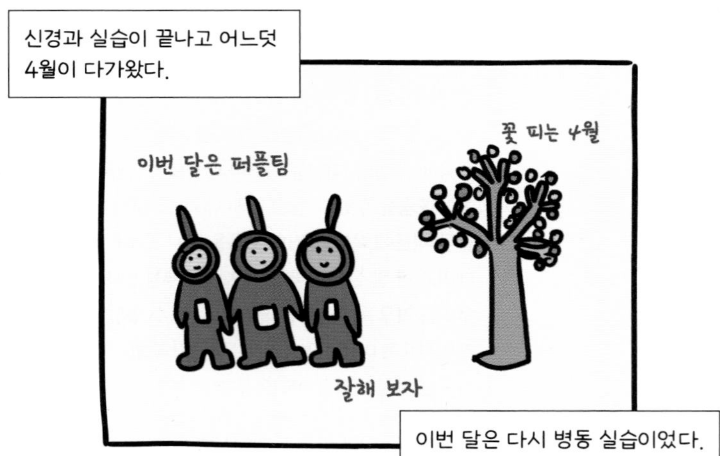
신경과 실습이 끝나고 어느덧
4월이 다가왔다.
이번 달은 퍼플팀
꽃 피는 4월
잘해 보자
이번 달은 다시 병동 실습이었다.

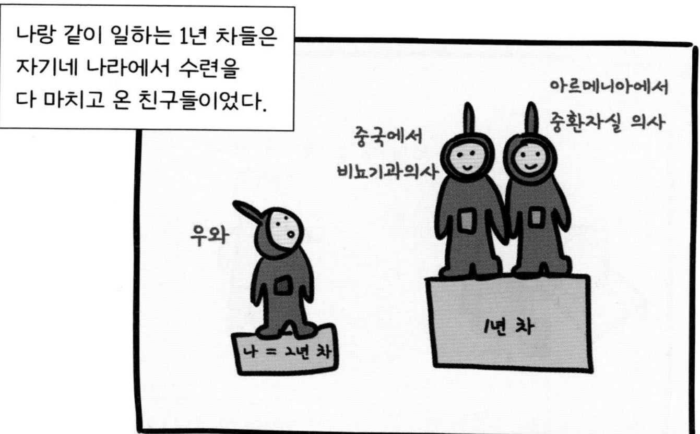
나랑 같이 일하는 1년 차들은
자기네 나라에서 수련을
다 마치고 온 친구들이었다.
아르메니아에서
중환자실 의사
중국에서
비뇨기과의사
우와
나 = 2년 차
1년 차

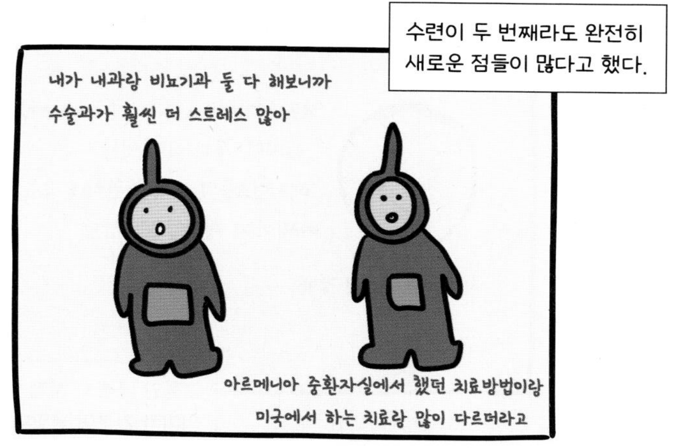
수련이 두 번째라도 완전히
새로운 점들이 많다고 했다.
내가 내과랑 비뇨기과 둘 다 해보니까
수술과가 훨씬 더 스트레스 많아
아르메니아 중환자실에서 했던 치료방법이랑
미국에서 하는 치료랑 많이 다르더라고

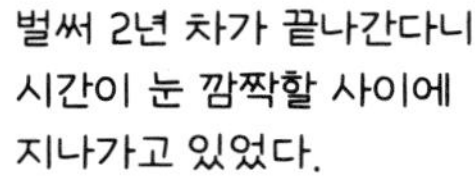
벌써 2년 차가 끝나간다니
시간이 눈 깜짝할 사이에
지나가고 있었다.

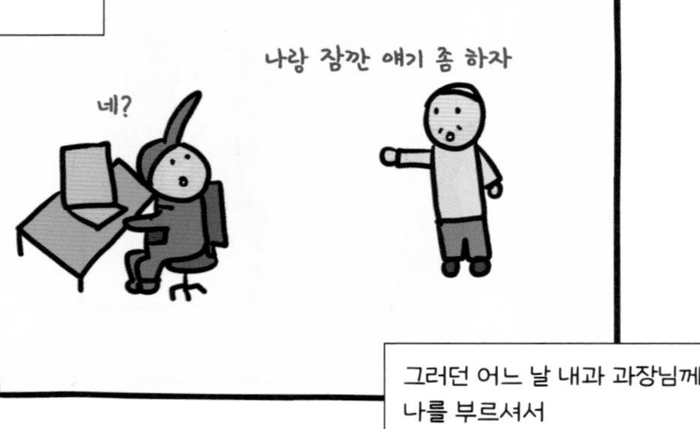
나랑 잠깐 얘기 좀 하자
네?
그러던 어느 날 내과 과장님께서
나를 부르셔서

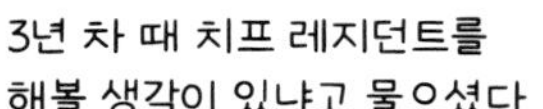
3년 차 때 치프 레지던트를
해볼 생각이 있냐고 물으셨다.

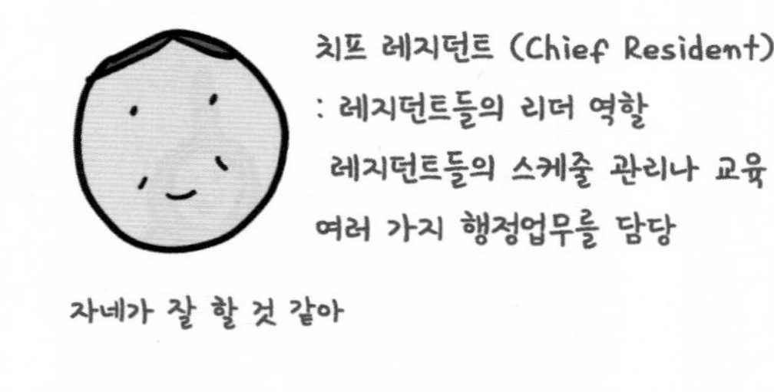
치프 레지던트 (Chief Resident)
: 레지던트들의 리더 역할
레지던트들의 스케줄 관리나 교육
여러 가지 행정업무를 담당
자네가 잘 할 것 같아
그동안 나쁘지 않게 일해왔다는
의미라 기분이 좋았다.

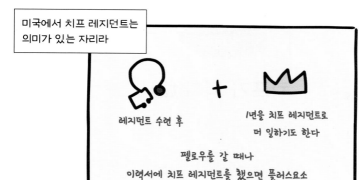

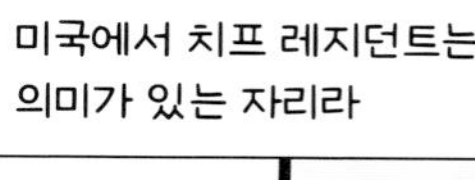
미국에서 치프 레지던트는
의미가 있는 자리라

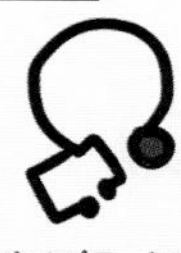

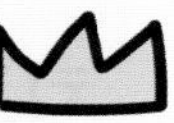

레지던트 수련 후

1년을 치프 레지던트로
더 일하기도 한다

펠로우를 갈 때나
이력서에 치프 레지던트를 했으면 플러스요소

수련이 끝나고도 1년 더 치프
레지던트 일만 하기도 한다.

그렇게 다른 몇몇 동기들과 함께

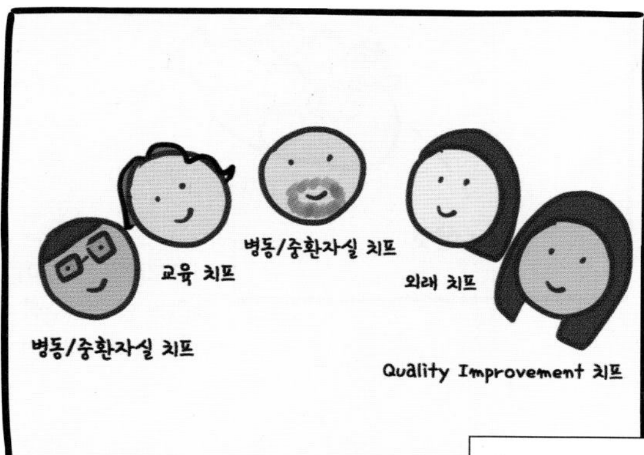
교육 치프
병동/중환자실 치프
외래 치프
병동/중환자실 치프
Quality Improvement 치프

우리 레지던트 프로그램의
치프 레지던트가 되기로 했다.

50화

치프가 되다 (2)

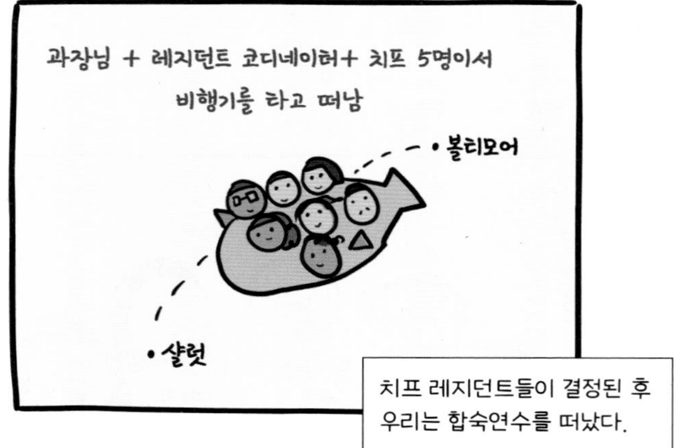
과장님 + 레지던트 코디네이터+ 치프 5명이서
비행기를 타고 떠남
볼티모어
샬럿
치프 레지던트들이 결정된 후
우리는 합숙연수를 떠났다.

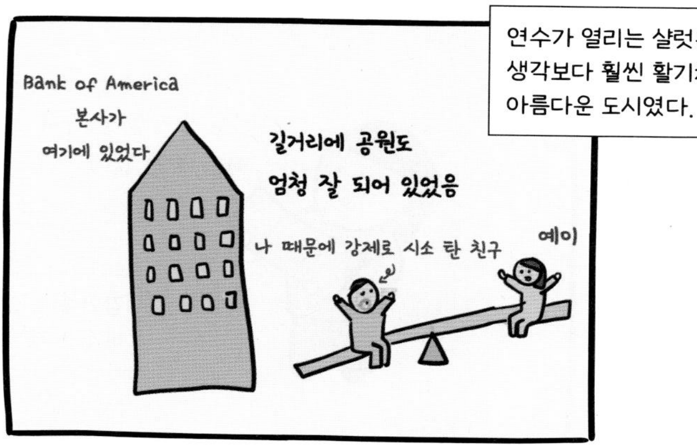

연수가 열리는 샬럿은
생각보다 훨씬 활기차고
아름다운 도시였다.
Bank of America
본사가
여기에 있었다
길거리에 공원도
엄청 잘 되어 있었음
나 때문에 강제로 시소 탄 친구
예이

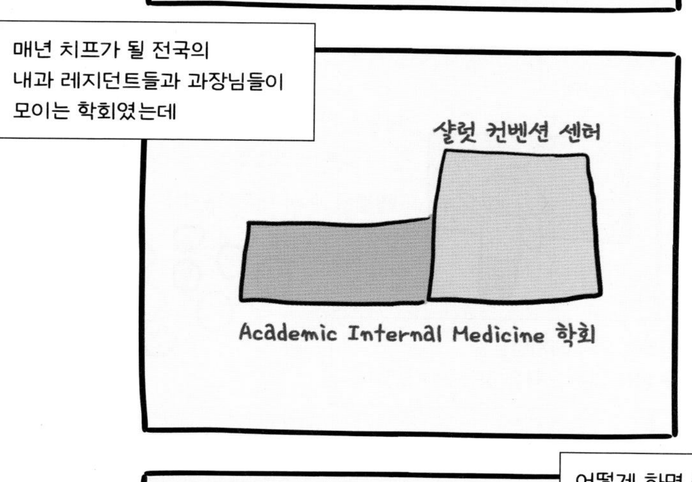

매년 치프가 될 전국의
내과 레지던트들과 과장님들이
모이는 학회였는데
샬럿 컨벤션 센터
Academic Internal Medicine 학회

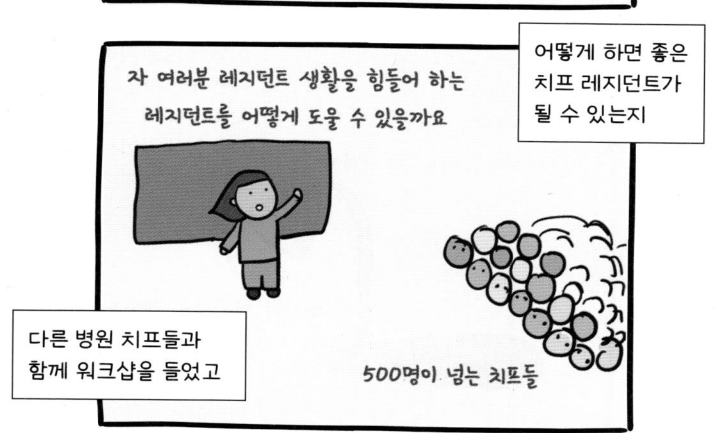

어떻게 하면 좋은
치프 레지던트가
될 수 있는지
자 여러분 레지던트 생활을 힘들어 하는
레지던트를 어떻게 도울 수 있을까요
다른 병원 치프들과
함께 워크샵을 들었고
500명이 넘는 치프들

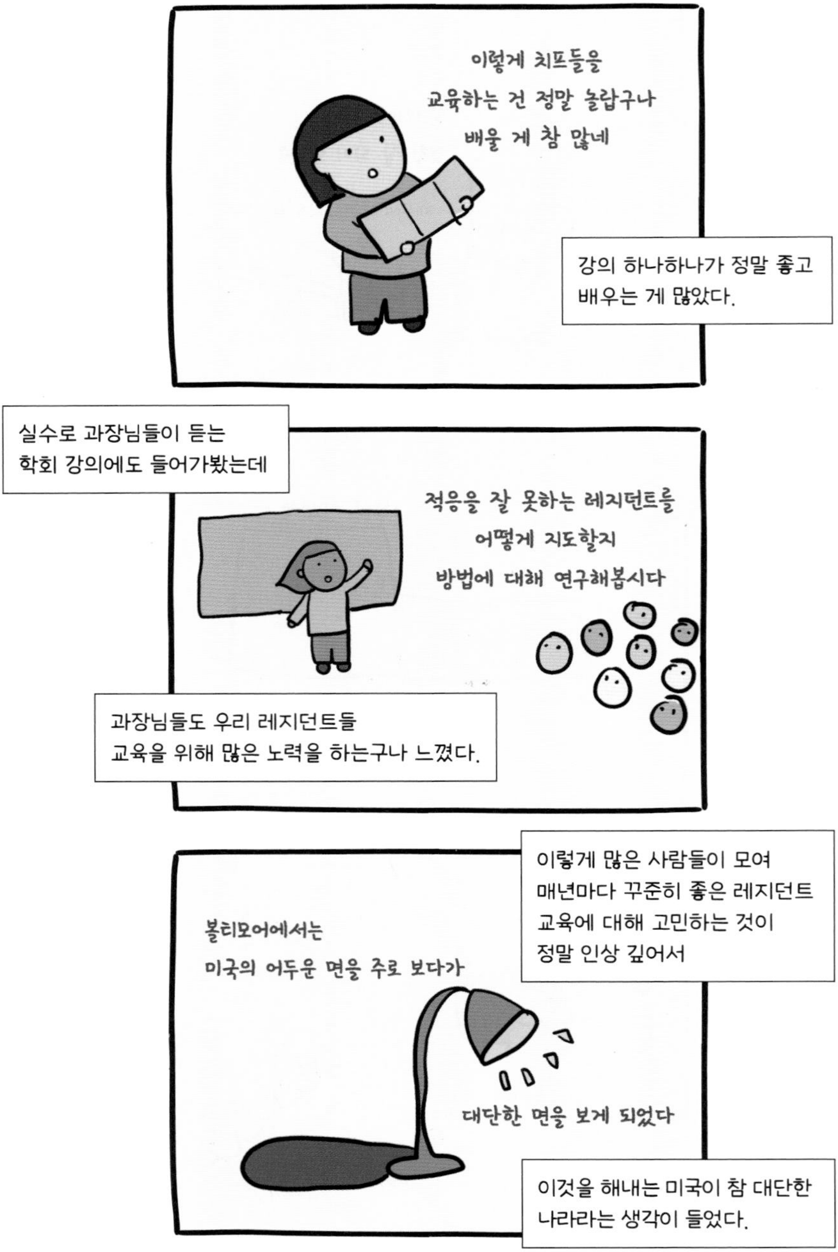

이렇게 치프들을
교육하는 건 정말 놀랍구나
배울 게 참 많네
강의 하나하나가 정말 좋고
배우는 게 많았다.

실수로 과장님들이 듣는
학회 강의에도 들어가봤는데

적응을 잘 못하는 레지던트를
어떻게 지도할지
방법에 대해 연구해봅시다

과장님들도 우리 레지던트들
교육을 위해 많은 노력을 하는구나 느꼈다.

이렇게 많은 사람들이 모여
매년마다 꾸준히 좋은 레지던트
교육에 대해 고민하는 것이
정말 인상 깊어서

볼티모어에서는
미국의 어두운 면을 주로 보다가

대단한 면을 보게 되었다

이것을 해내는 미국이 참 대단한
나라라는 생각이 들었다.

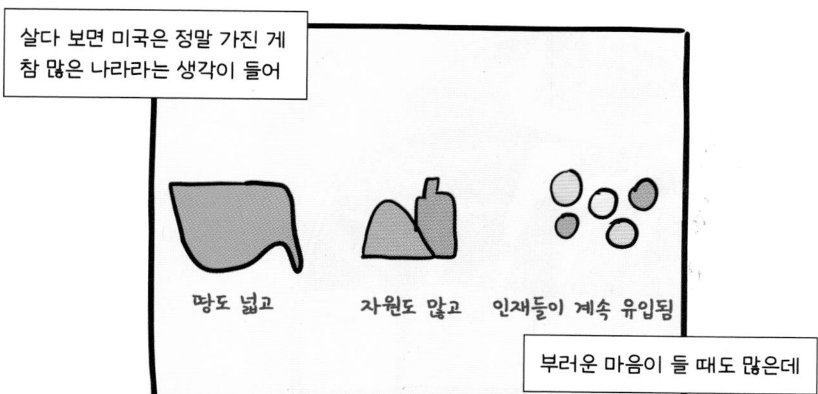
살다 보면 미국은 정말 가진 게
참 많은 나라라는 생각이 들어
땅도 넓고
자원도 많고
인재들이 계속 유입됨
부러운 마음이 들 때도 많은데

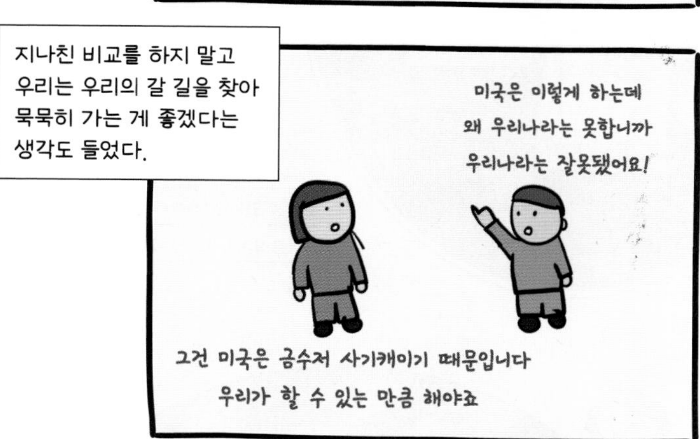
지나친 비교를 하지 말고
우리는 우리의 갈 길을 찾아
묵묵히 가는 게 좋겠다는
생각도 들었다.
미국은 이렇게 하는데
왜 우리나라는 못합니까
우리나라는 잘못됐어요!
그건 미국은 금수저 사기캐이기 때문입니다
우리가 할 수 있는 만큼 해야죠

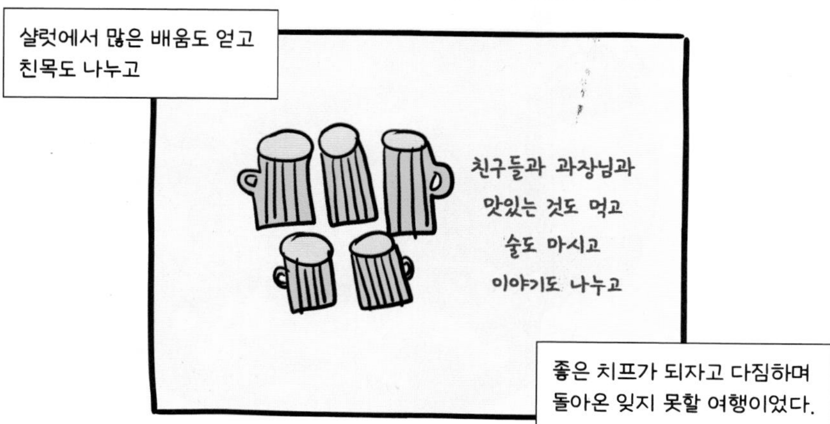
샬럿에서 많은 배움도 얻고
친목도 나누고
친구들과 과장님과
맛있는 것도 먹고
술도 마시고
이야기도 나누고
좋은 치프가 되자고 다짐하며
돌아온 잊지 못할 여행이었다.

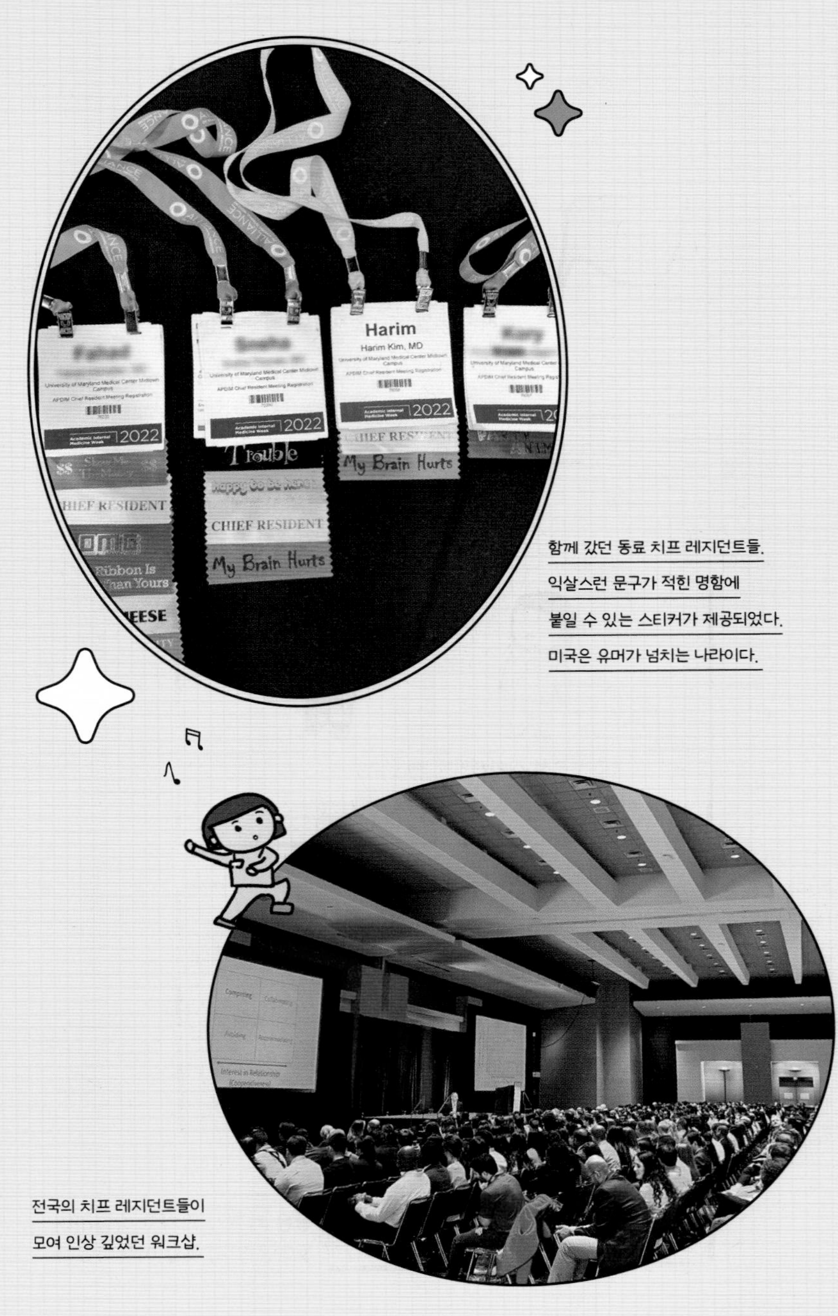
Harim
Harim Kim, MD
University of Maryland Medical Center Midtown Campus
APDIM Chief Resident Meeting Registration
Academic Internal Medicine Week
2022
Trouble
CHIEF RESIDENT
My Brain Hurts
Ribbon Is
Than Yours
Competing
Collaborating
Avoiding
Accommodating
Interest in Relationship
(Cooperativeness)

함께 갔던 동료 치프 레지던트들.
익살스런 문구가 적힌 명함에
붙일 수 있는 스티커가 제공되었다.
미국은 유머가 넘치는 나라이다.

전국의 치프 레지던트들이
모여 인상 깊었던 워크샵.

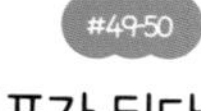

치프가 되다

✦✦✦

치프 레지던트는 레지던트들의 대표로서 레지던트들의 스케줄 작성과 레지던트들이 제기하는 불만사항 해결, 병원과 레지던트 사이를 조율하는 역할 등을 한다.

우리 병원은 졸업연차인 3년 차 때 치프 레지던트를 겸하지만 대부분 병원의 치프 레지던트들은 졸업 후 추가적으로 1년을 더 일하며 치프 레지던트 업무만을 한다.
졸업자 중에서 하겠다는 사람이 없으면 다른 병원 졸업자들을 치프 레지던트로 고용하기도 한다.

치프가 되어 이런저런 모임도 가고 재밌는 경험도 많이 했다.
전국 내과 치프 레지던트 모임에서 다른 병원의 치프 레지던트들과 더 나은 교육 프로그램을 만들 방안은 없는지 소그룹으로 토의했던 경험, 볼티모어 병원들의 치프 레지던트 모임인 CRAB (Chief Resident Association of Baltimore)에 속하며 레지던트들의 Potluck 파티나, 메릴랜드 지역 내과 의사 협회와 연합해 레지던트들을 위한 강의를 주최한 경험이 인상 깊다. 볼티모어 치프 레지던트들 중에는 한국계 미국인 레지던트들이 많아 반갑기도 했다.

치프 레지던트 자리는 나중에 펠로우십을 가거나 직장을 구할 때 성실히 일해왔다는 좋은 신호를 보낼 수 있고 미국에서 리더십을 경험해볼 수 있는 좋은 기회이므로 관심이 있다면 도전해보는 것을 추천한다.

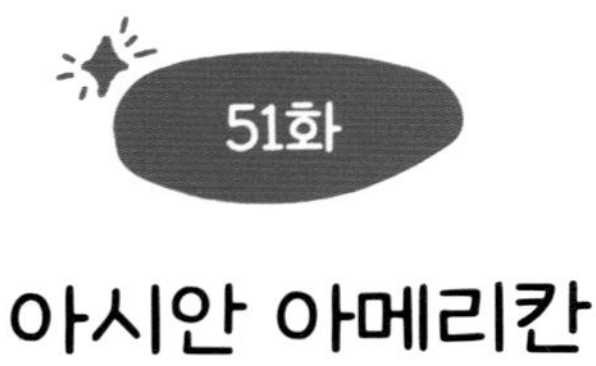
51화

아시안 아메리칸

연수를 다녀오고 5월이 다가왔다.

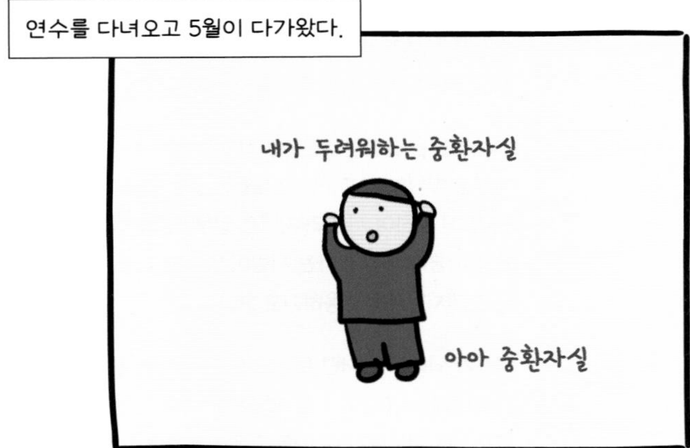
내가 두려워하는 중환자실
아아 중환자실

이번 달은 중환자실 실습이었다.

이번 달 우리 팀에는 나와
같은 아시아인 여자가 많았다.

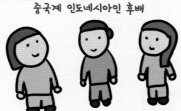

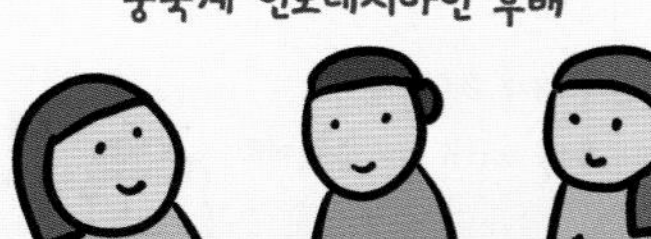
중국계 인도네시아인 후배
중국계 미국인 후배

나와 비슷한 점도 많고
친근해서 좋았다.

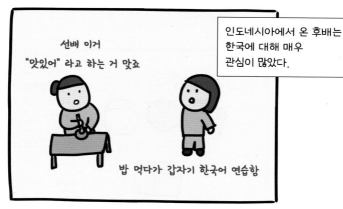

인도네시아에서 온 후배는
한국에 대해 매우
관심이 많았다.

선배 이거
"맛있어" 라고 하는 거 맞죠
밥 먹다가 갑자기 한국어 연습함

한국 연예계 스캔들도 나보다 잘 알고 한글도
스스로 공부해서 조금 읽을 줄 안다고 한다.

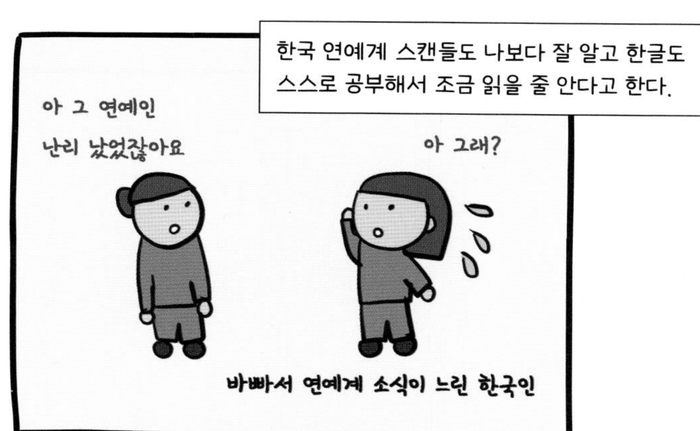
아 그 연예인
난리 났었잖아요
아 그래?
바빠서 연예계 소식이 느린 한국인

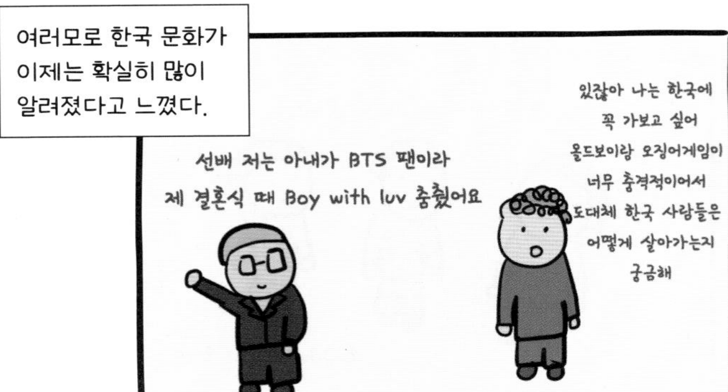
여러모로 한국 문화가 이제는 확실히 많이 알려졌다고 느꼈다.
선배 저는 아내가 BTS 팬이라 제 결혼식 때 Boy with luv 춤췄어요
있잖아 나는 한국에 꼭 가보고 싶어 올드보이랑 오징어게임이 너무 충격적이어서 도대체 한국 사람들은 어떻게 살아가는지 궁금해
1년 차 인도계 미국인 후배
3년 차 터키인 동기

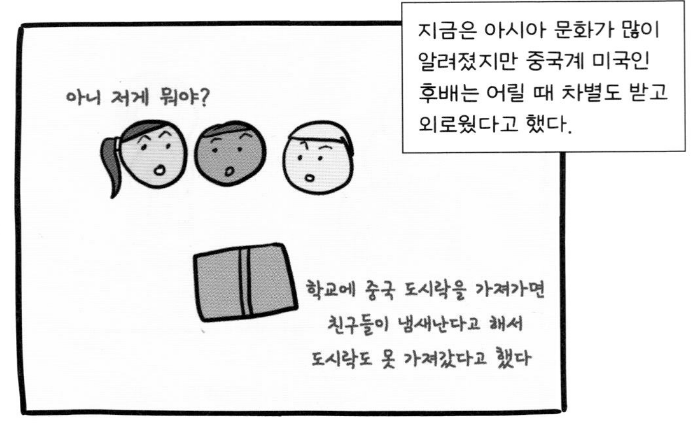
지금은 아시아 문화가 많이 알려졌지만 중국계 미국인 후배는 어릴 때 차별도 받고 외로웠다고 했다.
아니 저게 뭐야?
학교에 중국 도시락을 가져가면 친구들이 냄새난다고 해서 도시락도 못 가져갔다고 했다

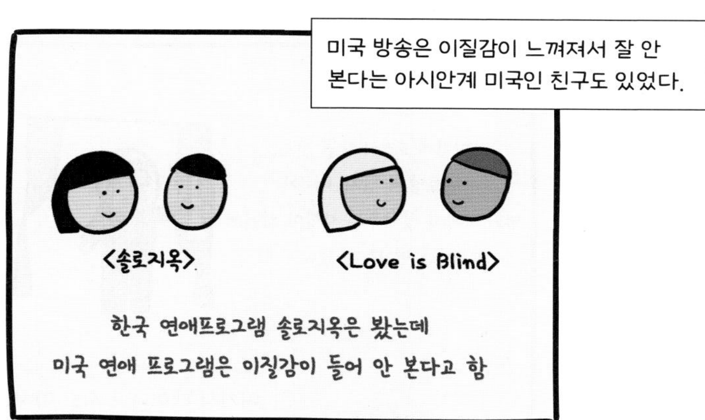
미국 방송은 이질감이 느껴져서 잘 안 본다는 아시안계 미국인 친구도 있었다.
<솔로지옥>
<Love is Blind>
한국 연애프로그램 솔로지옥은 봤는데
미국 연애 프로그램은 이질감이 들어 안 본다고 함

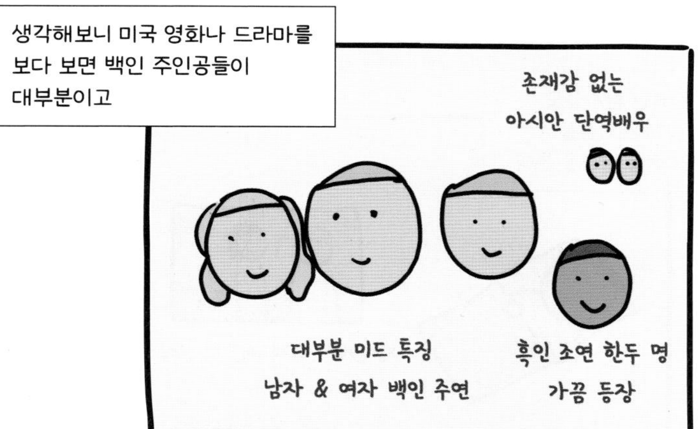
생각해보니 미국 영화나 드라마를 보다 보면 백인 주인공들이 대부분이고
존재감 없는
아시안 단역배우
대부분 미드 특징
남자 & 여자 백인 주연
흑인 조연 한두 명
가끔 등장

아시아 사람들은 정말로 극히
드물게 방송에 등장하는데

이번에 오스카상을 받은
베트남계 남자 배우가
영화계에서 찾아주는 사람이 없어서
20년간 연기를 못했다고 함

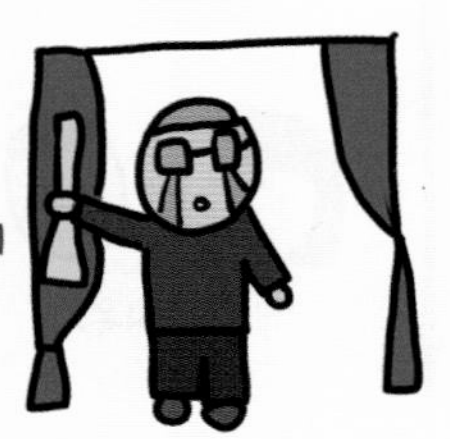

여기서 태어나고 자란 아시안계
미국인들에겐 그동안 자기를 대변할
인물이 별로 없어 소외감을 느꼈을 것 같다.

볼티모어의 많은 흑인 환자들도
백인 위주의 방송에 소외감을
느껴서인지 흑인 전용 방송을 본다.

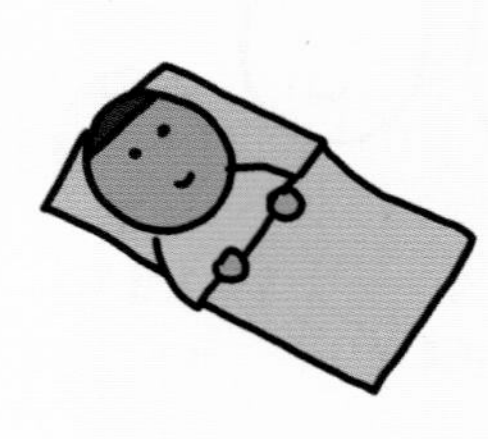

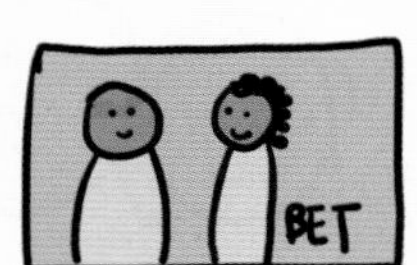
BET

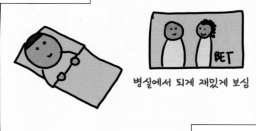

병실에서 되게 재밌게 보심

흑인들이 주로 등장하는
흑인 전용 채널이 있다.

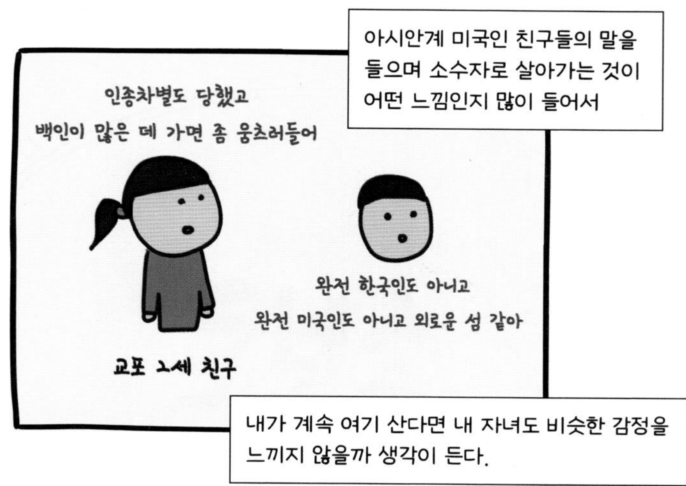
아시안계 미국인 친구들의 말을
들으며 소수자로 살아가는 것이
어떤 느낌인지 많이 들어서
인종차별도 당했고
백인이 많은 데 가면 좀 움츠러들어
완전 한국인도 아니고
완전 미국인도 아니고 외로운 섬 같아
교포 2세 친구
내가 계속 여기 산다면 내 자녀도 비슷한 감정을
느끼지 않을까 생각이 든다.

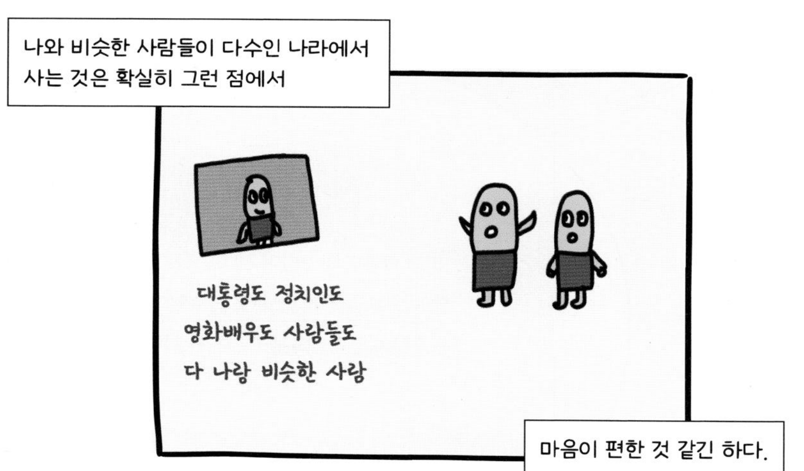
나와 비슷한 사람들이 다수인 나라에서
사는 것은 확실히 그런 점에서
대통령도 정치인도
영화배우도 사람들도
다 나랑 비슷한 사람
마음이 편한 것 같긴 하다.

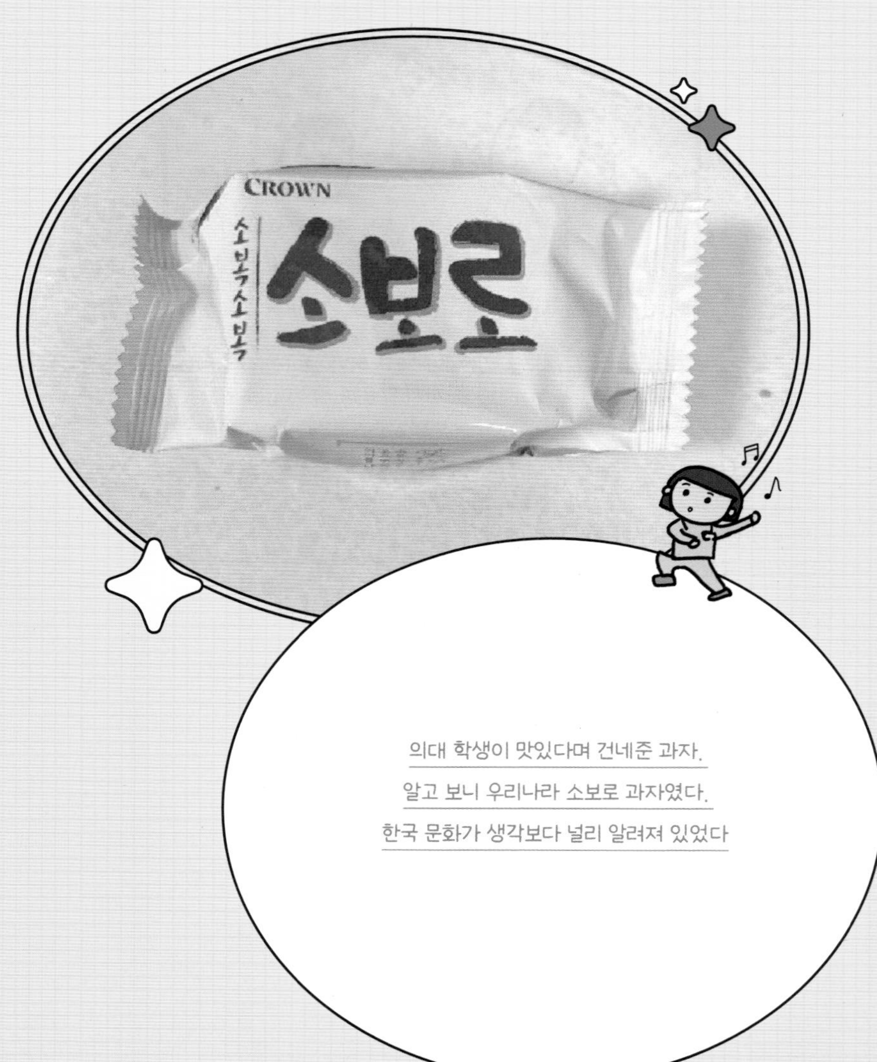
CROWN
소복소복
소보로
의대 학생이 맛있다며 건네준 과자.
알고 보니 우리나라 소보로 과자였다.
한국 문화가 생각보다 널리 알려져 있었다

#51

아시안 아메리칸

✦✦✦

의료계에는 아시안아메리칸들이 참 많다.

미국에 와서 알게 된 사실이지만 미국에 사는 아시안 부모들은 자녀가 의대에 가기를 특히 선호한다고 한다. 종종 이러한 아시안 부모들의 의대에 대한 집념이 희화화되어 SNS에 등장하기도 한다.

지금은 BTS뿐 아니라 많은 아시안 문화가 널리 향유되지만 여기서 만난 아시안 아메리칸 친구들은 자라면서 차별을 받았던 경험이 한두 번씩은 있었다고 했다. 그래서인지 많은 아시안 아메리칸들의 마음 속에는 '쓰디쓴 맛(Bitterness)'이 있다고 한 중국계 미국인 후배는 말해주었다.

나 역시 자녀가 미국에서 더 많은 기회를 누리며 살기를 바라면서도 한편으로는 아시안 아메리칸이라는 소수자로 키우는 것이 걱정되기도 한다. 아이가 한국인도 아니고 미국인도 아닌 그 중간 지점에 떠 있는 섬 같은 느낌을 받지는 않을까. 아이들에게 롤모델이 될 만한 아시안 아메리칸을 미국 역사책에도, 연예계에도, 정치인에도, 스포츠 스타 선수들 중에서도 잘 찾을 수가 없어 아쉽다. 미국에서는 유색인종 인구의 비율이 계속적으로 증가 중인데, 점점 더 많은 아시안 아메리칸들의 활약을 기대해본다.

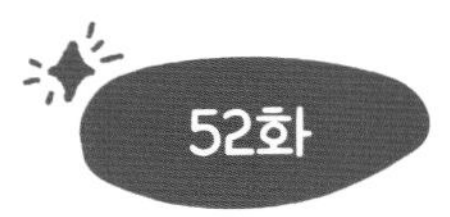
52화

피부과 탐방기 (1)

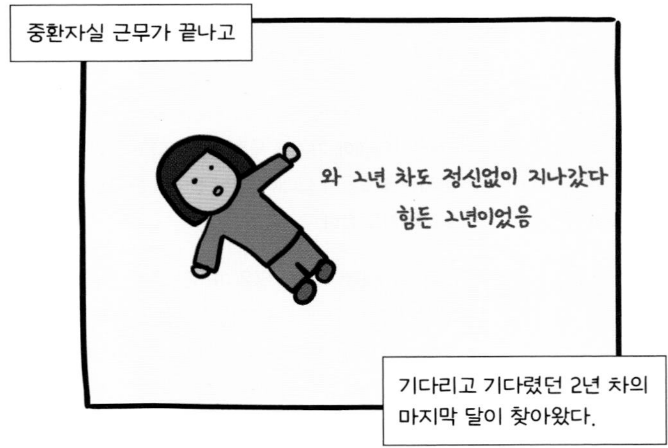
중환자실 근무가 끝나고
와 2년 차도 정신없이 지나갔다
힘든 2년이었음
기다리고 기다렸던 2년 차의
마지막 달이 찾아왔다.

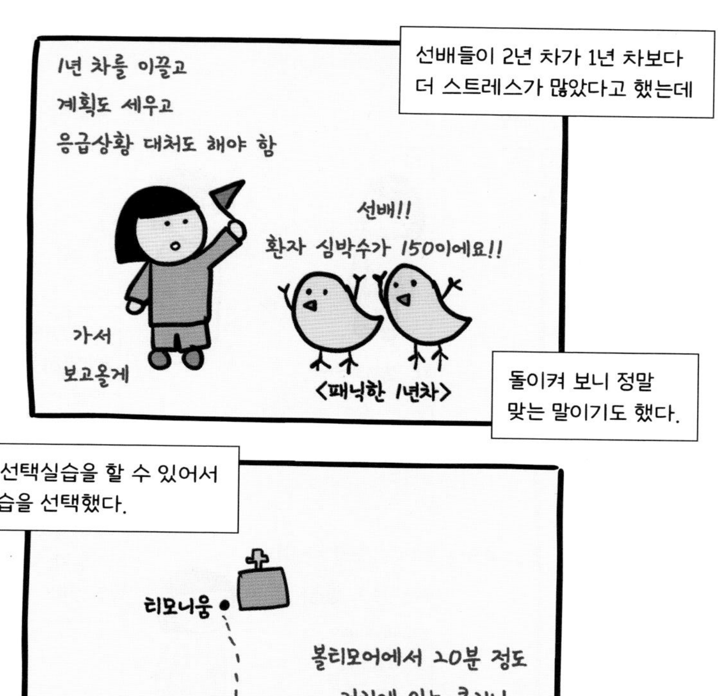
선배들이 2년 차가 1년 차보다
더 스트레스가 많았다고 했는데
1년 차를 이끌고
계획도 세우고
응급상황 대처도 해야 함
선배!!
환자 심박수가 150이에요!!
가서
보고올게
<패닉한 1년차>
돌이켜 보니 정말
맞는 말이기도 했다.
이번 달은 선택실습을 할 수 있어서
피부과 실습을 선택했다.
리모니움
볼티모어에서 20분 정도
거리에 있는 클리닉
볼티모어
과장님이 소개해주셔서 근처
피부과 의원에서 돌게 되었다.

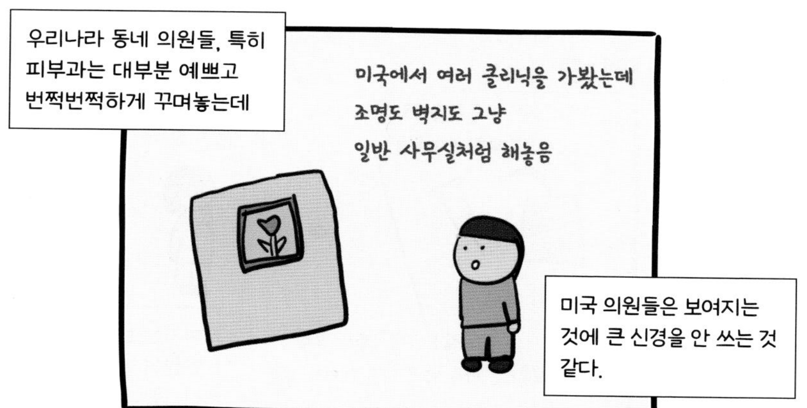
우리나라 동네 의원들, 특히
피부과는 대부분 예쁘고
번쩍번쩍하게 꾸며놓는데
미국에서 여러 클리닉을 가봤는데
조명도 벽지도 그냥
일반 사무실처럼 해놓음
미국 의원들은 보여지는
것에 큰 신경을 안 쓰는 것
같다.

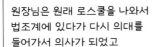

원장님은 원래 로스쿨을 나와서
법조계에 있다가 다시 의대를
들어가서 의사가 되었고

나는 내 직업에
너무 만족해~

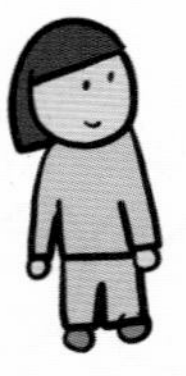

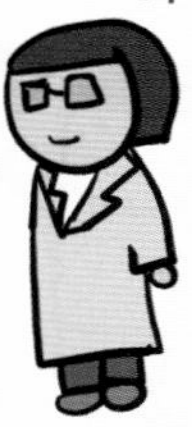

와 멋져요~~

대학병원에 계시다가
개원하셨다고 한다.

원장님은 상당히
적은 시간을 일하셨는데
육아를 해야 해서
이렇게 일하신다고
하셨다.

수요일 토요일 일요일 다 쉬고
야간진료도 없음

CLINIC HOURS

MON	7:30 AM - 2:00 PM
TUES	7:30 AM - 2:00 PM
THURS	7:30 AM - 2:00 PM
FRI	7:30 AM - 12:00 PM

미국은 개원해도
이렇게 조금 일해도 되는 건가..?

우리나라 피부과들은 거의 대부분
미용시술을 필수로 하는데

보톡스 레이저 등을 추가로 하는
대부분의 한국 의원들

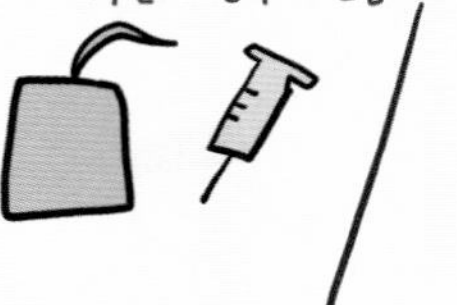

난 미용시술에
큰 관심이 없어~

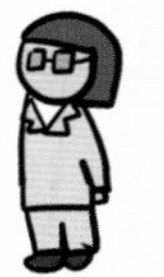

피부암 같은 피부질환만 보심
보톡스는 아주 가끔 하고 레이저 없음

여기는 보험진료만 해도
병원이 잘 운영되어서
신기했다.

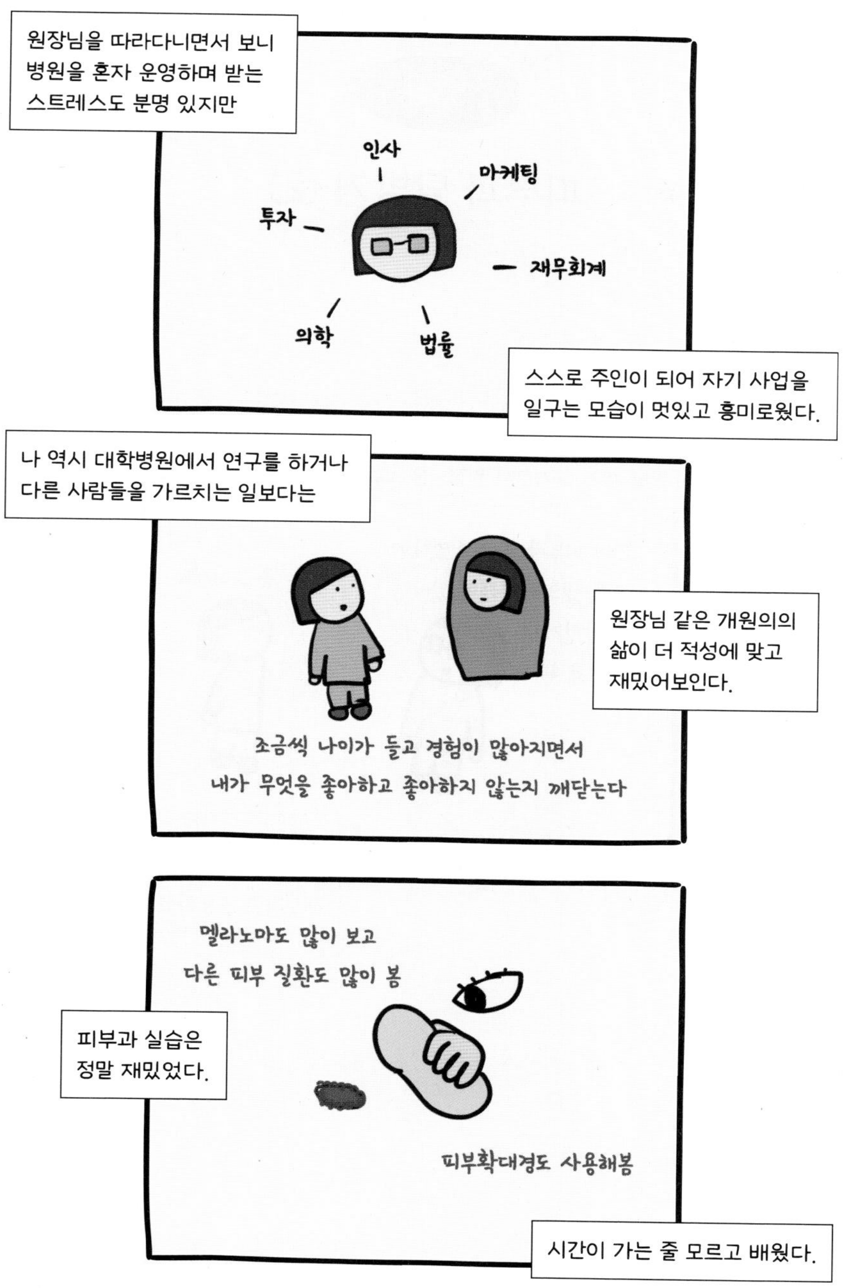
원장님을 따라다니면서 보니
병원을 혼자 운영하며 받는
스트레스도 분명 있지만
인사
마케팅
투자
재무회계
의학
법률
스스로 주인이 되어 자기 사업을
일구는 모습이 멋있고 흥미로웠다.
나 역시 대학병원에서 연구를 하거나
다른 사람들을 가르치는 일보다는
원장님 같은 개원의의
삶이 더 적성에 맞고
재밌어보인다.
조금씩 나이가 들고 경험이 많아지면서
내가 무엇을 좋아하고 좋아하지 않는지 깨닫는다
멜라노마도 많이 보고
다른 피부 질환도 많이 봄
피부과 실습은
정말 재밌었다.
피부확대경도 사용해봄
시간이 가는 줄 모르고 배웠다.

53화

피부과 탐방기 (2)

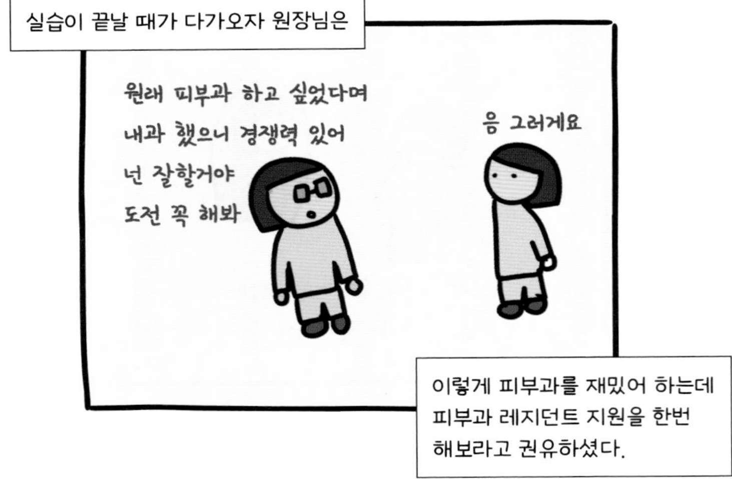
실습이 끝날 때가 다가오자 원장님은
원래 피부과 하고 싶었다며
내과 했으니 경쟁력 있어
넌 잘할거야
도전 꼭 해봐
음 그러게요
이렇게 피부과를 재밌어 하는데
피부과 레지던트 지원을 한번
해보라고 권유하셨다.

예전의 나라면 그냥 빈말이라
생각하고 넘겼을 텐데

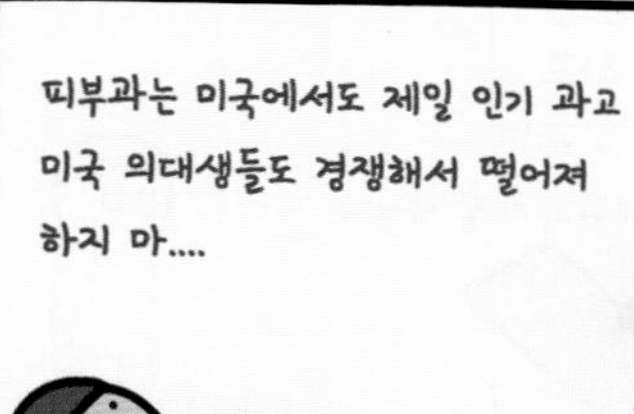
피부과는 미국에서도 제일 인기 과고
미국 의대생들도 경쟁해서 떨어져
하지 마....

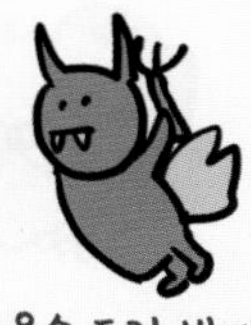
(마음속 도전 반대론자)

이번에는 진지하게
고민이 되었다.

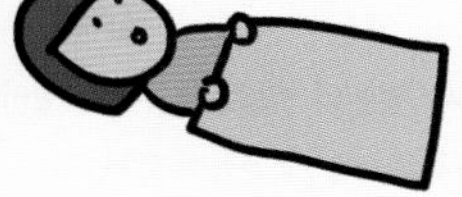
원래 하고 싶었던 피부과 도전을 해볼까..

미국에 살면서 가능성이 전혀
없다고 여겨지는 일들을 해내는
사람들을 꽤 자주 봐서인지

정말로 시간과 노력을 들여
도전한다면 언젠가 되긴
된다는 생각이 들었기 때문이다.

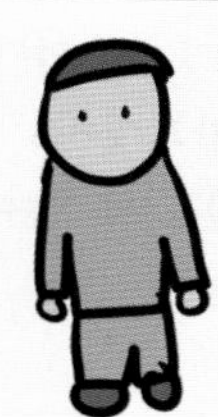
오랜 시간이 걸려
미국에서 피부과 레지던트에
매칭된 한국 선생님

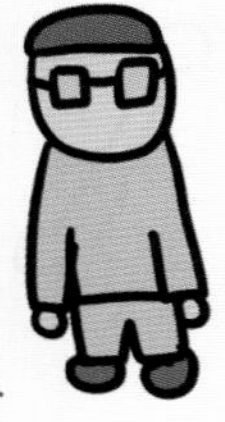
50이 다 되어가는 나이에
한국에서 미국 레지던트 매칭된 분 등

하지만 몇 년이 걸릴지 모르는 시간을
매칭 준비에 써야 하고 매칭 후에도
다시 레지던트 수련을 받아야 할 텐데

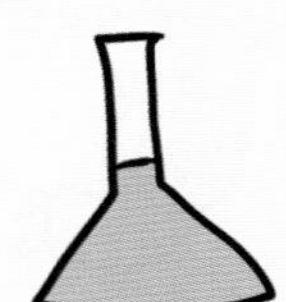
피부과 들어가기 위한 실험실 연구
추천서 받기 등등..

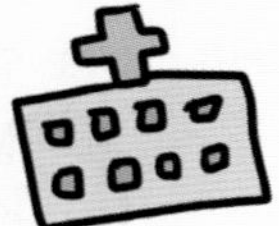
또 다시
레지던트 수련

그렇게까지 나의 시간을 쏟고
싶은지 확신이 서질 않았다.

정말로 하고 싶었던 일도 결국에 일이라는 건
다 비슷비슷하지 않을까 생각이 들기도 하고

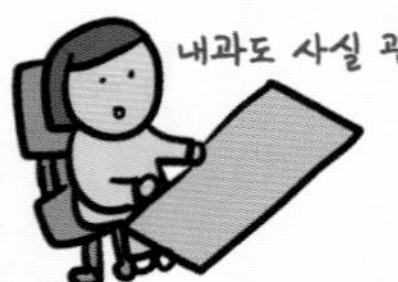
내과도 사실 괜찮다

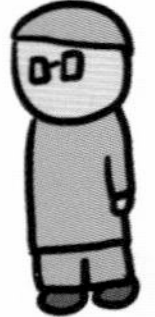
마취과 좋아서 했는데 빨리 은퇴하고 싶어
우리 마취과 샘들도 다 비슷해
<갑자기 떠오른 우리 병원 마취과 샘이 해준 이야기>

아무튼 내가 정말로 꼭 하고 싶은 과가
미국에서 전공하기 어려운 인기과라면

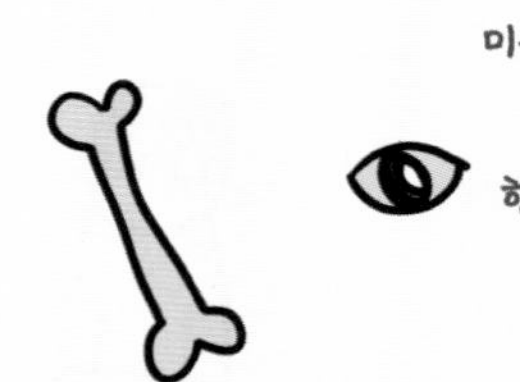
정형외과 안과 등
미국에서 외국인이 하기 어려운
인기 과가 하고 싶어서
한국에 남은 친구들이 있는데
다들 즐겁게 잘 산다

미국에 오기 전에 마음을 잘 정해야 한다.

피부과 실습은 정말 재밌게 많이 배웠고
나의 마음속 아쉬움도 되돌아보며

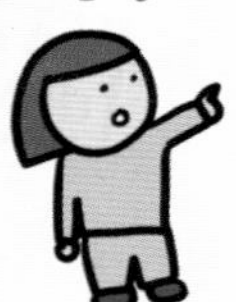
그래 너 말이 맞다
도전은 안 하는 걸로

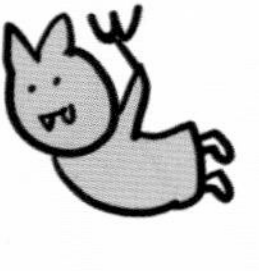
잘 생각했어

생각을 정리할 수 있었던
좋은 실습이었다.

#52-53

피부과 탐방기

✦✦✦

2년 차의 마지막 실습이었던 피부과 실습.

피부과에 대한 미련은 사라졌다고 생각했는데 원장님의 피부과에 도전해보라는 조언이 마음에 불을 붙였다.

미국에서의 도전이 어렵다면 졸업하고 한국에서 피부과 레지던트 지원을 해 보는 것은 어떨지, 집에 와서 고민에 고민을 거듭했다. 그렇지만 도전을 한다고 상상했을 때 설렘보다는 언제 그 과정을 다시 또 마치나 부정적인 감정부터 들었다는 점에서 결국에는 도전하지 않기로 결정을 내렸다.

참고로 대부분의 미국 레지던트 수련 병원들은 레지던트 한 명당 미국 정부로부터 매년 10만 불 이상의 교육 지원금을 받는다. 이미 미국에서 레지던트를 마친 사람이 한 번 더 레지던트에 지원하는 경우 이러한 교육 지원금은 두 번째 수련기간 동안에는 삭감된 금액으로 지급된다. 따라서 병원은 그만큼의 금전적인 손실을 감수하고 두 번째 레지던트를 하는 지원자를 뽑는 것이다. 그렇기에 미국에서 레지던트를 마친 후 두 번째 레지던트를 지원하는 과정은 병원 측에서 금전적 손실을 감수하고서라도 나를 뽑아야 하는 이유를 증명해야 하는 생각보다 어려운 과정일 수 있다는 점을 기억해야 한다.

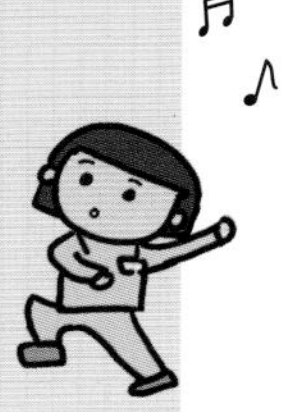

다행히도 내과 의사로서 피부과 관련 진료를 익힐 수도 있고, 피부미용 진료를 볼 수 있는 선택지도 있으니 이런 선택지도 있다는 것에 만족하며 지내자고 생각했다. 이번을 끝으로 이제 아쉬움은 정말로 마음 한편에 고이 묻어두려고 한다.

54화

선배들의 졸업식

2년 차의 마지막 달에는

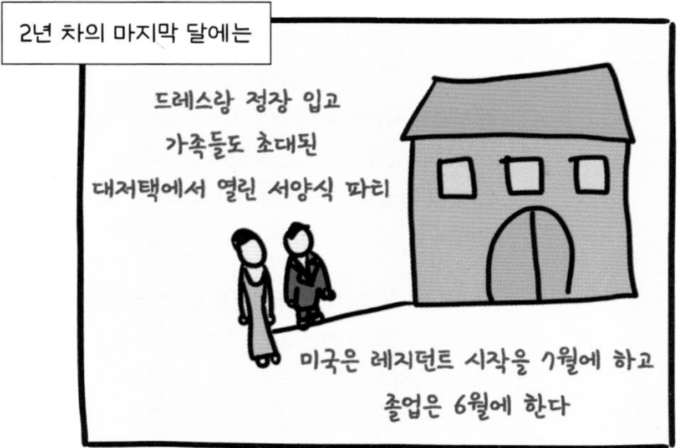
드레스랑 정장 입고
가족들도 초대된
대저택에서 열린 서양식 파티
미국은 레지던트 시작을 7월에 하고
졸업은 6월에 한다

3년 차 선배들의 레지던트 졸업파티도 있었다.

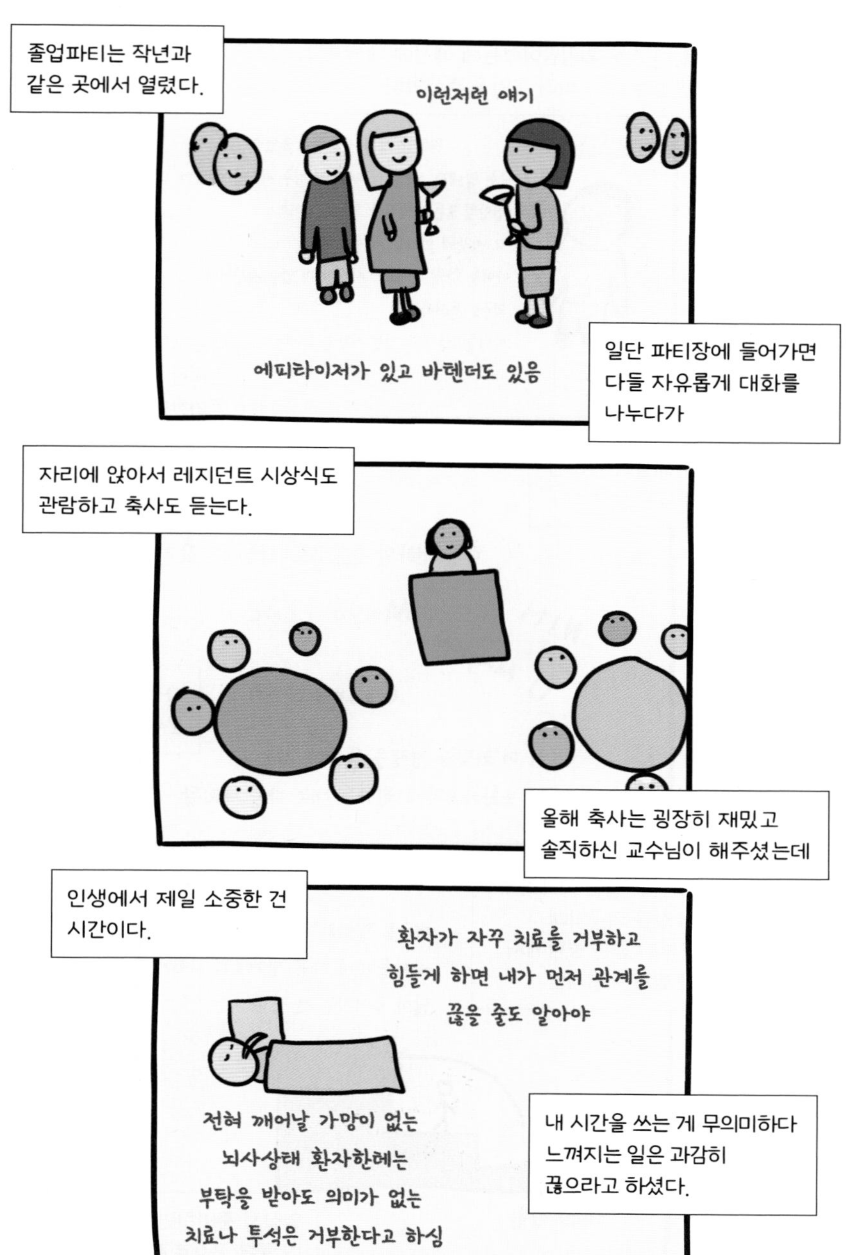
졸업파티는 작년과
같은 곳에서 열렸다.
이런저런 얘기
에피타이저가 있고 바텐더도 있음
일단 파티장에 들어가면
다들 자유롭게 대화를
나누다가
자리에 앉아서 레지던트 시상식도
관람하고 축사도 듣는다.
올해 축사는 굉장히 재밌고
솔직하신 교수님이 해주셨는데
인생에서 제일 소중한 건
시간이다.
환자가 자꾸 치료를 거부하고
힘들게 하면 내가 먼저 관계를
끊을 줄도 알아야
전혀 깨어날 가망이 없는
뇌사상태 환자한테는
부탁을 받아도 의미가 없는
치료나 투석은 거부한다고 하심
내 시간을 쓰는 게 무의미하다
느껴지는 일은 과감히
끊으라고 하셨다.

그분은 아이 넷을 다 키운 워킹맘이셨는데 예전에 내게도
시간을 잘 쓰는 방법에 대한 여러 조언을 주셨었다.

워킹맘 샘의 시간관리 조언

1. 나는 막내가 23살 될 때까지 입주 시터랑 살았어

2. 집안일 모든 저녁식사 외주로 맡기고
그 시간에 아이랑 더 놀아줘

3. 아이들 학원 라이드도 사실 의미 없는 시간이여
외주로 돌려라
아이들이랑 의미 있는 시간을 보내라

나도 시간이 제일
소중한 자산이라는 데
동의한다.

우리는 이번에 선배들이 원하던
좋은 곳으로 펠로우를 잘 가서

다들 원하던 좋은 프로그램들에도 갔고

NIH
Mayo clinic
U. Maryland
Georgetown

특히 더 치열한 경쟁을 뚫어야 하는
순환기내과랑 소화기내과에 원하는 대로 다들 매치됨

다들 더 축하하는
분위기였다.

선배들은 대부분 나와 같은 외국의대
졸업생인데 우리 같은 외국의대
졸업생들은 처음부터 좋은 병원에서
레지던트 수련을 받긴 어렵지만

미국은 열심히 하고 능력 있는
사람들에게 다음 단계로의 기회가
많이 주어지는 것 같다

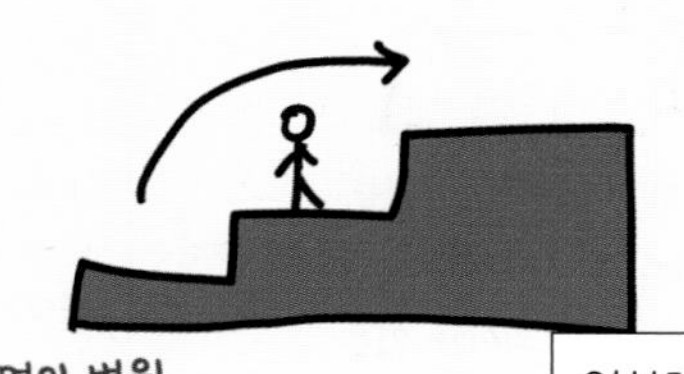
무명의 병원

열심히 준비하면 펠로우는
더 좋은 곳으로 분명 갈 수 있다.

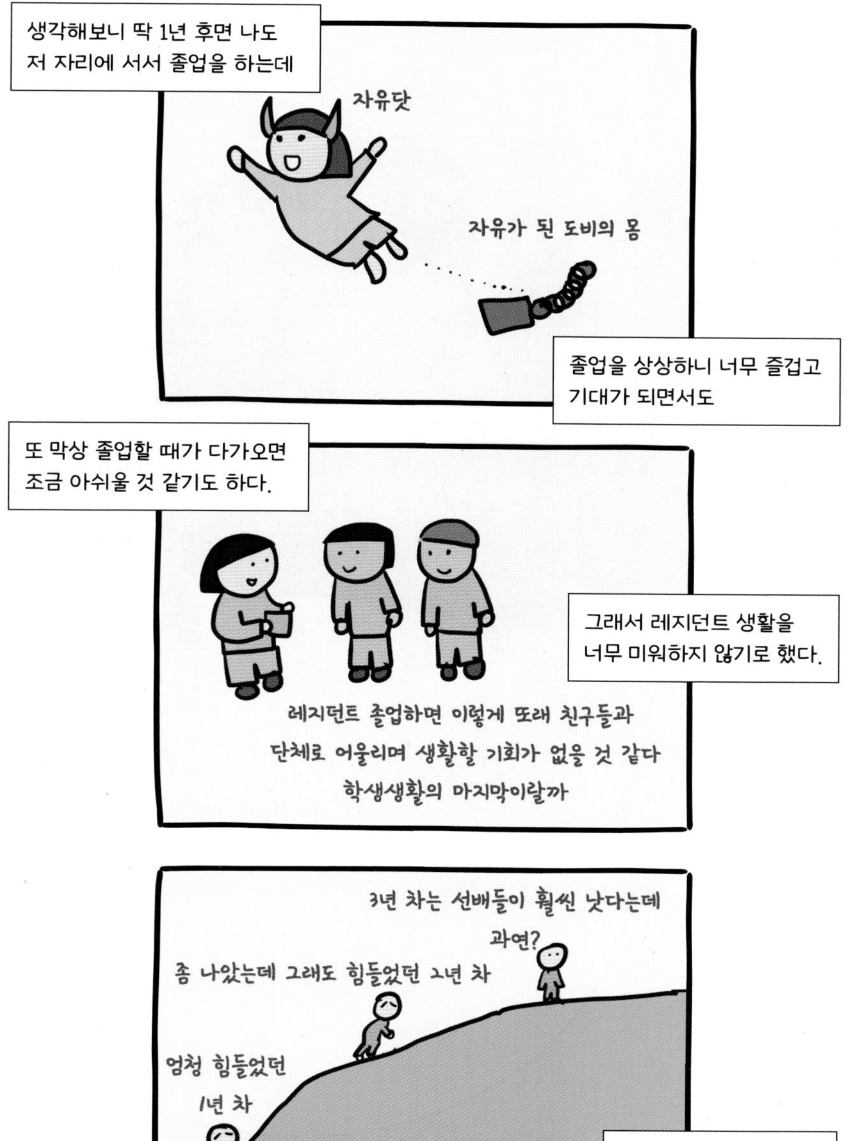
생각해보니 딱 1년 후면 나도
저 자리에 서서 졸업을 하는데
자유닷
자유가 된 도비의 몸
졸업을 상상하니 너무 즐겁고
기대가 되면서도
또 막상 졸업할 때가 다가오면
조금 아쉬울 것 같기도 하다.
그래서 레지던트 생활을
너무 미워하지 않기로 했다.
레지던트 졸업하면 이렇게 또래 친구들과
단체로 어울리며 생활할 기회가 없을 것 같다
학생생활의 마지막이랄까
3년 차는 선배들이 훨씬 낫다는데
과연?
좀 나았는데 그래도 힘들었던 2년 차
엄청 힘들었던
1년 차
이제 다음 달이면
드디어 3년 차가 된다!

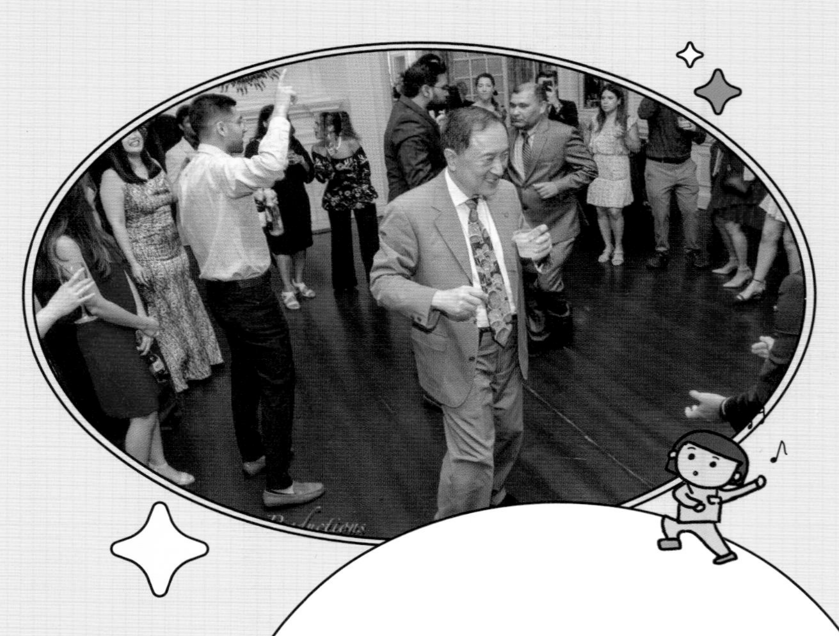

작년과 같은 곳에서 열린 졸업식.

과장님의 춤 솜씨.

졸업식이 끝나고 이렇게 음주가무가 열린다.

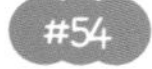

선배들의 졸업식

✦✦✦

두 번째로 참석하는 미국의 레지던트 졸업식.

매번 느끼지만 미국은 졸업식 축사를 참 재치 있게 한다.

축사를 해 주신 교수님은 우리 병원의 입원전담전문의(hospitalist) 선생님이었는데 큰 부자이지만 취미로 의사를 한다는 소문이 도는 분이다. 미국의 하스피탈리스트는 보통 1주일을 근무하고 1주일을 쉬는 형식으로 스케줄이 짜여 있어 교수님은 틈틈이 세계여행을 많이 했다고 한다.
한국에도 여러 번 방문했었는데 내게 신라호텔을 제일 좋아한다고 말해주었다.

교수님은 이혼을 했다는 사실도 스스럼없이 말해주었다.
아이는 웬만하면 낳지 말라고 한다. 쉽게 얘기하기 어려운 부분인데 뭐든지 솔직하게 말해주어 좋고 항상 유쾌하고 에너지 넘치고 재미있게 사는 분이라 나의 롤모델 중 한 명이다.
미국에 와서 닮고 싶은 어른들을 많이 만나서 좋다.

윗년차 선배들의 졸업을 보면서 나의 졸업도 얼마 남지 않았구나, 시간이 참 빠르게 흘러간다는 생각이 들었다.

레지던트를 해 보니 레지던트를 그냥 마치기만 해도 참 대단한 일을 해낸 거라는 생각이 든다. 이 모든 과정을 해낸 선배들이 존경스럽다는 생각이 들었다.
3년 차는 훨씬 할 만하다는데, 다가올 3년 차가 기대되었다.

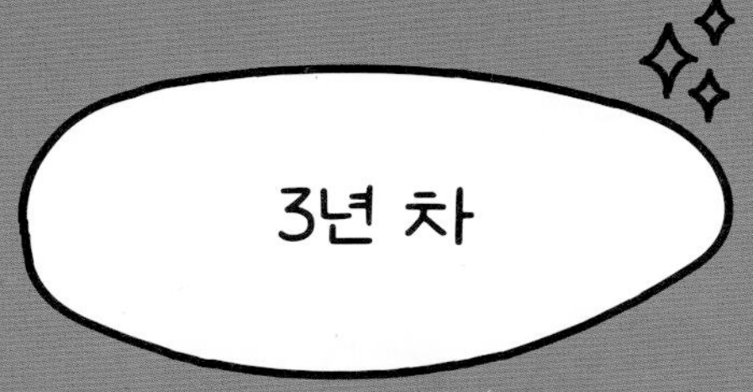
3년 차

55화

White Cloud

3년 차의 첫 근무인 중환자실 밤 당직은
1년 차 한 명과 함께 근무했다.

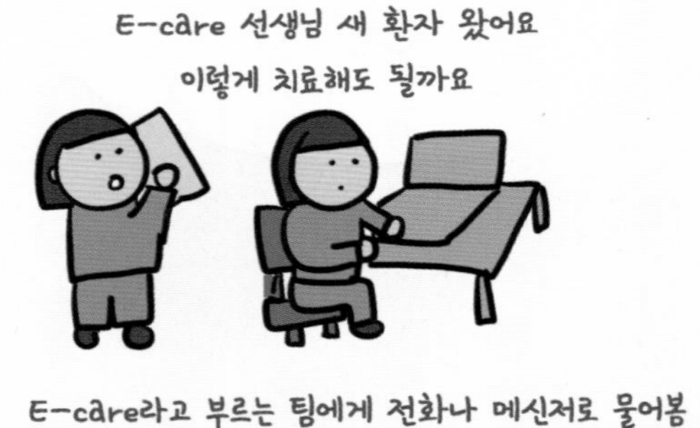
E-care 선생님 새 환자 왔어요
이렇게 치료해도 될까요
E-care라고 부르는 팀에게 전화나 메신저로 물어봄

밤에는 교수님이나 펠로우가 없고
원격으로 도움을 받는데

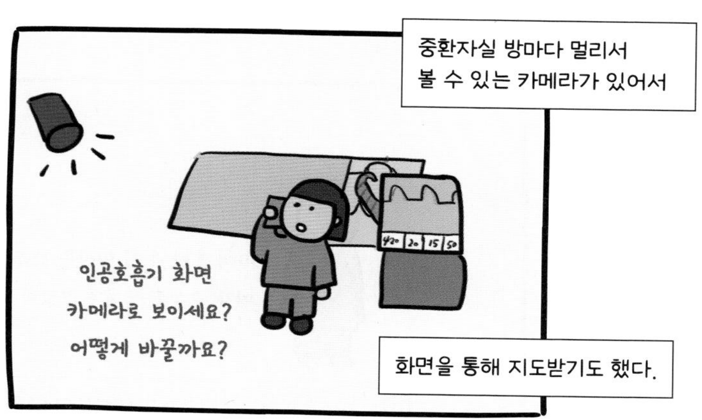
중환자실 방마다 멀리서
볼 수 있는 카메라가 있어서
인공호흡기 화면
카메라로 보이세요?
어떻게 바꿀까요?
화면을 통해 지도받기도 했다.

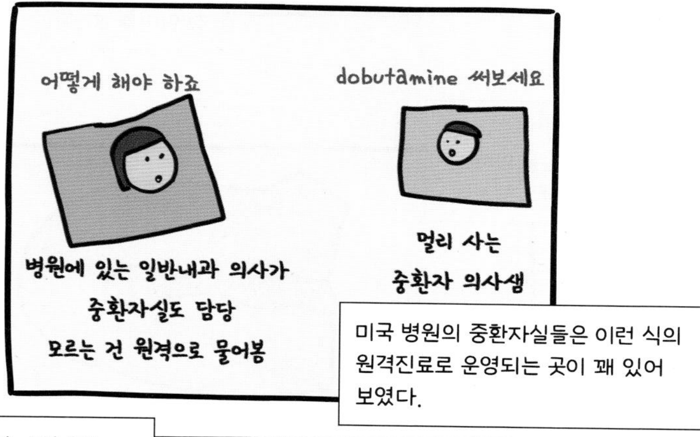
어떻게 해야 하죠
dobutamine 써보세요
병원에 있는 일반내과 의사가
중환자실도 담당
모르는 건 원격으로 물어봄
멀리 사는
중환자 의사샘
미국 병원의 중환자실들은 이런 식의
원격진료로 운영되는 곳이 꽤 있어
보였다.

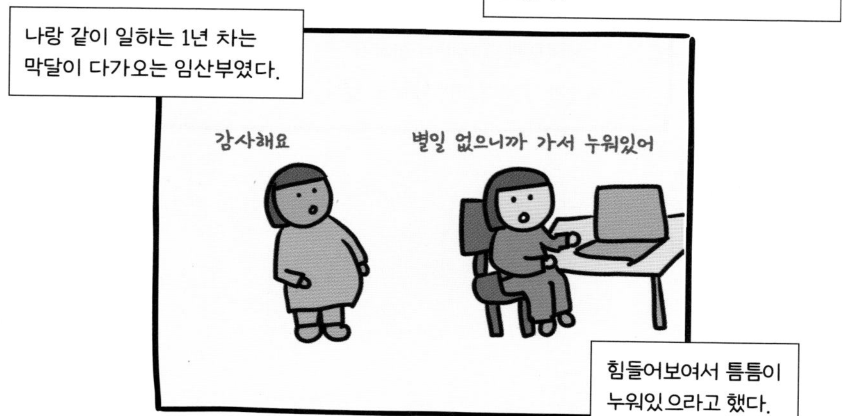
나랑 같이 일하는 1년 차는
막달이 다가오는 임산부였다.
감사해요
별일 없으니까 가서 누워있어
힘들어보여서 틈틈이
누워있으라고 했다.

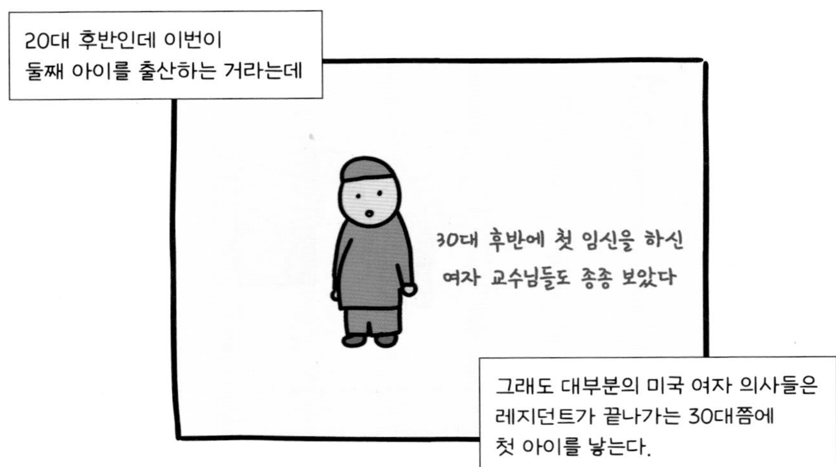
20대 후반인데 이번이
둘째 아이를 출산하는 거라는데
30대 후반에 첫 임신을 하신
여자 교수님들도 종종 보았다
그래도 대부분의 미국 여자 의사들은
레지던트가 끝나가는 30대쯤에
첫 아이를 낳는다.

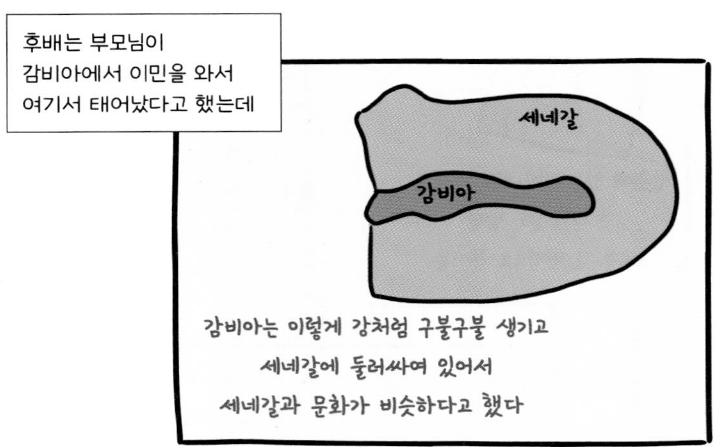
후배는 부모님이
감비아에서 이민을 와서
여기서 태어났다고 했는데
세네갈
감비아
감비아는 이렇게 강처럼 구불구불 생기고
세네갈에 둘러싸여 있어서
세네갈과 문화가 비슷하다고 했다

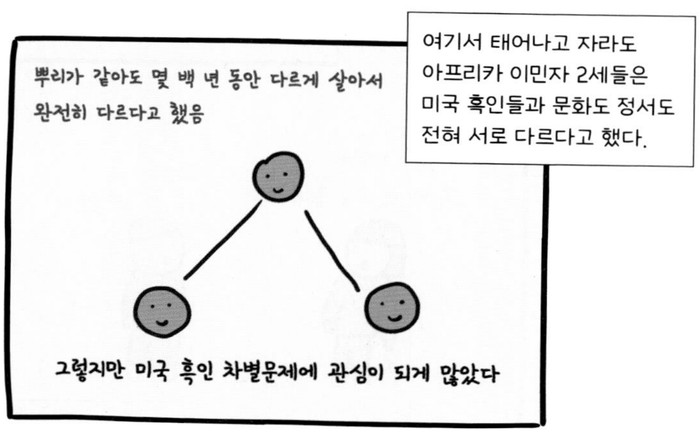
여기서 태어나고 자라도
아프리카 이민자 2세들은
미국 흑인들과 문화도 정서도
전혀 서로 다르다고 했다.
뿌리가 같아도 몇 백 년 동안 다르게 살아서
완전히 다르다고 했음
그렇지만 미국 흑인 차별문제에 관심이 되게 많았다

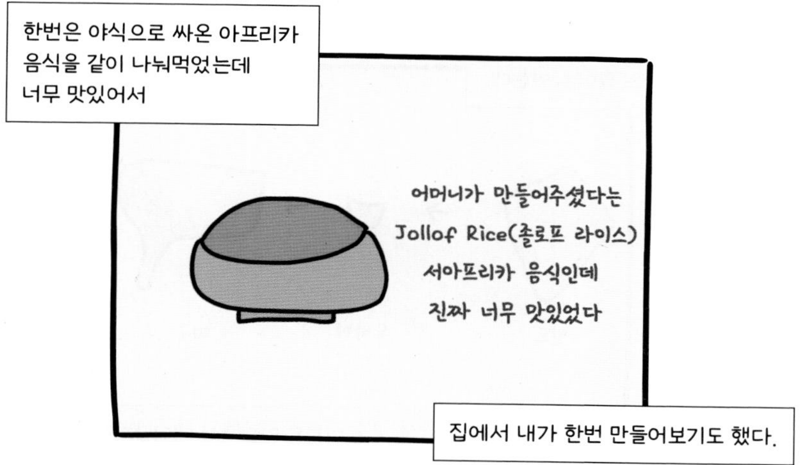
한번은 야식으로 싸온 아프리카
음식을 같이 나눠먹었는데
너무 맛있어서
어머니가 만들어주셨다는
Jollof Rice(졸로프 라이스)
서아프리카 음식인데
진짜 너무 맛있었다
집에서 내가 한번 만들어보기도 했다.

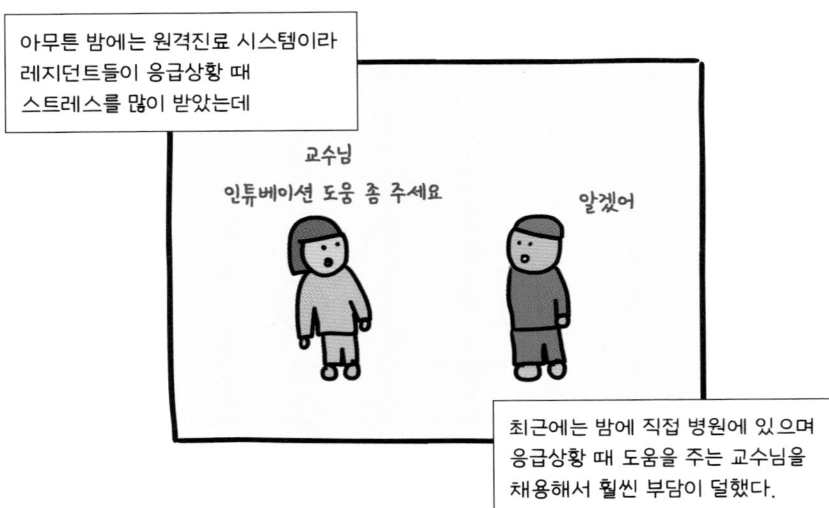
아무튼 밤에는 원격진료 시스템이라
레지던트들이 응급상황 때
스트레스를 많이 받았는데
교수님
인튜베이션 도움 좀 주세요
알겠어
최근에는 밤에 직접 병원에 있으며
응급상황 때 도움을 주는 교수님을
채용해서 훨씬 부담이 덜했다.

도와주시는 교수님 중 한 분이랑
이런저런 이야기도 많이 나눴는데

인도 → 두바이 → 미국

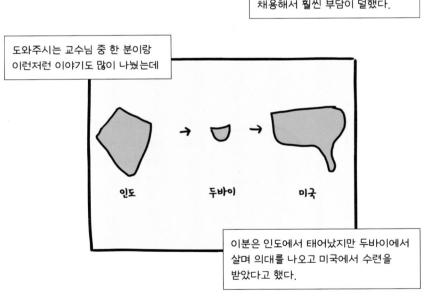

이분은 인도에서 태어났지만 두바이에서
살며 의대를 나오고 미국에서 수련을
받았다고 했다.

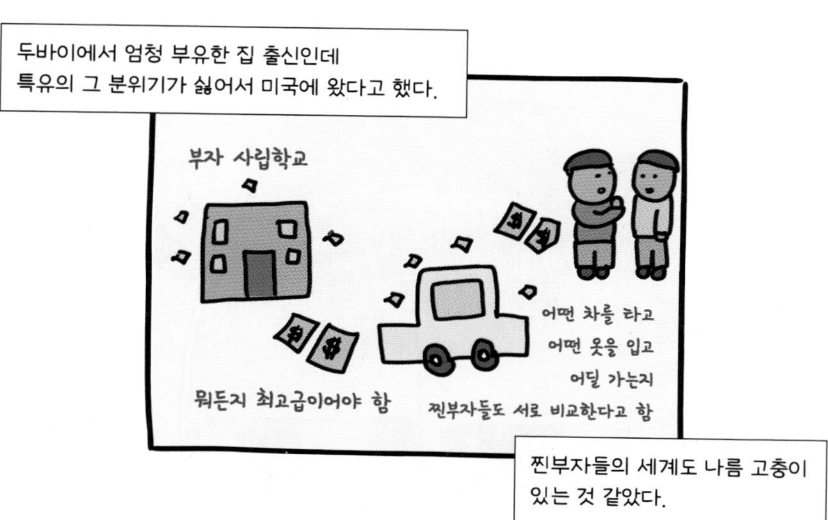
두바이에서 엄청 부유한 집 출신인데
특유의 그 분위기가 싫어서 미국에 왔다고 했다.
부자 사립학교
어떤 차를 타고
어떤 옷을 입고
어딜 가는지
뭐든지 최고급이어야 함
찐부자들도 서로 비교한다고 함
찐부자들의 세계도 나름 고충이
있는 것 같았다.

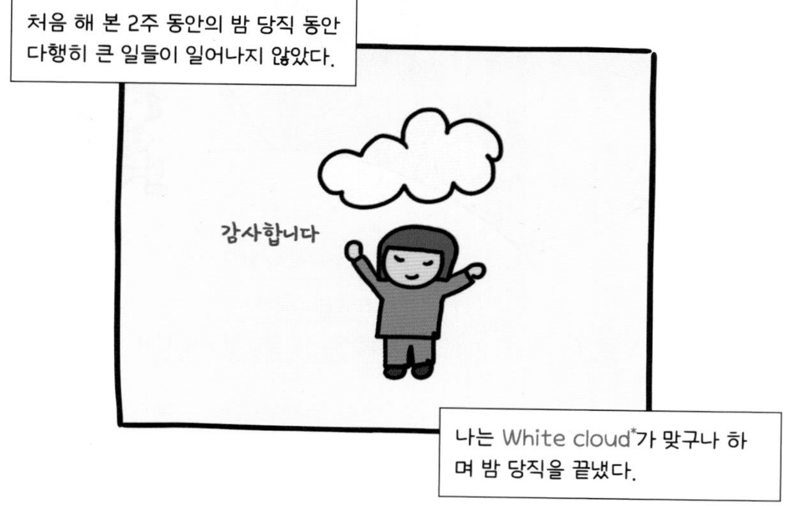
처음 해 본 2주 동안의 밤 당직 동안
다행히 큰 일들이 일어나지 않았다.
감사합니다
나는 White cloud*가 맞구나 하
며 밤 당직을 끝냈다.

* White cloud = 응급상황 안 터지는 사람을 미국 의료진들끼리 일컫는 말.
그 반대의 의미로 Black Cloud라는 단어를 쓴다.

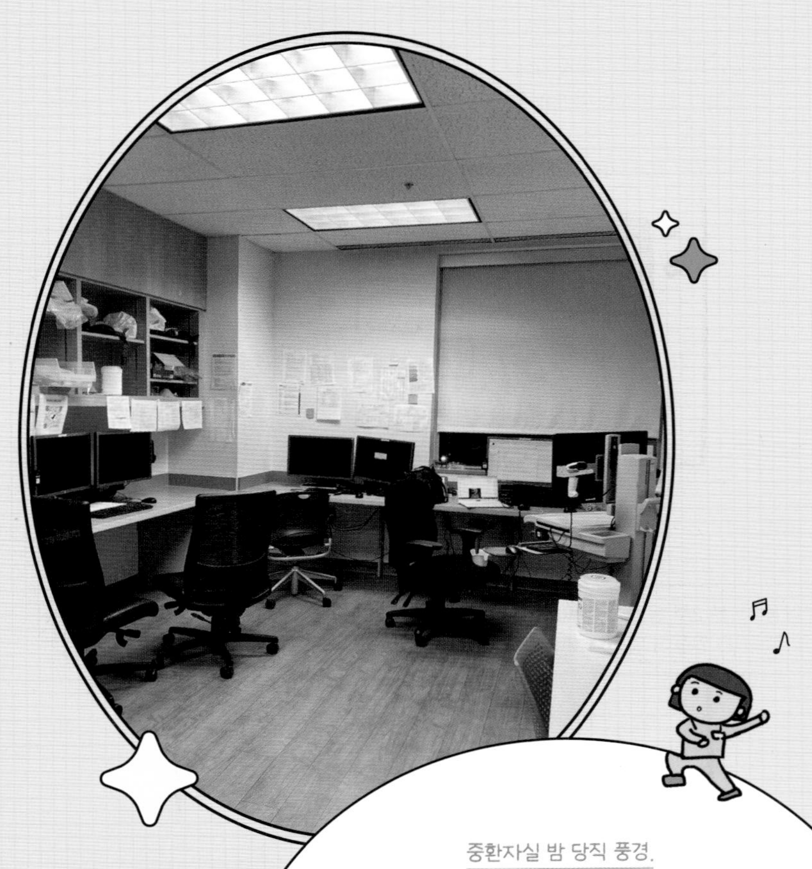

중환자실 밤 당직 풍경.

보통은 고요한 때가 많아

음악을 듣거나 각자 할 일을 했다.

미국에는 원격의료 시스템이 곳곳에 도입되어 있다.

우리 병원 중환자실도 밤시간 동안 E-care라고 하는 원격의료 시스템을 도입하고 있었다.

#55

White Cloud

✦✦✦

E-care 팀은 본원에 근무하는 전문간호사 한 명과
의사 한 명으로 구성되는데, 밤 시간 동안 여러 병원에서
일어나는 중환자실 문제들을 원격으로 컨설트해준다.
비교적 단순한 문제들은 전문간호사가 조언을 주고,
복잡한 문제는 E-care 의사가 조언을 준다. 병원 입장에서는
이러한 원격의료를 통해 레지던트들만 밤 당직을 세워도 되어
의사 비용을 절감하는 셈이다.

코로나를 거치면서 많은 클리닉에서도 화상통화를 통한
원격의료를 도입해 의사를 예전보다 쉽게 만날 수 있게 되었다.
특히 볼티모어에는 차가 없어 클리닉에 오기 어려운 환자들이
종종 있었는데 이때 원격의료는 매우 유용했다.
약 처방도 전자처방전을 통해 각 약국에 전송하면 되어 편리하다.
나 역시 원격진료를 통해 당일에 항생제를 처방받은 경험이 있다.

56화

미국의사로 오는 이유

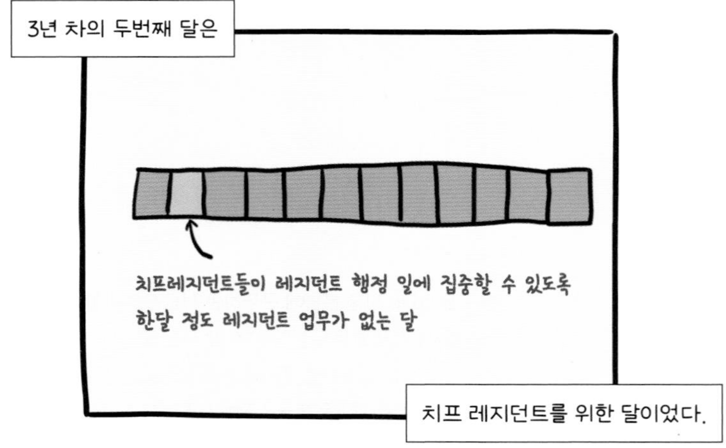
3년 차의 두번째 달은
치프레지던트들이 레지던트 행정 일에 집중할 수 있도록
한달 정도 레지던트 업무가 없는 달
치프 레지던트를 위한 달이었다.

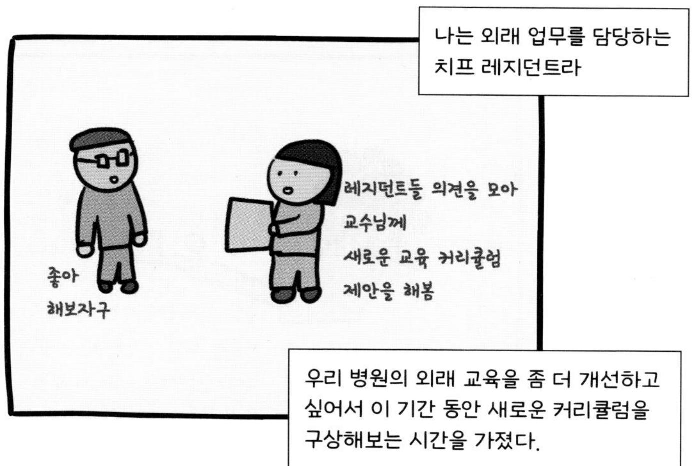
나는 외래 업무를 담당하는
치프 레지던트라
레지던트들 의견을 모아
교수님께
새로운 교육 커리큘럼
제안을 해봄
좋아
해보자구
우리 병원의 외래 교육을 좀 더 개선하고
싶어서 이 기간 동안 새로운 커리큘럼을
구상해보는 시간을 가졌다.

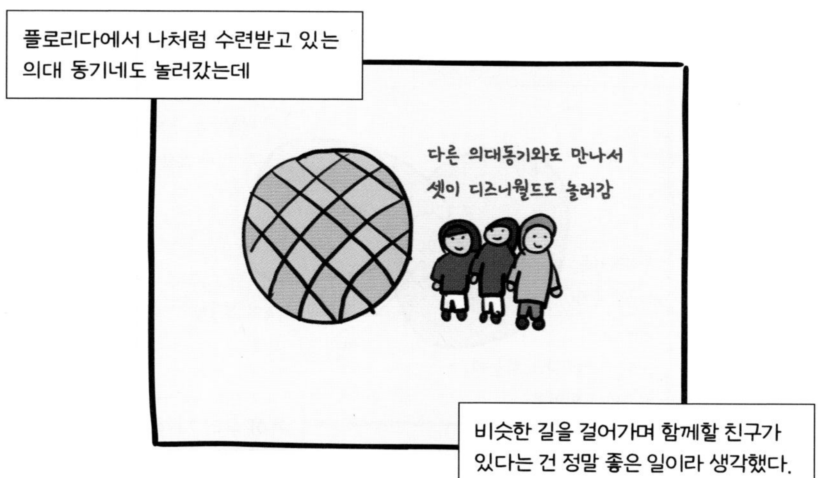
플로리다에서 나처럼 수련받고 있는
의대 동기네도 놀러갔는데
다른 의대동기와도 만나서
셋이 디즈니월드도 놀러감
비슷한 길을 걸어가며 함께할 친구가
있다는 건 정말 좋은 일이라 생각했다.

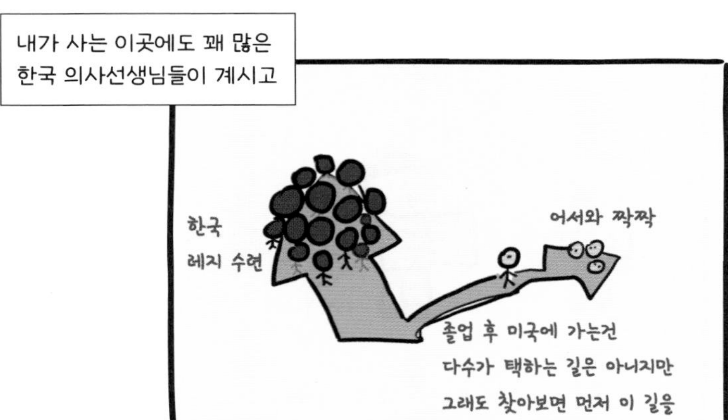
내가 사는 이곳에도 꽤 많은
한국 의사선생님들이 계시고
한국
레지 수련
어서와 짝짝
졸업 후 미국에 가는건
다수가 택하는 길은 아니지만
그래도 찾아보면 먼저 이 길을
가신 분들이 꽤 계신다

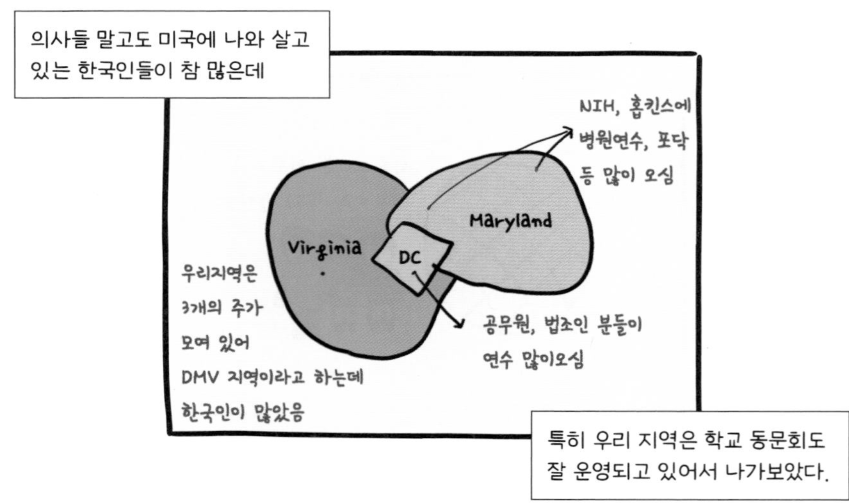
의사들 말고도 미국에 나와 살고
있는 한국인들이 참 많은데
NIH, 홉킨스에
병원연수, 포닥
등 많이 오심
Maryland
Virginia
DC
우리지역은
3개의 주가
모여 있어
DMV 지역이라고 하는데
한국인이 많았음
공무원, 법조인 분들이
연수 많이오심
특히 우리 지역은 학교 동문회도
잘 운영되고 있어서 나가보았다.

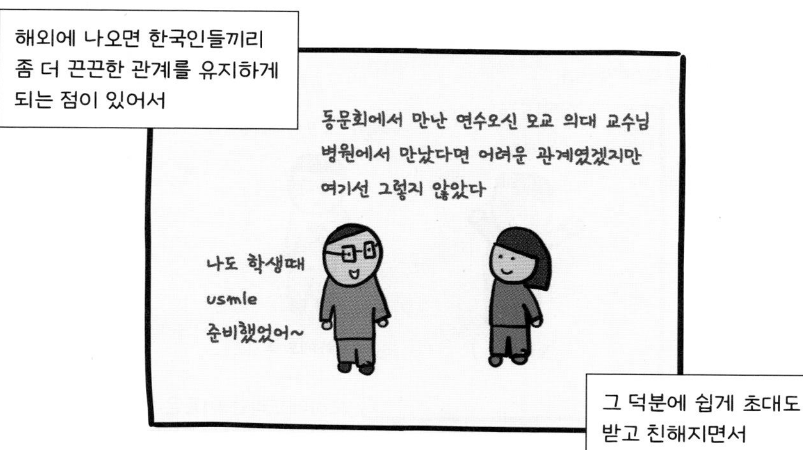
해외에 나오면 한국인들끼리
좀 더 끈끈한 관계를 유지하게
되는 점이 있어서
동문회에서 만난 연수오신 모교 의대 교수님
병원에서 만났다면 어려운 관계였겠지만
여기선 그렇지 않았다
나도 학생때
usmle
준비했었어~
그 덕분에 쉽게 초대도
받고 친해지면서
지낼 수 있다.

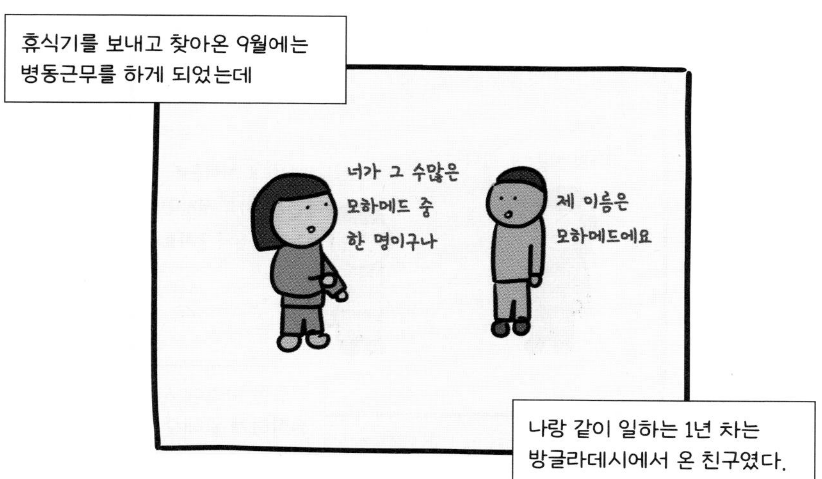
휴식기를 보내고 찾아온 9월에는
병동근무를 하게 되었는데
제 이름은
모하메드에요
너가 그 수많은
모하메드 중
한 명이구나
나랑 같이 일하는 1년 차는
방글라데시에서 온 친구였다.

이번에 들어온 1년 차들 중에 같은 이름을 가진 사람이 많아 서로 헷갈려 하는 친구들이 많았다.

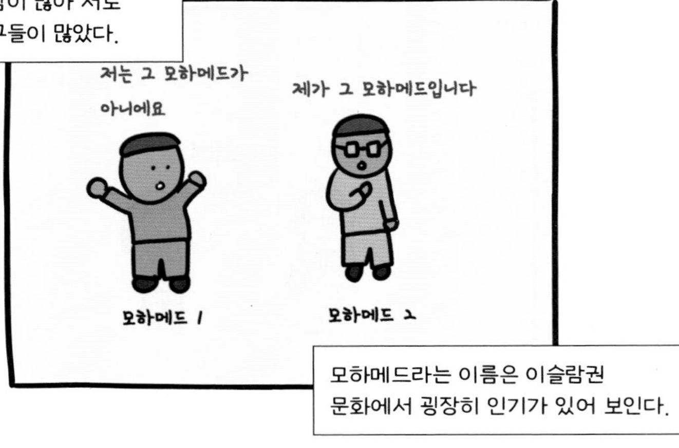

저는 그 모하메드가
아니에요
제가 그 모하메드입니다
모하메드 1
모하메드 2

모하메드라는 이름은 이슬람권 문화에서 굉장히 인기가 있어 보인다.

이 친구는 미국에 온 이유가 돈을 많이 벌 수 있고

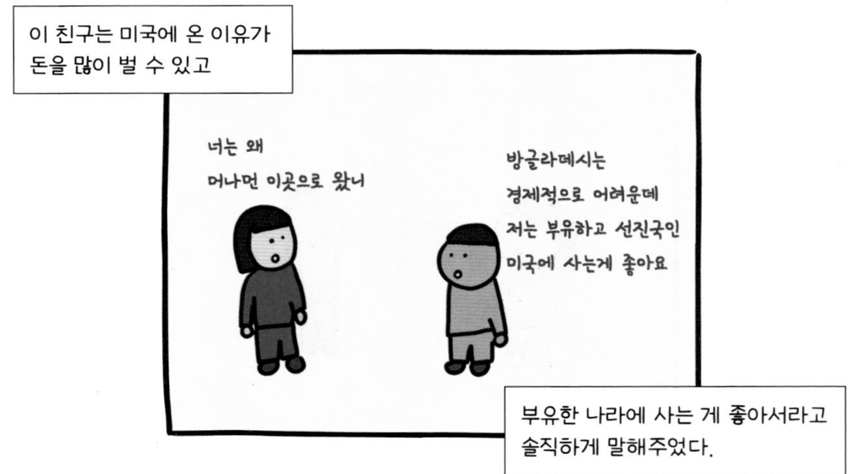

너는 왜
머나먼 이곳으로 왔니
방글라데시는
경제적으로 어려운데
저는 부유하고 선진국인
미국에 사는게 좋아요

부유한 나라에 사는 게 좋아서라고 솔직하게 말해주었다.

#56

미국의사로 오는 이유

✦✦✦

금전적 여유는 생활에 매우 중요하다. 나 역시 미국의사의 경제적 상황이 한국보다 나빴다면 선뜻 미국행을 택하지 못했을 것이다. 미국에 왜 왔냐는 질문에 많은 외국인 친구들은 금전적인 이유 때문에 왔다고 했다. 미국에 오는 국가 사람들은 인도, 파키스탄 등 대부분 개발도상국 사람들로 미국에서 의사로 버는 연봉이 고국에서 버는 연봉에 비해 압도적이기 때문이다.

한국 의사들의 경우는 어떨까? 평균적으로 미국의사가 한국의사보다는 많이 번다고 할 수 있지만 언제나 그런 것은 아니다. 한국에서 정형외과 전공 후 개업을 한다면 미국에서 일반 내과를 전공하고 봉직의로 일하는 것보다 더 많이 벌 수도 있다. 사람에 따라 미국 이민은 한국에서 사랑하는 부모님, 형제자매, 오래된 친구와 인연들과 보내는 시간과 같이 금전적으로 환산할 수 없는 더 큰 비용과 소중한 가치들을 희생해야 하는 과정일 수도 있다. 미국에 오기까지의 과정 역시 많은 시간과 금전적 지출을 필요로 한다.

이 모든 과정을 경험해본 나로서는 한국에 있는 사람들에게 단순히 금전적 이유만으로 미국의사를 하러 오라고는 추천하지 못하겠다. 다만 미국의사 생활은 한국보다 워라밸이 좋고 의사로서 존중받으며 충분히 높은 급여로 살아갈 수 있으며 졸업 후에도 다양한 진로가 많다는 점에서 흥미가 있는 사람들에게는 한번 도전해보라고 권유하고 싶다.

참고로 미국 의사들의 연봉은 대략적으로 인터넷 검색을 통해 알아볼 수 있다. MGMA (Medical Group Management Association)에서 지역별, 과별로 세분화해서 의사들의 연봉을 조사한 자료가 매년 발간되고 있으며 미국 의사들의 대표적인 구인구직 사이트인 practicelink.com에 나온 구인광고를 통해 미국 의사들의 연봉과 근무조건이 어느 정도인지 파악할 수 있다.
졸업할 때 내가 제시받았던 대략적인 일반 내과의사의 연봉은
일차의료의사(primary care doctor)의 경우 세전 24-26만 불,
입원전담전문의(hospitalist) 경우 세전 25-30만 불 정도 이다.

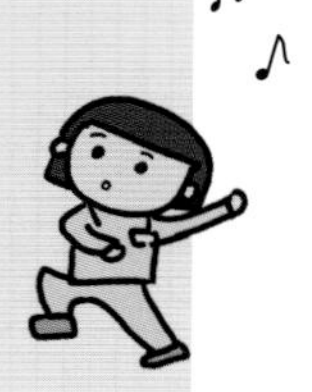

57화

나의 살던 고향은

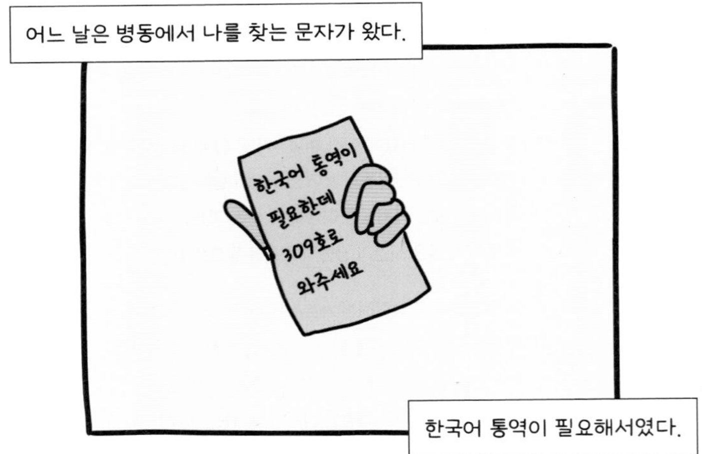
어느 날은 병동에서 나를 찾는 문자가 왔다.
한국어 통역이 필요한데 309호로 와주세요
한국어 통역이 필요해서였다.

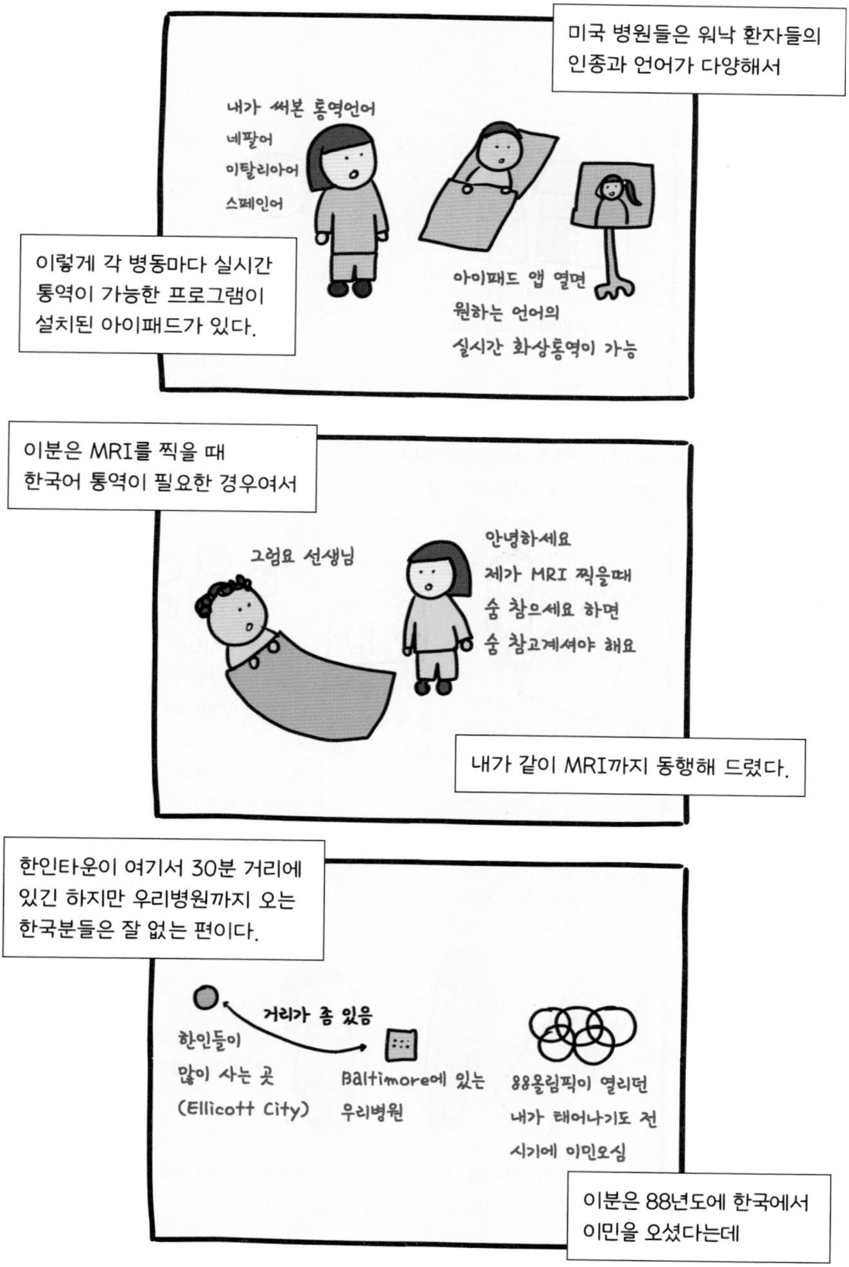

미국 병원들은 워낙 환자들의 인종과 언어가 다양해서

내가 써본 통역언어
네팔어
이탈리아어
스페인어

아이패드 앱 열면
원하는 언어의
실시간 화상통역이 가능

이렇게 각 병동마다 실시간 통역이 가능한 프로그램이 설치된 아이패드가 있다.

이분은 MRI를 찍을 때 한국어 통역이 필요한 경우여서

그럼요 선생님

안녕하세요
제가 MRI 찍을때
숨 참으세요 하면
숨 참고계셔야 해요

내가 같이 MRI까지 동행해 드렸다.

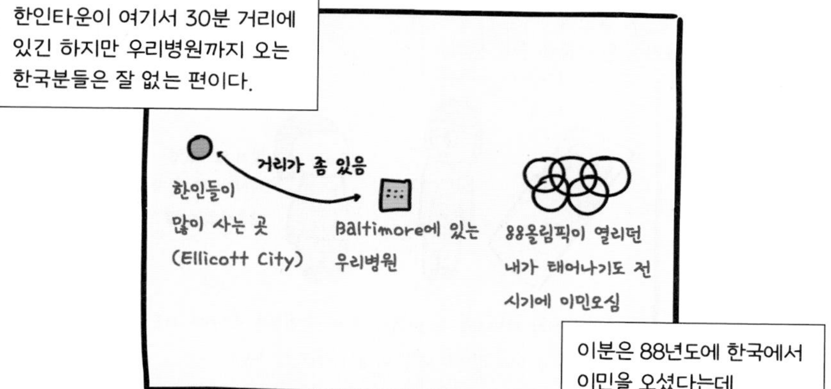

한인타운이 여기서 30분 거리에 있긴 하지만 우리병원까지 오는 한국분들은 잘 없는 편이다.
거리가 좀 있음
한인들이
많이 사는 곳
(Ellicott City)
Baltimore에 있는
우리병원
88올림픽이 열리던
내가 태어나기도 전
시기에 이민오심
이분은 88년도에 한국에서 이민을 오셨다는데

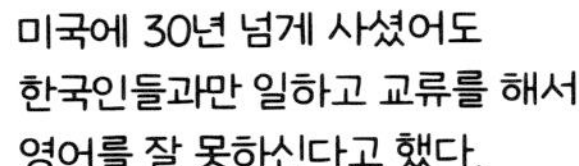

미국에 30년 넘게 사셨어도
한국인들과만 일하고 교류를 해서
영어를 잘 못하신다고 했다.

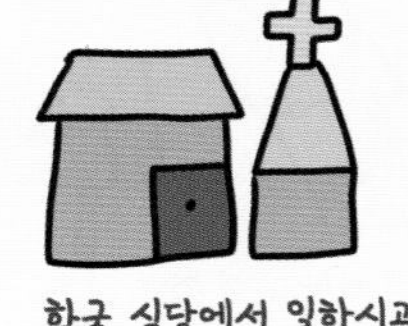
한국 식당에서 일하시고
한국 교회에서 교류하고

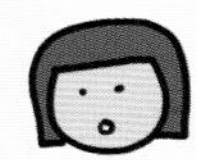
영어가 필요할 경우
여기서 태어나고 자란
자녀들이 보통 통역해줌

예전에 이민 오셨던 분 중에
이런 분들이 꽤 많은 것 같다.

문득 그 환자분을 보니 나도 계속 여기서 산다면
미국 병원에서 입원하고 말년을 보낼 때가 올 텐데

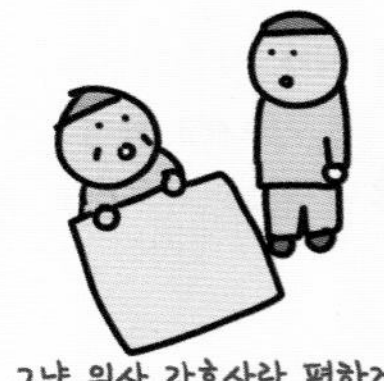
그냥 의사 간호사랑 편하게
한국어로 얘기하고싶음

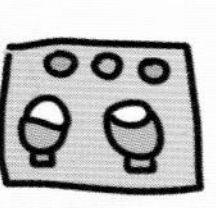
파스타 빵 말고
밥 국 김치 있는
식단 먹고 싶음

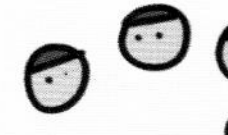
한국에서 친했던
친구들 친척들
좋았던 인연들 보고싶음

조금 더 불편하고 쓸쓸하겠다는
생각이 들었다.

나랑 비슷한 생각인지 말년에
먼 고향으로 돌아가는 환자들을 종종 본다.

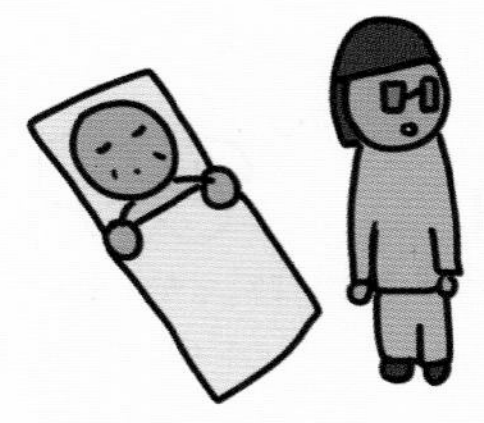

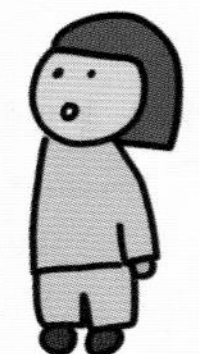
말기 암이었던
나이지리아 환자와
간호사였던 딸
선생님 저희 아버지는 꼭 나이지리아에서 임종을 맞아야 해요
가족들이 다 거기 있어요 내일 비행기 타고 갈거에요

세상을 떠난 뒤라도 고향에 묻히고 싶은 사람들도 본다.

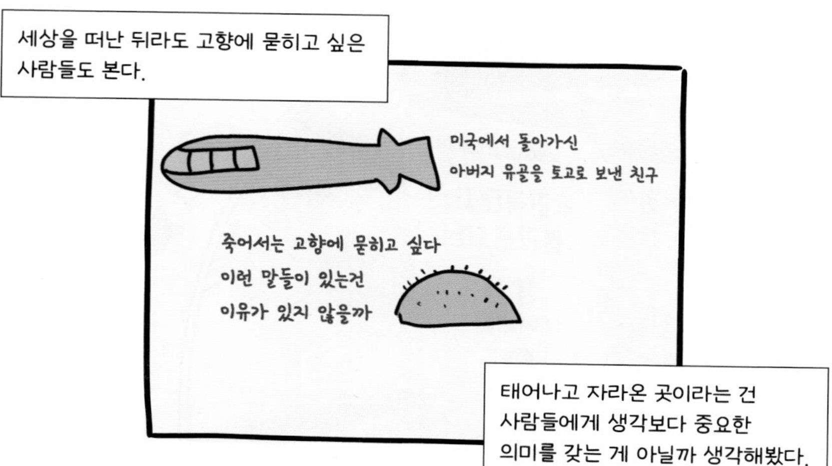
미국에서 돌아가신
아버지 유골을 토고로 보낸 친구
죽어서는 고향에 묻히고 싶다
이런 말들이 있는건
이유가 있지 않을까

태어나고 자라온 곳이라는 건 사람들에게 생각보다 중요한 의미를 갖는 게 아닐까 생각해봤다.

아무튼 한국 환자분들을 보는 건 나에게 좀 더 뿌듯하고 보람을 준다.

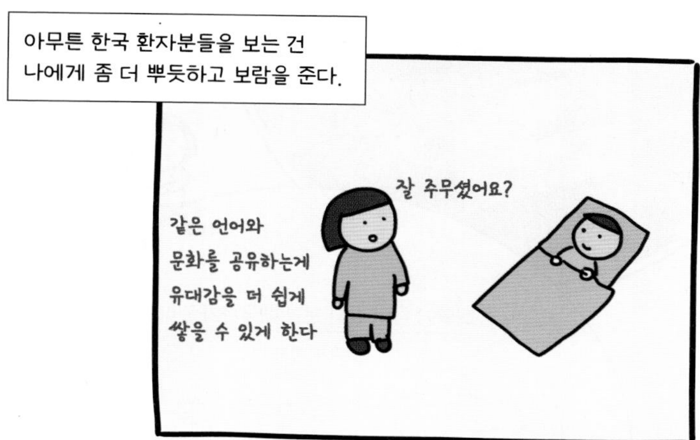
잘 주무셨어요?
같은 언어와
문화를 공유하는게
유대감을 더 쉽게
쌓을 수 있게 한다

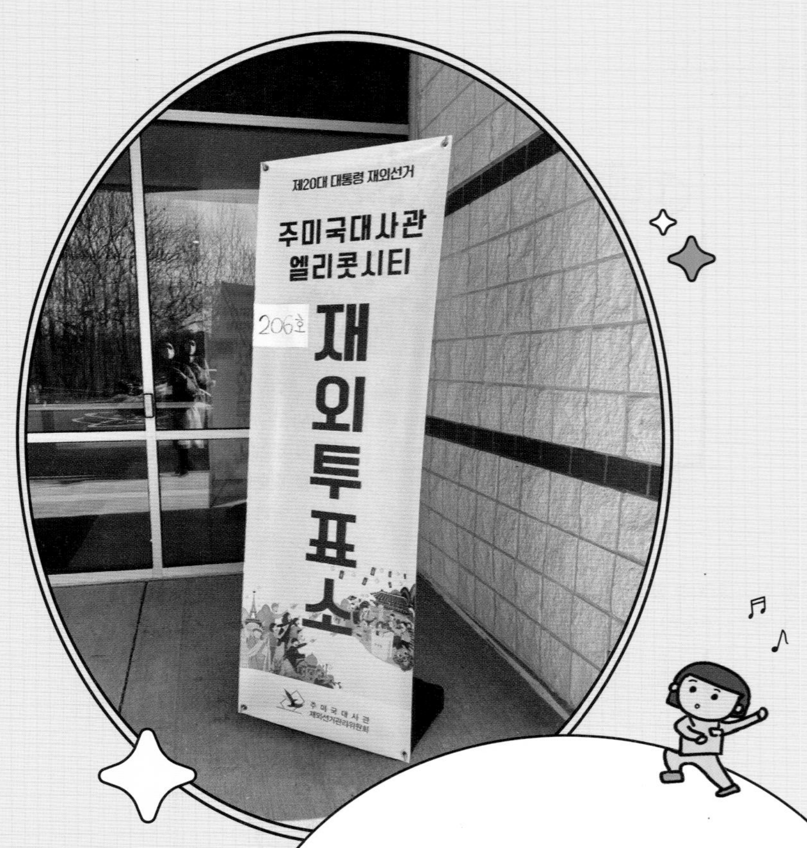
제20대 대통령 재외선거
주미국대사관
엘리콧시티
206호
재외투표소
주미국대사관
재외선거관리위원회

해외에 나와 살다 보면 애국자가 된다고
누군가 그랬다.
나 역시 바쁜 와중에도 투표는 잊지 않고 챙겼다.

이민 1세대들 중 미국에서 살아온 시간이 더 길었어도
나이가 들어 역이민을 선택하는 분들을 본다.

#57

나의 살던 고향은

✦✦✦

파키스탄에서 온 교수님도 은퇴는 고향으로 돌아가서 한다고 하고 두바이에서 온 선생님도 이제는 두바이와 미국을 절반씩 오가며 사는 생활을 하려고 한다고 했다. 두바이에서 온 교수님은 응급실에서 시프트 제도로 근무를 하고 있어 일정을 잘 조율한다면 미국과 두바이 양쪽을 오가며 지내는 지내는 생활이 가능할 것 같다고 말씀을 주었다.

응급의학과 의사와 같이 시프트 형식으로 근무하는 의사의 경우 근무스케줄을 잘 조율한다면 미국에서 일하며 고국에서 자주 지내는 생활이 가능한 경우도 있다. 또한 미국의 내과 하스피탈리스트는 보통 일주일 근무 후 일주일 휴가의 형식으로 일을 하는데 만약 스케줄을 몰아서 한 달 내내 근무를 한 후 나머지 한 달은 휴가를 갖는 형식으로 조율한다면 1년 중 절반 이상의 시간을 고국에서 보내는 것도 가능한 시나리오다. 실제로 우리 병원의 하스피탈리스트 선생님들은 이런 방식으로 근무를 하면서 고향에 자주 오래 다녀오기도 했다.

의료진이 부족한 미국 시골에서 몇 달 동안 높은 봉급을 받으며 임시직으로 일하는 Locum Tenens Doctor로 일을 하며 일을 하지 않는 기간 동안에는 고향을 왕래하는 방법도 있다.

어떤 한국 선생님은 한국과 가까운 미국령 괌에서 하스피탈리스트로 일하며 한국을 자주 왕래할 계획이라고 하셨다. 미국의사는 근무 형태가 워낙 다양해 이처럼 다양한 방법을 구상해볼 수 있다.

58화

맨해튼 차이나타운 (1)

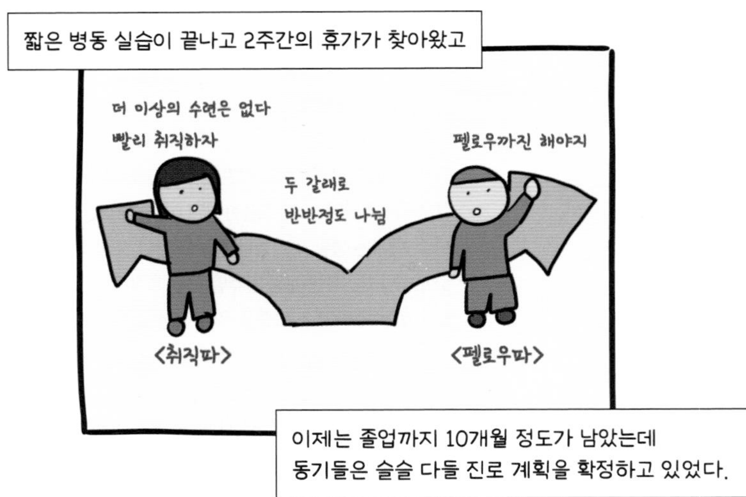
짧은 병동 실습이 끝나고 2주간의 휴가가 찾아왔고
더 이상의 수련은 없다
빨리 취직하자
펠로우까진 해야지
두 갈래로
반반정도 나뉨
<취직파>
<펠로우파>
이제는 졸업까지 10개월 정도가 남았는데
동기들은 슬슬 다들 진로 계획을 확정하고 있었다.

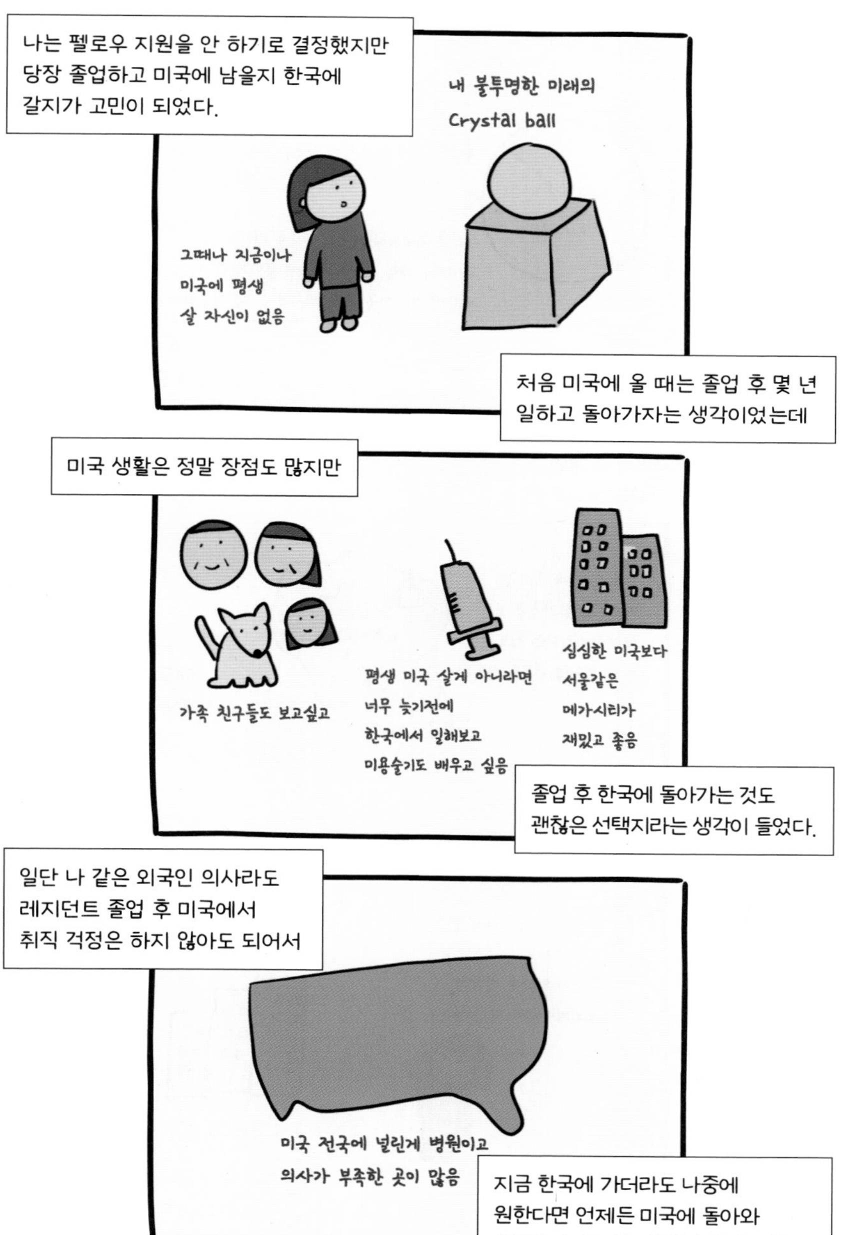
나는 펠로우 지원을 안 하기로 결정했지만
당장 졸업하고 미국에 남을지 한국에
갈지가 고민이 되었다.
내 불투명한 미래의
Crystal ball
그때나 지금이나
미국에 평생
살 자신이 없음
처음 미국에 올 때는 졸업 후 몇 년
일하고 돌아가자는 생각이었는데
미국 생활은 정말 장점도 많지만
가족 친구들도 보고싶고
평생 미국 살게 아니라면
너무 늦기전에
한국에서 일해보고
미용술기도 배우고 싶음
심심한 미국보다
서울같은
메가시티가
재밌고 좋음
졸업 후 한국에 돌아가는 것도
괜찮은 선택지라는 생각이 들었다.
일단 나 같은 외국인 의사라도
레지던트 졸업 후 미국에서
취직 걱정은 하지 않아도 되어서
미국 전국에 널린게 병원이고
의사가 부족한 곳이 많음
지금 한국에 가더라도 나중에
원한다면 언제든 미국에 돌아와
취직할 수 있다는 생각이 들기도 했다.

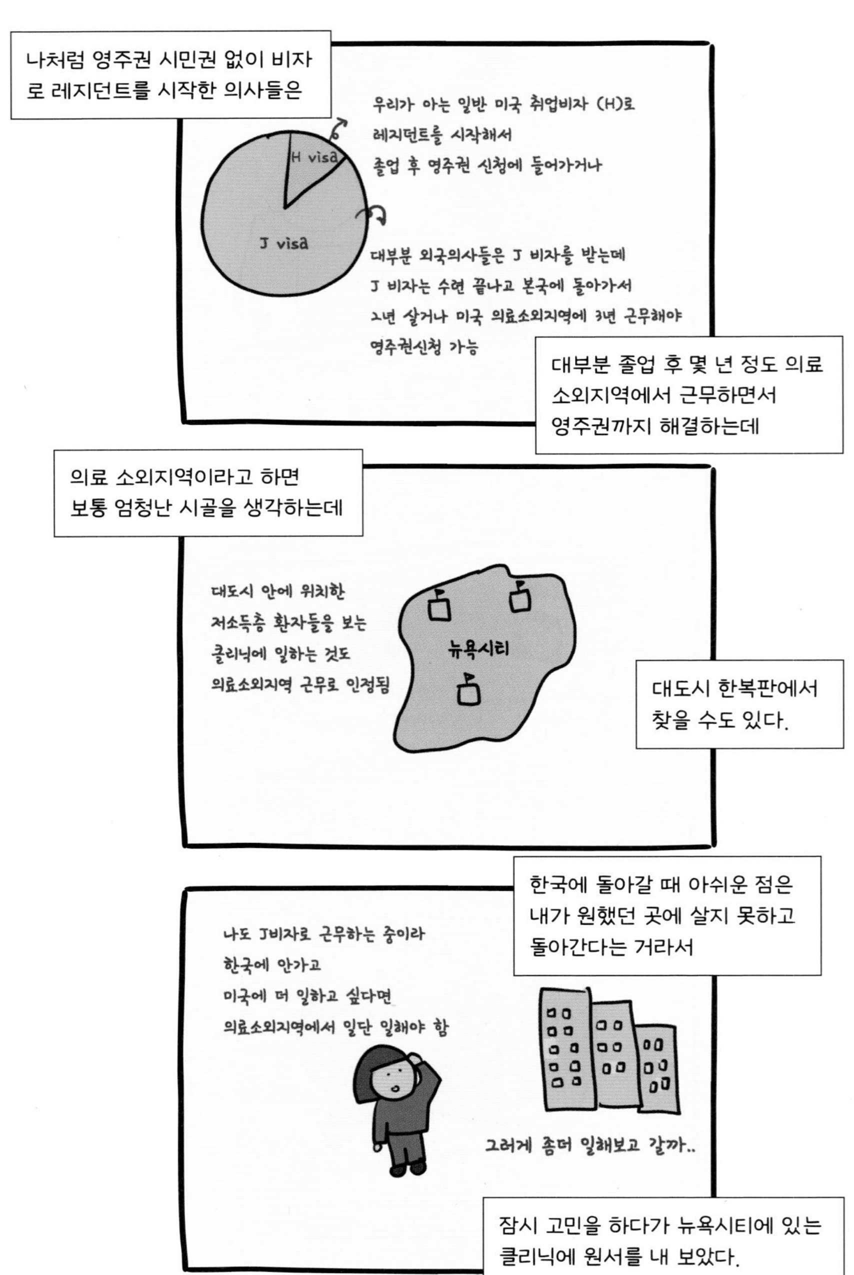
나처럼 영주권 시민권 없이 비자로 레지던트를 시작한 의사들은
H visa
J visa
우리가 아는 일반 미국 취업비자 (H)로
레지던트를 시작해서
졸업 후 영주권 신청에 들어가거나
대부분 외국의사들은 J 비자를 받는데
J 비자는 수련 끝나고 본국에 돌아가서
2년 살거나 미국 의료소외지역에 3년 근무해야
영주권신청 가능
대부분 졸업 후 몇 년 정도 의료소외지역에서 근무하면서
영주권까지 해결하는데
의료 소외지역이라고 하면
보통 엄청난 시골을 생각하는데
대도시 안에 위치한
저소득층 환자들을 보는
클리닉에 일하는 것도
의료소외지역 근무로 인정됨
뉴욕시티
대도시 한복판에서
찾을 수도 있다.
한국에 돌아갈 때 아쉬운 점은
내가 원했던 곳에 살지 못하고
돌아간다는 거라서
나도 J비자로 근무하는 중이라
한국에 안가고
미국에 더 일하고 싶다면
의료소외지역에서 일단 일해야 함
그러게 좀더 일해보고 갈까..
잠시 고민을 하다가 뉴욕시티에 있는
클리닉에 원서를 내 보았다.

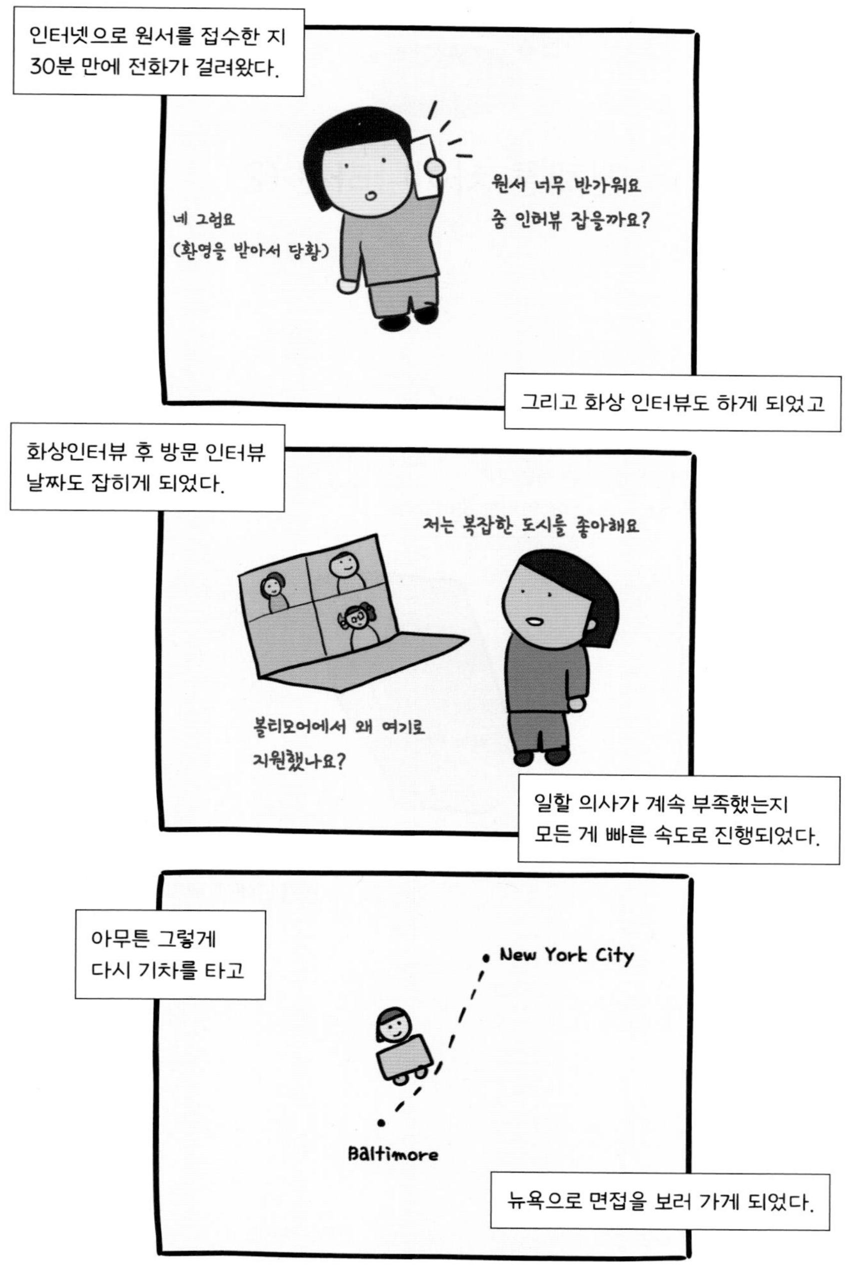
인터넷으로 원서를 접수한 지
30분 만에 전화가 걸려왔다.
원서 너무 반가워요
줌 인터뷰 잡을까요?
네 그럼요
(환영을 받아서 당황)
그리고 화상 인터뷰도 하게 되었고
화상인터뷰 후 방문 인터뷰
날짜도 잡히게 되었다.
저는 복잡한 도시를 좋아해요
볼티모어에서 왜 여기로
지원했나요?
일할 의사가 계속 부족했는지
모든 게 빠른 속도로 진행되었다.
아무튼 그렇게
다시 기차를 타고
New York City
Baltimore
뉴욕으로 면접을 보러 가게 되었다.

59화

맨해튼 차이나타운 (2)

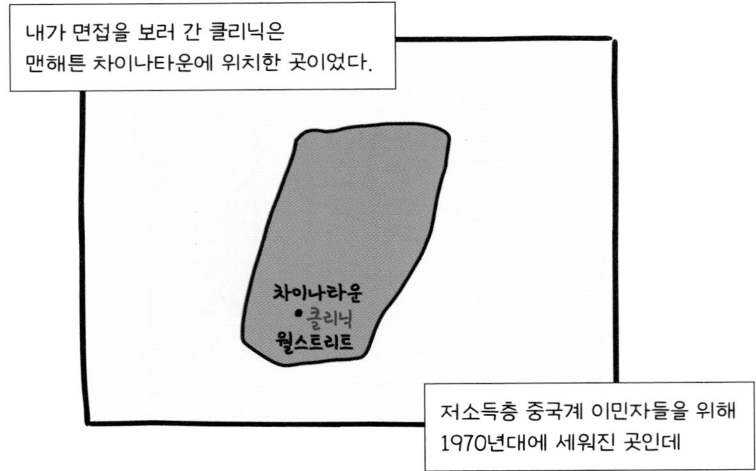
내가 면접을 보러 간 클리닉은
맨해튼 차이나타운에 위치한 곳이었다.
차이나타운
클리닉
월스트리트
저소득층 중국계 이민자들을 위해
1970년대에 세워진 곳인데

환자들 대부분은 중국어를 하고
일하는 사람들도 대부분 중국계 사람들이었다.

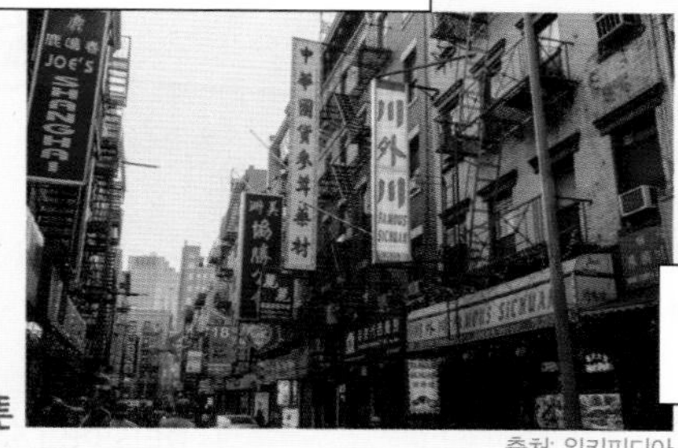
JOE'S
SHANGHAI

맨해튼
차이나타운

출처: 위키피디아

여기는 정말 중국 도시
어딘가에 온 것 같다.

뉴욕에는 여기 말고도 일할 수 있는
다른 클리닉들이 있는데

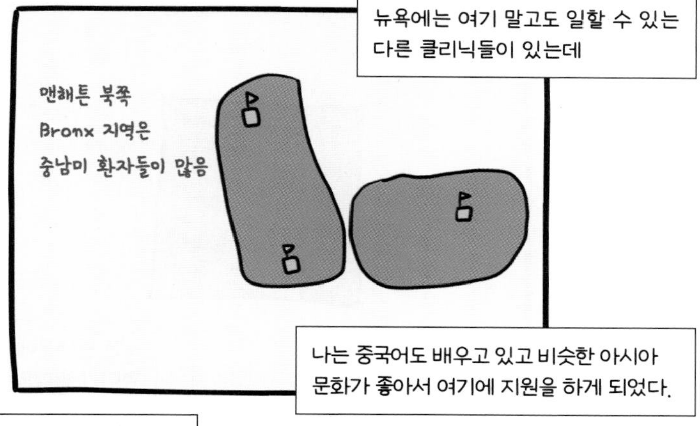
맨해튼 북쪽
Bronx 지역은
중남미 환자들이 많음

나는 중국어도 배우고 있고 비슷한 아시아
문화가 좋아서 여기에 지원을 하게 되었다.

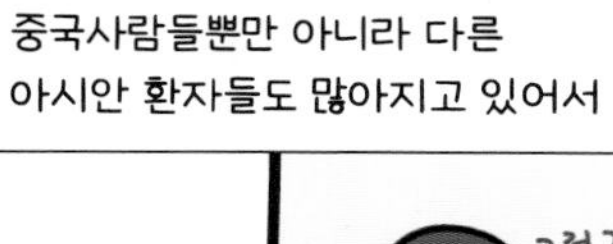

중국사람들뿐만 아니라 다른
아시안 환자들도 많아지고 있어서

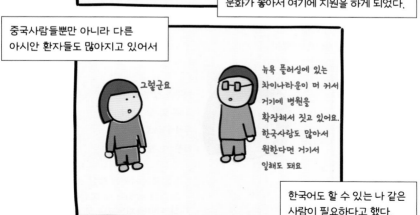

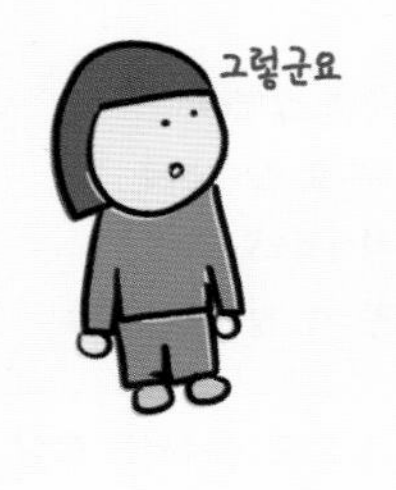
그렇군요

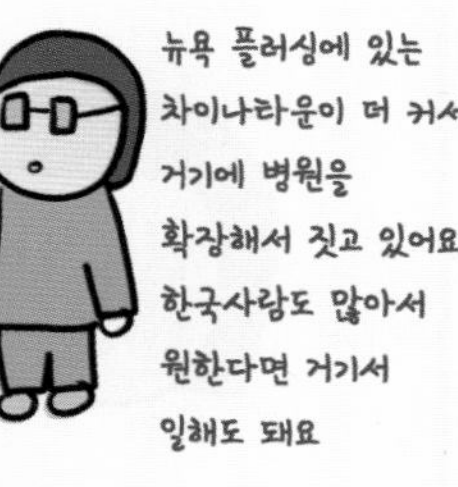
뉴욕 플러싱에 있는
차이나타운이 더 커서
거기에 병원을
확장해서 짓고 있어요.
한국사람도 많아서
원한다면 거기서
일해도 돼요

한국어도 할 수 있는 나 같은
사람이 필요하다고 했다.

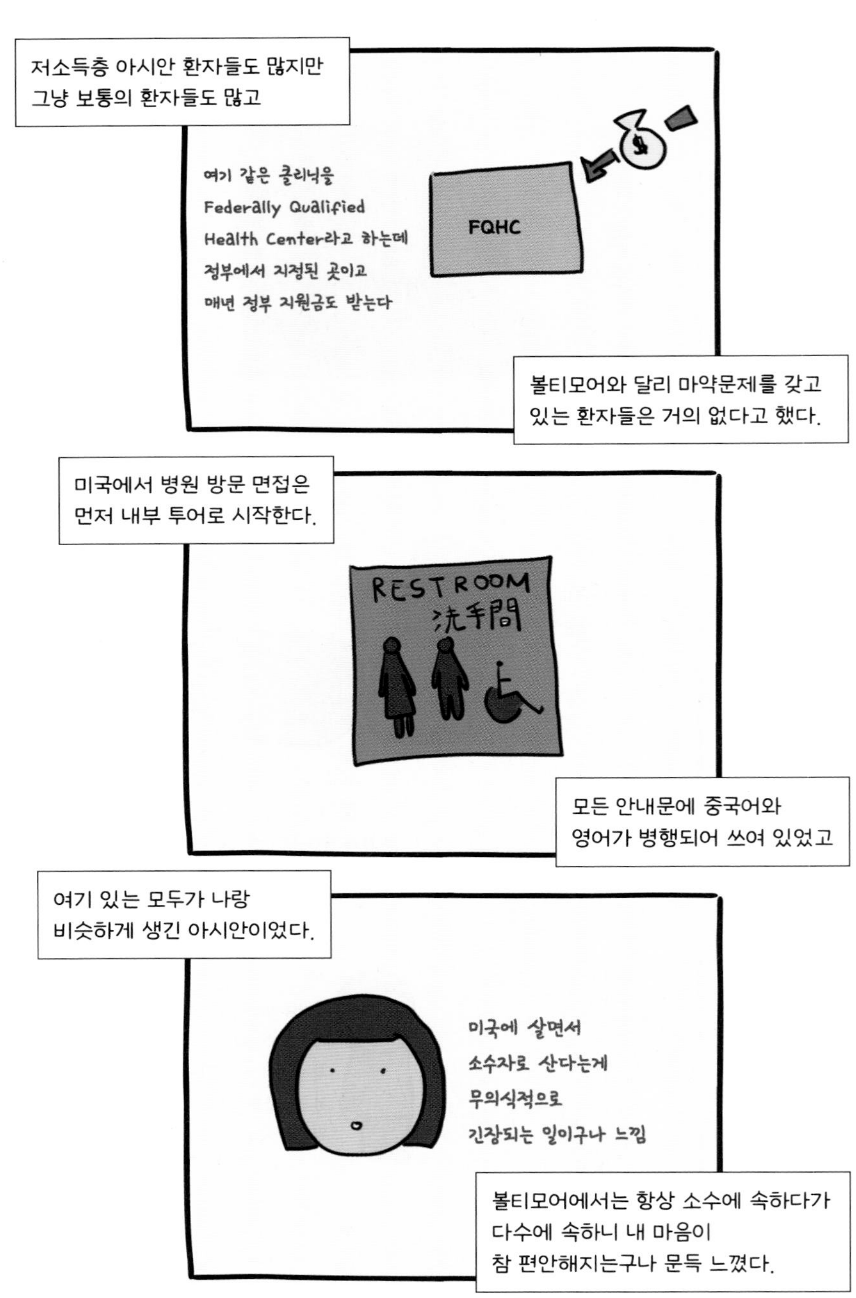
저소득층 아시안 환자들도 많지만
그냥 보통의 환자들도 많고
여기 같은 클리닉을
Federally Qualified
Health Center라고 하는데
정부에서 지정된 곳이고
매년 정부 지원금도 받는다
FQHC
볼티모어와 달리 마약문제를 갖고
있는 환자들은 거의 없다고 했다.
미국에서 병원 방문 면접은
먼저 내부 투어로 시작한다.
RESTROOM
洗手間
모든 안내문에 중국어와
영어가 병행되어 쓰여 있었고
여기 있는 모두가 나랑
비슷하게 생긴 아시안이었다.
미국에 살면서
소수자로 산다는게
무의식적으로
긴장되는 일이구나 느낌
볼티모어에서는 항상 소수에 속하다가
다수에 속하니 내 마음이
참 편안해지는구나 문득 느꼈다.

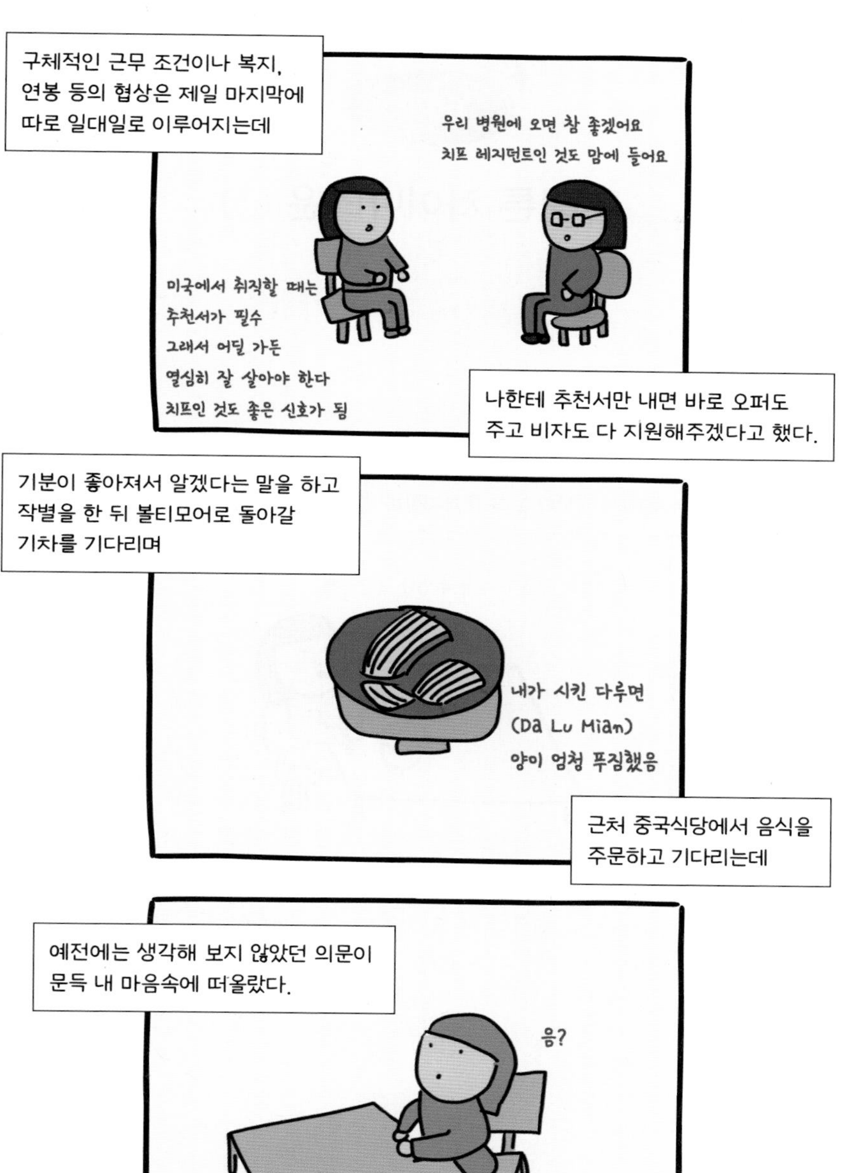
구체적인 근무 조건이나 복지,
연봉 등의 협상은 제일 마지막에
따로 일대일로 이루어지는데
우리 병원에 오면 참 좋겠어요
치프 레지던트인 것도 맘에 들어요
미국에서 취직할 때는
추천서가 필수
그래서 어딜 가든
열심히 잘 살아야 한다
치프인 것도 좋은 신호가 됨
나한테 추천서만 내면 바로 오퍼도
주고 비자도 다 지원해주겠다고 했다.
기분이 좋아져서 알겠다는 말을 하고
작별을 한 뒤 볼티모어로 돌아갈
기차를 기다리며
내가 시킨 다루면
(Da Lu Mian)
양이 엄청 푸짐했음
근처 중국식당에서 음식을
주문하고 기다리는데
예전에는 생각해 보지 않았던 의문이
문득 내 마음속에 떠올랐다.
음?

60화

맨해튼 차이나타운 (3)

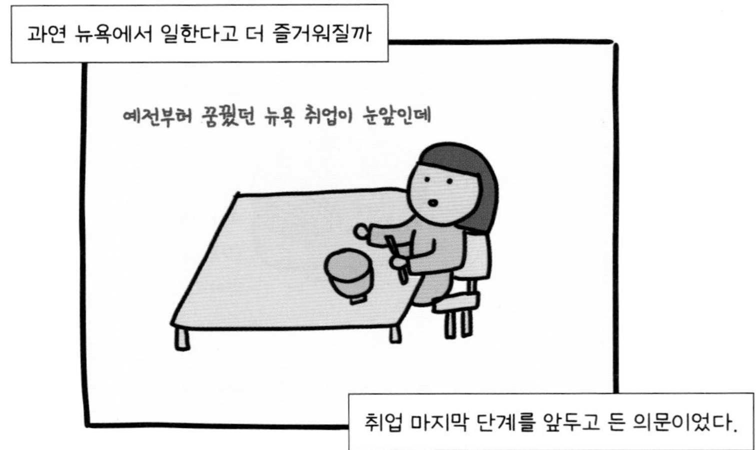
과연 뉴욕에서 일한다고 더 즐거워질까
예전부터 꿈꿨던 뉴욕 취업이 눈앞인데
취업 마지막 단계를 앞두고 든 의문이었다.

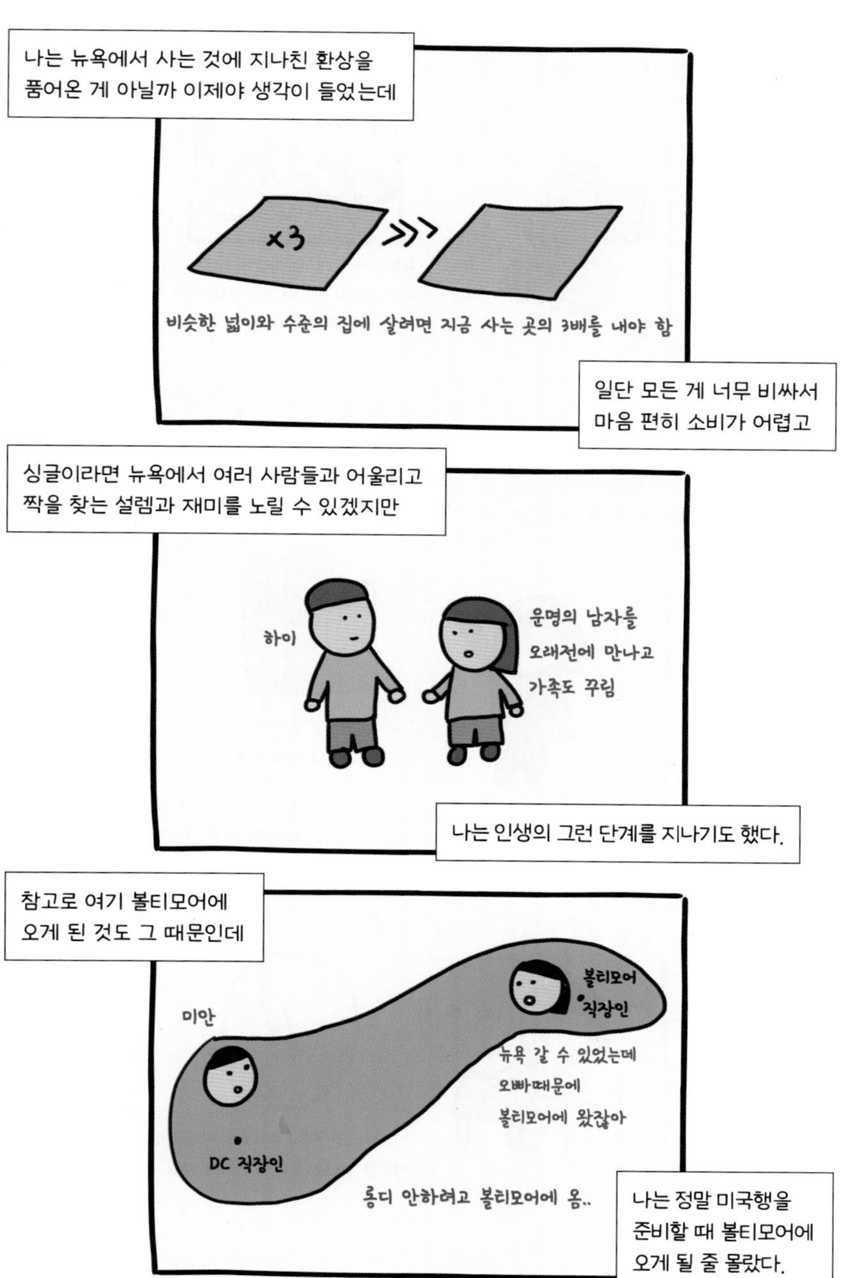
나는 뉴욕에서 사는 것에 지나친 환상을
품어온 게 아닐까 이제야 생각이 들었는데
x3
비슷한 넓이와 수준의 집에 살려면 지금 사는 곳의 3배를 내야 함
일단 모든 게 너무 비싸서
마음 편히 소비가 어렵고
싱글이라면 뉴욕에서 여러 사람들과 어울리고
짝을 찾는 설렘과 재미를 노릴 수 있겠지만
하이
운명의 남자를
오래전에 만나고
가족도 꾸림
나는 인생의 그런 단계를 지나기도 했다.
참고로 여기 볼티모어에
오게 된 것도 그 때문인데
미안
볼티모어
직장인
뉴욕 갈 수 있었는데
오빠때문에
볼티모어에 왔잖아
DC 직장인
롱디 안하려고 볼티모어에 옴..
나는 정말 미국행을
준비할 때 볼티모어에
오게 될 줄 몰랐다.

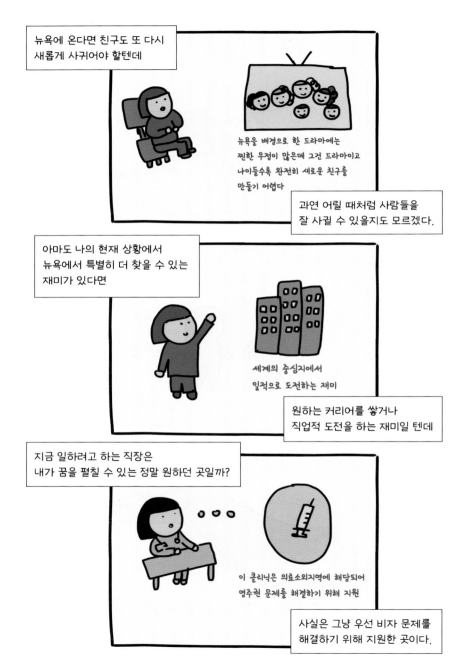

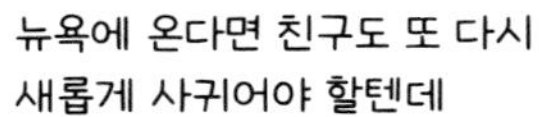
뉴욕에 온다면 친구도 또 다시
새롭게 사귀어야 할텐데

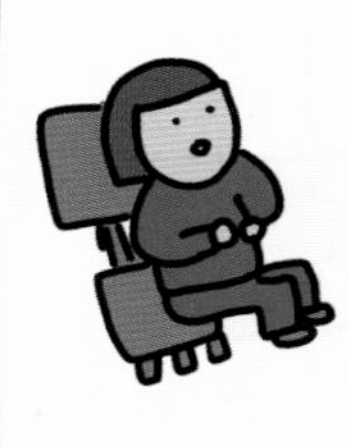

뉴욕을 배경으로 한 드라마에는
찐한 우정이 많은데 그건 드라마이고
나이들수록 완전히 새로운 친구를
만들기 어렵다

과연 어릴 때처럼 사람들을
잘 사귈 수 있을지도 모르겠다.

아마도 나의 현재 상황에서
뉴욕에서 특별히 더 찾을 수 있는
재미가 있다면

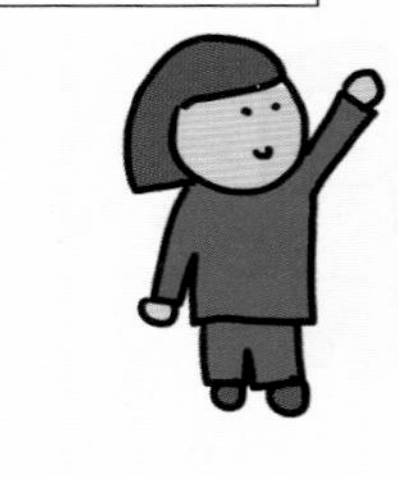

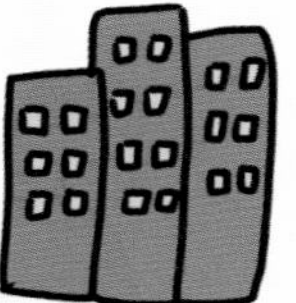

세계의 중심지에서
일적으로 도전하는 재미

원하는 커리어를 쌓거나
직업적 도전을 하는 재미일 텐데

지금 일하려고 하는 직장은
내가 꿈을 펼칠 수 있는 정말 원하던 곳일까?

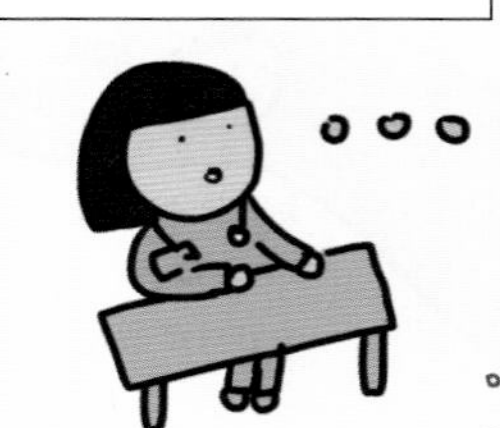

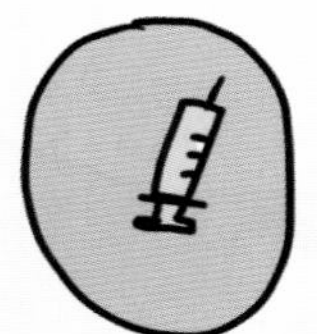

이 클리닉은 의료소외지역에 해당되어
영주권 문제를 해결하기 위해 지원

사실은 그냥 우선 비자 문제를
해결하기 위해 지원한 곳이다.

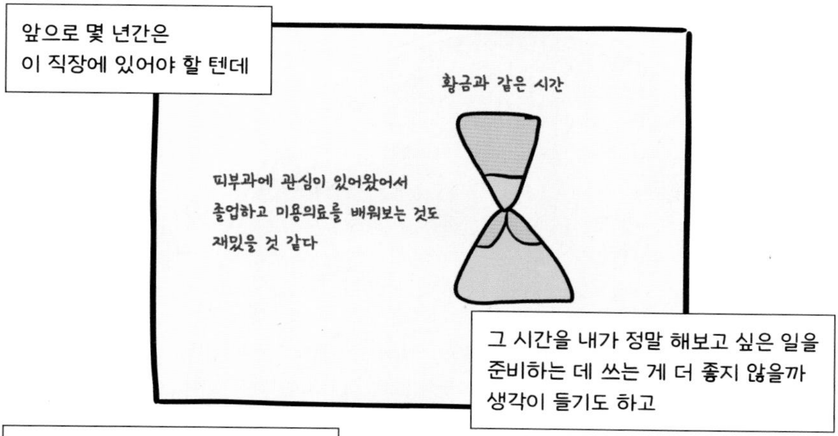

앞으로 몇 년간은
이 직장에 있어야 할 텐데

황금과 같은 시간

피부과에 관심이 있어왔어서
졸업하고 미용의료를 배워보는 것도
재밌을 것 같다

그 시간을 내가 정말 해보고 싶은 일을
준비하는 데 쓰는 게 더 좋지 않을까
생각이 들기도 하고

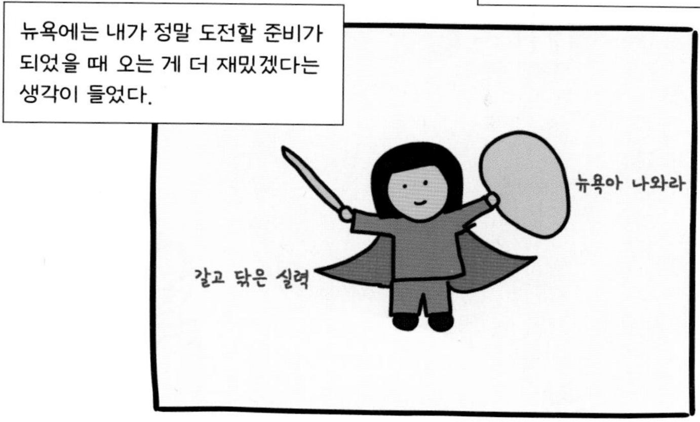

뉴욕에는 내가 정말 도전할 준비가
되었을 때 오는 게 더 재밌겠다는
생각이 들었다.

뉴욕아 나와라

갈고 닦은 실력

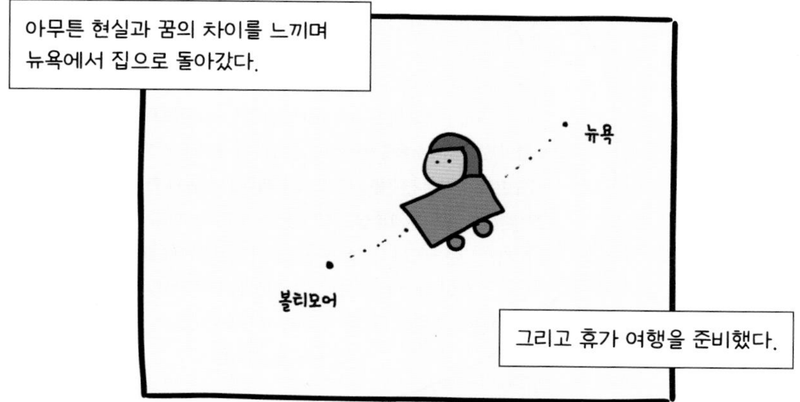
아무튼 현실과 꿈의 차이를 느끼며
뉴욕에서 집으로 돌아갔다.
뉴욕
볼티모어
그리고 휴가 여행을 준비했다.

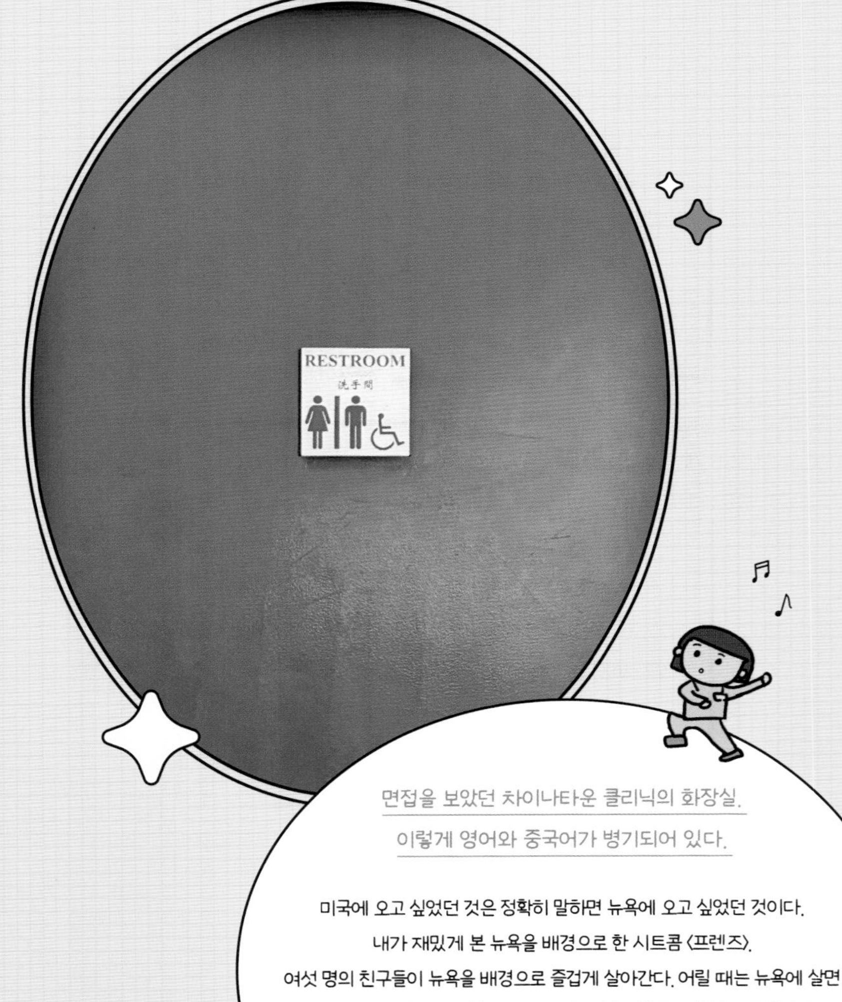
RESTROOM
洗手間

면접을 보았던 차이나타운 클리닉의 화장실.
이렇게 영어와 중국어가 병기되어 있다.

미국에 오고 싶었던 것은 정확히 말하면 뉴욕에 오고 싶었던 것이다. 내가 재밌게 본 뉴욕을 배경으로 한 시트콤 <프렌즈>. 여섯 명의 친구들이 뉴욕을 배경으로 즐겁게 살아간다. 어릴 때는 뉴욕에 살면 나도 프렌즈 같은 친구를 사귀며 재밌게 살지 않을까 환상에 젖었었다. 그런 환상이 나를 뉴욕에 살고 싶다는 원동력이 되어 여기까지 이끌었다. 하지만 그런 끈끈한 우정의 친구들은 사실 뉴욕에서 찾을 게 아니라 이미 서울에 있다는 것을 미국에 와서야 깨닫는다. 파랑새를 찾아 헤맸는데 파랑새는 원래 내 집에 있었다는 흔한 레퍼토리랄까.

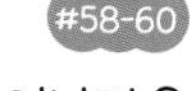

맨해튼 차이나타운

✦✦✦

또 재밌게 본 뉴욕을 배경으로 한 크리스마스 고전 영화 〈나홀로 집에 2〉. 어린 마음에 화려한 뉴욕의 모습이 무척 인상 깊고 나도 뉴욕에 가고 싶다는 욕구를 자극한 영화다. 주인공 케빈은 크리스마스 가족여행 때 실수로 뉴욕으로 가는 비행기를 타게 되며 뉴욕에서 혼자 재미있게 지낸다. 어느덧 가족들이 그리워지고, 우여곡절 끝에 결국 록펠러센터 크리스마스 트리 앞에서 케빈은 엄마와 재회하고 집으로 간다. 미국에 와서 다시 이 영화를 보니, 이제는 화려한 뉴욕보다는 가족의 소중함이라는 메시지가 눈에 들어온다. 케빈과 엄마의 크리스마스 트리 앞에서의 재회. 나 역시 아무리 화려한 뉴욕이라도 결국 가족이 없다면 쓸쓸한 곳이 되지 않을까. 한국이 좋았던 것은 결국 그동안의 내가 수십 년간 쌓아온 수많은 인간관계가 있고 가족이 있고 추억이 있기 때문이다. 아쉽게도 뉴욕에는 그런 것이 없다.

레지던트 수련을 뉴욕에서 받았더라면 그래도 겸사겸사 꿈꾸던 뉴욕에서 살아볼 수 있는 좋은 기회였을 텐데 아쉽긴 하다. 이제는 가정이 있고 아이가 있는 내게 물가가 몹시 비싼 뉴욕은 빠듯하고 힘든 생활을 의미하기도 해서, 어쩌면 결과적으로 잘 된 일일지도 모른다. 그렇지만 오랜 기간 동안 꿈꿔왔던 꿈 앞에서 사실은 그 꿈은 환상에 불과한 것일 수 있다는 생각이 드니 약간은 허망한 마음이 든다.

면접을 보고 난 후 지금 당장은 서둘러 뉴욕에서 무언가를 할 필요는 없다고 느꼈다. 미국에 살아보면서 환상도 많이 사라졌으니까. 그렇지만 한번쯤 살아보고 싶은 도시인 만큼, 나중에 기회가 된다면 뉴욕에서 커리어를 한번 쌓아보는 도전을 해보고 싶긴 하다.

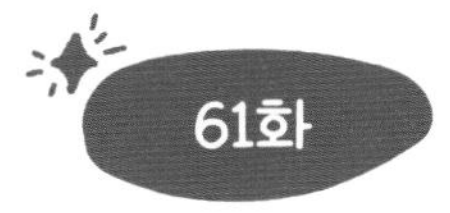
61화

천사들의 도시에 가다

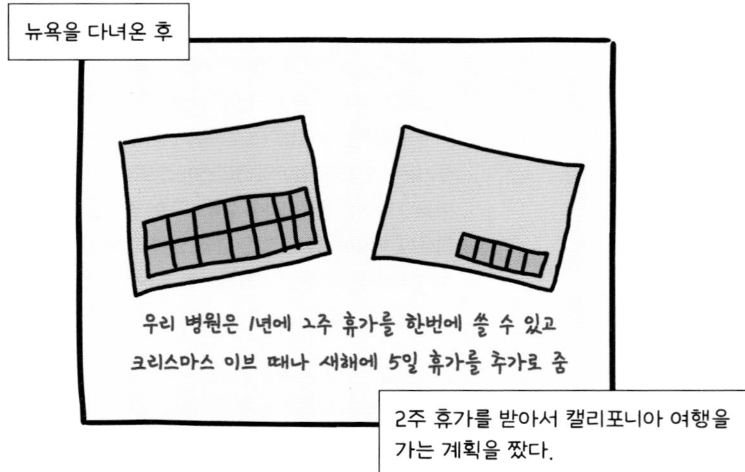
뉴욕을 다녀온 후
우리 병원은 1년에 2주 휴가를 한번에 쓸 수 있고
크리스마스 이브 때나 새해에 5일 휴가를 추가로 줌
2주 휴가를 받아서 캘리포니아 여행을 가는 계획을 짰다.

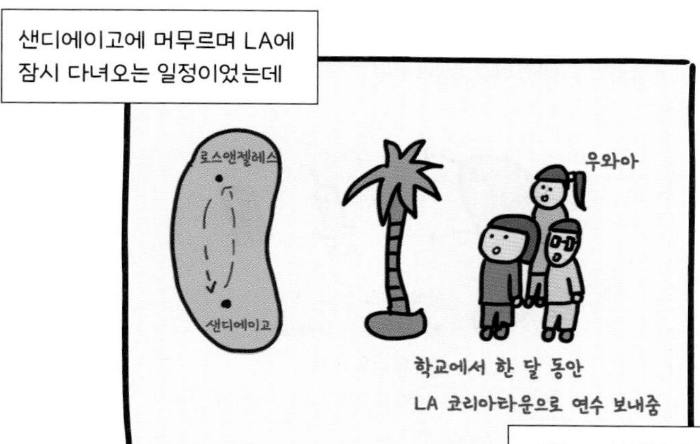
샌디에이고에 머무르며 LA에
잠시 다녀오는 일정이었는데
로스앤젤레스
샌디에이고
우와아
학교에서 한 달 동안
LA 코리아타운으로 연수 보내줌
대학교 때 갔었던 캘리포니아가
너무 좋았어서 계획한 여행이다.

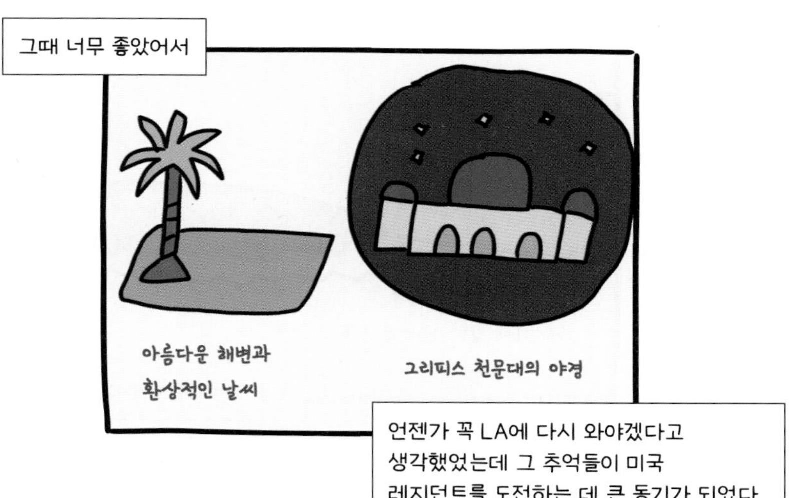
그때 너무 좋았어서
아름다운 해변과
환상적인 날씨
그리피스 천문대의 야경
언젠가 꼭 LA에 다시 와야겠다고
생각했었는데 그 추억들이 미국
레지던트를 도전하는 데 큰 동기가 되었다.

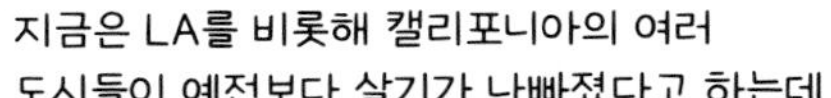
지금은 LA를 비롯해 캘리포니아의 여러
도시들이 예전보다 살기가 나빠졌다고 하는데

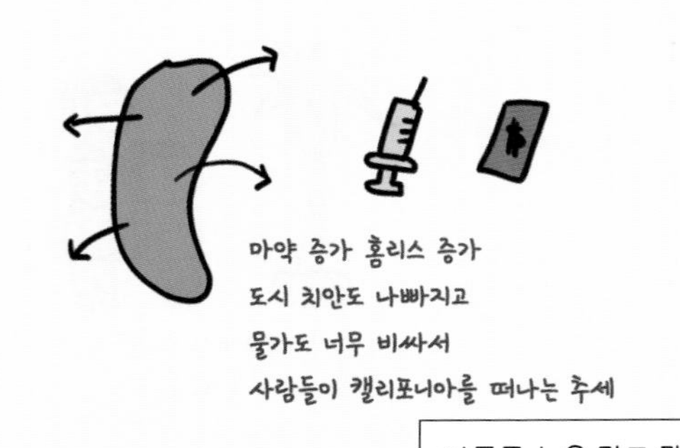
마약 증가 홈리스 증가
도시 치안도 나빠지고
물가도 너무 비싸서
사람들이 캘리포니아를 떠나는 추세

아무튼 뉴욕 말고 캘리에 사는 건
어떨지 생각도 해볼 겸 방문했다.

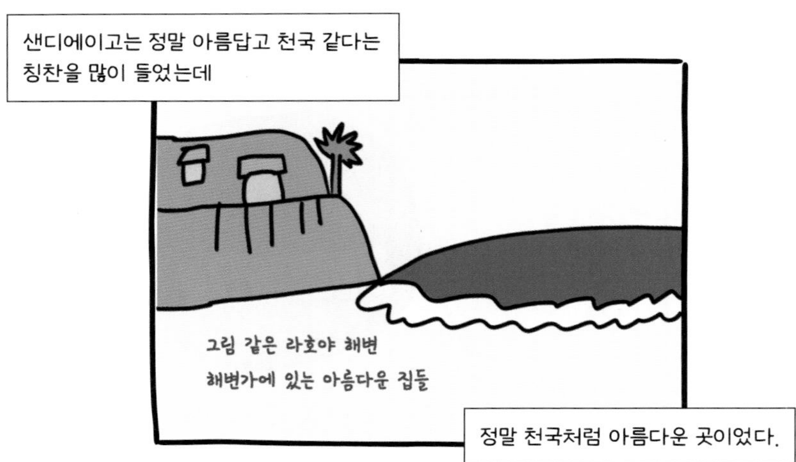
샌디에이고는 정말 아름답고 천국 같다는
칭찬을 많이 들었는데
그림 같은 라호야 해변
해변가에 있는 아름다운 집들
정말 천국처럼 아름다운 곳이었다.

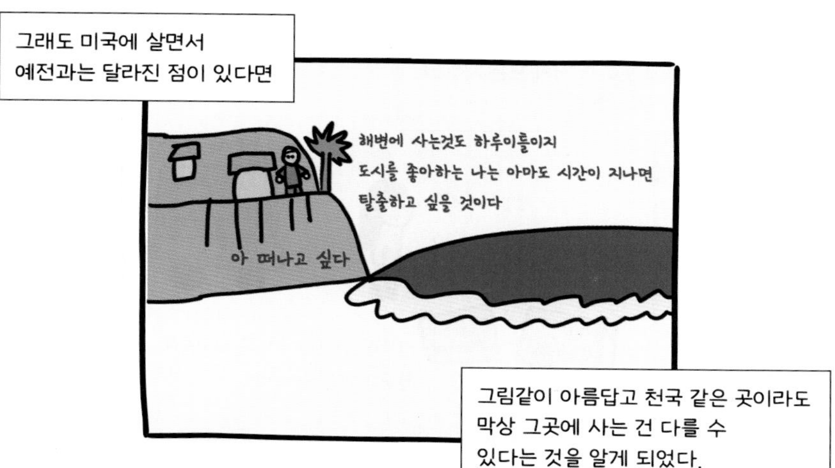
그래도 미국에 살면서
예전과는 달라진 점이 있다면
해변에 사는것도 하루이틀이지
도시를 좋아하는 나는 아마도 시간이 지나면
탈출하고 싶을 것이다
아 떠나고 싶다
그림같이 아름답고 천국 같은 곳이라도
막상 그곳에 사는 건 다를 수
있다는 것을 알게 되었다.

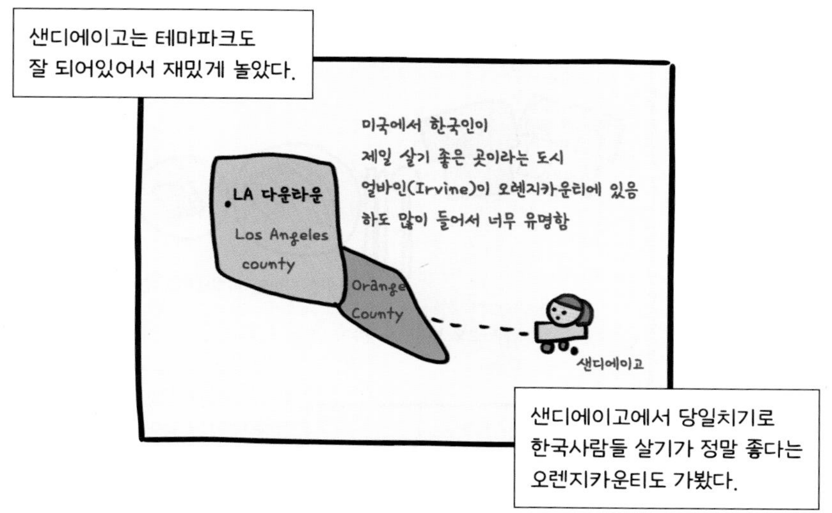
샌디에이고는 테마파크도
잘 되어있어서 재밌게 놀았다.
미국에서 한국인이
제일 살기 좋은 곳이라는 도시
얼바인(Irvine)이 오렌지카운티에 있음
하도 많이 들어서 너무 유명함
LA 다운라운
Los Angeles
county
Orange
County
샌디에이고
샌디에이고에서 당일치기로
한국사람들 살기가 정말 좋다는
오렌지카운티도 가봤다.

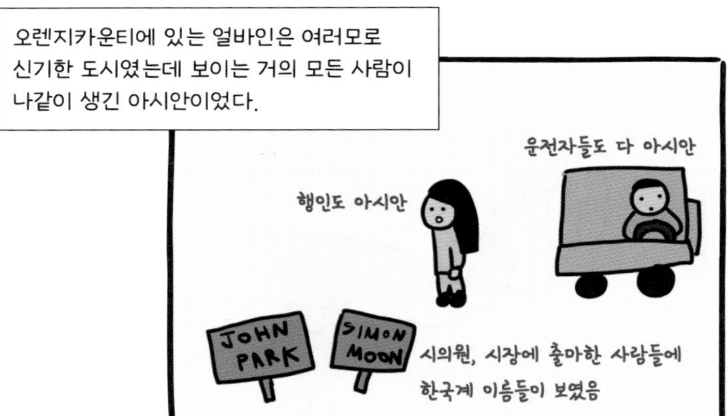
오렌지카운티에 있는 얼바인은 여러모로
신기한 도시였는데 보이는 거의 모든 사람이
나같이 생긴 아시안이었다.
운전자들도 다 아시안
행인도 아시안
JOHN PARK
SIMON MOON
시의원, 시장에 출마한 사람들에
한국계 이름들이 보였음

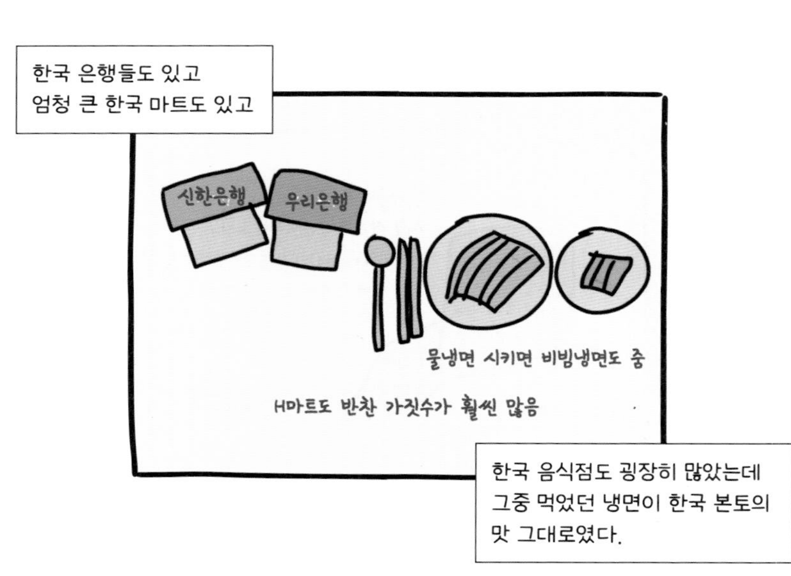
한국 은행들도 있고
엄청 큰 한국 마트도 있고
신한은행
우리은행
물냉면 시키면 비빔냉면도 줌
H마트도 반찬 가짓수가 훨씬 많음
한국 음식점도 굉장히 많았는데
그중 먹었던 냉면이 한국 본토의
맛 그대로였다.

우리 동네 한국 음식점들은 맛도 그저 그런데
가격은 비싸 외식을 안하고 살았는데

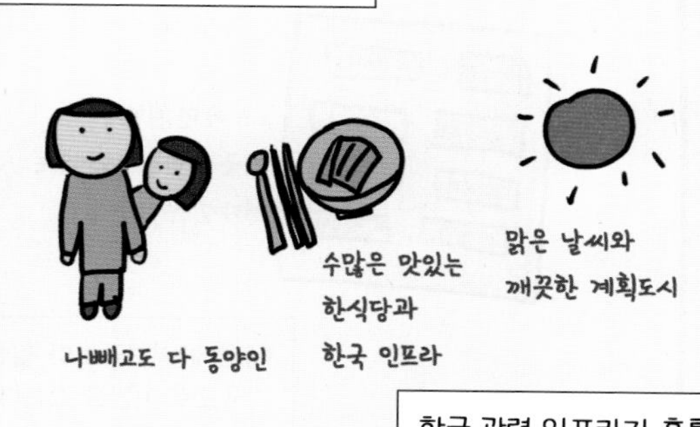
나빼고도 다 동양인
수많은 맛있는
한식당과
한국 인프라
맑은 날씨와
깨끗한 계획도시

한국 관련 인프라가 훌륭하게 갖춰져
있어서 왜 한국사람들이 가장 살기
좋다는 곳으로 꼽히는지 이해가 됐다.

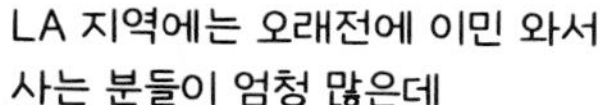
LA 지역에는 오래전에 이민 와서
사는 분들이 엄청 많은데

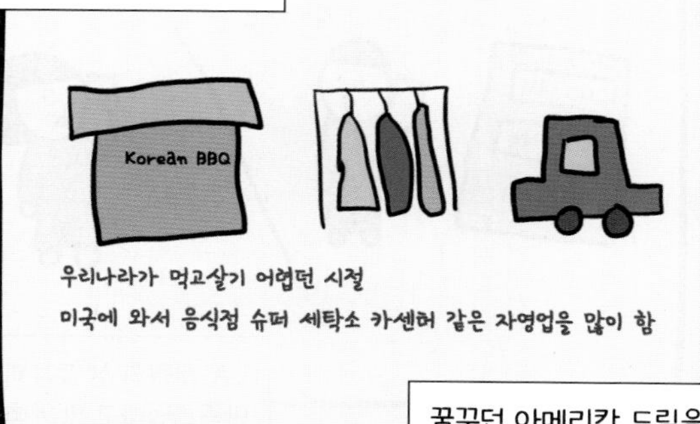
Korean BBQ
우리나라가 먹고살기 어렵던 시절
미국에 와서 음식점 슈퍼 세탁소 카센터 같은 자영업을 많이 함

꿈꾸던 아메리칸 드림을 이룬 교포들도
많고 또 여전히 어렵게 사는 교포들도
많다는 걸 알게 되었다.

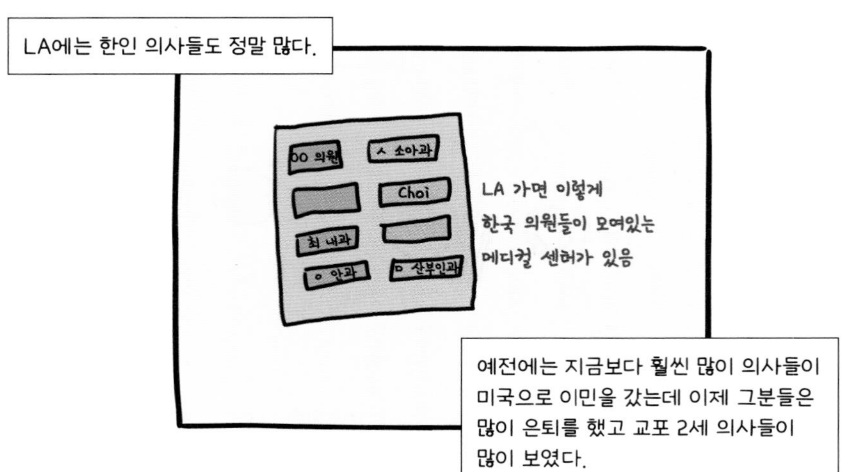
LA에는 한인 의사들도 정말 많다.
OO 의원
ㅅ 소아과
Choi
최 내과
ㅇ 안과
ㅁ 산부인과
LA 가면 이렇게
한국 의원들이 모여있는
메디컬 센터가 있음
예전에는 지금보다 훨씬 많이 의사들이
미국으로 이민을 갔는데 이제 그분들은
많이 은퇴를 했고 교포 2세 의사들이
많이 보였다.

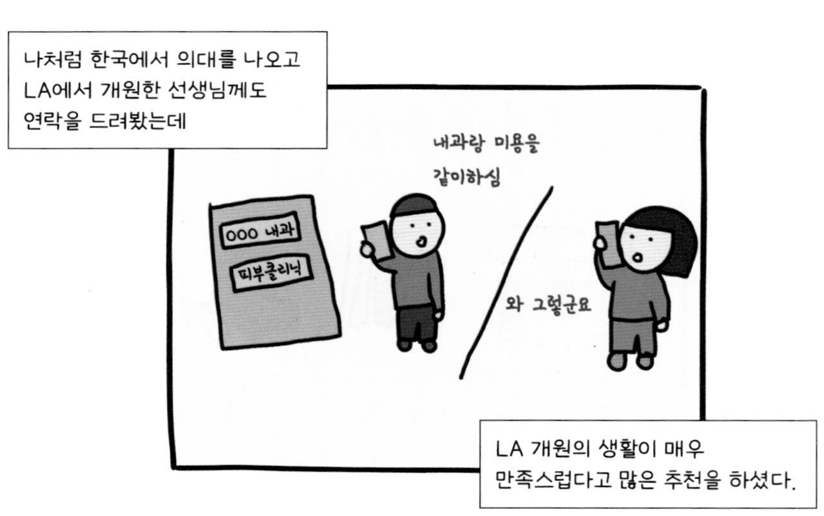
나처럼 한국에서 의대를 나오고
LA에서 개원한 선생님께도
연락을 드려봤는데
OOO 내과
피부클리닉
내과랑 미용을
같이하심
와 그렇군요
LA 개원의 생활이 매우
만족스럽다고 많은 추천을 하셨다.

미국에는 한인 인구가 이제는 정말 많아져서

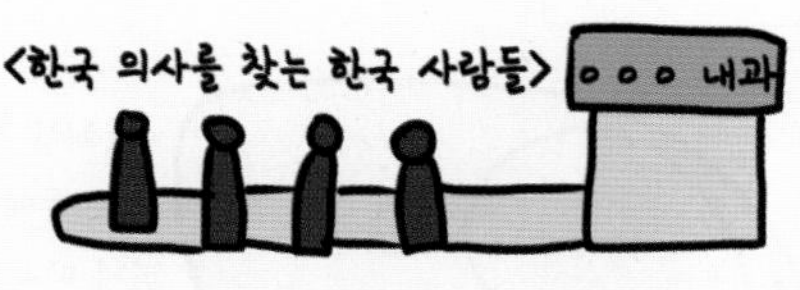
<한국 의사를 찾는 한국 사람들>
ㅇㅇㅇ 내과

우리 동네도 한국인 환자가 너무 많아서
한국 내과 선생님 예약잡기가 너무 어렵다

꼭 LA가 아니더라도 한국말을 할 줄 아는 한인의사의 수요가 미국에서 상당한 것 같다.

오랜만에 이 지역에 와서 돌아보며 느낀 건

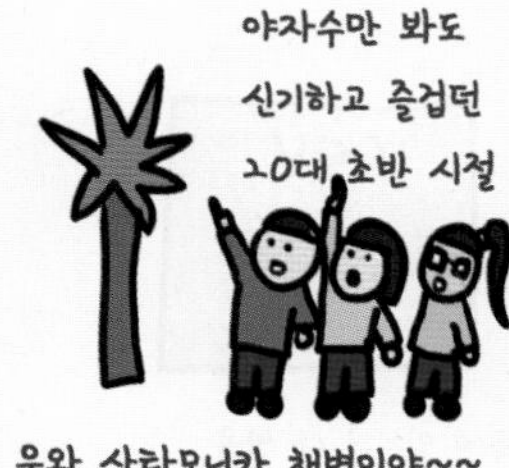
야자수만 봐도
신기하고 즐겁던
20대 초반 시절

우와 산타모니카 해변이야~~

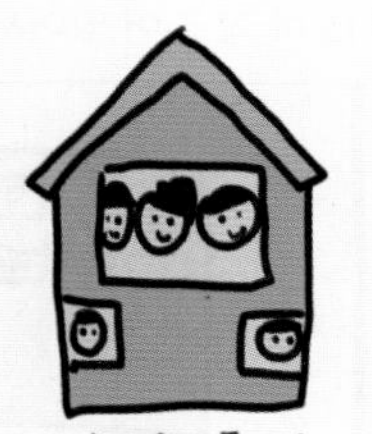

LA에서 친구들이랑
합숙하면서
요리해먹고 즐거웠음

나는 LA 도시 자체가 좋았다기보다는
그때 그 상황과 친구들이 있어
너무 즐겁고 좋았던 게 아닐까 싶고

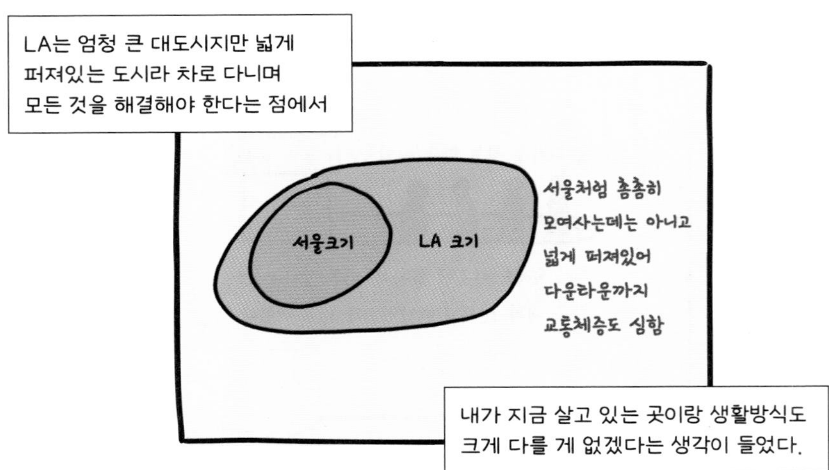
LA는 엄청 큰 대도시지만 넓게
퍼져있는 도시라 차로 다니며
모든 것을 해결해야 한다는 점에서
서울크기
LA 크기
서울처럼 촘촘히
모여사는데는 아니고
넓게 퍼져있어
다운타운까지
교통체증도 심함
내가 지금 살고 있는 곳이랑 생활방식도
크게 다를 게 없겠다는 생각이 들었다.

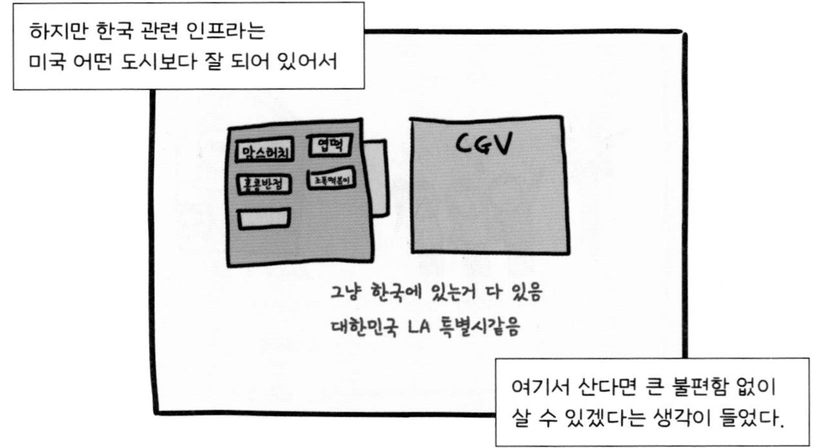
하지만 한국 관련 인프라는
미국 어떤 도시보다 잘 되어 있어서
맘스터치
엽떡
홍콩반점
죠스떡볶이
CGV
그냥 한국에 있는거 다 있음
대한민국 LA 특별시같음
여기서 산다면 큰 불편함 없이
살 수 있겠다는 생각이 들었다.

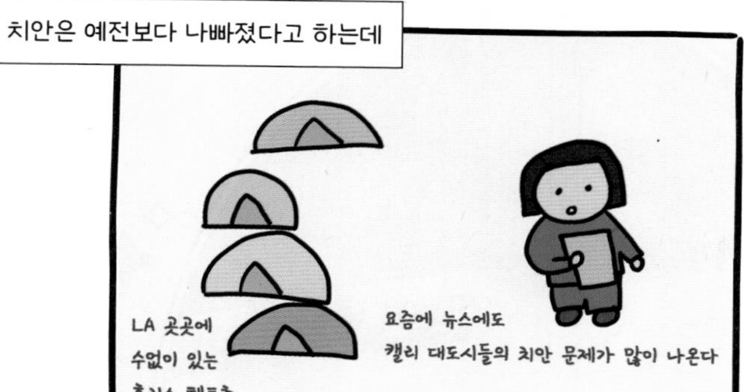
치안은 예전보다 나빠졌다고 하는데
LA 곳곳에
수없이 있는
홈리스 텐트촌
한인타운도 위험해서 걸어다니면 안된다고 한다
요즘에 뉴스에도
캘리 대도시들의 치안 문제가 많이 나온다

세상에 완벽한 곳은 없구나 생각하며
여행을 마치고 집으로 돌아왔다.

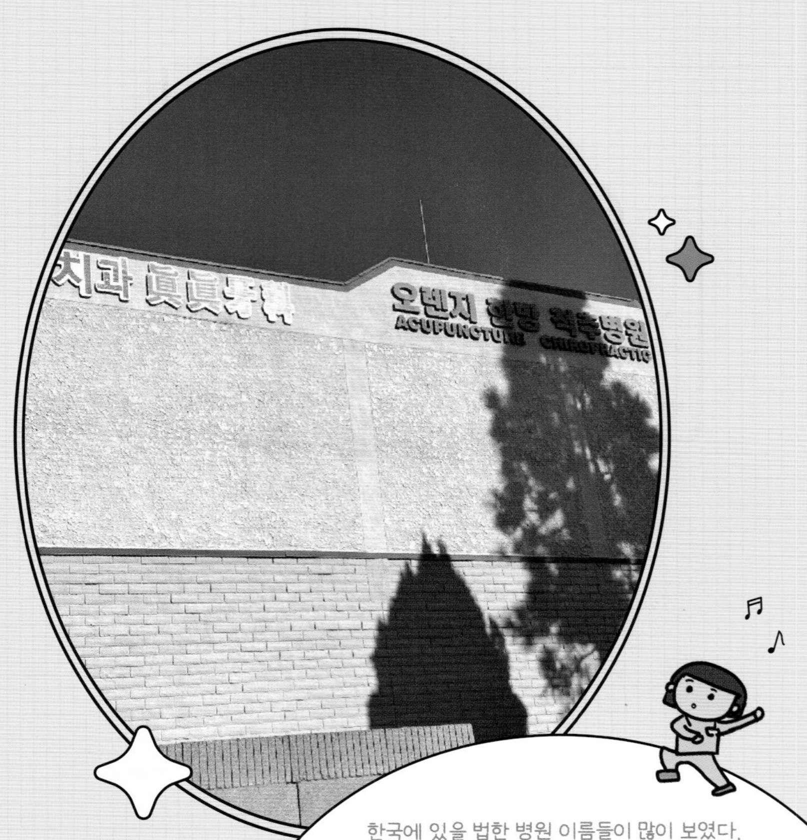
오렌지 한방 척추병원
ACUPUNCTURE CHIROPRACTIC

한국에 있을 법한 병원 이름들이 많이 보였다.

대학생 시절 LA를 처음 방문했을 때 특유의 낭만적인 분위기 속에서 수많은 한인과 아시아인들이 터전을 잡고 살아가는 모습을 보며 미국에 온다면 뉴욕 또는 이곳 LA에서 살아보고 싶다는 생각이 들었다.

그때 우리는 한인타운에서 살아가는 많은 교민들을 만났었는데 1992년 LA 폭동으로 무너진 한인타운의 기억이 아직 교민들의 머릿속에 생생하게 남아있었다. 당시에는 잘 몰랐지만 내가 이민자가 되어 미국생활을 해 보니 타지에서 고생하며 일궈낸 자산들을 하루아침에 잃어버린 한인들의 절망감이 참 이해가 된다.

#61

천사들의 도시에 가다

✦✦✦

한 달간의 연수를 마치고 한국에 돌아갈 때 그리피스 천문대와 게티센터에서 아름답게 펼쳐진 LA 시내를 내려다보며 언젠가 꼭 다시 이곳에 오겠다고 다짐했던 기억이 남는다. 인생이란 마음대로 되지 않기에 결국 뉴욕도 LA도 아닌 볼티모어에서 수련을 받게 되었지만 여전히 지금도 마음 한편에는 언젠가 꼭 천사들의 도시, LA에서 살아보겠다는 열정이 남아 있다.

이번에 다시 방문한 LA는 역시나 좋았다. 동부와 달리 서부는 아시아인들의 비율이 높아 소외감 없이 살 수 있겠다는 생각이 들었다. 동양인들이 많은 곳에 아이들을 키우고 싶어 캘리포니아에 정착했다는 한인들도 보았다. 한인들의 수가 워낙 많아 한인만을 대상으로 한 병원을 운영해도 참 잘 되겠다는 생각이 들었다.
LA 지역 탐방은 동부와는 또 다른 색다른 미국의 매력을 맛볼 수 있던 아름다운 경험이었다.

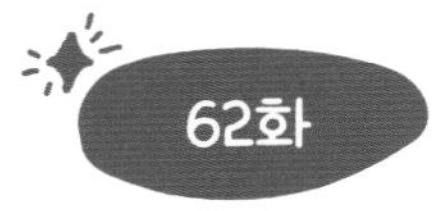
62화

면접관이 되어보다

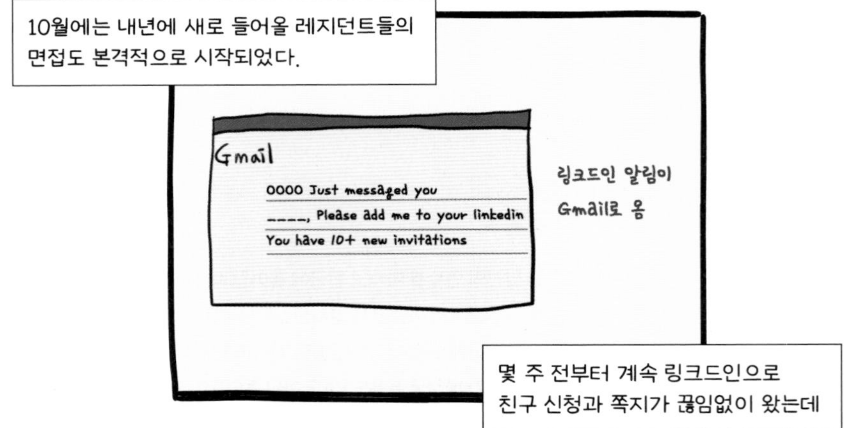
10월에는 내년에 새로 들어올 레지던트들의 면접도 본격적으로 시작되었다.
Gmail
OOOO Just messaged you
____, Please add me to your linkedin
You have 10+ new invitations
링크드인 알림이 Gmail로 옴
몇 주 전부터 계속 링크드인으로 친구 신청과 쪽지가 끊임없이 왔는데

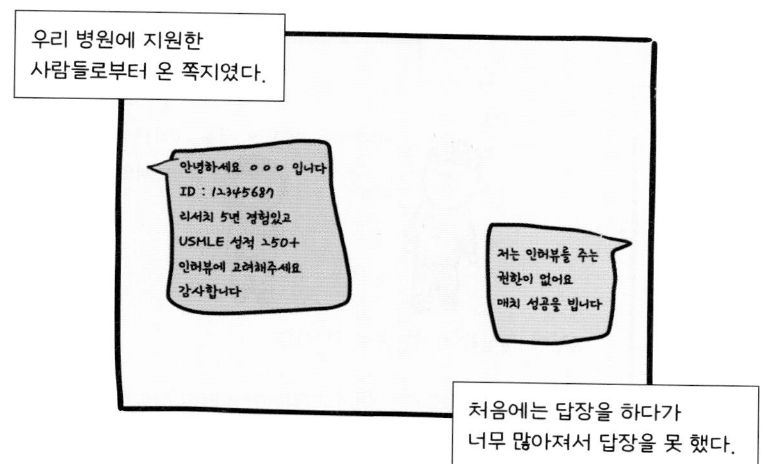
우리 병원에 지원한
사람들로부터 온 쪽지였다.
안녕하세요 ○○○ 입니다
ID : 12345687
리서치 5년 경험있고
USMLE 성적 250+
인터뷰에 고려해주세요
감사합니다
저는 인터뷰를 주는
권한이 없어요
매치 성공을 빕니다
처음에는 답장을 하다가
너무 많아져서 답장을 못 했다.

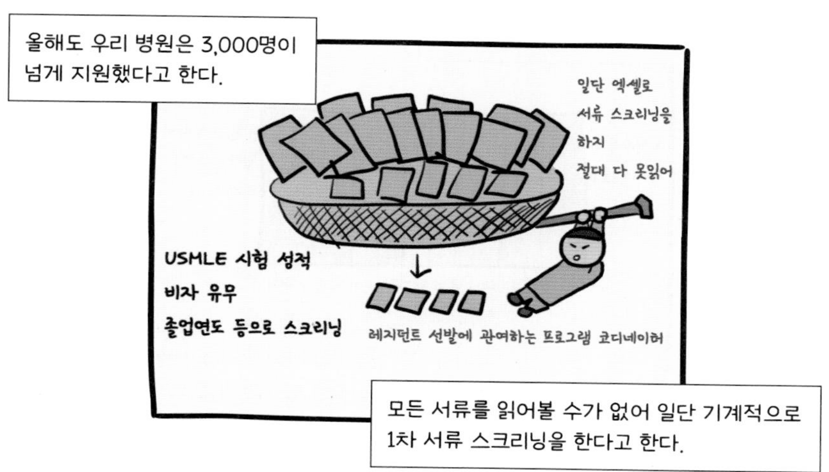
올해도 우리 병원은 3,000명이
넘게 지원했다고 한다.
일단 엑셀로
서류 스크리닝을
하지
절대 다 못읽어
USMLE 시험 성적
비자 유무
졸업연도 등으로 스크리닝
레지던트 선발에 관여하는 프로그램 코디네이터
모든 서류를 읽어볼 수가 없어 일단 기계적으로
1차 서류 스크리닝을 한다고 한다.

그렇게 3,000개에서 800여 개로 서류를 추리고

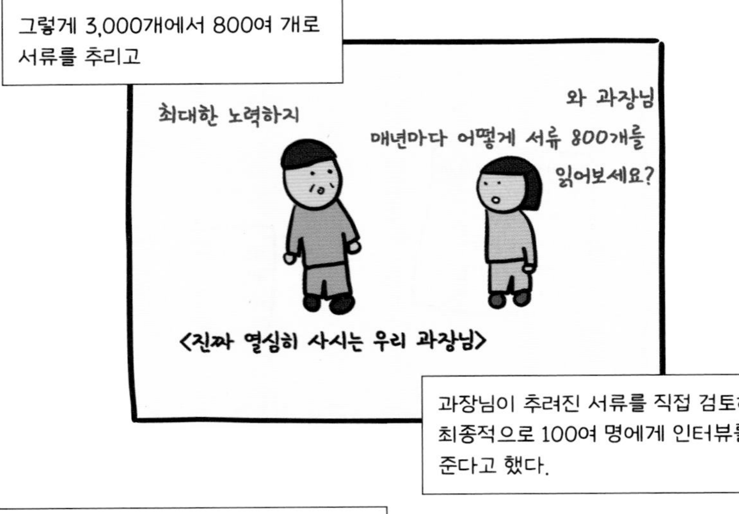
와 과장님
매년마다 어떻게 서류 800개를 읽어보세요?
최대한 노력하지
<진짜 열심히 사시는 우리 과장님>

과장님이 추려진 서류를 직접 검토하면서 최종적으로 100여 명에게 인터뷰를 준다고 했다.

들리는 소문으로는 우리 과장님은 시험 점수가 높은 사람을 좋아한다고 한다.

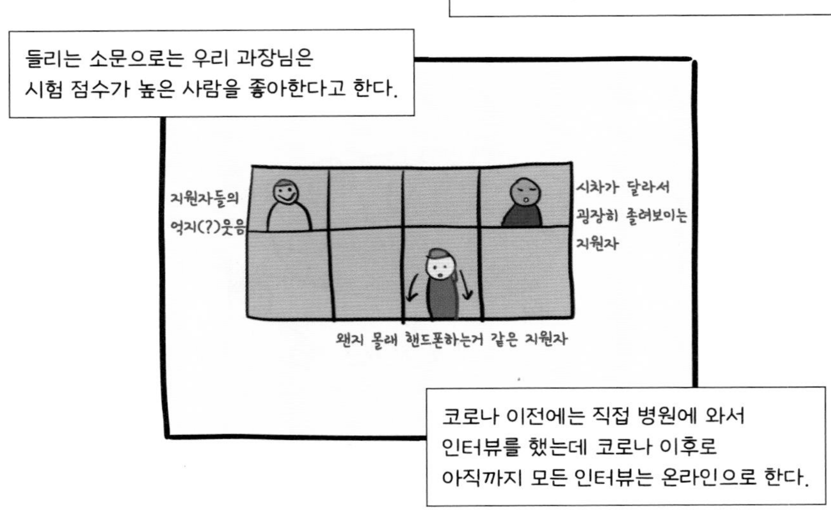
지원자들의 억지(?)웃음
시차가 달라서 굉장히 졸려보이는 지원자
왠지 몰래 핸드폰하는거 같은 지원자

코로나 이전에는 직접 병원에 와서 인터뷰를 했는데 코로나 이후로 아직까지 모든 인터뷰는 온라인으로 한다.

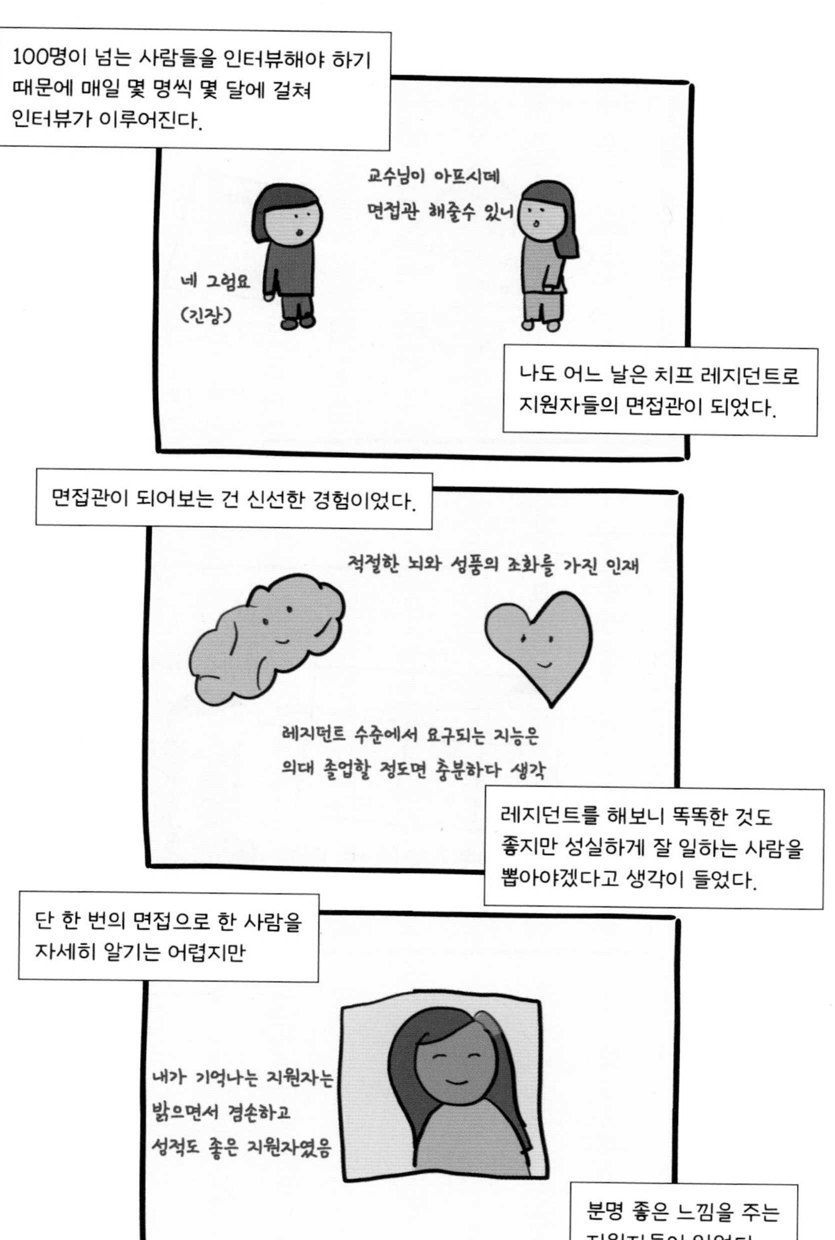
100명이 넘는 사람들을 인터뷰해야 하기 때문에 매일 몇 명씩 몇 달에 걸쳐 인터뷰가 이루어진다.
교수님이 아프시데
면접관 해줄수 있니
네 그럼요
(긴장)
나도 어느 날은 치프 레지던트로 지원자들의 면접관이 되었다.
면접관이 되어보는 건 신선한 경험이었다.
적절한 뇌와 성품의 조화를 가진 인재
레지던트 수준에서 요구되는 지능은
의대 졸업할 정도면 충분하다 생각
레지던트를 해보니 똑똑한 것도 좋지만 성실하게 잘 일하는 사람을 뽑아야겠다고 생각이 들었다.
단 한 번의 면접으로 한 사람을 자세히 알기는 어렵지만
내가 기억나는 지원자는
밝으면서 겸손하고
성적도 좋은 지원자였음
분명 좋은 느낌을 주는 지원자들이 있었다.

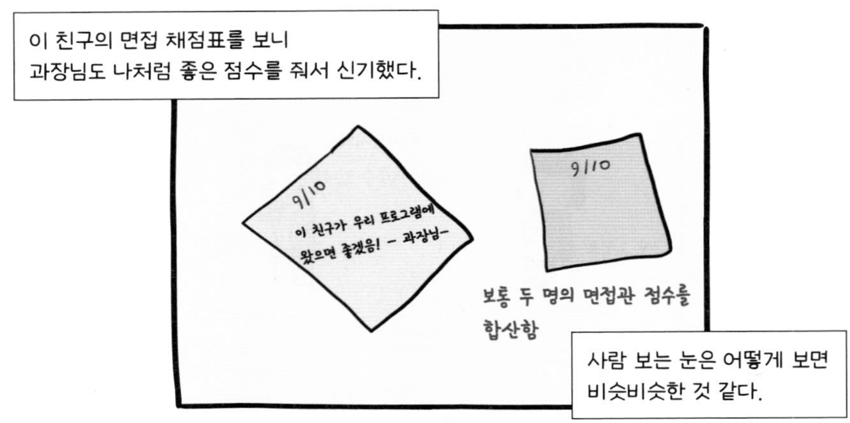
이 친구의 면접 채점표를 보니
과장님도 나처럼 좋은 점수를 줘서 신기했다.
9/10
이 친구가 우리 프로그램에 왔으면 좋겠음! - 과장님-
9/10
보통 두 명의 면접관 점수를 합산함
사람 보는 눈은 어떻게 보면
비슷비슷한 것 같다.

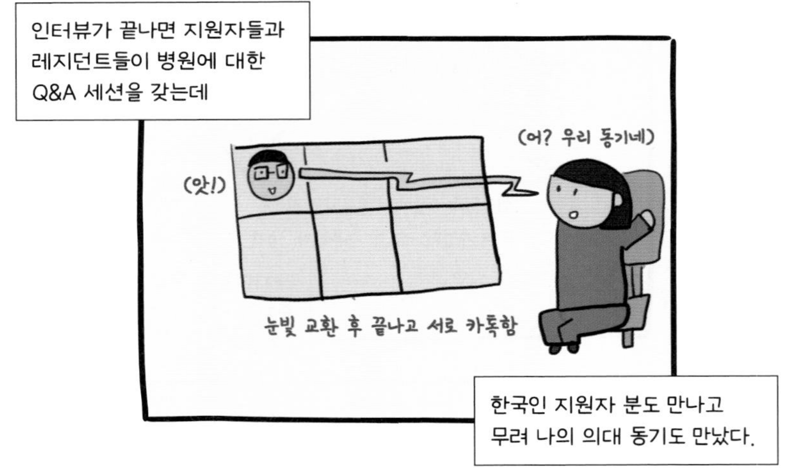
인터뷰가 끝나면 지원자들과
레지던트들이 병원에 대한
Q&A 세션을 갖는데
(앗!)
(어? 우리 동기네)
눈빛 교환 후 끝나고 서로 카톡함
한국인 지원자 분도 만나고
무려 나의 의대 동기도 만났다.

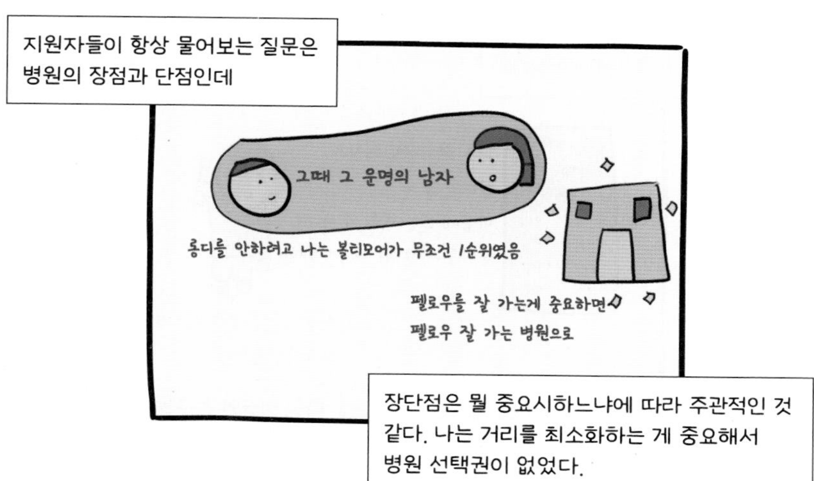
지원자들이 항상 물어보는 질문은 병원의 장점과 단점인데
그때 그 운명의 남자
롱디를 안하려고 나는 볼티모어가 무조건 1순위였음
펠로우를 잘 가는게 중요하면
펠로우 잘 가는 병원으로
장단점은 뭘 중요시하느냐에 따라 주관적인 것 같다. 나는 거리를 최소화하는 게 중요해서 병원 선택권이 없었다.

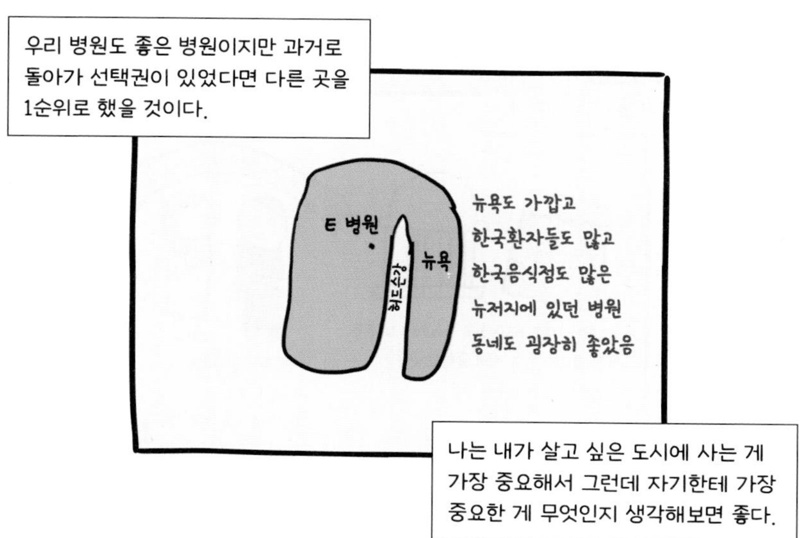
우리 병원도 좋은 병원이지만 과거로 돌아가 선택권이 있었다면 다른 곳을 1순위로 했을 것이다.
E 병원
허드슨강
뉴욕
뉴욕도 가깝고
한국환자들도 많고
한국음식점도 많은
뉴저지에 있던 병원
동네도 굉장히 좋았음
나는 내가 살고 싶은 도시에 사는 게 가장 중요해서 그런데 자기한테 가장 중요한 게 무엇인지 생각해보면 좋다.

가끔 병원 순위를 정하는 데
도움을 달라는 친구들이 있었는데

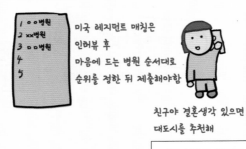

1 ○○병원
2 xx병원
3 □□병원
4
5

미국 레지던트 매칭은
인터뷰 후
마음에 드는 병원 순서대로
순위를 정한 뒤 제출해야함

친구야 결혼생각 있으면
대도시를 추천해

다들 싱글인 친구들이었어서 나는
짝을 찾기 좋은 도시에 있는 병원을
가라고 추천하곤 했다.

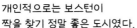

개인적으로는 보스턴이
짝을 찾기 정말 좋은 도시였다.

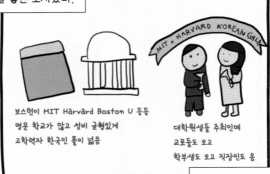
MIT x HARVARD KOREAN GALA
보스턴이 MIT Harvard Boston U 등등
명문 학교가 많고 성비 균형있게
고학력자 한국인 풀이 넓음
대학원생들 주최인데
교포들도 오고
학부생도 오고 직장인도 옴

매년 MIT-Harvard 주최로
한국사람들 파티도 열리는데
여기서 만난 커플 중 내가
본 것만 해도 여럿 되었다.

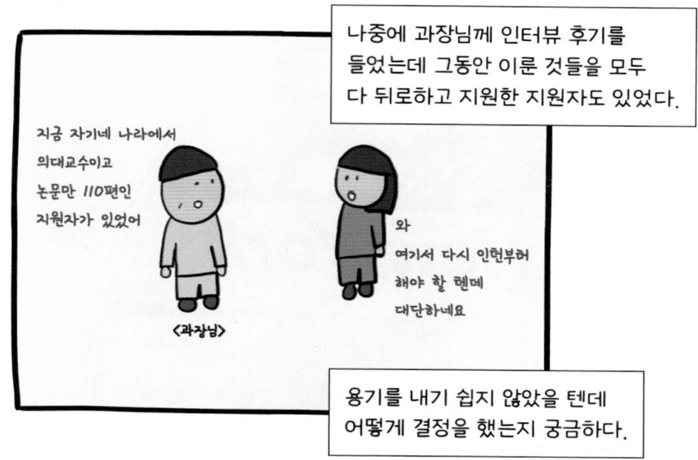
나중에 과장님께 인터뷰 후기를 들었는데 그동안 이룬 것들을 모두 다 뒤로하고 지원한 지원자도 있었다.
지금 자기네 나라에서 의대교수이고 논문만 110편인 지원자가 있었어
〈과장님〉
와
여기서 다시 인턴부터 해야 할 텐데 대단하네요
용기를 내기 쉽지 않았을 텐데 어떻게 결정을 했는지 궁금하다.

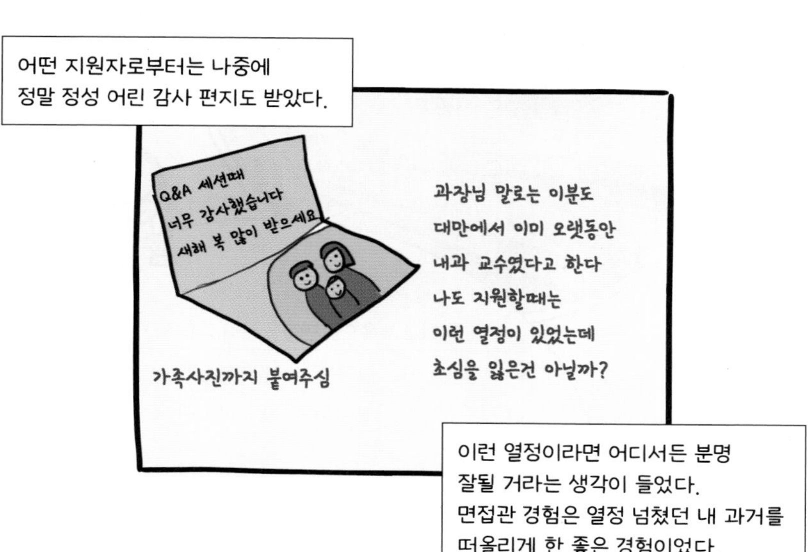
어떤 지원자로부터는 나중에 정말 정성 어린 감사 편지도 받았다.
Q&A 세션때 너무 감사했습니다 새해 복 많이 받으세요
가족사진까지 붙여주심
과장님 말로는 이분도 대만에서 이미 오랫동안 내과 교수였다고 한다
나도 지원할때는 이런 열정이 있었는데 초심을 잃은건 아닐까?
이런 열정이라면 어디서든 분명 잘될 거라는 생각이 들었다.
면접관 경험은 열정 넘쳤던 내 과거를 떠올리게 한 좋은 경험이었다.

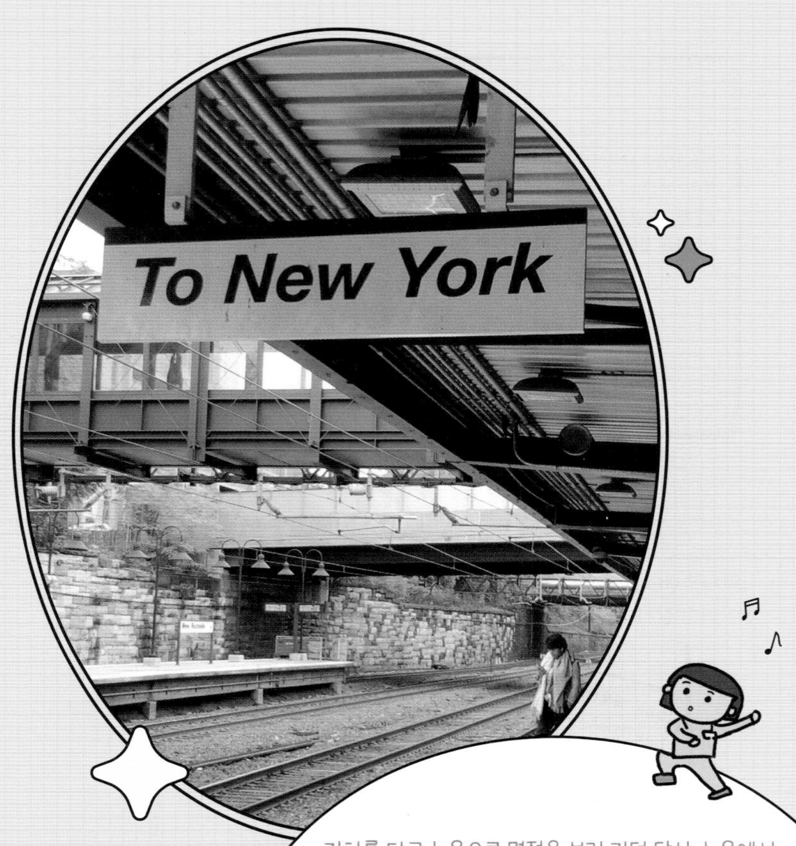
To New York

기차를 타고 뉴욕으로 면접을 보러 가던 당시. 뉴욕에서
일하는 것이 꿈이었는데
볼티모어에 와 버렸다..!

매년 9월이면 프로그램들은 내년에 새로 들어올
레지던트들을 뽑는 과정으로 분주해진다.

전 세계에서 지원하는 사람들의 수가 워낙 많아
서류 전형에서부터 면접까지 몇 개월이 걸린다.

#62

면접관이 되어보다

✦✦✦

이 수많은 지원자 속에서 어떤 기준으로 사람을 뽑는지 물어본 적이 있는데, 과장님은 겸손(humble)한 사람을 좋아한다고 했다. 항상 자신감 넘치고 수려한 말을 하는 것이 미국 사회에서의 미덕이라고 생각했었는데 동서양을 막론하고 좋은 사람을 구성하는 자질은 비슷할지도 모른다는 생각이 들었다.

코로나 이후부터는 레지던트 면접이 비대면으로 바뀌었지만 내가 면접을 다니던 2019년 당시는 직접 병원을 방문해 면접을 보던 시기였다. 따라서 비행기표를 예매하고 호텔에 숙박하는 비용이 어마어마하게 들었다. 하지만 직접 병원에 방문해 실제 일하는 레지던트들과 대화도 하고 도시 구경도 하는 여정이 참 재밌었다. 나는 어떤 도시에 살게 될까 상상하는 설렘도 있었다.
많은 프로그램들은 면접 전날 지원자와 레지던트 들이 함께 식사를 하는 pre-dinner 자리를 마련해주었는데 다양한 사람들도 만나고 이야기도 나누고 즐거웠던 기억으로 남아있다. 지원자 풀이 겹치다보니 이전 병원에서 만났던 지원자를 다른 병원 면접에서 만나는 경우도 있었다.

면접관이 되어보니 면접 본 사람들을 일일이 다 기억하기 어렵다는 것을 깨달았다. 워낙 많은 수의 면접을 진행하기 때문이다. 그래서 면접을 볼 때는 인상 깊은 지원자가 되려고 부단히 노력하기보다는 지나치게 무뚝뚝하거나 무례하지 않을 정도로 무난히만 지나가면 성공한 면접이라고 생각하게 되었다.

면접 때 꼭 물어보는 질문은 왜 우리 프로그램에 지원했는지, 왜 이 도시인지, 앞으로의 진로와 관심 있는 분야는 어떤 것인지 등이다. 반드시 우리 프로그램에 와야 하는 이유를 잘 설명한다면(예 : 가족이 이 지역에서 일을 한다) 더 좋아한다. 혹은 자기소개서에 적은 내용들의 일부를 물어보기도 한다.

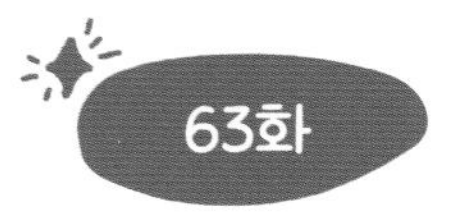
63화

마지막 중환자실

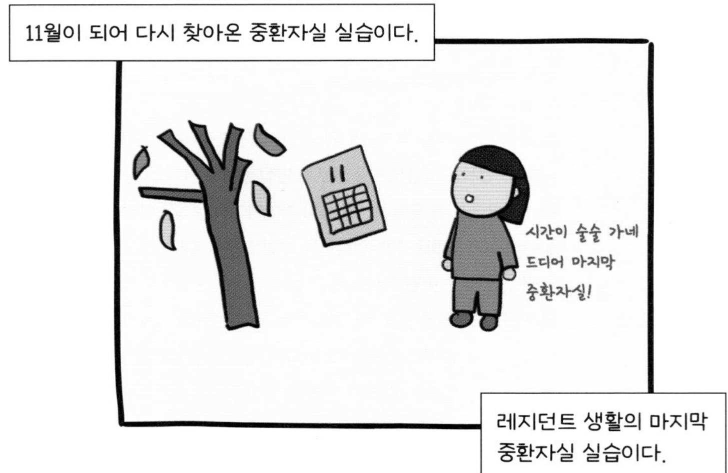
11월이 되어 다시 찾아온 중환자실 실습이다.
11
시간이 술술 가네
드디어 마지막
중환자실!
레지던트 생활의 마지막
중환자실 실습이다.

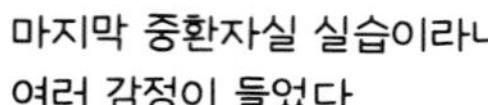

마지막 중환자실 실습이라니
여러 감정이 들었다.

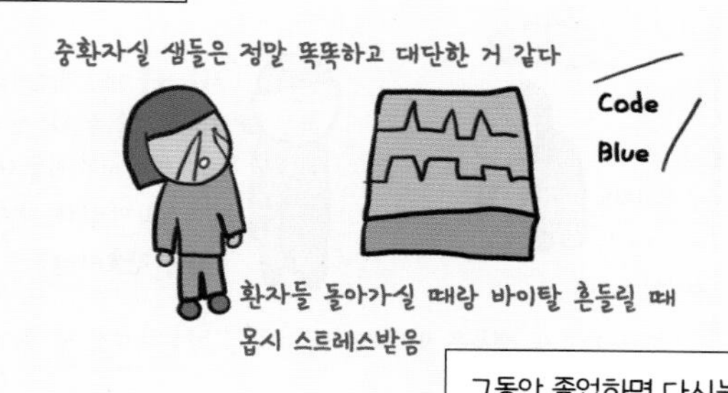
중환자실 샘들은 정말 똑똑하고 대단한 거 같다
Code
Blue
환자들 돌아가실 때랑 바이탈 흔들릴 때
몹시 스트레스받음

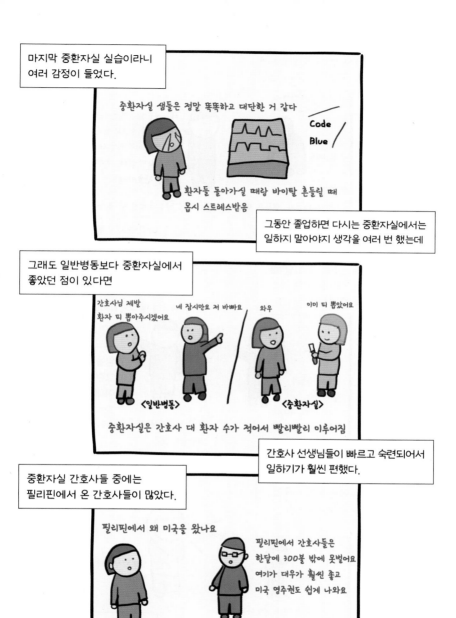

그동안 졸업하면 다시는 중환자실에서는
일하지 말아야지 생각을 여러 번 했는데

그래도 일반병동보다 중환자실에서
좋았던 점이 있다면

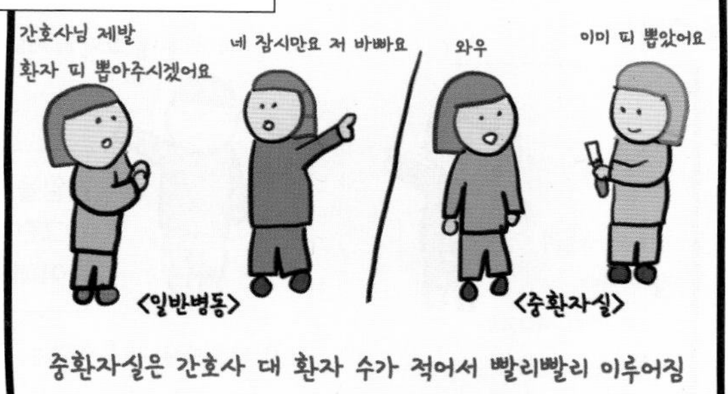
간호사님 제발
환자 피 뽑아주시겠어요
네 잠시만요 저 바빠요
<일반병동>
와우
이미 피 뽑았어요
<중환자실>
중환자실은 간호사 대 환자 수가 적어서 빨리빨리 이루어짐

간호사 선생님들이 빠르고 숙련되어서
일하기가 훨씬 편했다.

중환자실 간호사들 중에는
필리핀에서 온 간호사들이 많았다.

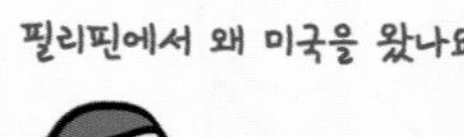
필리핀에서 왜 미국을 왔나요

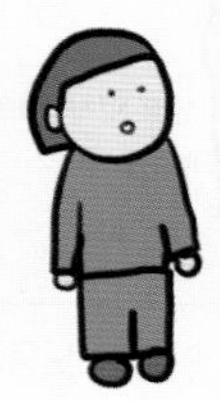

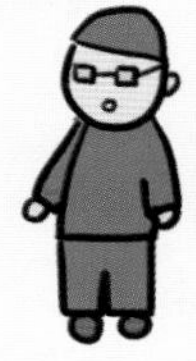
필리핀에서 간호사들은
한달에 300불 밖에 못벌어요
여기가 대우가 훨씬 좋고
미국 영주권도 쉽게 나와요

필리핀보다 미국의 간호사 대우가
훨씬 좋아서 왔다고 한다.

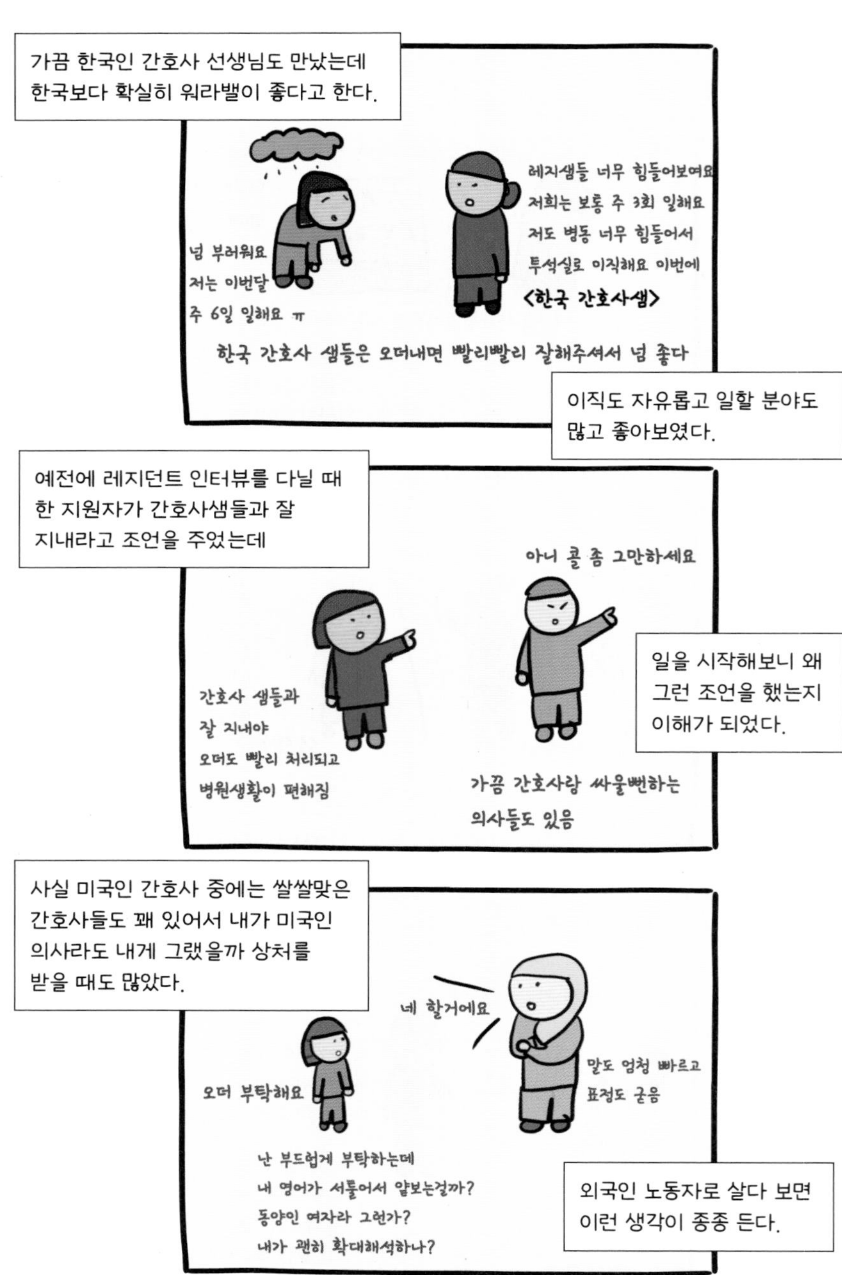
가끔 한국인 간호사 선생님도 만났는데
한국보다 확실히 워라밸이 좋다고 한다.
넘 부러워요 저는 이번달 주 6일 일해요 ㅠ
레지샘들 너무 힘들어보여요 저희는 보통 주 3회 일해요 저도 병동 너무 힘들어서 투석실로 이직해요 이번에
<한국 간호사샘>
한국 간호사 샘들은 오더내면 빨리빨리 잘해주셔서 넘 좋다
이직도 자유롭고 일할 분야도
많고 좋아보였다.
예전에 레지던트 인터뷰를 다닐 때
한 지원자가 간호사샘들과 잘
지내라고 조언을 주었는데
아니 콜 좀 그만하세요
간호사 샘들과 잘 지내야 오더도 빨리 처리되고 병원생활이 편해짐
일을 시작해보니 왜
그런 조언을 했는지
이해가 되었다.
가끔 간호사랑 싸울뻔하는 의사들도 있음
사실 미국인 간호사 중에는 쌀쌀맞은
간호사들도 꽤 있어서 내가 미국인
의사라도 내게 그랬을까 상처를
받을 때도 많았다.
네 할거에요
오더 부탁해요
말도 엄청 빠르고 표정도 굳음
난 부드럽게 부탁하는데
내 영어가 서툴어서 얕보는걸까?
동양인 여자라 그런가?
내가 괜히 확대해석하나?
외국인 노동자로 살다 보면
이런 생각이 종종 든다.

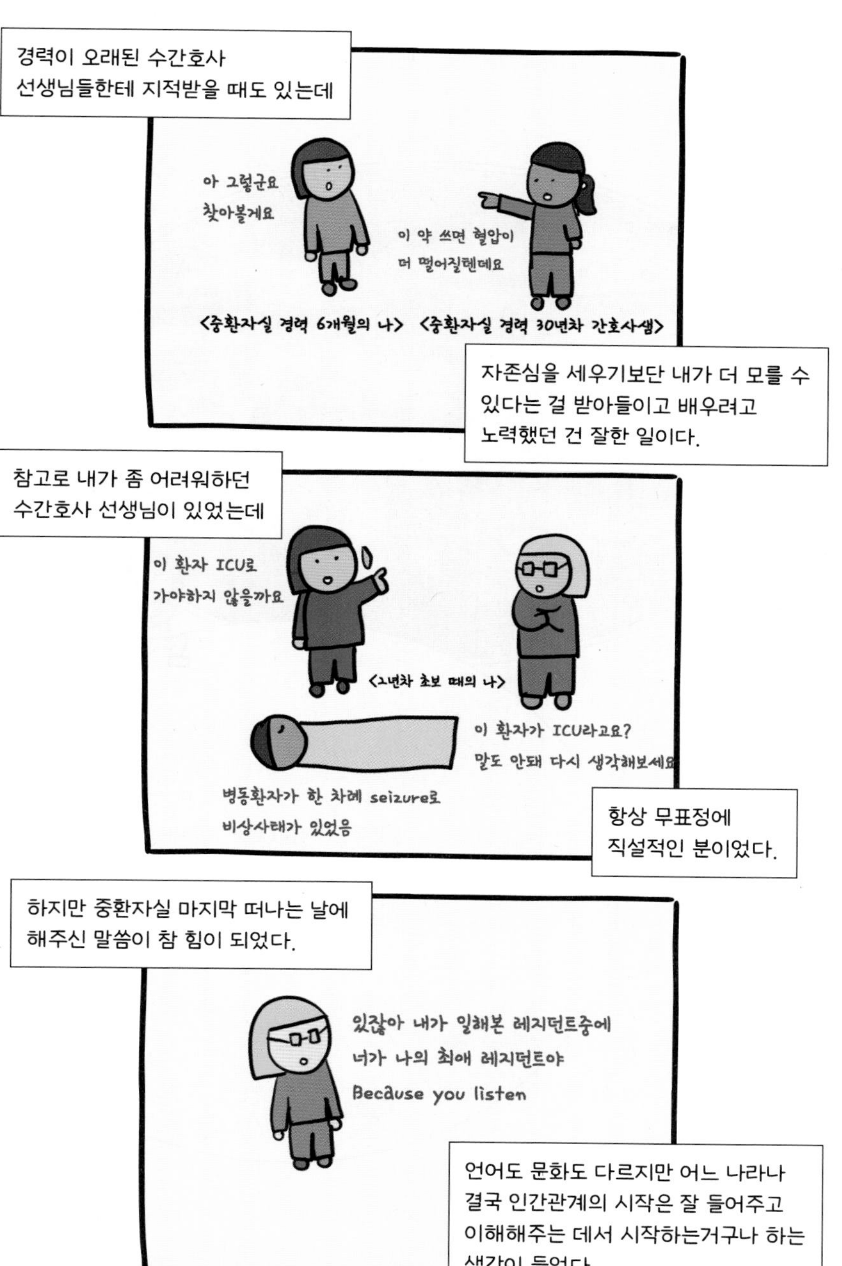
경력이 오래된 수간호사
선생님들한테 지적받을 때도 있는데
아 그렇군요
찾아볼게요
이 약 쓰면 혈압이
더 떨어질텐데요
<중환자실 경력 6개월의 나>
<중환자실 경력 30년차 간호사샘>
자존심을 세우기보단 내가 더 모를 수
있다는 걸 받아들이고 배우려고
노력했던 건 잘한 일이다.
참고로 내가 좀 어려워하던
수간호사 선생님이 있었는데
이 환자 ICU로
가야하지 않을까요
<2년차 초보 때의 나>
이 환자가 ICU라고요?
말도 안돼 다시 생각해보세요
병동환자가 한 차례 seizure로
비상사태가 있었음
항상 무표정에
직설적인 분이었다.
하지만 중환자실 마지막 떠나는 날에
해주신 말씀이 참 힘이 되었다.
있잖아 내가 일해본 레지던트중에
너가 나의 최애 레지던트야
Because you listen
언어도 문화도 다르지만 어느 나라나
결국 인간관계의 시작은 잘 들어주고
이해해주는 데서 시작하는거구나 하는
생각이 들었다.

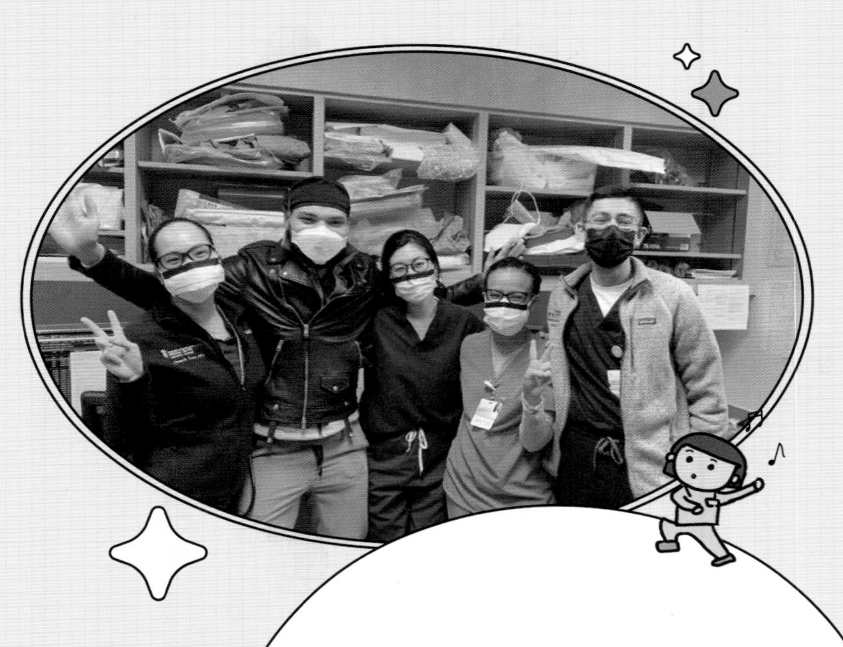

중환자실 실습이 끝날 때마다
팀원들과 찍었던 사진.
힘든 중환자실 실습이었지만
뿌듯하고 보람있다.

#63

마지막 중환자실

✦✦✦

내과는 근무 특성상 간호사들과 끊임없는 소통을 해야 한다. 오더 부탁부터, 환자 상태는 어떤지, 소변량은 어땠는지 등등. 처음에는 간호사들과의 관계가 너무 어려웠다. 워낙 남에게 부탁을 잘 못 하는 성격이라, 오더를 부탁할 때 가끔 보이는 간호사들의 귀찮다는 표정에 상처도 받고 스트레스가 이만저만이 아니었다.

나는 굉장히 조심스럽게 간호사들에게 부탁을 하곤 했는데 나와 함께 일하던 캐나다인 의대 학생은 내가 너무 부드럽게(soft) 말을 한다며 더 강력하고 카리스마 있게(strong) 말해야 한다고 조언을 줄 정도였다. 너무 부드러웠던 탓인지 가끔 왜 이런 오더를 내렸냐고 항의하는 간호사들도 있었는데 부족한 영어로 설득을 못할 때면 스스로 민망하고 부끄럽다는 생각이 들기도 했다. 쌀쌀맞은 간호사들을 대할 때면 나를 무시하나 생각이 들었다. 하지만 동기들 역시 비슷한 경험이 있다는 걸 알게 되며 원래 간호사와 의사 관계는 좋을 수도 나쁠 수도 있다는 생각에 위안이 되었다.

갈등상황도 있었지만 3년 동안 일하며 친해진 간호사들도 많다. 만날 때마다 반갑게 인사하고 나에게 아들 사진도 보여줬던 베테랑 간호사. 오며가며 친해져 인스타그램에서도 친구가 된 간호사들도 있다.

병원에서 한국인 간호사 선생님들도 종종 보았는데 일하는 짬짬이 한국어를 할 수 있어서 마음이 편했다. 선생님은 한국에서 간호사로 일할 때보다는 미국이 일하기가 편하다고 했다. 미국에서 간호사의 진로는 참 다양하고 대우도 좋아서 미국에 와서 살기 좋은 직업 중 하나라고 느꼈다.

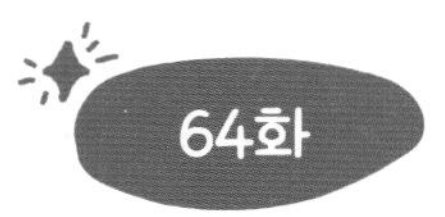
64화

펠로우 매치

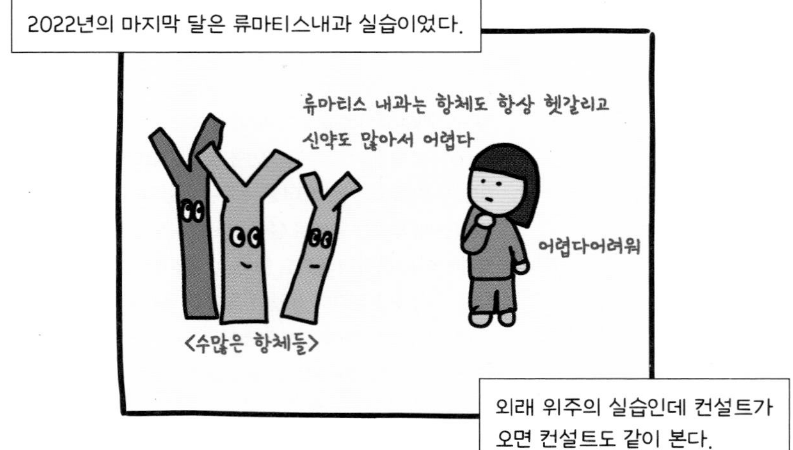
2022년의 마지막 달은 류마티스내과 실습이었다.
류마티스 내과는 항체도 항상 헷갈리고
신약도 많아서 어렵다
어렵다어려워
<수많은 항체들>
외래 위주의 실습인데 컨설트가
오면 컨설트도 같이 본다.

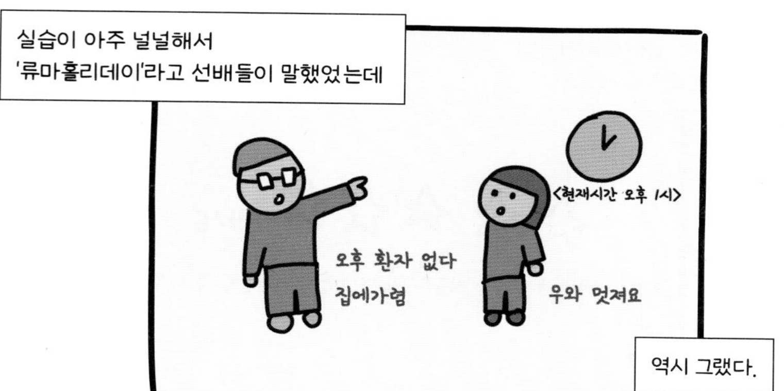
실습이 아주 널널해서
'류마홀리데이'라고 선배들이 말했었는데
<현재시간 오후 1시>
오후 환자 없다
집에가렴
우와 멋져요
역시 그랬다.

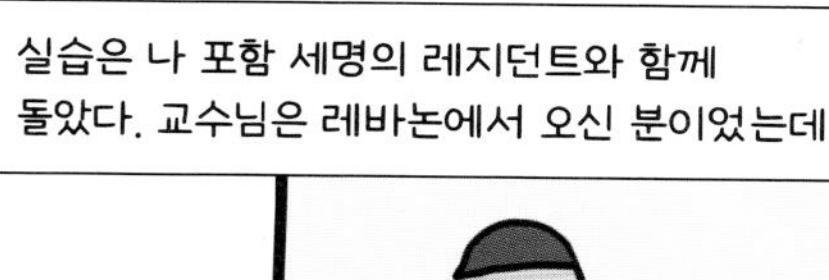
실습은 나 포함 세명의 레지던트와 함께
돌았다. 교수님은 레바논에서 오신 분이었는데

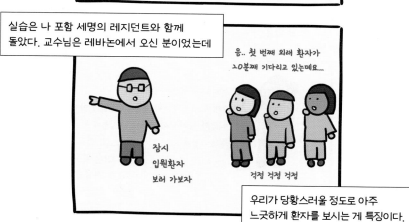

음.. 첫 번째 외래 환자가
20분째 기다리고 있는데요...

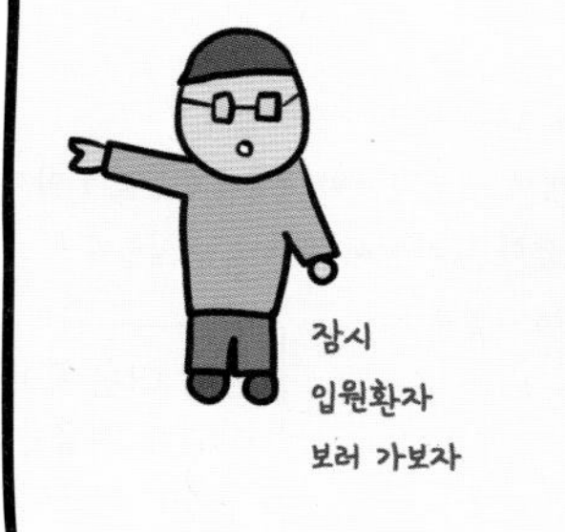
잠시
입원환자
보러 가보자

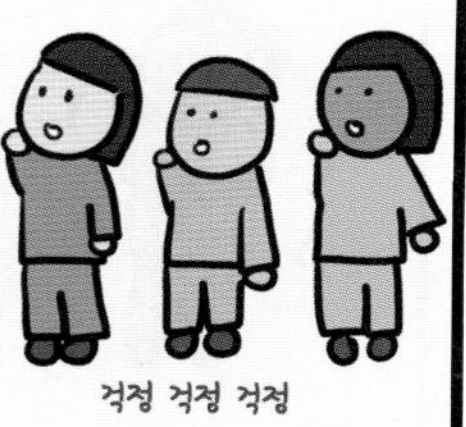
걱정 걱정 걱정

우리가 당황스러울 정도로 아주
느긋하게 환자를 보시는 게 특징이다.

진료도 뭔가 무심하게 보셨는데
환자들과의 관계가 나쁘지 않아보이고

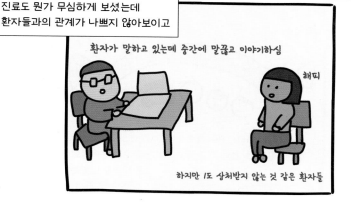

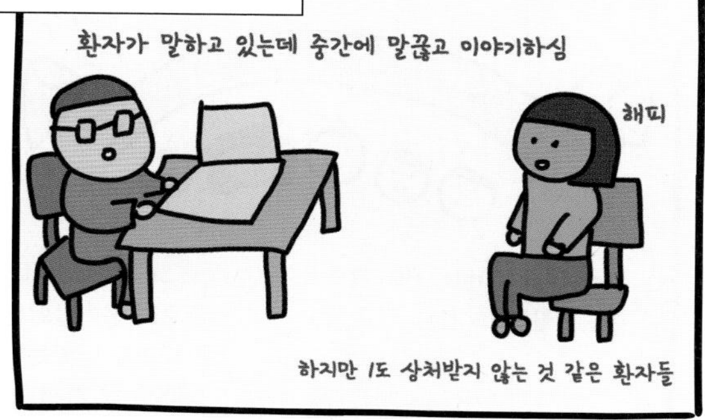
환자가 말하고 있는데 중간에 말끊고 이야기하심
해피
하지만 1도 상처받지 않는 것 같은 환자들

인터넷에서 별점도 한번 찾아봤는데
나름 괜찮은 별점을 갖고계셨다.

4/5

미국은 인터넷에 의사들 이름을 쳐보면 이렇게 별점들이 쫙 나옴

환자 의사 관계는 참 알 수
없다고 생각했다.

같이 실습 도는 친구 중 한 명은
에티오피아에서 왔는데

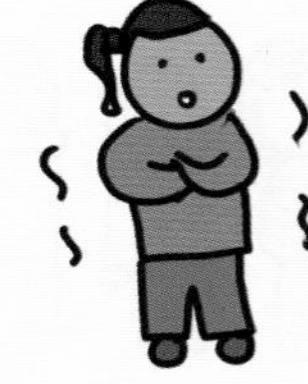

에티오피아에는 겨울이 없어
그래서 난 겨울마다 온몸이 이유없이 아파
따뜻한 나라에서 태어난 사람들이
원래 그렇대

평생 더운 곳에서 살다가
이렇게 겨울을 맞이하면 매번
온몸이 아프다고 했다.

마침 12월을 시작하면서

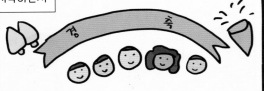

경 축

Cleveland Clinic, MGH같은
좋은 병원들에도 갔다

우리 동기들의 펠로우 매치
결과도 나왔는데 다들 원하는
대로 잘 가서 기쁘고 멋졌다.

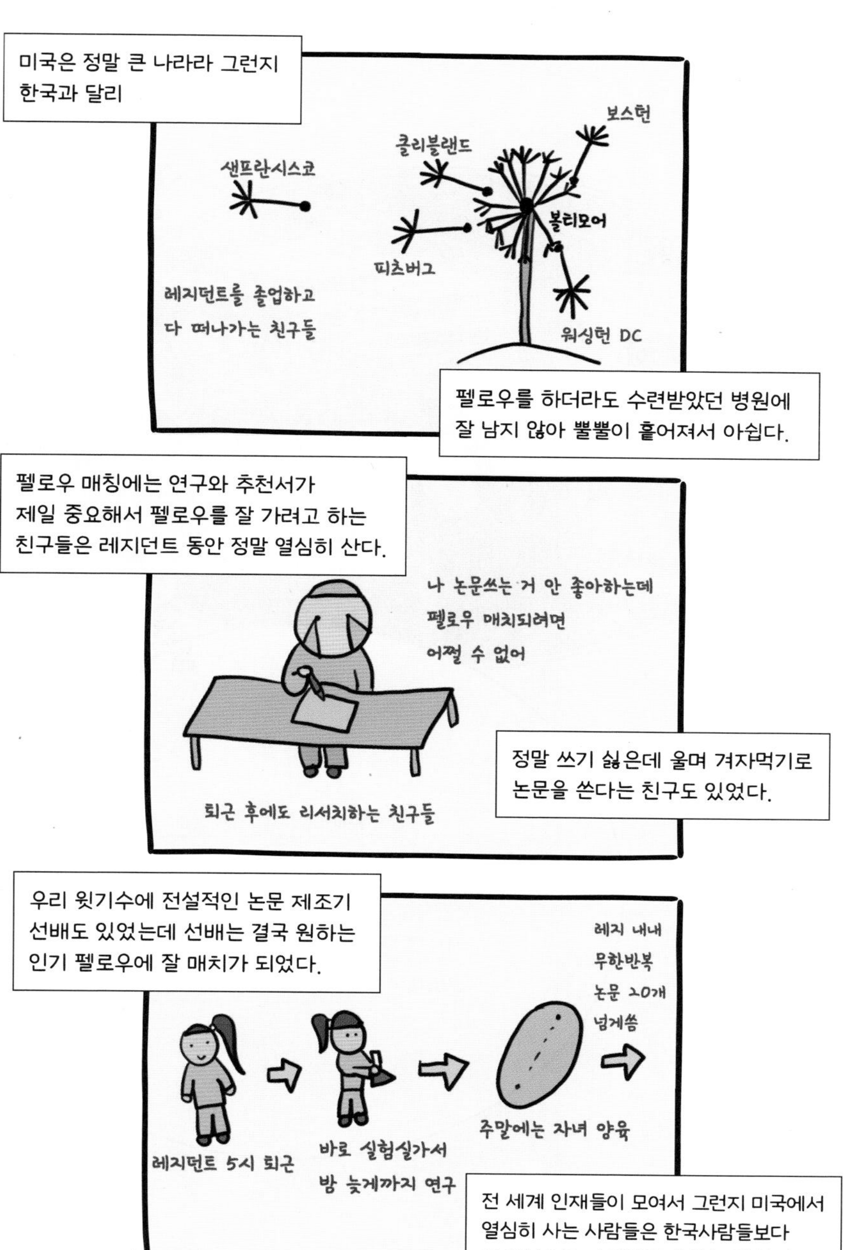
미국은 정말 큰 나라라 그런지
한국과 달리
보스턴
클리블랜드
샌프란시스코
볼티모어
피츠버그
레지던트를 졸업하고
다 떠나가는 친구들
워싱턴 DC
펠로우를 하더라도 수련받았던 병원에
잘 남지 않아 뿔뿔이 흩어져서 아쉽다.
펠로우 매칭에는 연구와 추천서가
제일 중요해서 펠로우를 잘 가려고 하는
친구들은 레지던트 동안 정말 열심히 산다.
나 논문쓰는 거 안 좋아하는데
펠로우 매치되려면
어쩔 수 없어
정말 쓰기 싫은데 울며 겨자먹기로
논문을 쓴다는 친구도 있었다.
퇴근 후에도 리서치하는 친구들
우리 윗기수에 전설적인 논문 제조기
선배도 있었는데 선배는 결국 원하는
인기 펠로우에 잘 매치가 되었다.
레지 내내
무한반복
논문 20개
넘게씀
레지던트 5시 퇴근
바로 실험실가서
밤 늦게까지 연구
주말에는 자녀 양육
전 세계 인재들이 모여서 그런지 미국에서
열심히 사는 사람들은 한국사람들보다
그 이상으로 더 치열하게 사는 것 같다.

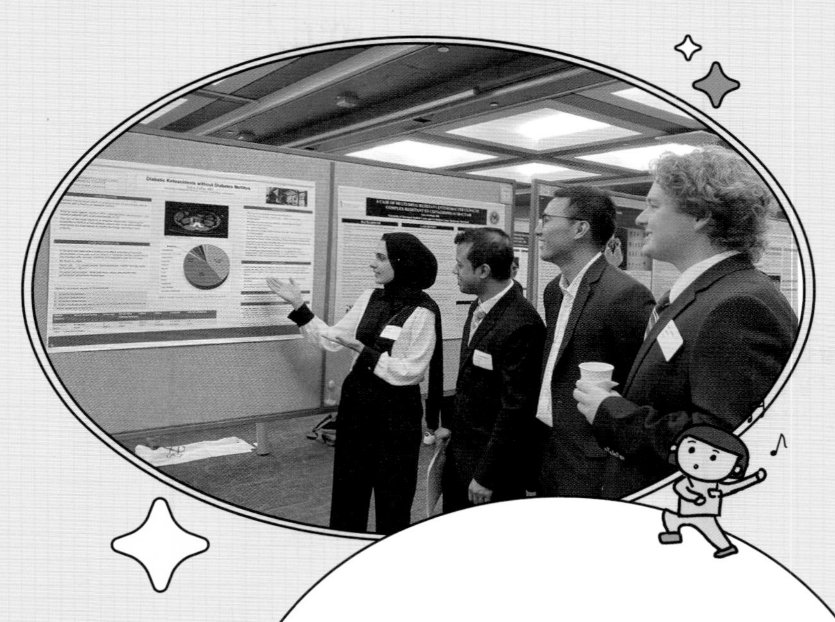
Diabetic Ketoacidosis without Diabetes Mellitus

펠로우에 관심있는 친구들은

관련 분과의 포스터 발표도 논문 작성도 열심히 한다. 펠로우

지원은 3년 차 초반에 마무리되기 때문에

1, 2년 차 때 레지던트 업무와 병행하며

준비해야 한다는 점에서 어려운 부분이다.

#64

펠로우 매치

✦✦✦

내과 졸업생의 약 절반 이상은 졸업 후 펠로우 과정으로 진학한다. 대부분은 졸업 후 바로 펠로우 과정으로 들어가지만, 입원전담전문의(hospitalist)나 일차의료의사(primary caredoctor) 등으로 몇 년 일하다가 나중에 펠로우 수련을 받는 사람들도 있다. 펠로우 과정을 두세 번씩 하는 사람들도 보았는데 의학에 대한 열정이 대단하다는 생각이 들었다.

내과 펠로우 중에서 가장 인기 있는 분과를 꼽으라면 단연 순환기내과와 소화기내과이다. 시술을 하는 순환기내과와 소화기내과는 일반 내과 의사 연봉의 두 배 이상을 벌기도 하기 때문에 인기가 높다.

레지던트를 했던 병원에서 대부분 펠로우를 하는 한국과 달리 미국의 펠로우 매칭은 레지던트 매칭과 마찬가지로 미국 전역에 원서를 제출하고, 자기소개서를 쓰고, 면접을 보는 과정으로 이루어진다.

옆에서 본 펠로우 매치 과정은 쉽지 않았다.
인기 있는 펠로우 과정에 매치되려면 논문도 많이 쓰고
좋은 추천서를 받는 것이 중요하기 때문에 레지던트들은 일과
연구 프로젝트를 병행하느라 무척 바쁘게 지낸다.
졸업 후 좋은 펠로우 프로그램에 진학하는 레지던트들은 병원의
자랑이기도 해서 많은 미국 병원들은 졸업생들이
어느 병원의 펠로우로 갔는지를 공개하고 있다.
펠로우를 잘 보내는 병원들이 있으니 펠로우 진학에 관심있다면
졸업생들이 어디로 진학했는지 참고하면 좋다.

65화

미국의 보훈병원

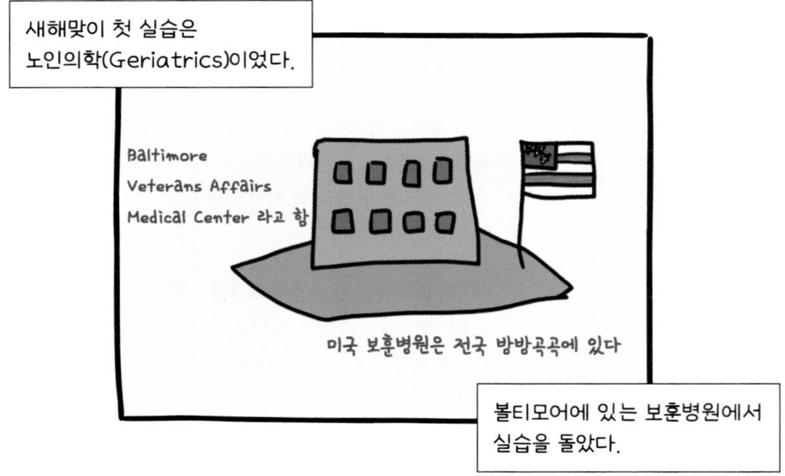
새해맞이 첫 실습은
노인의학(Geriatrics)이었다.
Baltimore
Veterans Affairs
Medical Center 라고 함
미국 보훈병원은 전국 방방곡곡에 있다
볼티모어에 있는 보훈병원에서
실습을 돌았다.

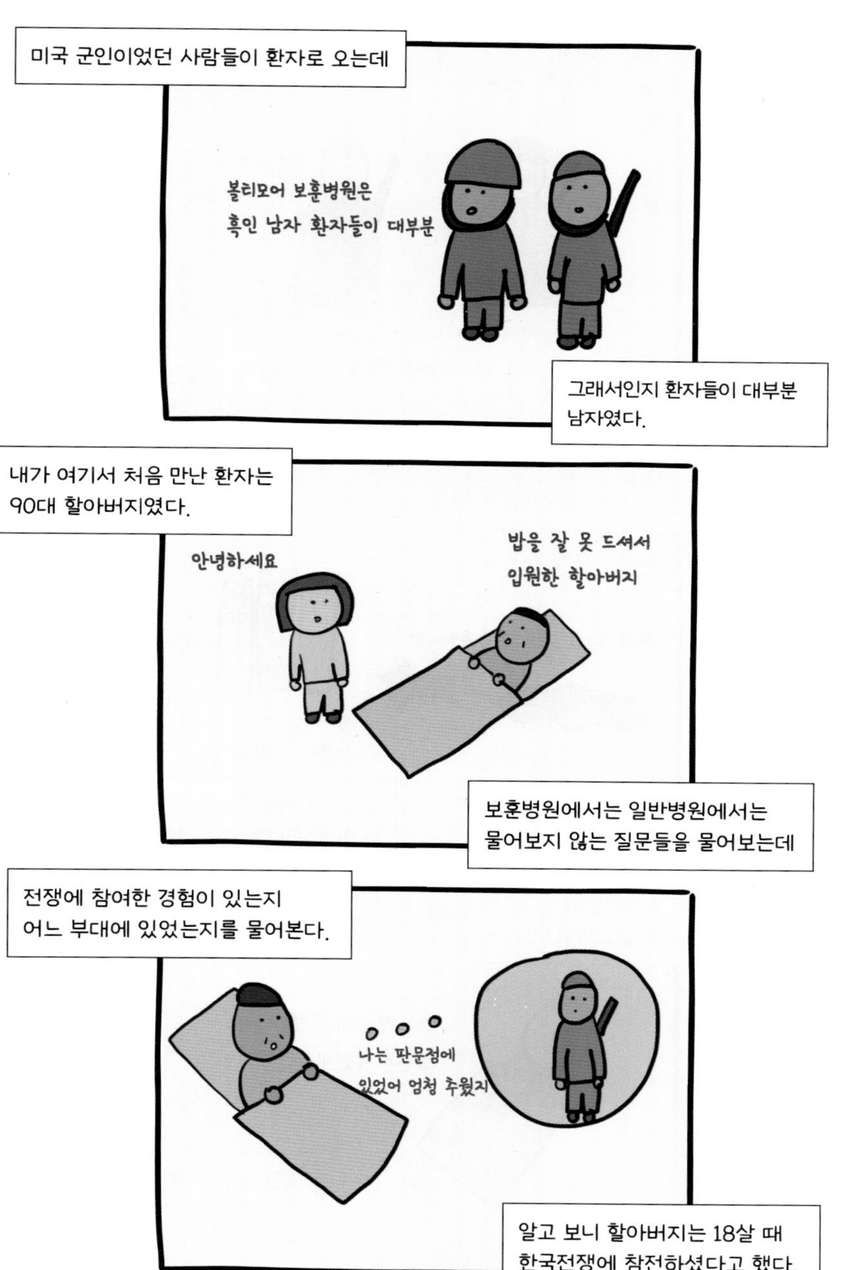

미국 군인이었던 사람들이 환자로 오는데
볼티모어 보훈병원은
흑인 남자 환자들이 대부분
그래서인지 환자들이 대부분
남자였다.
내가 여기서 처음 만난 환자는
90대 할아버지였다.
안녕하세요
밥을 잘 못 드셔서
입원한 할아버지
보훈병원에서는 일반병원에서는
물어보지 않는 질문들을 물어보는데
전쟁에 참여한 경험이 있는지
어느 부대에 있었는지를 물어본다.
나는 판문점에
있었어 엄청 추웠지
알고 보니 할아버지는 18살 때
한국전쟁에 참전하셨다고 했다.

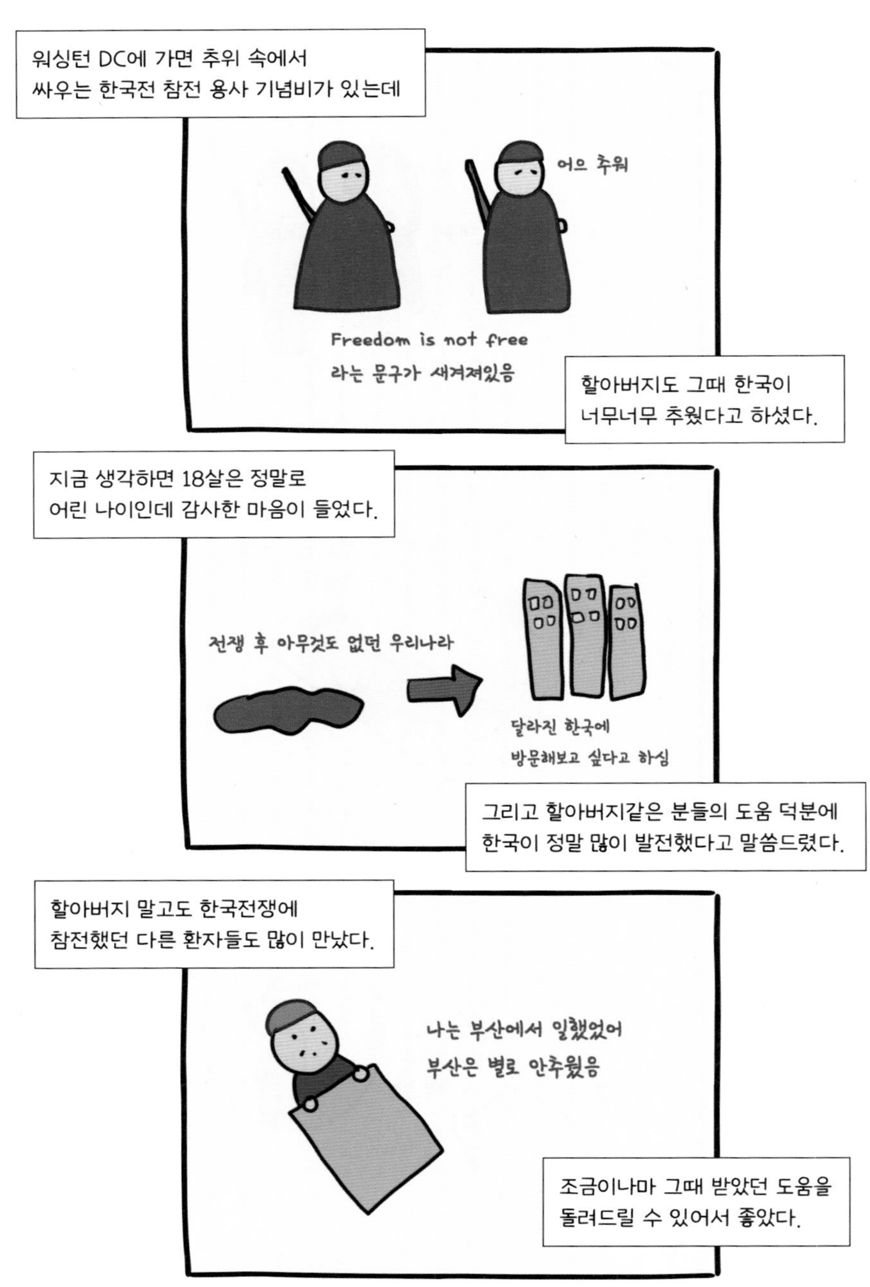
워싱턴 DC에 가면 추위 속에서
싸우는 한국전 참전 용사 기념비가 있는데
어으 추워
Freedom is not free
라는 문구가 새겨져있음
할아버지도 그때 한국이
너무너무 추웠다고 하셨다.
지금 생각하면 18살은 정말로
어린 나이인데 감사한 마음이 들었다.
전쟁 후 아무것도 없던 우리나라
달라진 한국에
방문해보고 싶다고 하심
그리고 할아버지같은 분들의 도움 덕분에
한국이 정말 많이 발전했다고 말씀드렸다.
할아버지 말고도 한국전쟁에
참전했던 다른 환자들도 많이 만났다.
나는 부산에서 일했었어
부산은 별로 안추웠음
조금이나마 그때 받았던 도움을
돌려드릴 수 있어서 좋았다.

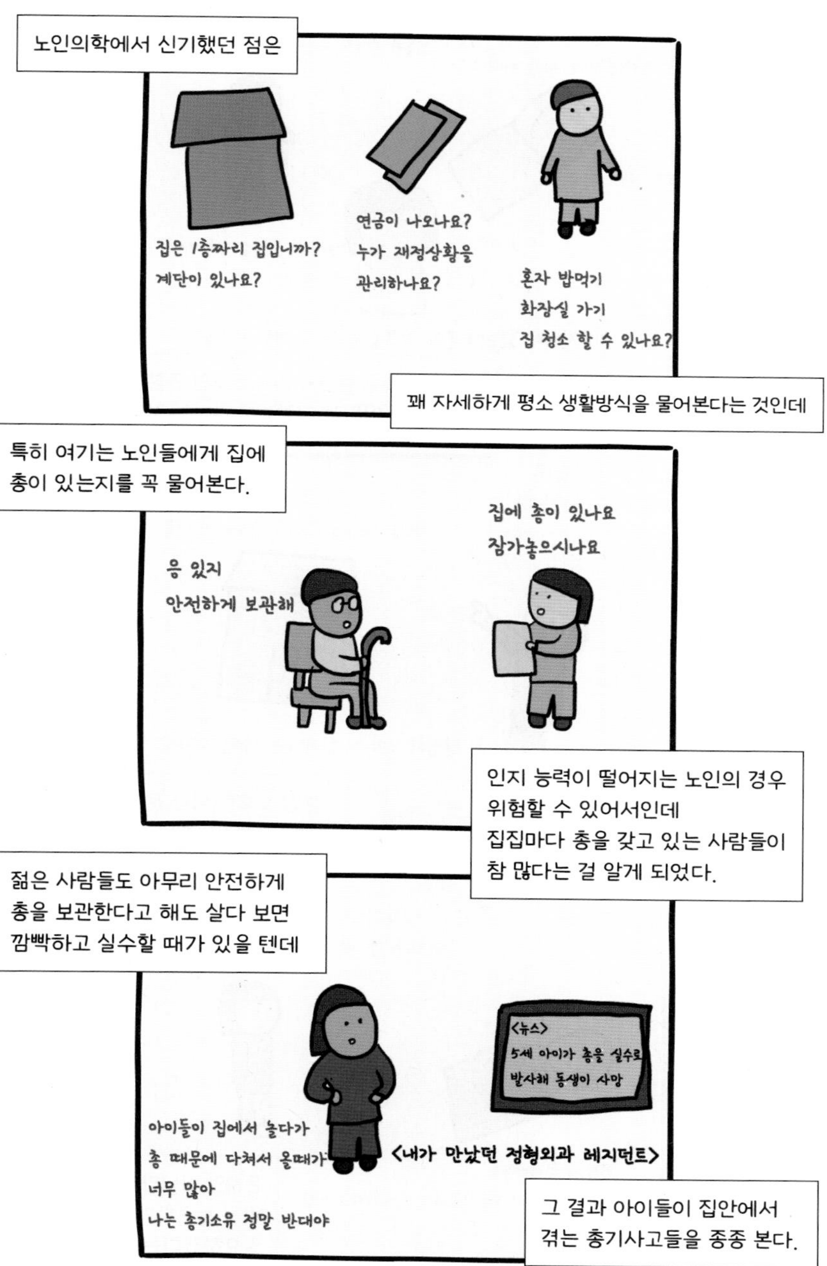
노인의학에서 신기했던 점은
집은 1층짜리 집입니까?
계단이 있나요?
연금이 나오나요?
누가 재정상황을
관리하나요?
혼자 밥먹기
화장실 가기
집 청소 할 수 있나요?
꽤 자세하게 평소 생활방식을 물어본다는 것인데
특히 여기는 노인들에게 집에
총이 있는지를 꼭 물어본다.
집에 총이 있나요
잠가놓으시나요
응 있지
안전하게 보관해
인지 능력이 떨어지는 노인의 경우
위험할 수 있어서인데
집집마다 총을 갖고 있는 사람들이
참 많다는 걸 알게 되었다.
젊은 사람들도 아무리 안전하게
총을 보관한다고 해도 살다 보면
깜빡하고 실수할 때가 있을 텐데
<뉴스>
5세 아이가 총을 실수로
발사해 동생이 사망
아이들이 집에서 놀다가
총 때문에 다쳐서 올때가
너무 많아
나는 총기소유 정말 반대야
<내가 만났던 정형외과 레지던트>
그 결과 아이들이 집안에서
겪는 총기사고들을 종종 본다.

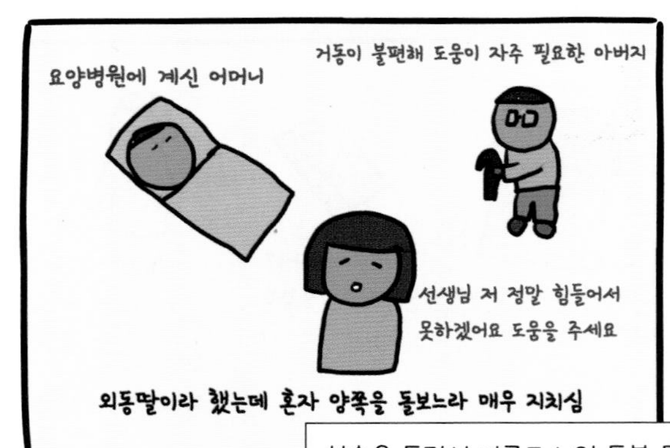
요양병원에 계신 어머니
거동이 불편해 도움이 자주 필요한 아버지
선생님 저 정말 힘들어서
못하겠어요 도움을 주세요
외동딸이라 했는데 혼자 양쪽을 돌보느라 매우 지치심

실습을 돌면서 미국도 노인 돌봄 문제로 힘들어하는 사람들이 많다는 것도 알게 되었다.

노후대비가 되어있다는 것은 어떤 의미일까를 생각해봤는데

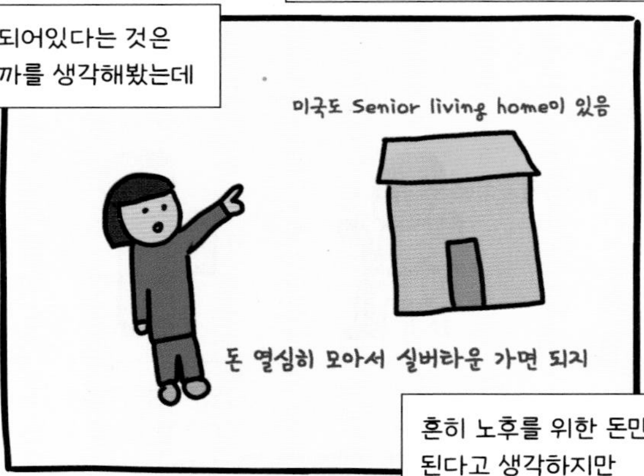

미국도 Senior living home이 있음

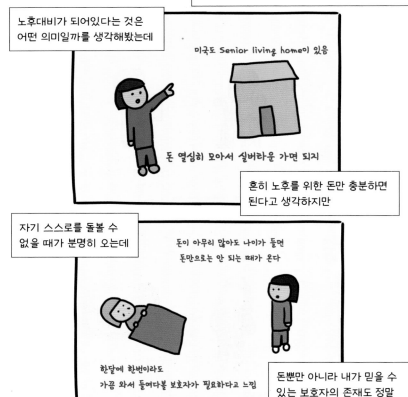

돈 열심히 모아서 실버타운 가면 되지

흔히 노후를 위한 돈만 충분하면 된다고 생각하지만

자기 스스로를 돌볼 수 없을 때가 분명히 오는데

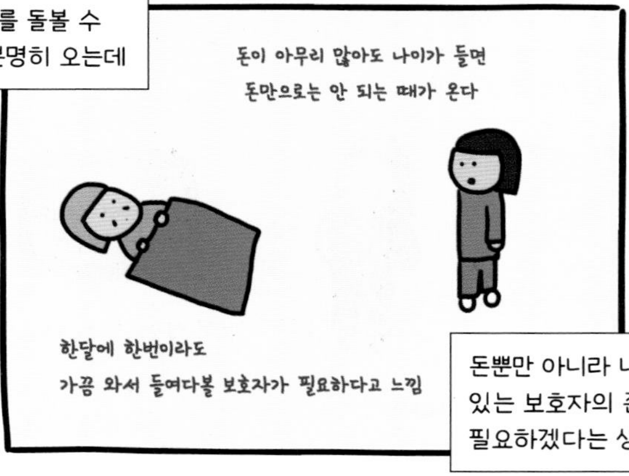

돈이 아무리 많아도 나이가 들면
돈만으로는 안 되는 때가 온다

한달에 한번이라도
가끔 와서 들여다볼 보호자가 필요하다고 느낌

돈뿐만 아니라 내가 믿을 수 있는 보호자의 존재도 정말 필요하겠다는 생각이 들었다.

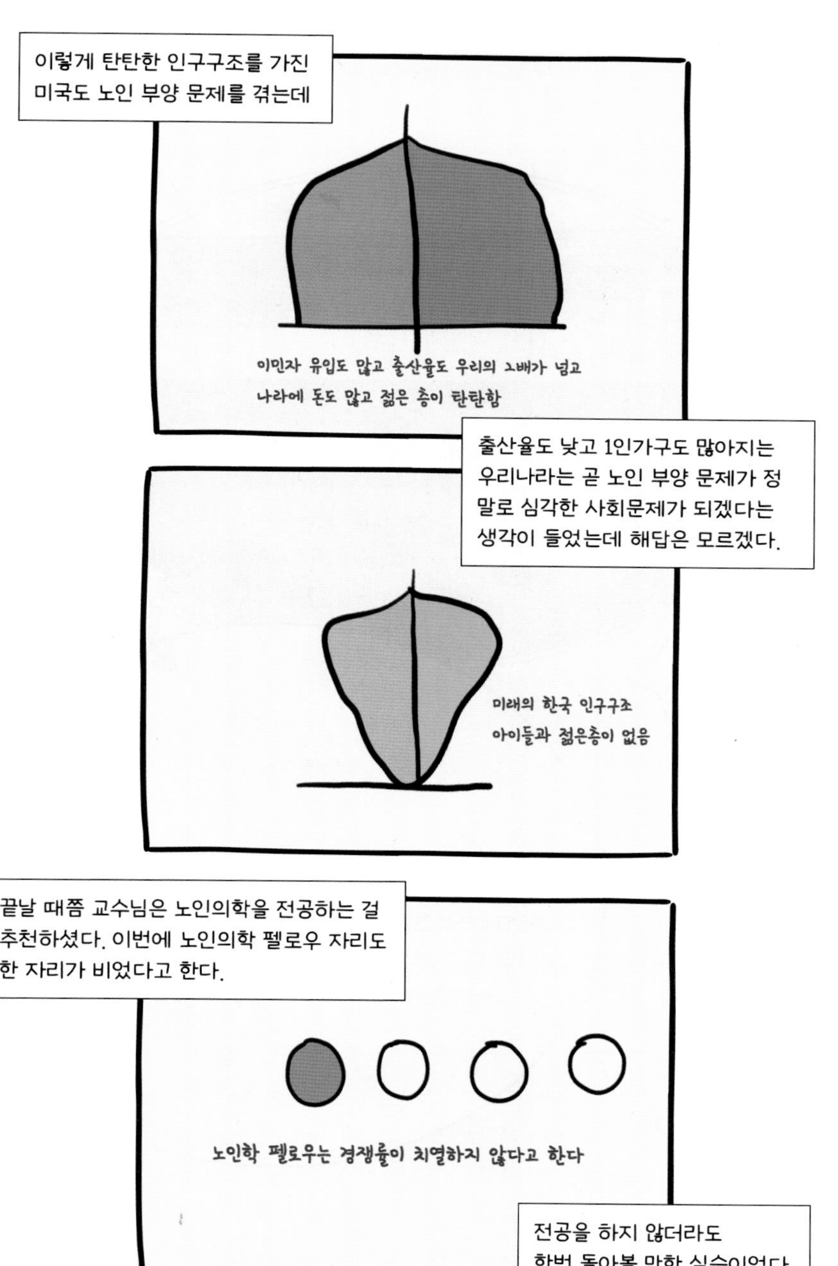
이렇게 탄탄한 인구구조를 가진
미국도 노인 부양 문제를 겪는데
이민자 유입도 많고 출산율도 우리의 2배가 넘고
나라에 돈도 많고 젊은 층이 탄탄함
출산율도 낮고 1인가구도 많아지는
우리나라는 곧 노인 부양 문제가 정
말로 심각한 사회문제가 되겠다는
생각이 들었는데 해답은 모르겠다.
미래의 한국 인구구조
아이들과 젊은층이 없음
끝날 때쯤 교수님은 노인의학을 전공하는 걸
추천하셨다. 이번에 노인의학 펠로우 자리도
한 자리가 비었다고 한다.
노인학 펠로우는 경쟁률이 치열하지 않다고 한다
전공을 하지 않더라도
한번 돌아볼 만한 실습이었다.

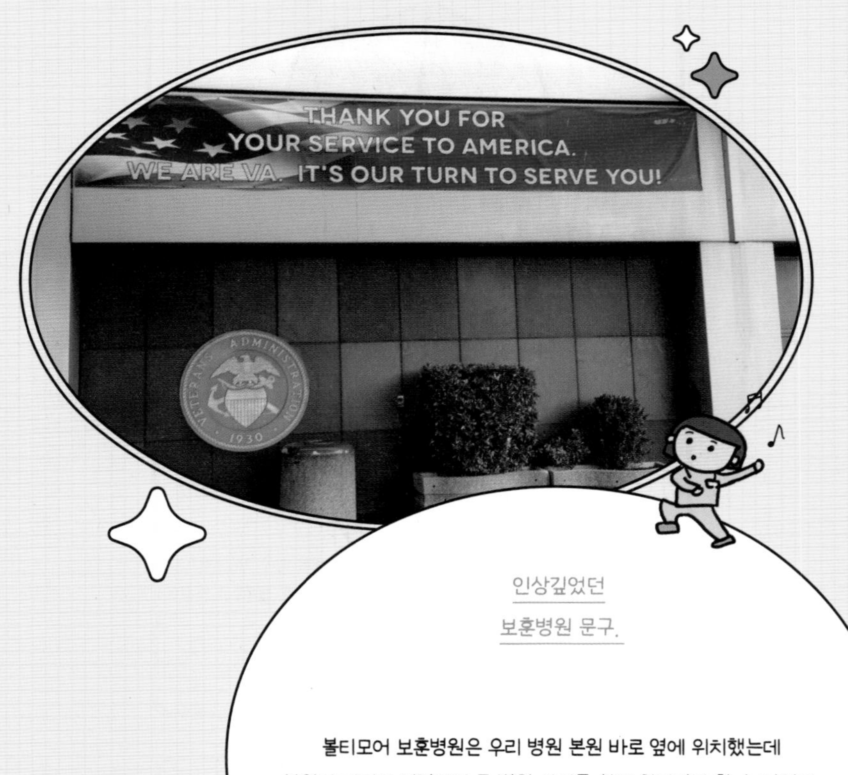
THANK YOU FOR
YOUR SERVICE TO AMERICA.
WE ARE VA. IT'S OUR TURN TO SERVE YOU!
VETERANS ADMINISTRATION
1930

인상깊었던
보훈병원 문구.

볼티모어 보훈병원은 우리 병원 본원 바로 옆에 위치했는데
본원과 다리로 연결되어 두 병원 사이를 쉽게 왔다갔다 할 수 있었다.
국립이라 그런지 시설은 낡은 편이었고 의료기록 차팅 프로그램도
마치 90년대 도스 프로그램과 같은 오래된 스타일이었다.

#65

미국의 보훈병원

✦✦✦

보훈병원에서 일하는 의사들은 공무원에 속한다.
그래서 미국 시민권자를 우선적으로 채용하고, 마음에 드는 사람이 없다면 그 다음 순위로 외국인들을 채용한다.
월급은 호봉제로 책정되기 때문에 적은 편인데, 그래서 연봉이 높은 정형외과 같은 서전을 채용하기는 무척이나 힘들다고 한다.

미국의 군인들은 보훈병원 전용 의료보험도 갖고 있고, 저금리에 주택 구매 대출을 해주는 VA loan도 있는 등 여러 우대도 많이 받고 존경을 많이 받고 있었다.

미국에 살면서 고국을 떠나 자유를 찾아 온 이민자들을 많이 보았는데 내가 한국에서 누렸던 자유가 당연히 주어지는 것이 아니라는 걸 새삼스럽게 깨닫게 되었고 우리나라의 자유를 위해 희생한 많은 군인분들께 감사했다. 미국처럼 우리나라 역시 군인분들께 많은 존경과 대우를 해드렸으면 좋겠다.

66화

환자로 체험한 미국의료 (1)

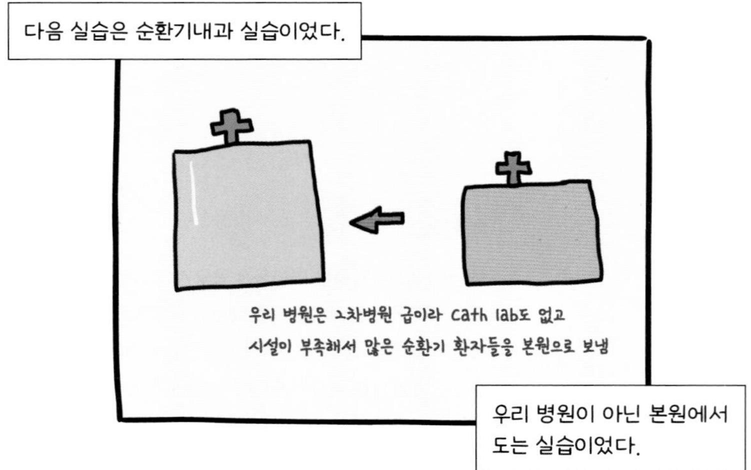
다음 실습은 순환기내과 실습이었다.
우리 병원은 2차병원 급이라 cath lab도 없고
시설이 부족해서 많은 순환기 환자들을 본원으로 보냄
우리 병원이 아닌 본원에서
도는 실습이었다.

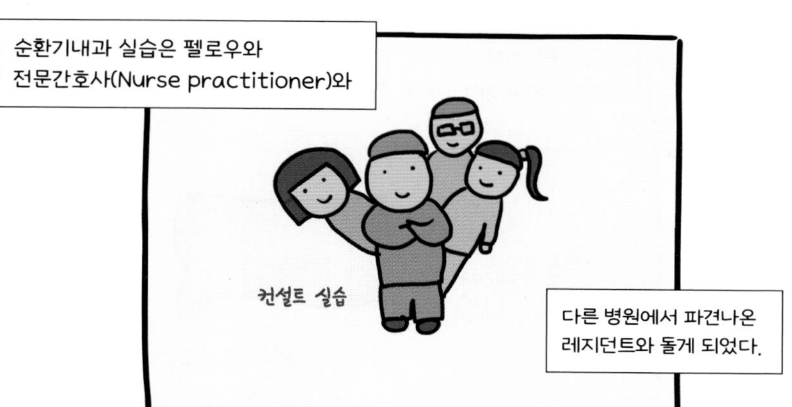
순환기내과 실습은 펠로우와
전문간호사(Nurse practitioner)와
컨설트 실습
다른 병원에서 파견나온
레지던트와 돌게 되었다.

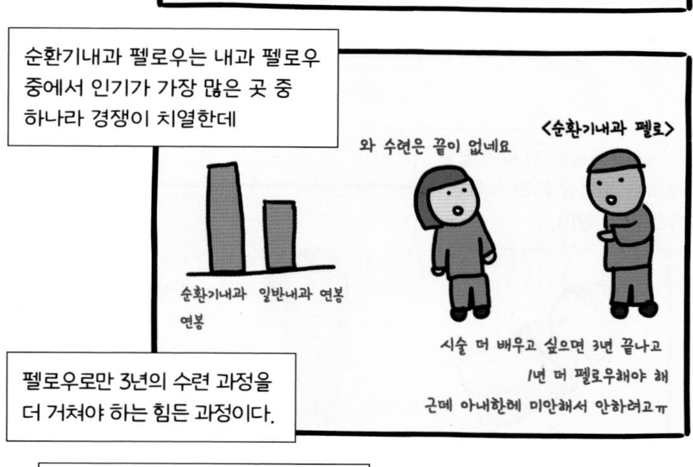
순환기내과 펠로우는 내과 펠로우
중에서 인기가 가장 많은 곳 중
하나라 경쟁이 치열한데
<순환기내과 펠로>
와 수련은 끝이 없네요
순환기내과 연봉
일반내과 연봉
시술 더 배우고 싶으면 3년 끝나고
1년 더 펠로우해야 해
근데 아내한테 미안해서 안하려고ㅠ
펠로우로만 3년의 수련 과정을
더 거쳐야 하는 힘든 과정이다.

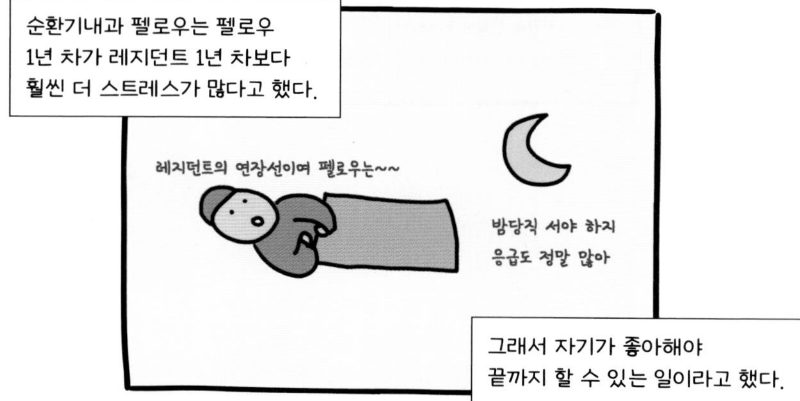
순환기내과 펠로우는 펠로우
1년 차가 레지던트 1년 차보다
훨씬 더 스트레스가 많다고 했다.
레지던트의 연장선이며 펠로우는~~
밤당직 서야 하지
응급도 정말 많아
그래서 자기가 좋아해야
끝까지 할 수 있는 일이라고 했다.

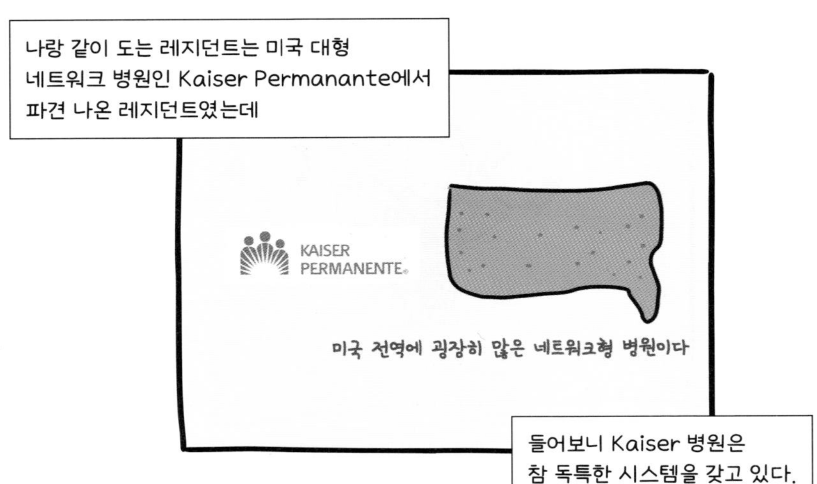
나랑 같이 도는 레지던트는 미국 대형
네트워크 병원인 Kaiser Permanante에서
파견 나온 레지던트였는데
KAISER
PERMANENTE
미국 전역에 굉장히 많은 네트워크형 병원이다
들어보니 Kaiser 병원은
참 독특한 시스템을 갖고 있다.

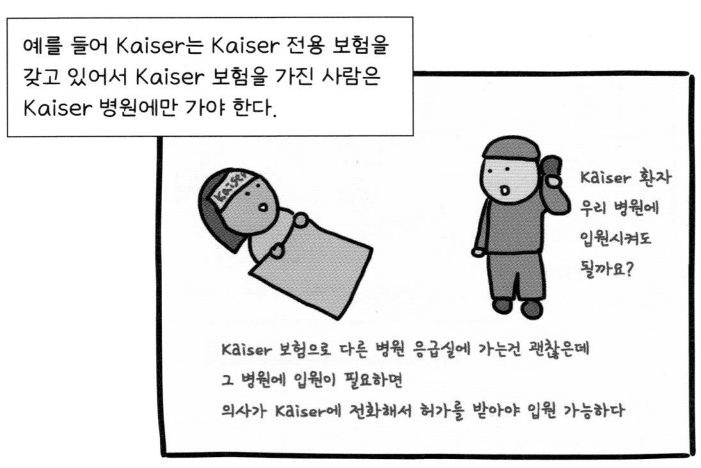
예를 들어 Kaiser는 Kaiser 전용 보험을
갖고 있어서 Kaiser 보험을 가진 사람은
Kaiser 병원에만 가야 한다.
Kaiser
Kaiser 환자
우리 병원에
입원시켜도
될까요?
Kaiser 보험으로 다른 병원 응급실에 가는건 괜찮은데
그 병원에 입원이 필요하면
의사가 Kaiser에 전화해서 허가를 받아야 입원 가능하다

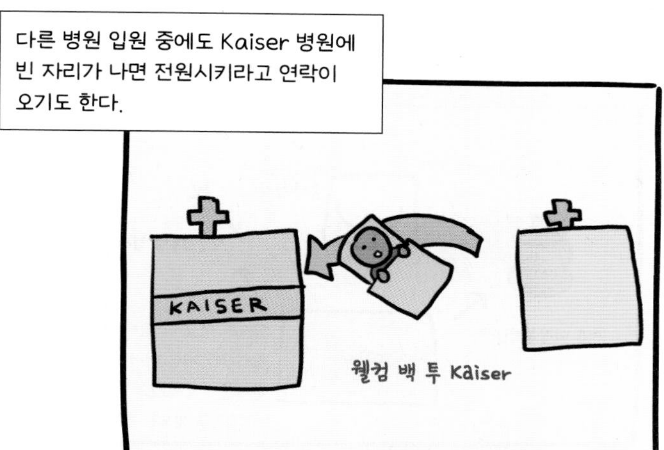
다른 병원 입원 중에도 Kaiser 병원에 빈 자리가 나면 전원시키라고 연락이 오기도 한다.
KAISER
웰컴 백 투 Kaiser

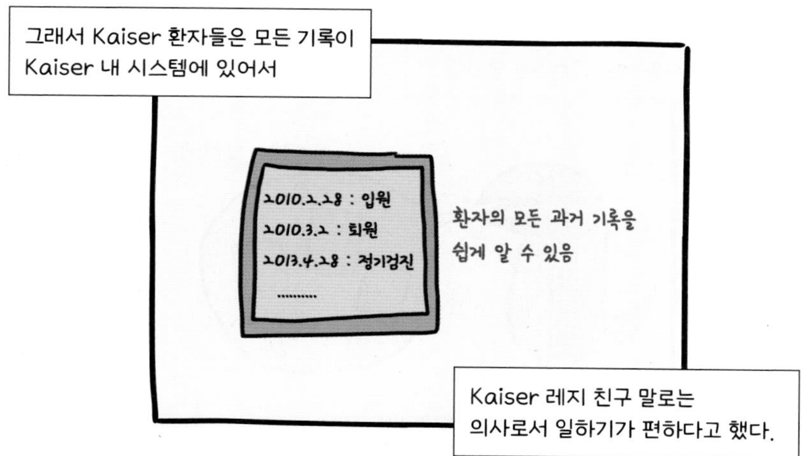
그래서 Kaiser 환자들은 모든 기록이 Kaiser 내 시스템에 있어서
2010.2.28 : 입원
2010.3.2 : 퇴원
2013.4.28 : 정기검진
....
환자의 모든 과거 기록을 쉽게 알 수 있음
Kaiser 레지 친구 말로는 의사로서 일하기가 편하다고 했다.

미리미리 환자들이 건강검진을 받도록 해서
의료 비용을 줄이려 한다고도 한다.

유방검사
자궁경부암 검사
매년 대장분변검사
Kaiser
의사의 전산시스템에
팝업창이 계속 떠서
환자들이 잊지 않고
건강검진을 받도록 유도

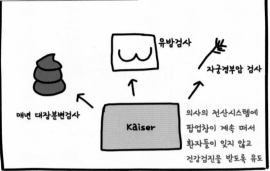

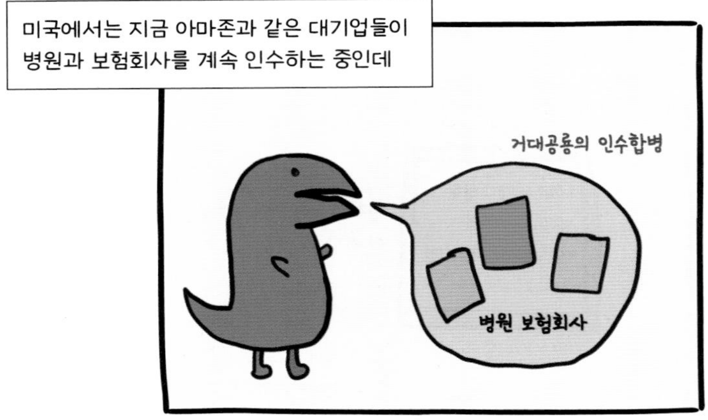
미국에서는 지금 아마존과 같은 대기업들이
병원과 보험회사를 계속 인수하는 중인데
거대공룡의 인수합병
병원 보험회사

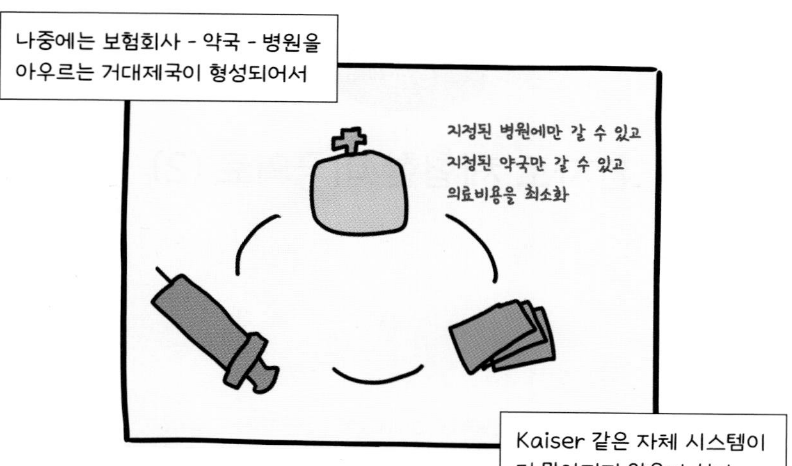
나중에는 보험회사 - 약국 - 병원을
아우르는 거대제국이 형성되어서
지정된 병원에만 갈 수 있고
지정된 약국만 갈 수 있고
의료비용을 최소화
Kaiser 같은 자체 시스템이
더 많아지지 않을까 싶다.

67화

환자로 체험한 미국의료 (2)

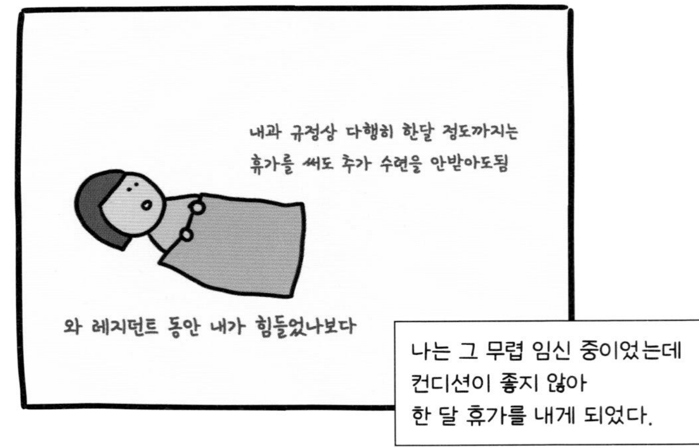
내과 규정상 다행히 한달 정도까지는
휴가를 써도 추가 수련을 안받아도됨
와 레지던트 동안 내가 힘들었나보다
나는 그 무렵 임신 중이었는데
컨디션이 좋지 않아
한 달 휴가를 내게 되었다.

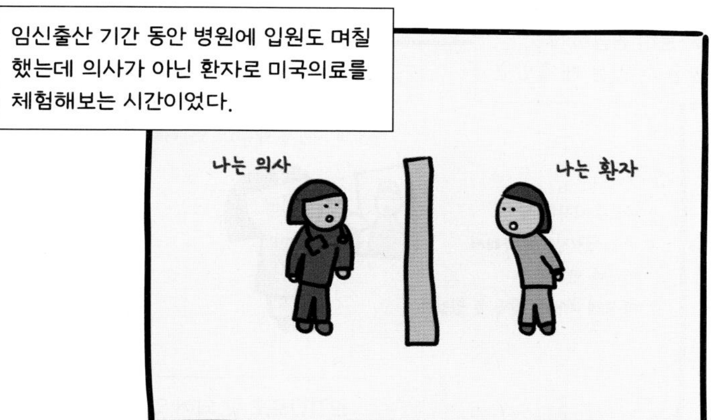
임신출산 기간 동안 병원에 입원도 며칠 했는데 의사가 아닌 환자로 미국의료를 체험해보는 시간이었다.
나는 의사
나는 환자

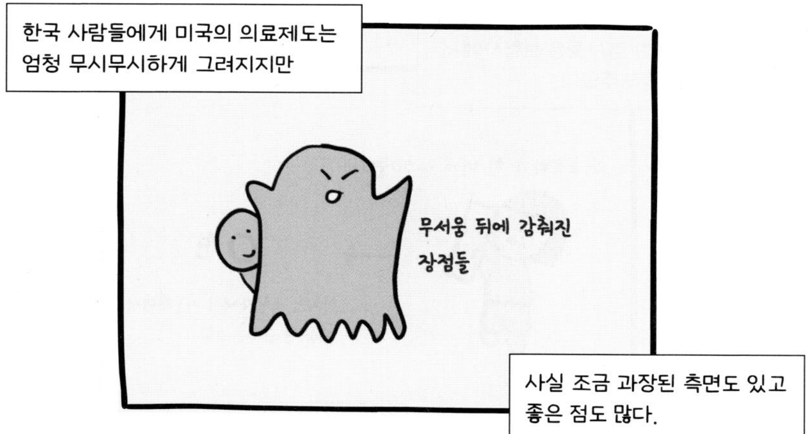
한국 사람들에게 미국의 의료제도는 엄청 무시무시하게 그려지지만
무서움 뒤에 감춰진 장점들
사실 조금 과장된 측면도 있고 좋은 점도 많다.

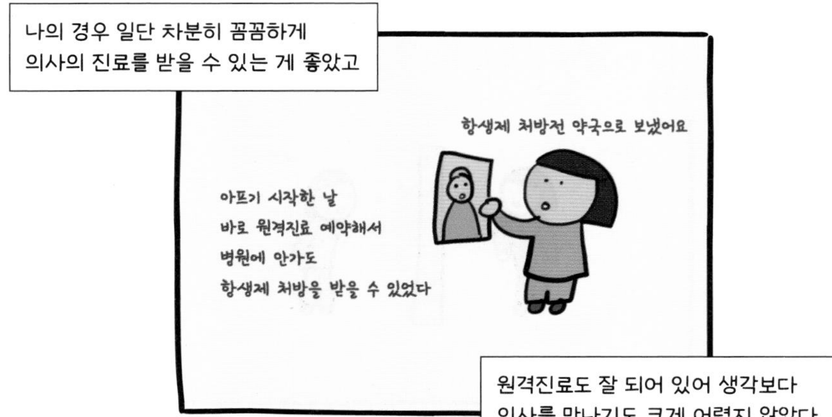
나의 경우 일단 차분히 꼼꼼하게
의사의 진료를 받을 수 있는 게 좋았고
항생제 처방전 약국으로 보냈어요
아프기 시작한 날
바로 원격진료 예약해서
병원에 안가도
항생제 처방을 받을 수 있었다
원격진료도 잘 되어 있어 생각보다
의사를 만나기도 크게 어렵지 않았다.

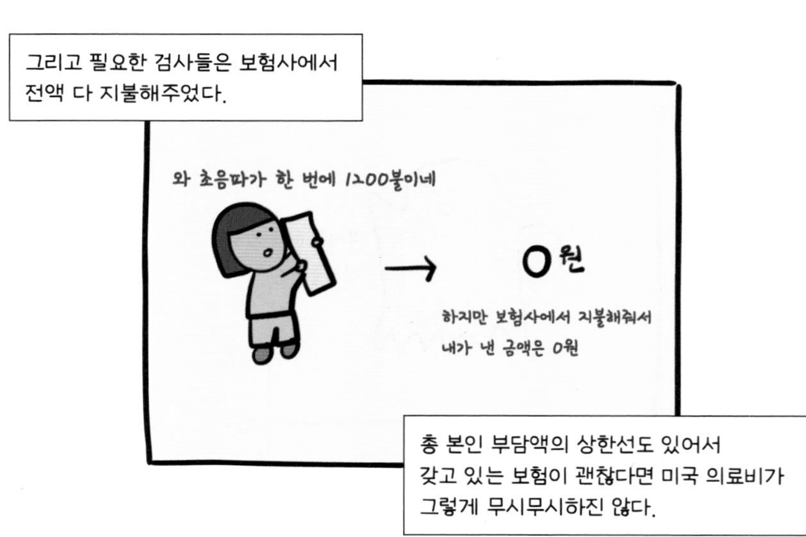
그리고 필요한 검사들은 보험사에서
전액 다 지불해주었다.
와 초음파가 한 번에 1200불이네
0원
하지만 보험사에서 지불해줘서
내가 낸 금액은 0원
총 본인 부담액의 상한선도 있어서
갖고 있는 보험이 괜찮다면 미국 의료비가
그렇게 무시무시하진 않다.

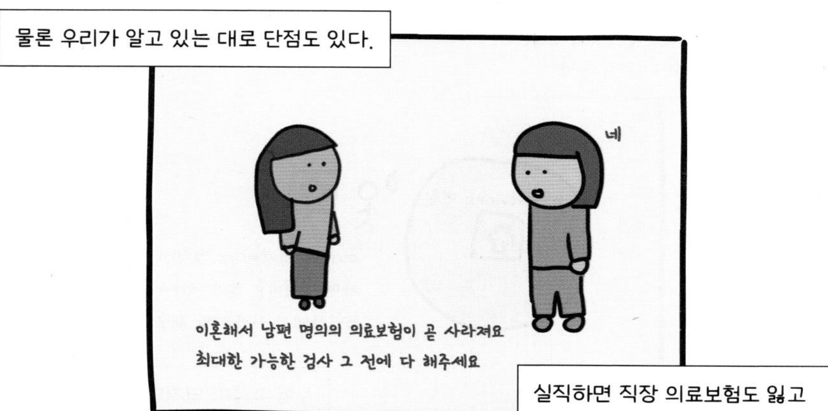
물론 우리가 알고 있는 대로 단점도 있다.
이혼해서 남편 명의의 의료보험이 곧 사라져요
최대한 가능한 검사 그 전에 다 해주세요
네
실직하면 직장 의료보험도 잃고
보험료를 많이 내야 한다는 점

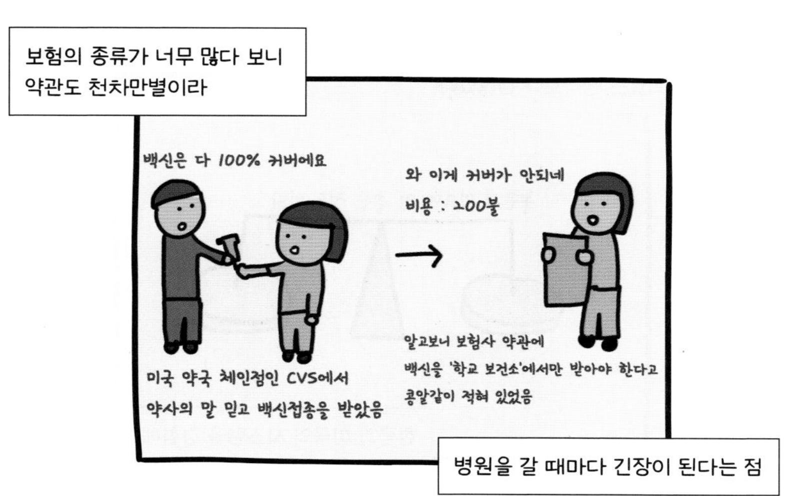
보험의 종류가 너무 많다 보니
약관도 천차만별이라
백신은 다 100% 커버에요
미국 약국 체인점인 CVS에서
약사의 말 믿고 백신접종을 받았음
와 이게 커버가 안되네
비용 : 200불
알고보니 보험사 약관에
백신을 '학교 보건소'에서만 받아야 한다고
콩알같이 적혀 있었음
병원을 갈 때마다 긴장이 된다는 점

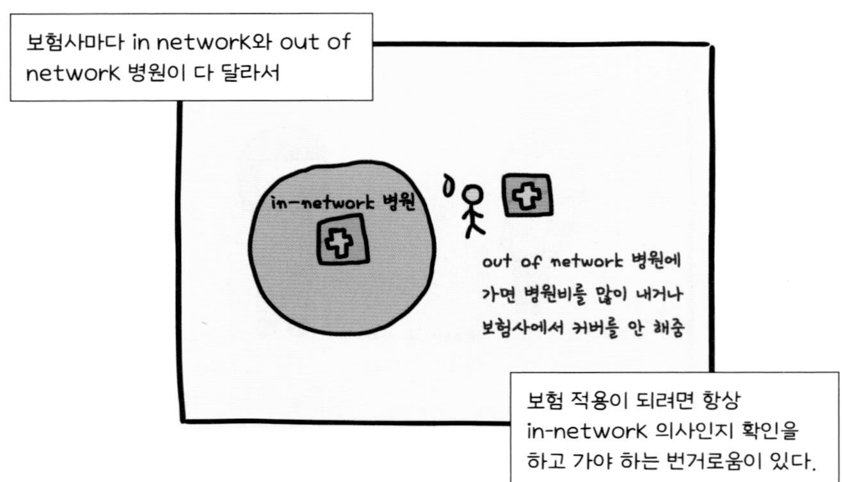
보험사마다 in network와 out of network 병원이 다 달라서
in-network 병원
out of network 병원에 가면 병원비를 많이 내거나 보험사에서 커버를 안 해줌
보험 적용이 되려면 항상 in-network 의사인지 확인을 하고 가야 하는 번거로움이 있다.

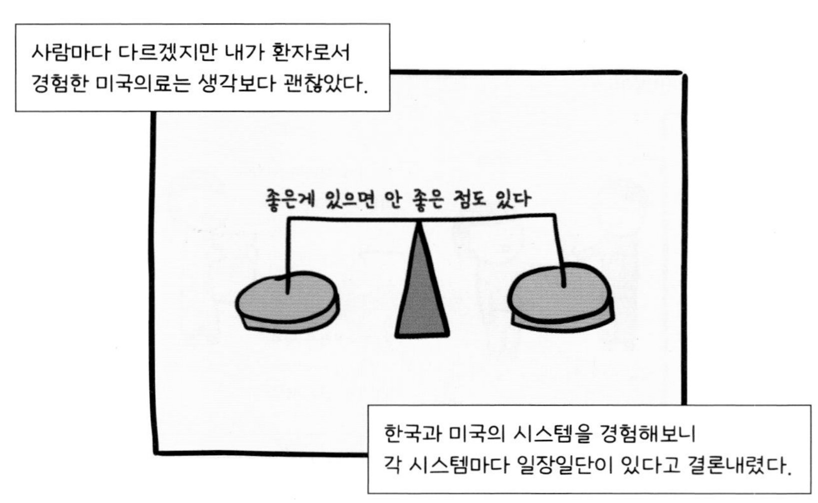
사람마다 다르겠지만 내가 환자로서 경험한 미국의료는 생각보다 괜찮았다.
좋은게 있으면 안 좋은 점도 있다
한국과 미국의 시스템을 경험해보니 각 시스템마다 일장일단이 있다고 결론내렸다.

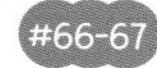

환자로 체험한 미국의료

✦✦✦

미국에는 정말 수많은 종류의 의료보험이 있다. 그중 취사선택할 수 있다는 장점이 있지만 보험사마다 지원하는 약의 종류도 다 다르고, 보험사와 연계된 병원도 다 달라 병원에 가기 전 일일이 확인해야 하는 불편함이 있다. 분명 똑같이 약 처방을 했는데도 보험사에서 지원하지 않는 약이라는 전화를 약국에서 받고 다른 처방전을 보내야했던 경우가 왕왕 있었다.

좋은 의료보험을 갖고 있다면 미국 의료의 질은 오히려 한국보다 좋은 점이 많았다. 충분한 시간을 갖고 의사의 진료를 받을 수 있다는 점, 흉부외과나 소아과 등 필수의료인력의 부족이 한국에서는 문제점으로 지적되지만 여기서는 다양한 분과 의사들이 골고루 있다는 점, 신약이 빨리 시장에 들어온다는 점. 의사를 만나는 것도 생각보다 오래 걸리지 않았다. 요즘에는 urgent care도 잘 되어있어 급할 때는 당일에 의사를 만나볼 수 있다. 미국 병원에서 입퇴원을 여러 번 경험해봤지만 보험사에서 대부분의 의료비를 지불을 해 주었고 보험마다 개인 부담액 상한선이 있어 입퇴원을 몇 번 반복했음에도 어마어마한 의료비 폭탄이 나온 적은 아직까지 없다.

좋은 의료보험은 개인이 모든 보험료를 내기에는 비싸기 때문에 대부분의 사람들은 직장에서 보험료를 내 주고 개인이 일부 보험료를 부담하는 형식으로 의료보험을 갖는다. 문제는 직장을 잃으면 이렇게 직장에서 제공하던 의료보험이 사라진다는 건데 이러한 문제점을 보완하기 위해 퇴사 후에도 최대 1년여까지 같은 의료보험을 유지할 수 있는 COBRA제도가 운영되고 있다. 나 역시 레지던트가 끝난 후 COBRA를 통해서 직장의료보험을 한 달 정도 더 유지할 수 있었다. 하지만 더 이상 직장에서 보험료를 내 주지 않기 때문에 레지던트를 할 때는 한 달에 약 100불 정도였던 보험료가 한 달에 1,000불(!)로 올라 매우 비싸게 의료보험을 유지할 수 있었다. 직장이 없다면 직장이 있는 배우자 밑으로 들어가는 경우도 있는데, 직장이 있는 배우자마저 없다면 좋은 의료보험을 유지하기 위해 큰 돈이 들어간다는 것은 미국 의료시스템의 단점이다.

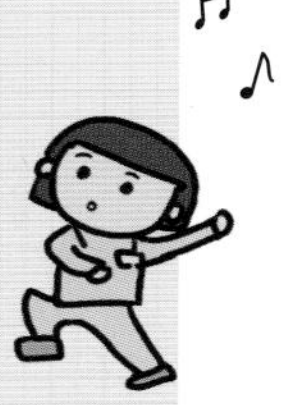

68화

자녀교육

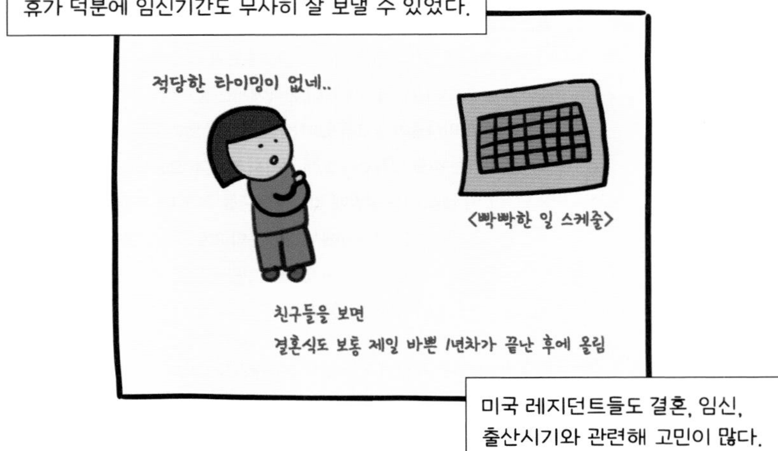
휴가 덕분에 임신기간도 무사히 잘 보낼 수 있었다.
적당한 타이밍이 없네..
<빡빡한 일 스케줄>
친구들을 보면
결혼식도 보통 제일 바쁜 1년차가 끝난 후에 올림
미국 레지던트들도 결혼, 임신, 출산시기와 관련해 고민이 많다.

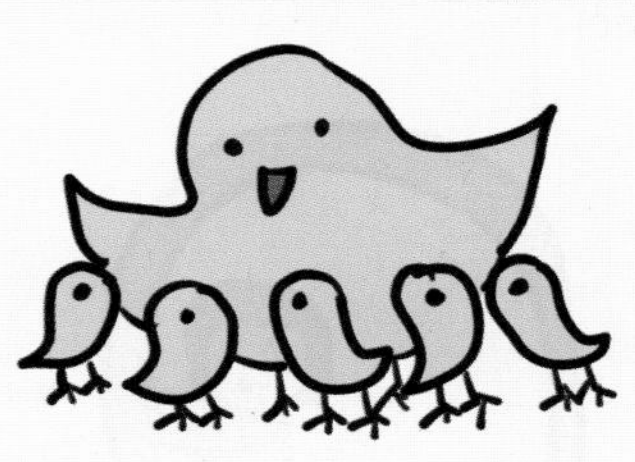
그럼에도 불구하고
자녀를 5명 낳은 ㄷㄷ
수퍼우먼 마취과 선생님을 만나기도 했다

의사는 공부기간도 길고 레지던트도 바빠서 여기도 여자의사들은 출산을 늦게 하는 편이다.

나는 미국에 올 때 이미 결혼한 상태였고 레지던트를 시작할 때는 첫돌이 되어가는 아이가 있었다.

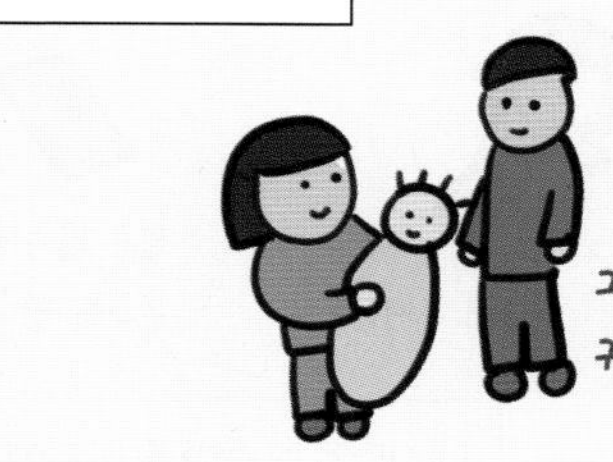
그때 그 운명의 남자와
귀여운 베이비

어린아이 육아와 일을 병행하는 건 원래 쉽지 않지만

미국은 주변에 도움을 받을 가족이 없다는 게 한국보다 더 힘든 점이다.

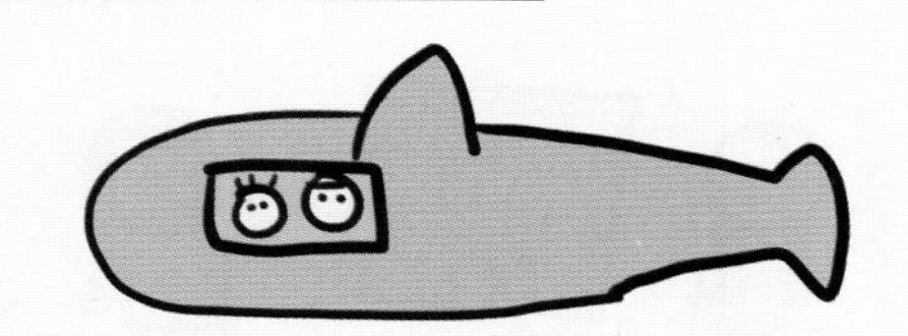
아기 키우기 힘들어서 중간에 배우자가 아기를 데리고
한국에 가서 지내는 집들을 꽤 봄

내가 본 주변 가족들도 어린아이 키우는 집들이 미국생활을 가장 힘들어했다.

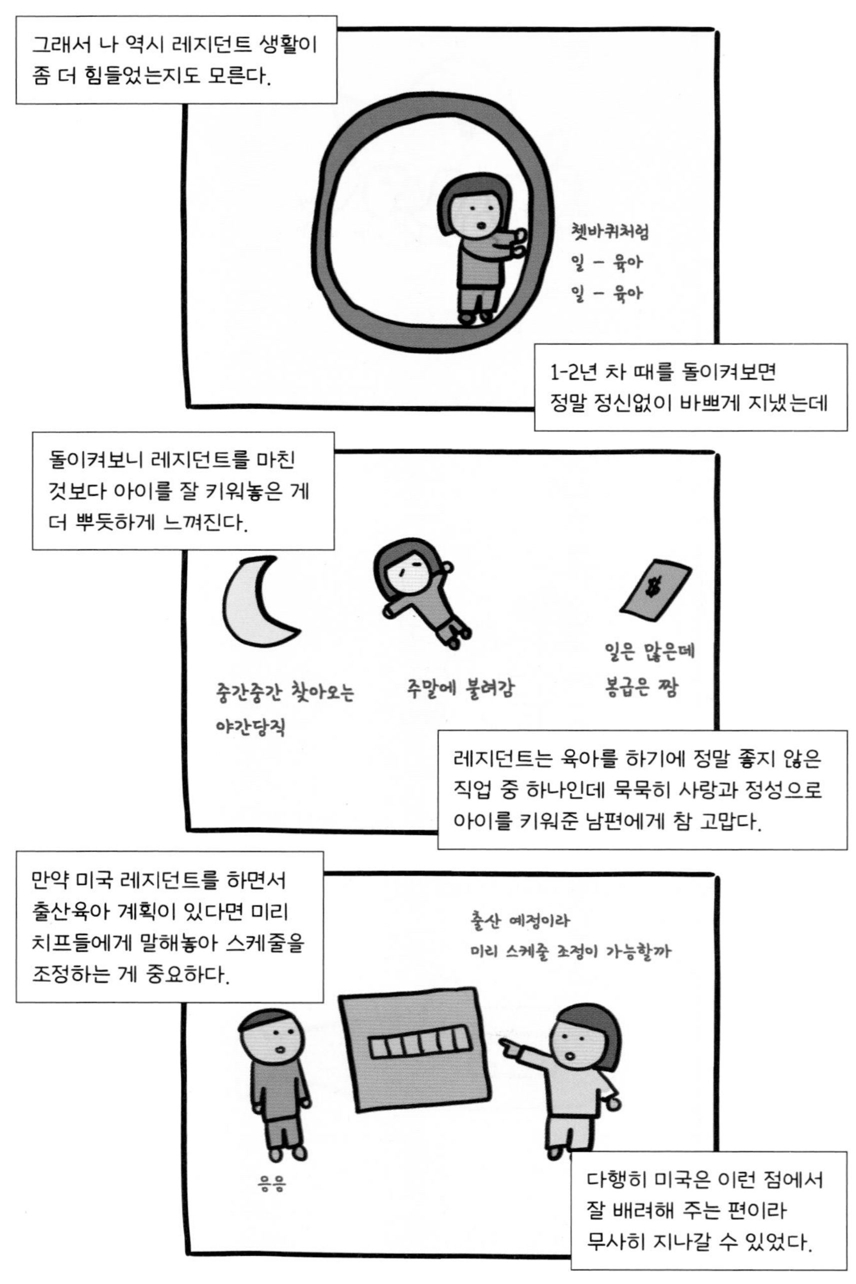
그래서 나 역시 레지던트 생활이 좀 더 힘들었는지도 모른다.
쳇바퀴처럼
일 - 육아
일 - 육아
1-2년 차 때를 돌이켜보면 정말 정신없이 바쁘게 지냈는데
돌이켜보니 레지던트를 마친 것보다 아이를 잘 키워놓은 게 더 뿌듯하게 느껴진다.
중간중간 찾아오는 야간당직
주말에 불려감
일은 많은데 봉급은 짬
레지던트는 육아를 하기에 정말 좋지 않은 직업 중 하나인데 묵묵히 사랑과 정성으로 아이를 키워준 남편에게 참 고맙다.
만약 미국 레지던트를 하면서 출산육아 계획이 있다면 미리 치프들에게 말해놓아 스케줄을 조정하는 게 중요하다.
출산 예정이라
미리 스케줄 조정이 가능할까
응응
다행히 미국은 이런 점에서 잘 배려해 주는 편이라 무사히 지나갈 수 있었다.

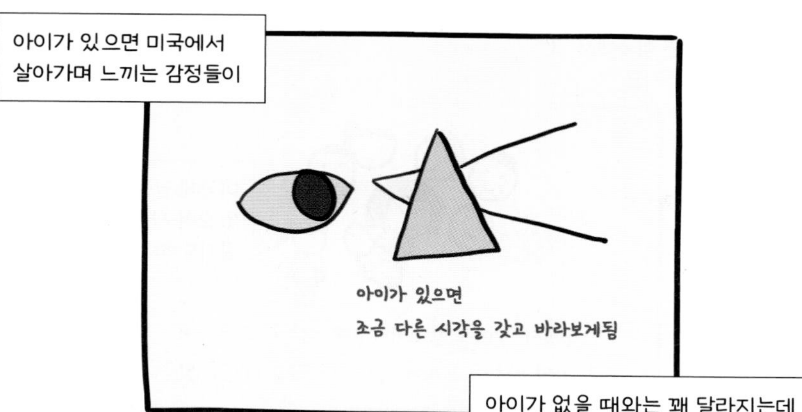
아이가 있으면 미국에서
살아가며 느끼는 감정들이
아이가 있으면
조금 다른 시각을 갖고 바라보게됨
아이가 없을 때와는 꽤 달라지는데

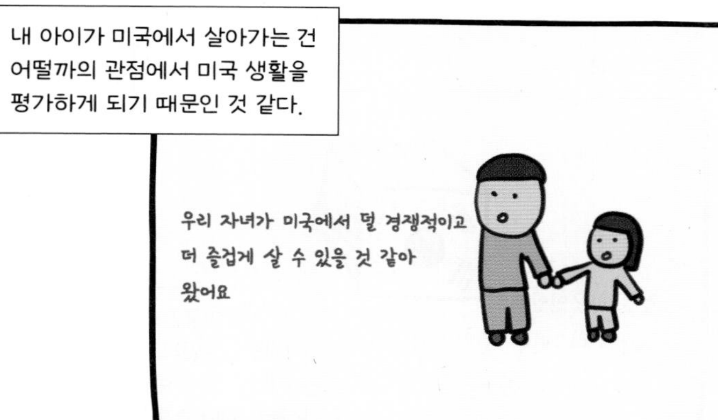
내 아이가 미국에서 살아가는 건
어떨까의 관점에서 미국 생활을
평가하게 되기 때문인 것 같다.
우리 자녀가 미국에서 덜 경쟁적이고
더 즐겁게 살 수 있을 것 같아
왔어요

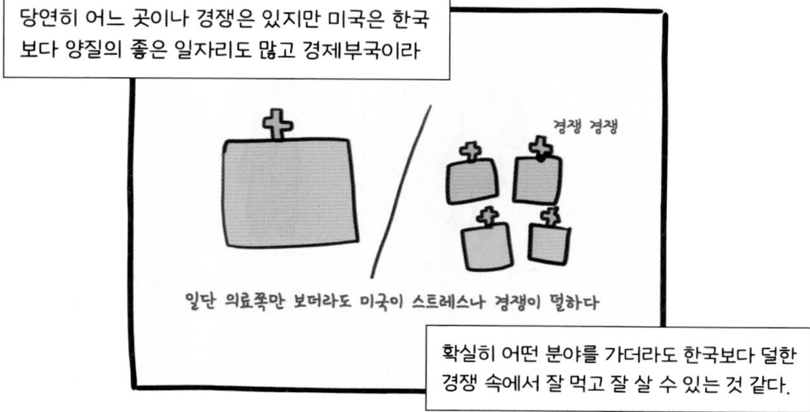
당연히 어느 곳이나 경쟁은 있지만 미국은 한국
보다 양질의 좋은 일자리도 많고 경제부국이라
경쟁 경쟁
일단 의료쪽만 보더라도 미국이 스트레스나 경쟁이 덜하다
확실히 어떤 분야를 가더라도 한국보다 덜한
경쟁 속에서 잘 먹고 잘 살 수 있는 것 같다.

그런 생각을 하면 미국에서
아이를 키우고 싶지만

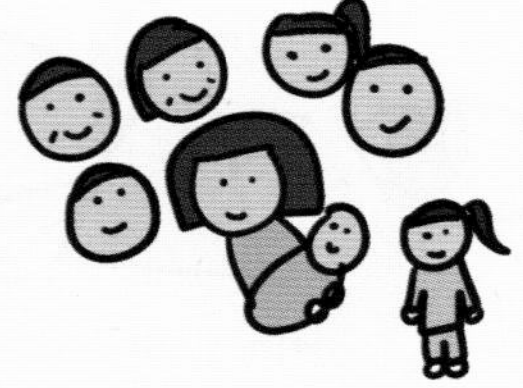

미국에 달랑 우리 가족만
있으며 사는 게 외로울 것
같기도 하고

한국에서 할머니 할아버지 이모 삼촌과 교류하며
가족 간의 사랑을 느끼며 살았으면 하는 바람도 있음

내가 어릴 때부터
자라오지 않은 미국이라

마이너리티로 사는 건 괜찮을까?

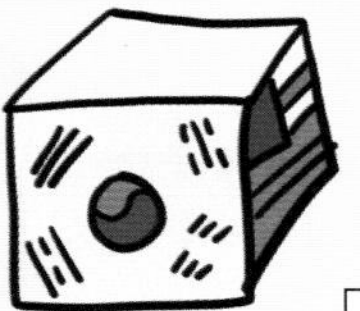

겉은 한국인인데
내면은 미국인인 자녀가 커가면서
나랑 서로 잘 이해할 수 있을까?

한국계 미국인으로 사는 게
어떤 느낌인지도 모르겠고
어떤 조언을 주어야 할지도
몰라 꽤나 스트레스일 것 같다.

아이가 있는 동기들과 이 주제로
이야기를 한 적이 있는데

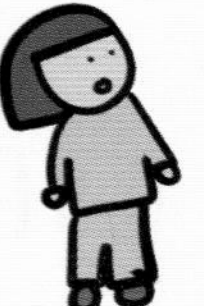

난 우리 아이가 적어도 청소년기는
아랍의 문화와 언어권 속에서 보냈으면 좋겠어
10년 내로 우리나라로 돌아갈 거야

아랍문화권에서 온 몇몇
친구들은 아이가 미국화
되기 전 고국으로 데려가
키울 거라고 했다.

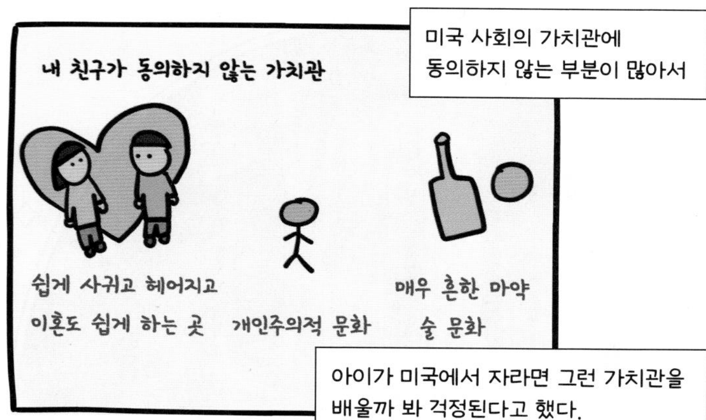
미국 사회의 가치관에
동의하지 않는 부분이 많아서
내 친구가 동의하지 않는 가치관
쉽게 사귀고 헤어지고
이혼도 쉽게 하는 곳
개인주의적 문화
매우 흔한 마약
술 문화
아이가 미국에서 자라면 그런 가치관을
배울까 봐 걱정된다고 했다.

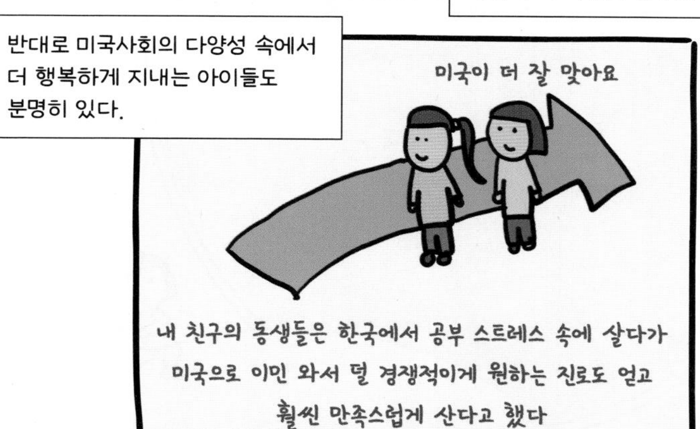
반대로 미국사회의 다양성 속에서
더 행복하게 지내는 아이들도
분명히 있다.
미국이 더 잘 맞아요
내 친구의 동생들은 한국에서 공부 스트레스 속에 살다가
미국으로 이민 와서 덜 경쟁적이게 원하는 진로도 얻고
훨씬 만족스럽게 산다고 했다

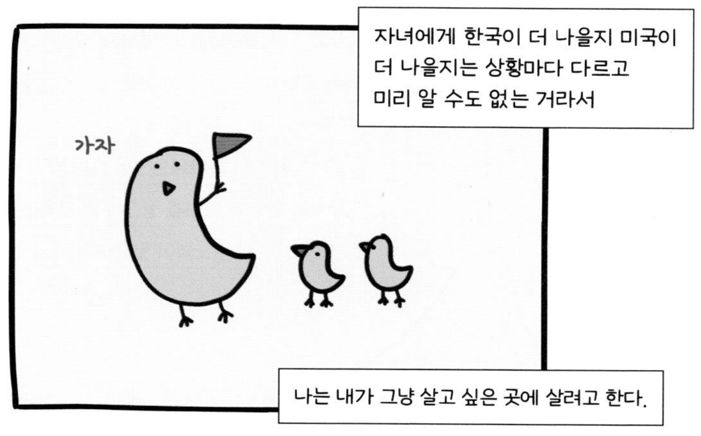
자녀에게 한국이 더 나을지 미국이
더 나을지는 상황마다 다르고
미리 알 수도 없는 거라서
가자
나는 내가 그냥 살고 싶은 곳에 살려고 한다.

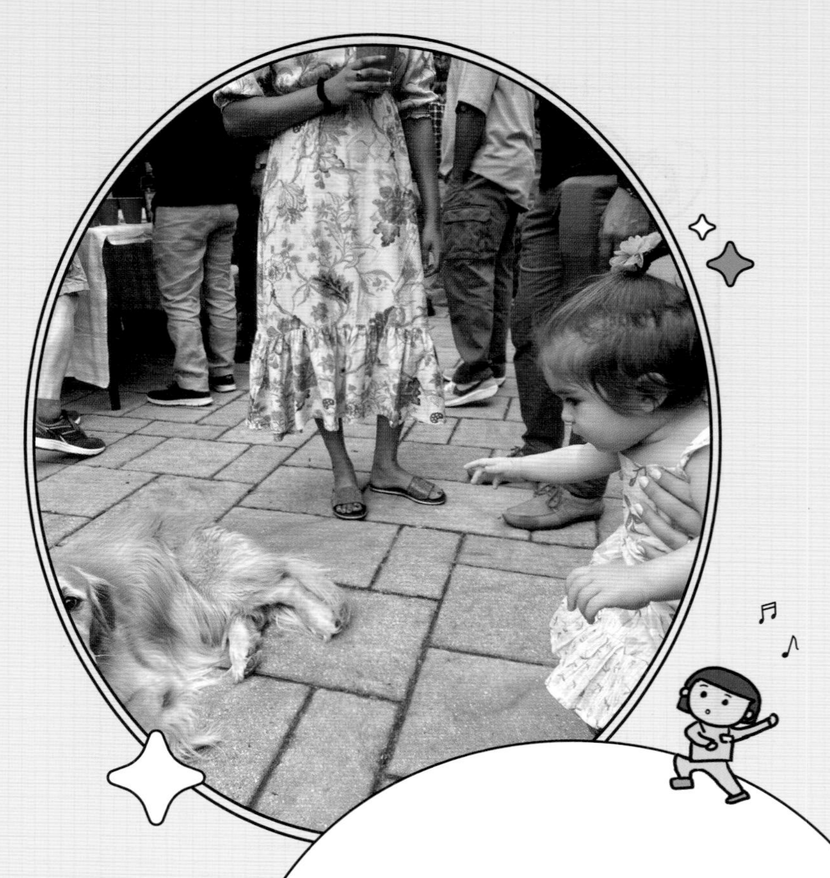

아르메니아 후배의 딸.

연차가 올라가면서 가정이 있는 레지던트들은 많이들 자녀를 낳는다.

여기서 자라나는 2세 아이들이 부모의 언어와 문화를 잘 알도록 키우는 데는 많은 노력이 필요하다.

#68

자녀교육

✦✦✦

미국 정착의 이유가 자녀교육인 분들을 미국에서 참 많이 본다. 한국에 돌아가고 싶은 마음이 있어도 자녀 교육 때문에 미국에 남기를 선택하는 분들도 많았다.

나는 미취학 아이를 키우고 있어 아직 자녀교육 문제가 피부로 와닿지는 않지만 미국이 한국보다 아이들을 키우기에 좀 더 나은 환경 같아 보인다.
깨끗하고 쾌적한 자연환경, 다양하고 풍부한 교육 옵션. 무엇보다 양질의 좋은 직장들이 많아 졸업 후 어느 분야를 가더라도 한국과 같은 치열한 경쟁을 뚫고 구직을 할 필요가 없어 보인다. 커리어적으로 성공할 기회도 많다.

하지만 볼티모어에 있으면서 총기사고나 마약문제와 같은 미국의 어두운 점도 함께 보아서 그런지, 미국도 나름의 문제들이 있다는 것을 알게 되어 선뜻 자녀교육만을 위해 미국에 살기에는 망설여진다. 아이가 미국인으로 자라면서 나와 다른 정서적 배경을 갖게 되는 것이 두렵기도 하고 주변에 다른 친척 하나 없이 키우는 것이 외롭기도 하기 때문이다. 내가 최종적으로 살아가고 싶고 돌아가고 싶은 곳은 한국인데, 미국에서 자란 자녀들은 미국이 고향이기 때문에 결국엔 자녀들과 떨어져 살아야 하는 문제에 봉착하게 되는 것도 원치 않는다.

아무튼 내 자녀가 나중에 미국에서 살고 싶다면 당연히 적극 지원해주겠지만 굳이 내가 지금부터 미리 자녀의 입장을 고려해 자녀교육을 위해 미국에 사는 선택을 하지는 않으려 한다. 내가 미국에 살고 싶으면 미국에 사는 것이고, 한국에 살고 싶으면 한국에 살 계획이다. 나중에 아이들이 스스로 살고 싶은 곳을 정하기를 응원한다.

69화

마지막 밤당직

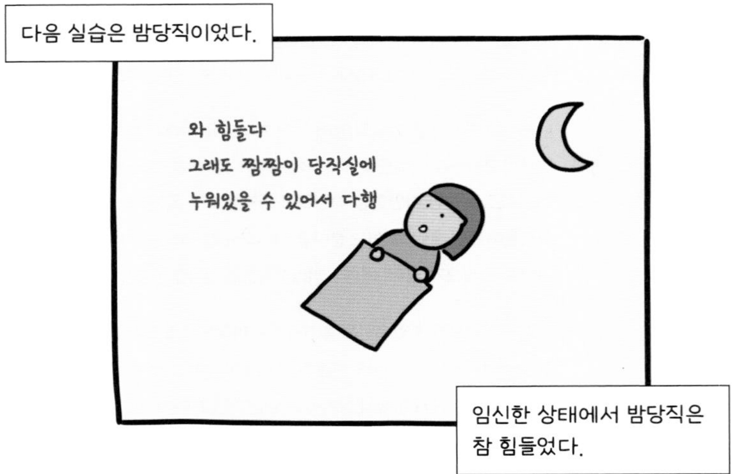
다음 실습은 밤당직이었다.
와 힘들다
그래도 짬짬이 당직실에
누워있을 수 있어서 다행
임신한 상태에서 밤당직은
참 힘들었다.

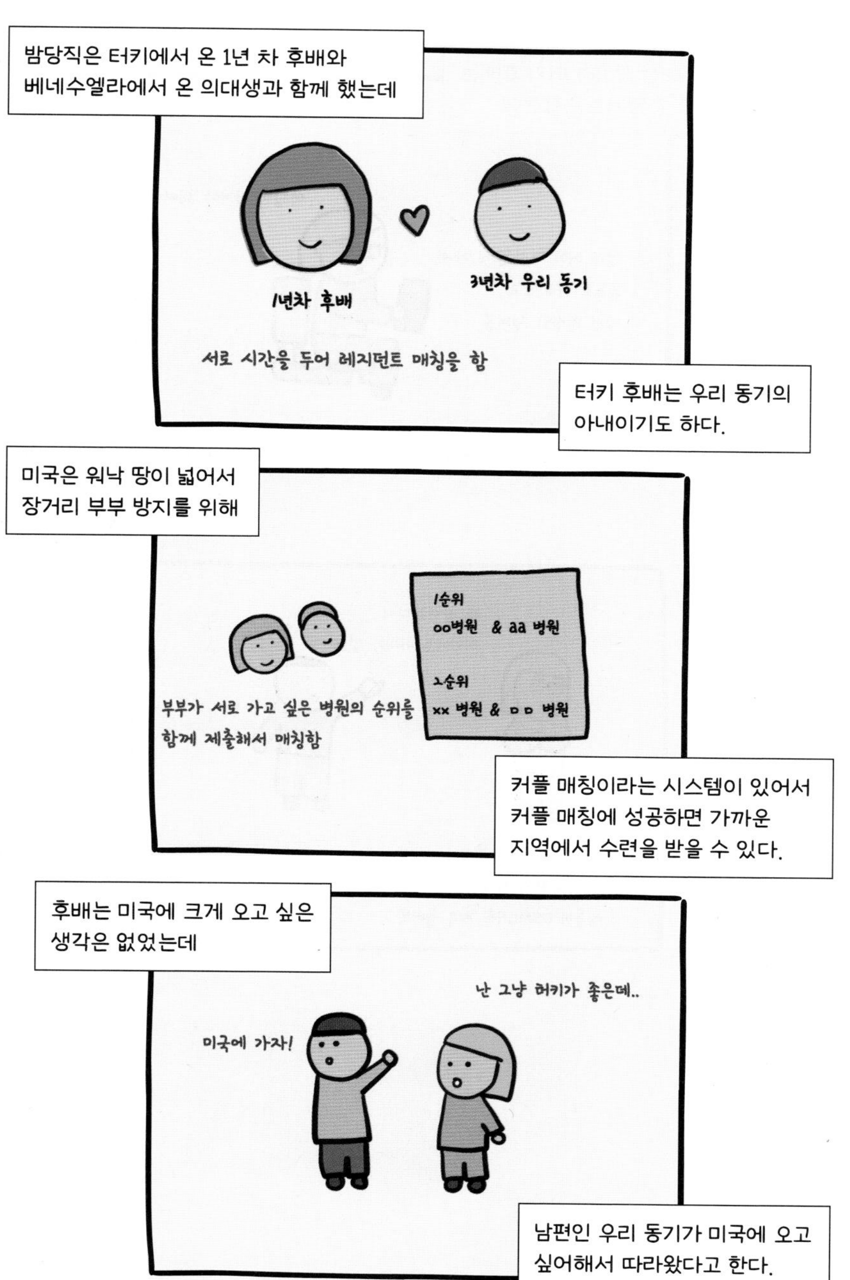

밤당직은 터키에서 온 1년 차 후배와
베네수엘라에서 온 의대생과 함께 했는데
1년차 후배
3년차 우리 동기
서로 시간을 두어 레지던트 매칭을 함
터키 후배는 우리 동기의
아내이기도 하다.
미국은 워낙 땅이 넓어서
장거리 부부 방지를 위해
1순위
oo병원 & aa 병원
2순위
xx 병원 & ㅁㅁ 병원
부부가 서로 가고 싶은 병원의 순위를
함께 제출해서 매칭함
커플 매칭이라는 시스템이 있어서
커플 매칭에 성공하면 가까운
지역에서 수련을 받을 수 있다.
후배는 미국에 크게 오고 싶은
생각은 없었는데
미국에 가자!
난 그냥 터키가 좋은데..
남편인 우리 동기가 미국에 오고
싶어해서 따라왔다고 한다.

그때 한창 터키 대선 중이라 터키 후배는
항상 틈틈이 뉴스를 챙겨보곤 했는데

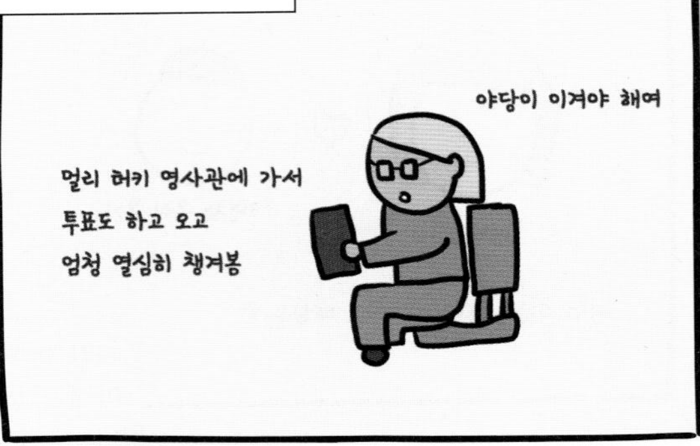
야당이 이겨야 해여
멀리 터키 영사관에 가서
투표도 하고 오고
엄청 열심히 챙겨봄

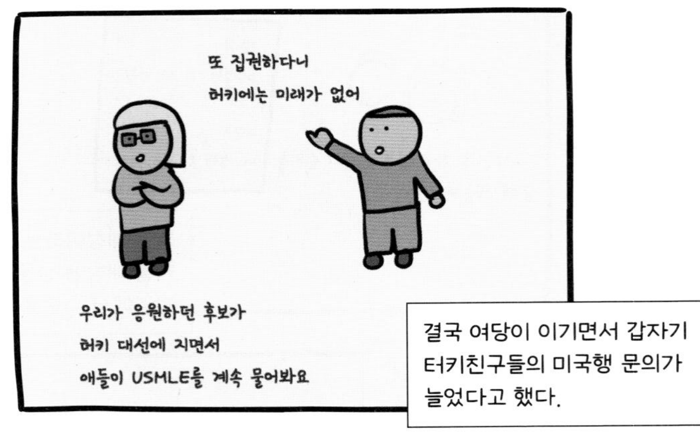
또 집권하다니
터키에는 미래가 없어
우리가 응원하던 후보가
터키 대선에 지면서
애들이 USMLE를 계속 물어봐요
결국 여당이 이기면서 갑자기
터키친구들의 미국행 문의가
늘었다고 했다.

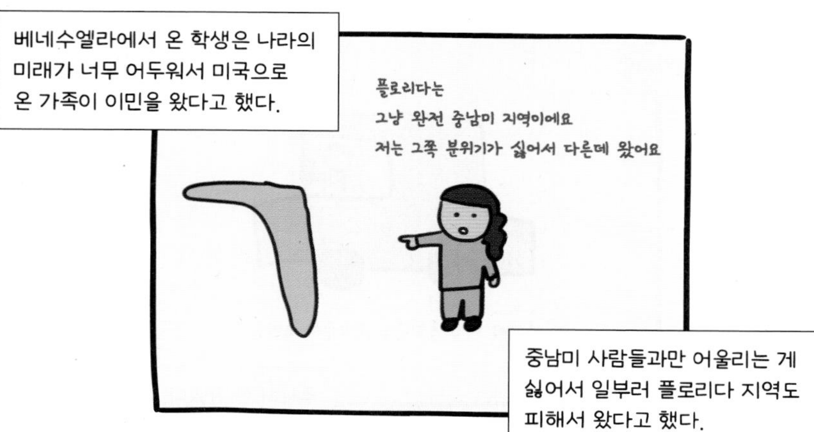
베네수엘라에서 온 학생은 나라의 미래가 너무 어두워서 미국으로 온 가족이 이민을 왔다고 했다.
플로리다는
그냥 완전 중남미 지역이에요
저는 그쪽 분위기가 싫어서 다른데 왔어요
중남미 사람들과만 어울리는 게 싫어서 일부러 플로리다 지역도 피해서 왔다고 했다.

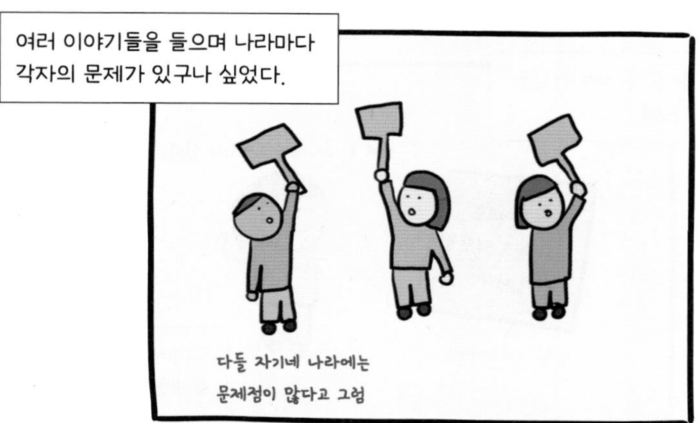
여러 이야기들을 들으며 나라마다 각자의 문제가 있구나 싶었다.
다들 자기네 나라에는
문제점이 많다고 그럼

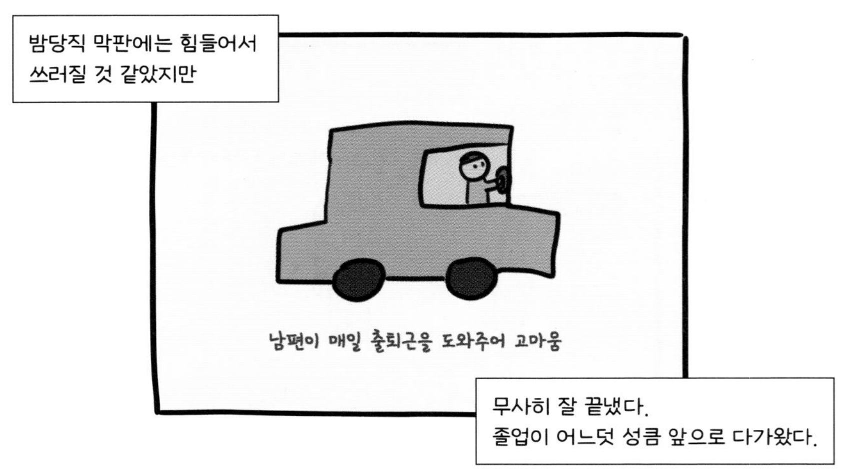
밤당직 막판에는 힘들어서
쓰러질 것 같았지만
남편이 매일 출퇴근을 도와주어 고마움
무사히 잘 끝냈다.
졸업이 어느덧 성큼 앞으로 다가왔다.

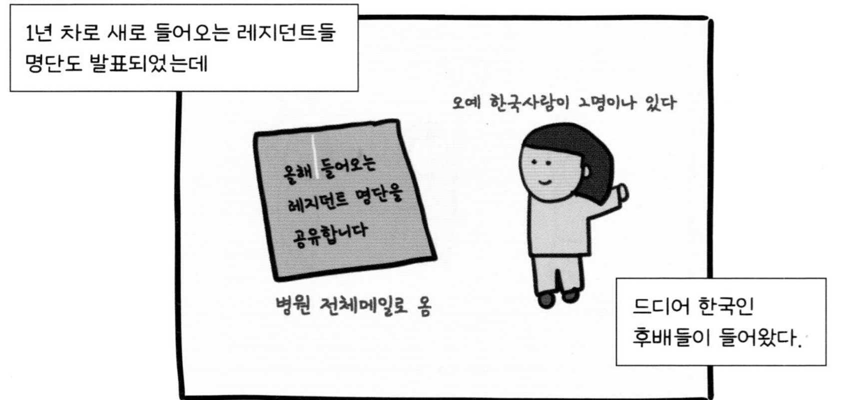
1년 차로 새로 들어오는 레지던트들
명단도 발표되었는데
올해 들어오는
레지던트 명단을
공유합니다
병원 전체메일로 옴
오예 한국사람이 2명이나 있다
드디어 한국인
후배들이 들어왔다.

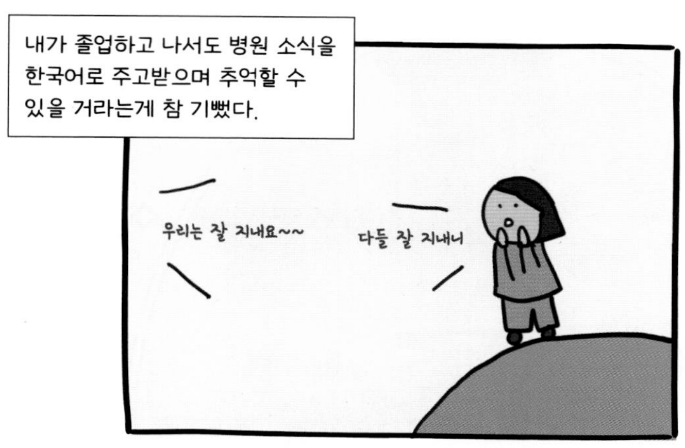
내가 졸업하고 나서도 병원 소식을
한국어로 주고받으며 추억할 수
있을 거라는게 참 기뻤다.
우리는 잘 지내요~~
다들 잘 지내니

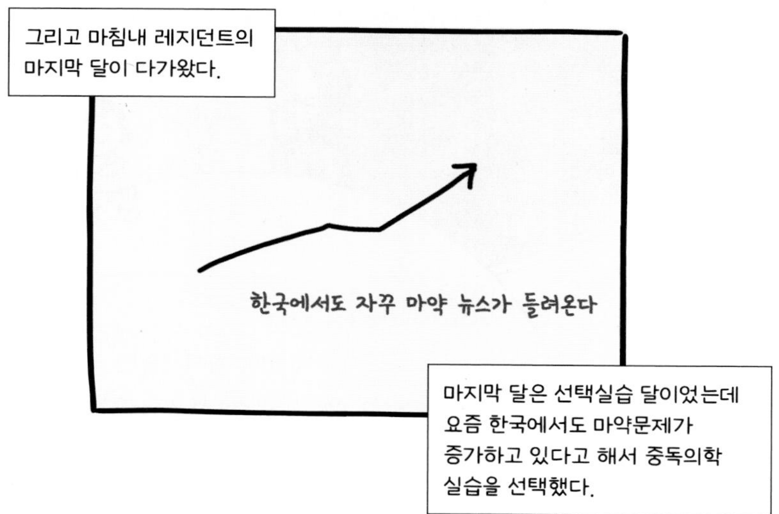
그리고 마침내 레지던트의
마지막 달이 다가왔다.
한국에서도 자꾸 마약 뉴스가 들려온다
마지막 달은 선택실습 달이었는데
요즘 한국에서도 마약문제가
증가하고 있다고 해서 중독의학
실습을 선택했다.

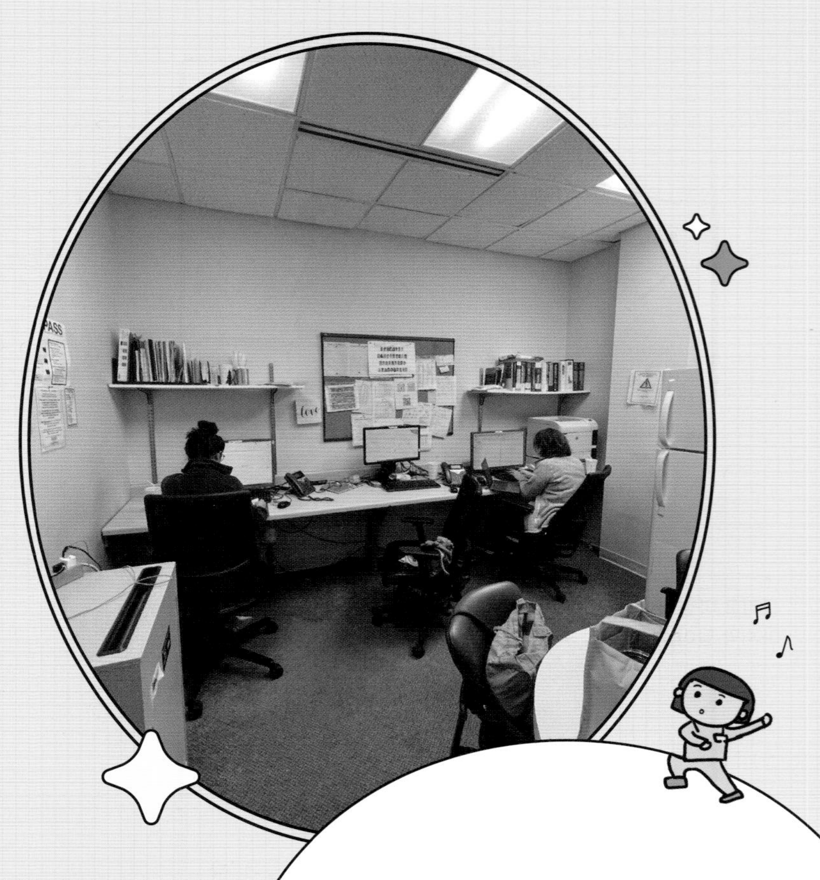

마지막 밤당직 때의 모습.
당직실에는 창문이 없어서 레지던트들은
창문이 있는 당직실로 옮기기를 원했지만 아직까지는
요원하다.

#69

마지막 밤당직

✦✦✦

임신 막달이 다가오며 매우 체력이 부쳤던 마지막 밤당직.
남편이 병원까지 차로 매일 통근을 도와주었고 한국에서 시어머니께서 오셔서 첫째 아이 육아를 도와주며 간신히 밤당직을 마칠 수 있었다.
당시는 너무 힘들었지만 어느덧 이제는 모두 아련한 추억으로 남아있다.
터키 후배는 내과 1년 차를 마치고 클리블랜드에서 재활의학 레지던트를 시작하고 남편은 피츠버그로 펠로우를 가게 되어 둘 사이 딱 중간 지점에 집을 구했다고 했다. 집에서 병원까지 두 사람 모두 차로 한 시간이 넘게 걸린다는데, 워낙 땅이 넓은 미국에서 같은 도시에 부부가 직장을 잡는 것은 참 쉽지가 않다.

70화

중독의학

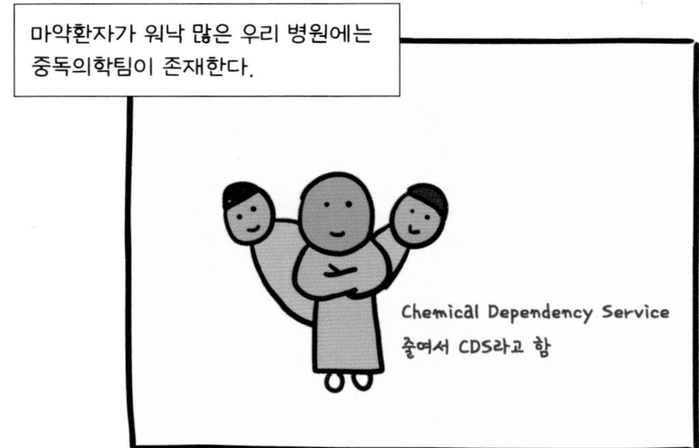
마약환자가 워낙 많은 우리 병원에는
중독의학팀이 존재한다.
Chemical Dependency Service
줄여서 CDS라고 함

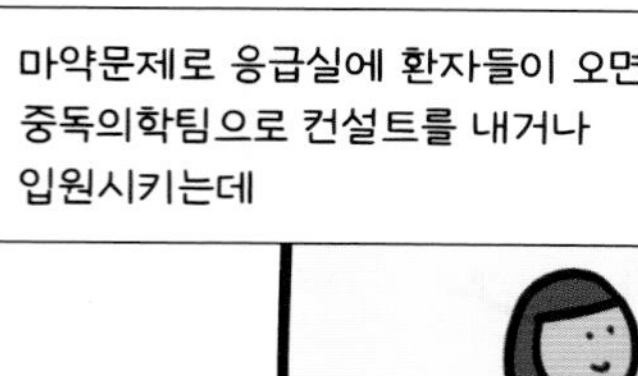
마약문제로 응급실에 환자들이 오면
중독의학팀으로 컨설트를 내거나
입원시키는데

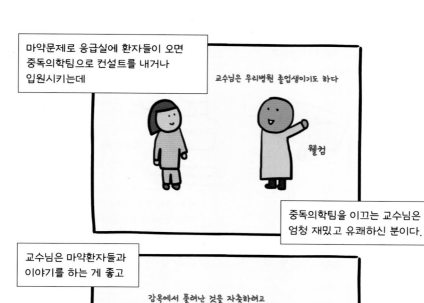

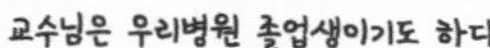
교수님은 우리병원 졸업생이기도 하다

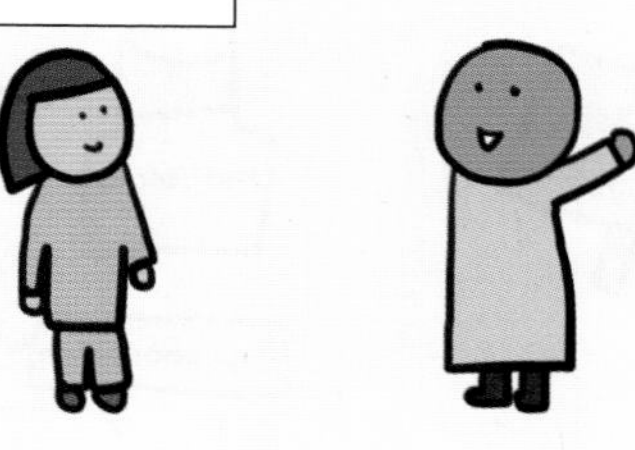
웰컴

중독의학팀을 이끄는 교수님은
엄청 재밌고 유쾌하신 분이다.

교수님은 마약환자들과
이야기를 하는 게 좋고

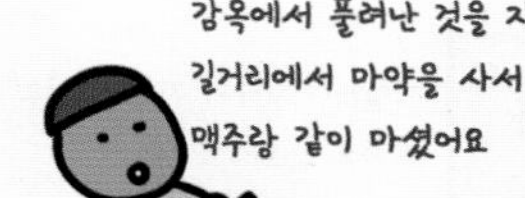
감옥에서 풀려난 것을 자축하려고
길거리에서 마약을 사서
맥주랑 같이 마셨어요

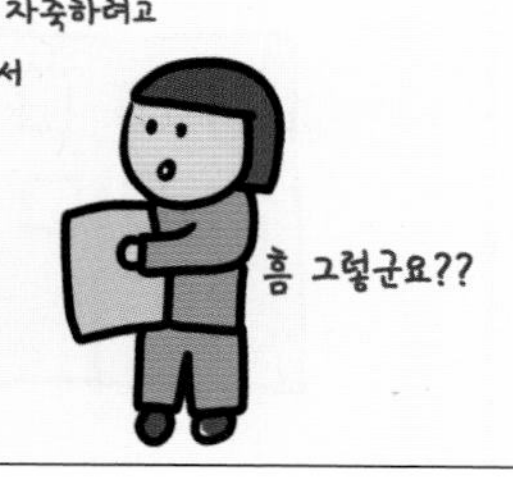
흠 그렇군요??

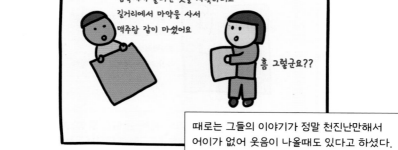

때로는 그들의 이야기가 정말 천진난만해서
어이가 없어 웃음이 나올때도 있다고 하셨다.

마약치료가 어렵긴 하지만 치료에
성공해서 보통의 일상의 삶을
살아가는 사람들도 꽤 보았다.

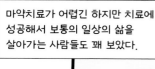

아직도 치료제를 먹긴 하지만
그래도 일도 시작했고
집도 최근에 샀습니다
당뇨 고혈압처럼
장기적으로 조절하는 느낌

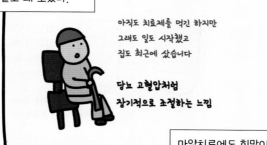

마약치료에도 희망이 있음을 보았다.

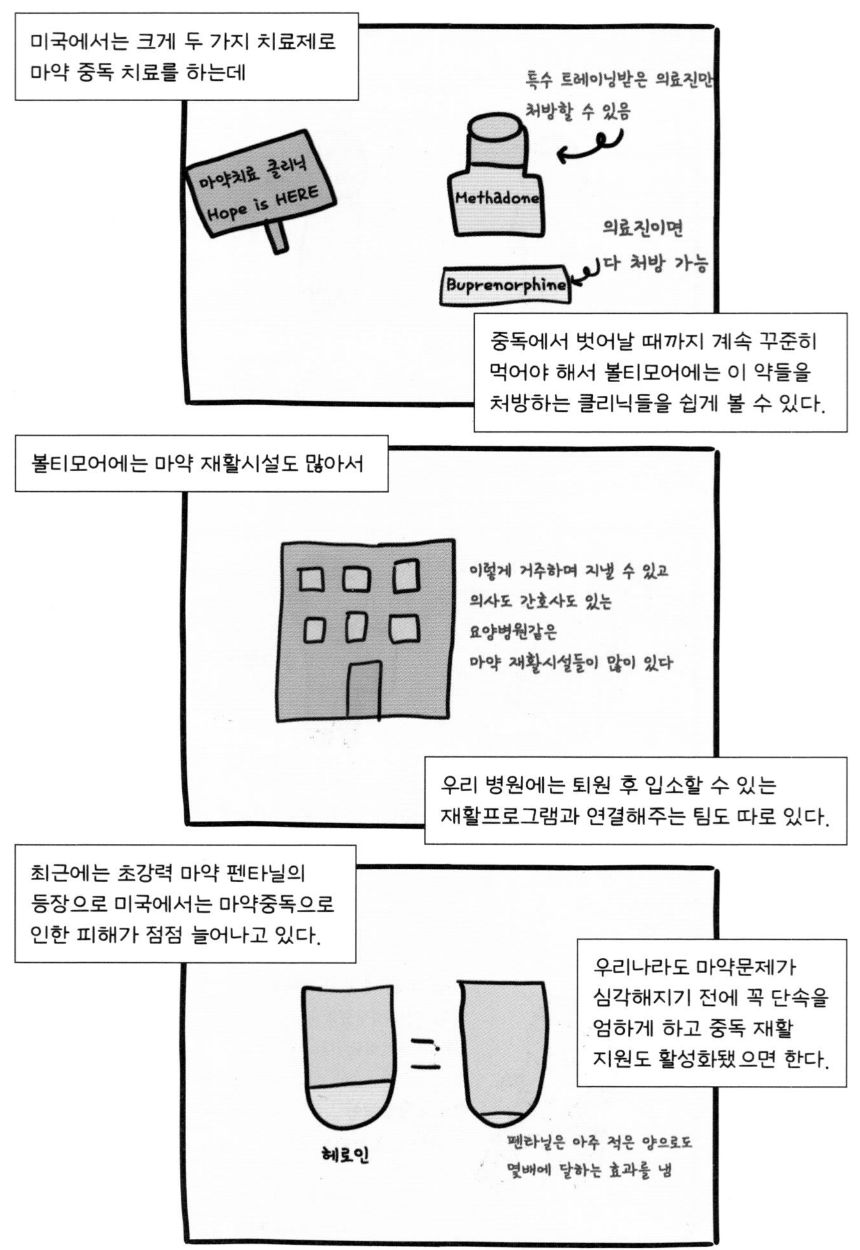
미국에서는 크게 두 가지 치료제로
마약 중독 치료를 하는데
마약치료 클리닉
Hope is HERE
특수 트레이닝받은 의료진만
처방할 수 있음
Methadone
의료진이면
다 처방 가능
Buprenorphine
중독에서 벗어날 때까지 계속 꾸준히
먹어야 해서 볼티모어에는 이 약들을
처방하는 클리닉들을 쉽게 볼 수 있다.
볼티모어에는 마약 재활시설도 많아서
이렇게 거주하며 지낼 수 있고
의사도 간호사도 있는
요양병원같은
마약 재활시설들이 많이 있다
우리 병원에는 퇴원 후 입소할 수 있는
재활프로그램과 연결해주는 팀도 따로 있다.
최근에는 초강력 마약 펜타닐의
등장으로 미국에서는 마약중독으로
인한 피해가 점점 늘어나고 있다.
우리나라도 마약문제가
심각해지기 전에 꼭 단속을
엄하게 하고 중독 재활
지원도 활성화됐으면 한다.
헤로인
펜타닐은 아주 적은 양으로도
몇배에 달하는 효과를 냄

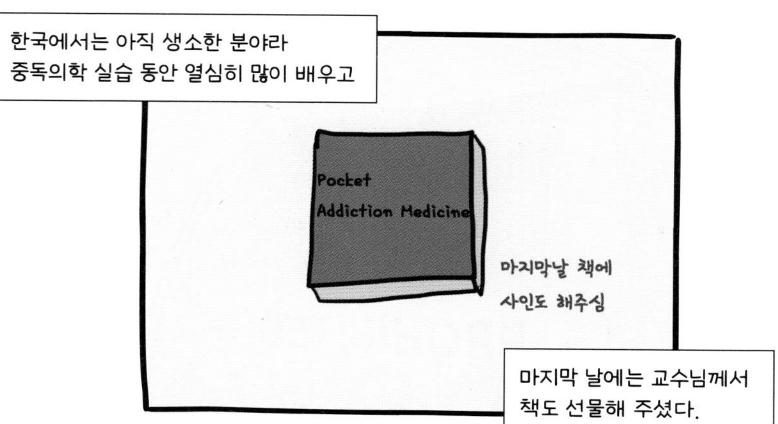
한국에서는 아직 생소한 분야라
중독의학 실습 동안 열심히 많이 배우고
Pocket
Addiction Medicine
마지막날 책에
사인도 해주심
마지막 날에는 교수님께서
책도 선물해 주셨다.

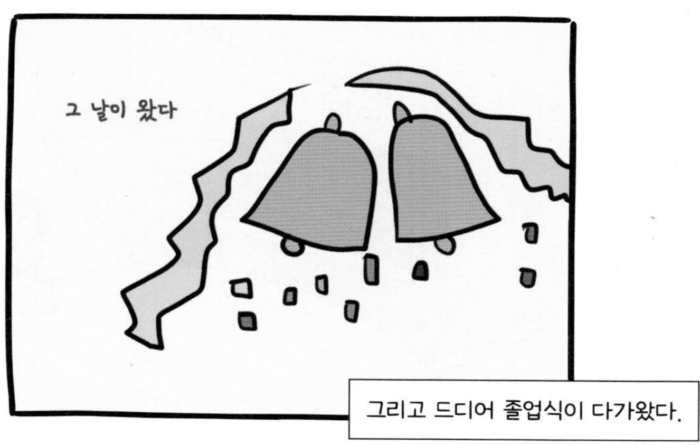
그 날이 왔다
그리고 드디어 졸업식이 다가왔다.

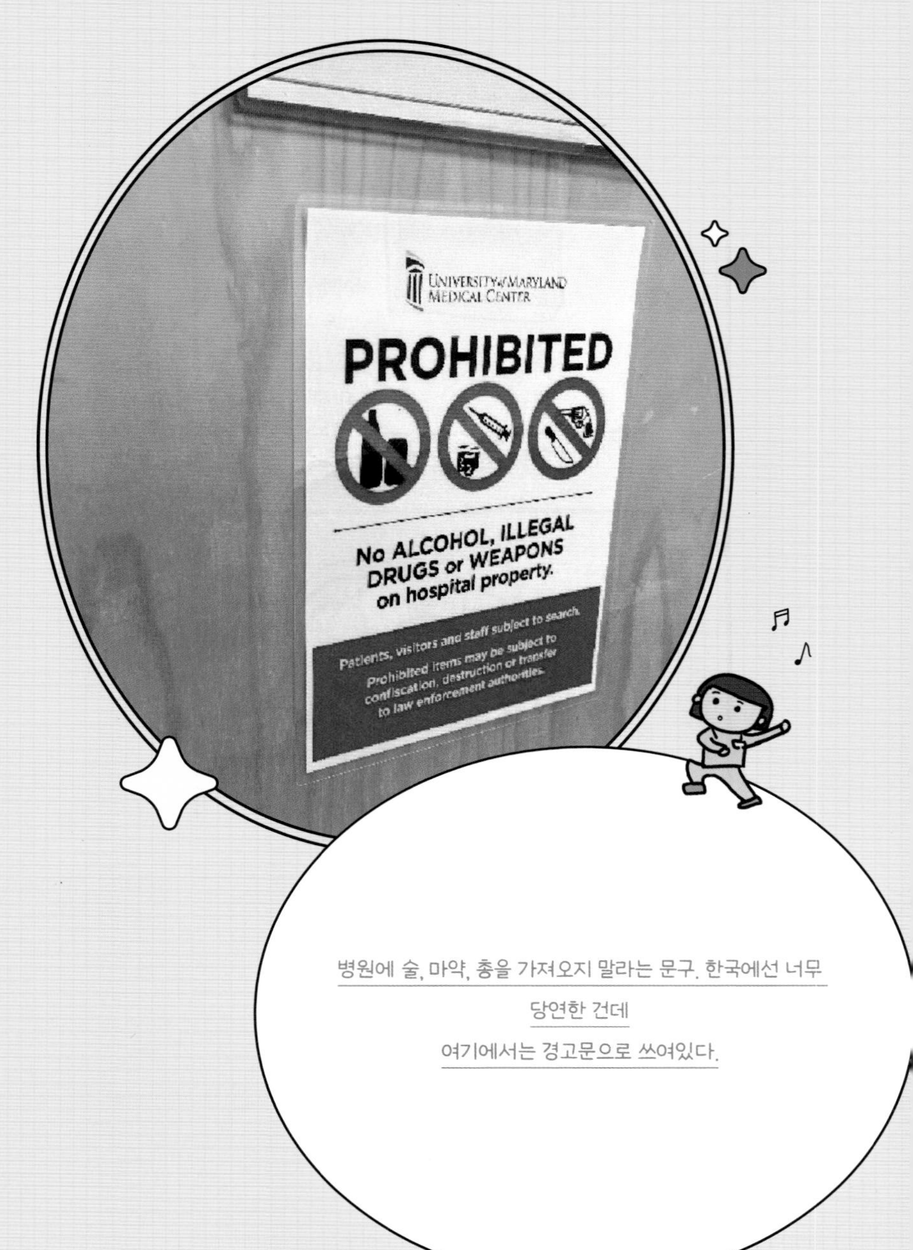
UNIVERSITY of MARYLAND
MEDICAL CENTER
PROHIBITED
No ALCOHOL, ILLEGAL
DRUGS or WEAPONS
on hospital property.
Patients, visitors and staff subject to search.
Prohibited items may be subject to
confiscation, destruction or transfer
to law enforcement authorities.

병원에 술, 마약, 총을 가져오지 말라는 문구. 한국에선 너무
당연한 건데
여기에서는 경고문으로 쓰여있다.

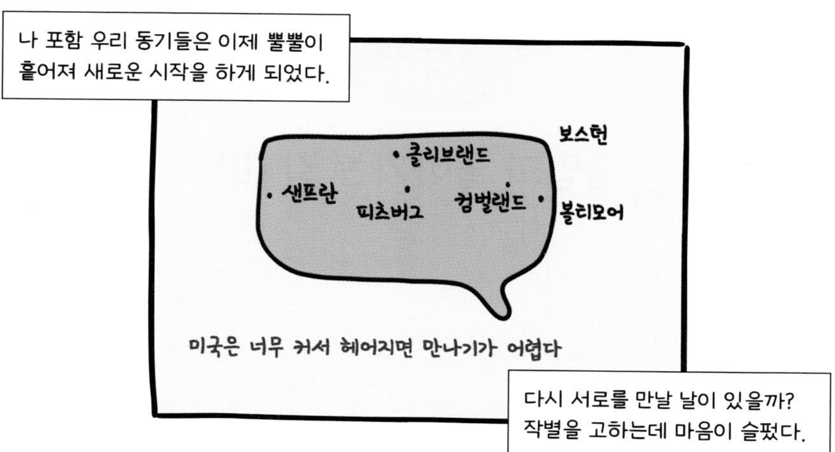
나 포함 우리 동기들은 이제 뿔뿔이
흩어져 새로운 시작을 하게 되었다.
보스턴
클리브랜드
샌프란
피츠버그
컴벌랜드
볼티모어
미국은 너무 커서 헤어지면 만나기가 어렵다
다시 서로를 만날 날이 있을까?
작별을 고하는데 마음이 슬펐다.

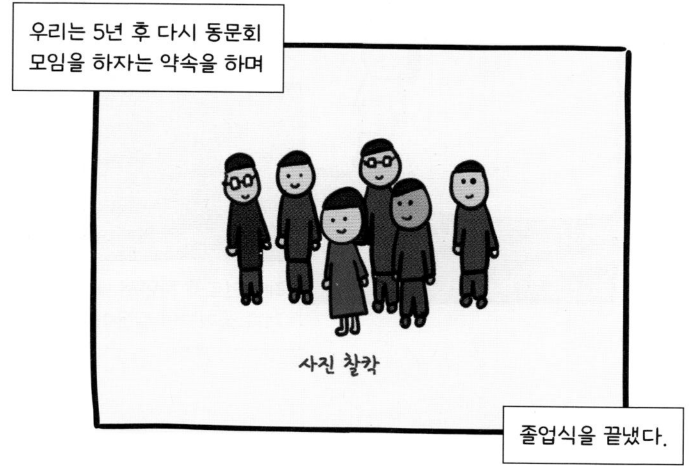
우리는 5년 후 다시 동문회
모임을 하자는 약속을 하며
사진 찰칵
졸업식을 끝냈다.

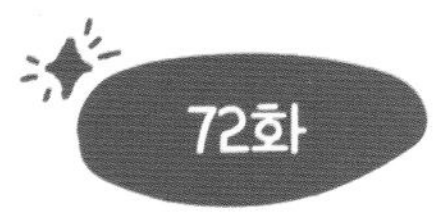
72화

졸업과 돌아가는 길 (2)

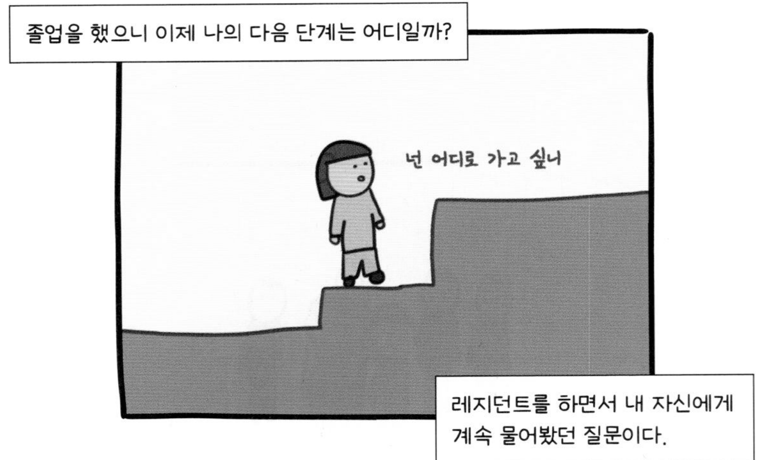
졸업을 했으니 이제 나의 다음 단계는 어디일까?
넌 어디로 가고 싶니
레지던트를 하면서 내 자신에게 계속 물어봤던 질문이다.

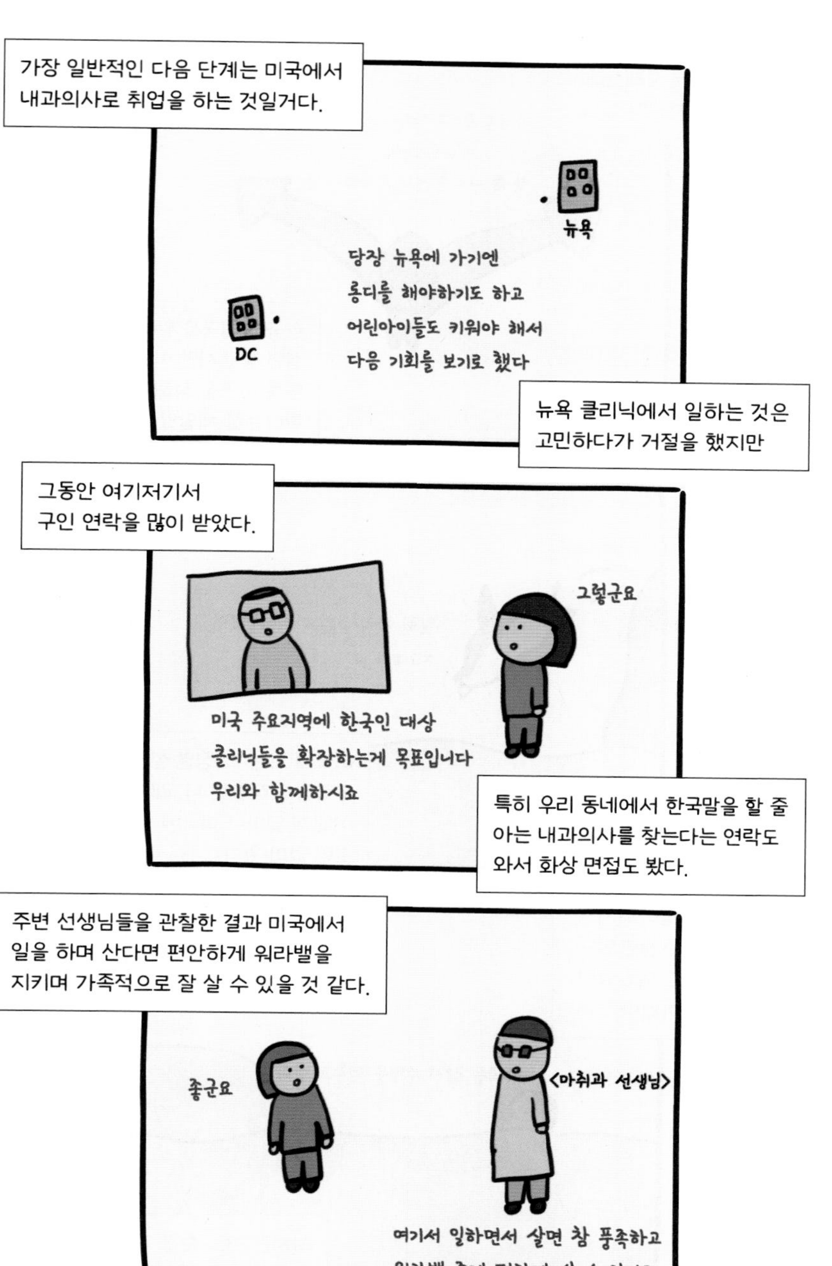
가장 일반적인 다음 단계는 미국에서
내과의사로 취업을 하는 것일거다.
뉴욕
DC
당장 뉴욕에 가기엔
롱디를 해야하기도 하고
어린아이들도 키워야 해서
다음 기회를 보기로 했다
뉴욕 클리닉에서 일하는 것은
고민하다가 거절을 했지만
그동안 여기저기서
구인 연락을 많이 받았다.
그렇군요
미국 주요지역에 한국인 대상
클리닉들을 확장하는게 목표입니다
우리와 함께하시죠
특히 우리 동네에서 한국말을 할 줄
아는 내과의사를 찾는다는 연락도
와서 화상 면접도 봤다.
주변 선생님들을 관찰한 결과 미국에서
일을 하며 산다면 편안하게 워라밸을
지키며 가족적으로 잘 살 수 있을 것 같다.
좋군요
<마취과 선생님>
여기서 일하면서 살면 참 풍족하고
워라밸 좋게 편하게 살 수 있어요

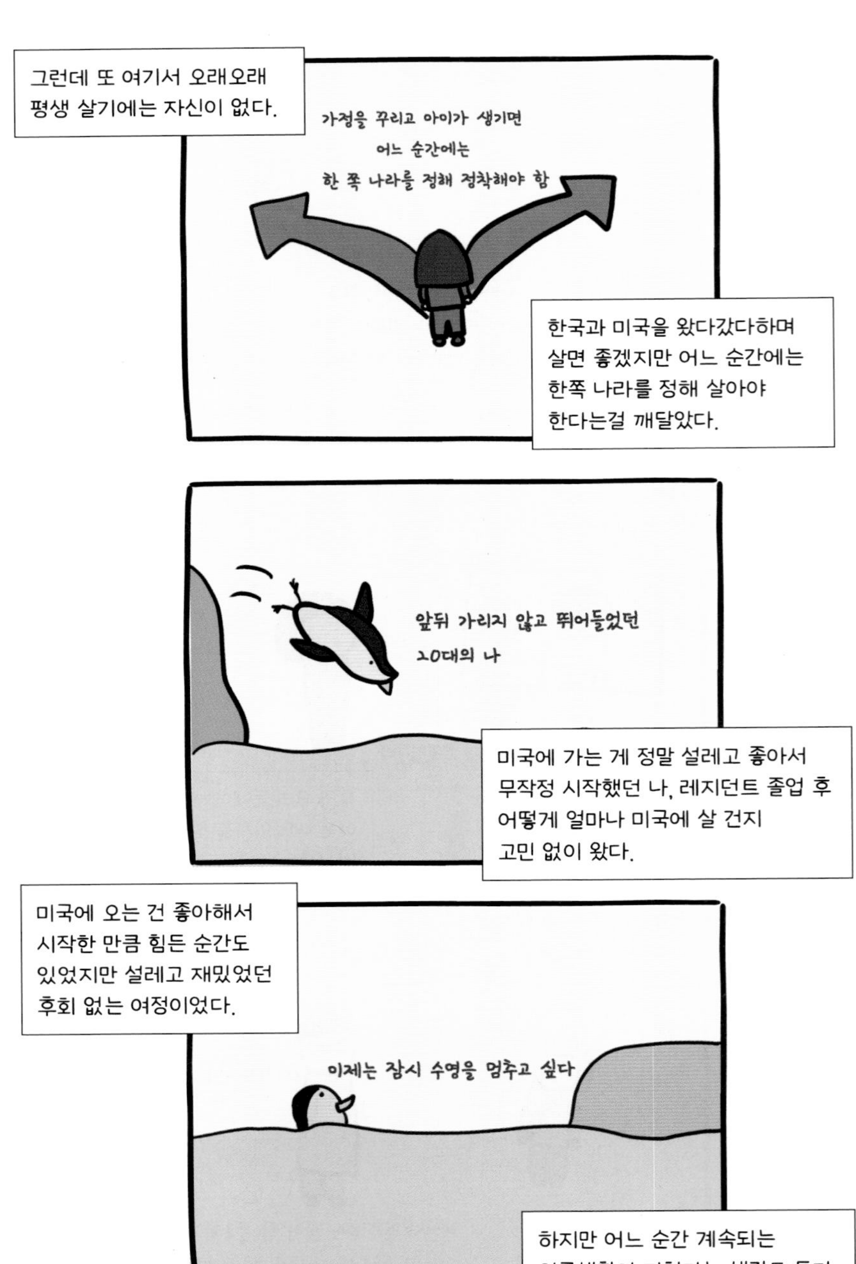
그런데 또 여기서 오래오래
평생 살기에는 자신이 없다.
가정을 꾸리고 아이가 생기면
어느 순간에는
한 쪽 나라를 정해 정착해야 함
한국과 미국을 왔다갔다하며
살면 좋겠지만 어느 순간에는
한쪽 나라를 정해 살아야
한다는걸 깨달았다.
앞뒤 가리지 않고 뛰어들었던
20대의 나
미국에 가는 게 정말 설레고 좋아서
무작정 시작했던 나, 레지던트 졸업 후
어떻게 얼마나 미국에 살 건지
고민 없이 왔다.
미국에 오는 건 좋아해서
시작한 만큼 힘든 순간도
있었지만 설레고 재밌었던
후회 없는 여정이었다.
이제는 잠시 수영을 멈추고 싶다
하지만 어느 순간 계속되는
외국생활이 지친다는 생각도 든다.

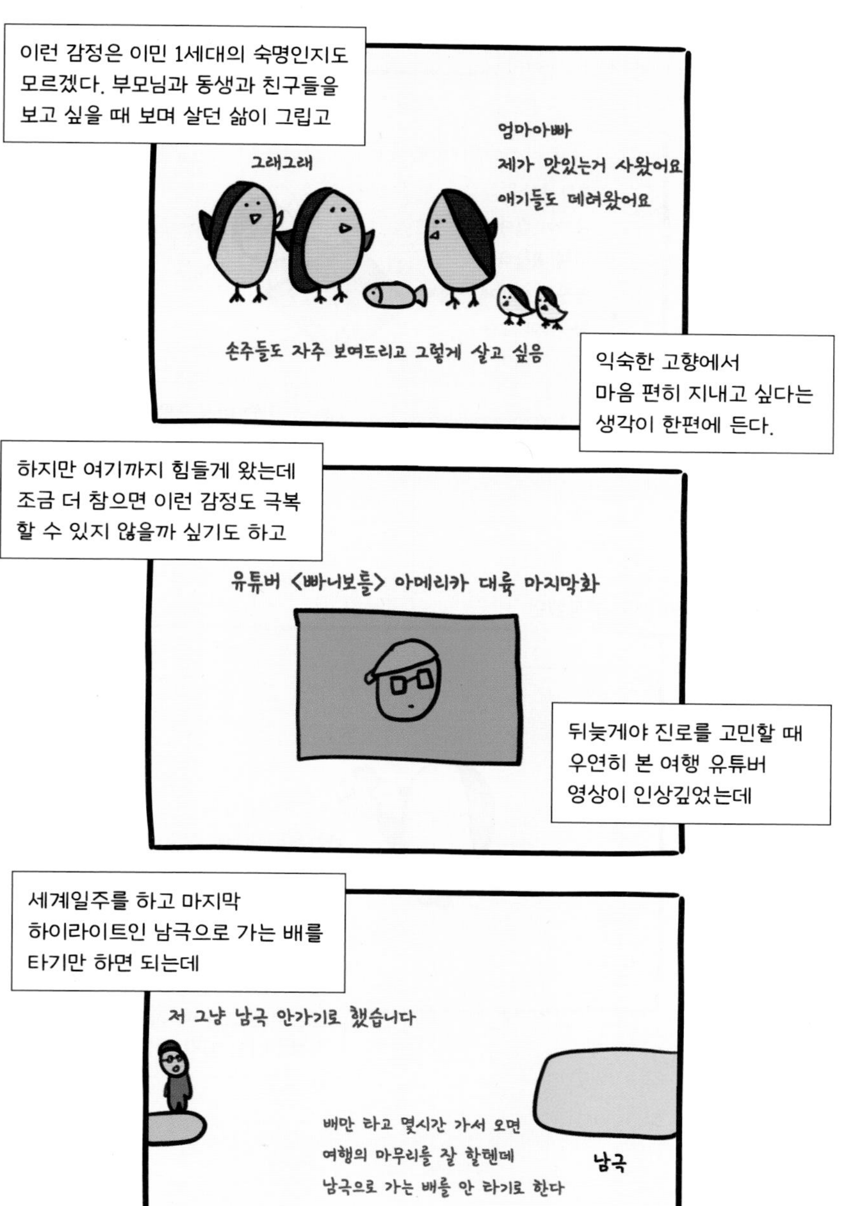
이런 감정은 이민 1세대의 숙명인지도 모르겠다. 부모님과 동생과 친구들을 보고 싶을 때 보며 살던 삶이 그립고
그래그래
엄마아빠
제가 맛있는거 사왔어요
애기들도 데려왔어요
손주들도 자주 보여드리고 그렇게 살고 싶음
익숙한 고향에서 마음 편히 지내고 싶다는 생각이 한편에 든다.
하지만 여기까지 힘들게 왔는데 조금 더 참으면 이런 감정도 극복할 수 있지 않을까 싶기도 하고
유튜버 <빠니보틀> 아메리카 대륙 마지막화
뒤늦게야 진로를 고민할 때 우연히 본 여행 유튜버 영상이 인상깊었는데
세계일주를 하고 마지막 하이라이트인 남극으로 가는 배를 타기만 하면 되는데
저 그냥 남극 안가기로 했습니다
배만 타고 몇시간 가서 오면
여행의 마무리를 잘 할텐데
남극으로 가는 배를 안 타기로 한다
남극
남극을 가지 않고 여기서 여행을 끝낸다고 하는 내용의 영상이었다.

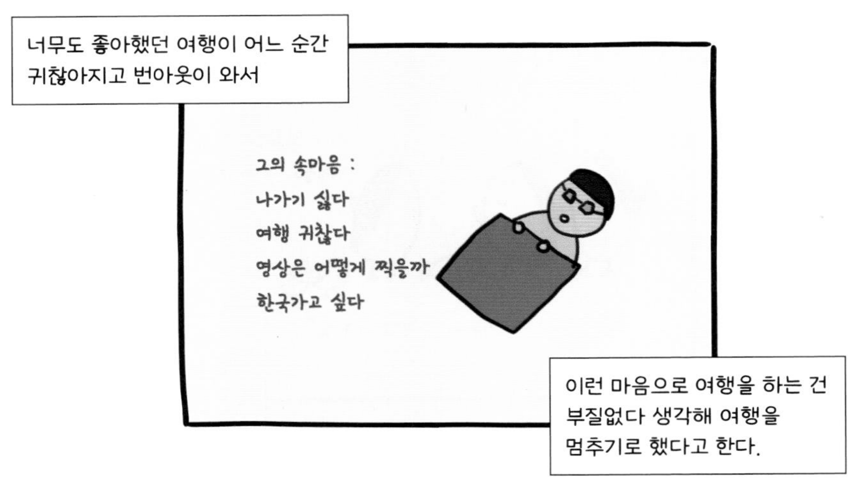
너무도 좋아했던 여행이 어느 순간
귀찮아지고 번아웃이 와서
그의 속마음 :
나가기 싫다
여행 귀찮다
영상은 어떻게 찍을까
한국가고 싶다
이런 마음으로 여행을 하는 건
부질없다 생각해 여행을
멈추기로 했다고 한다.

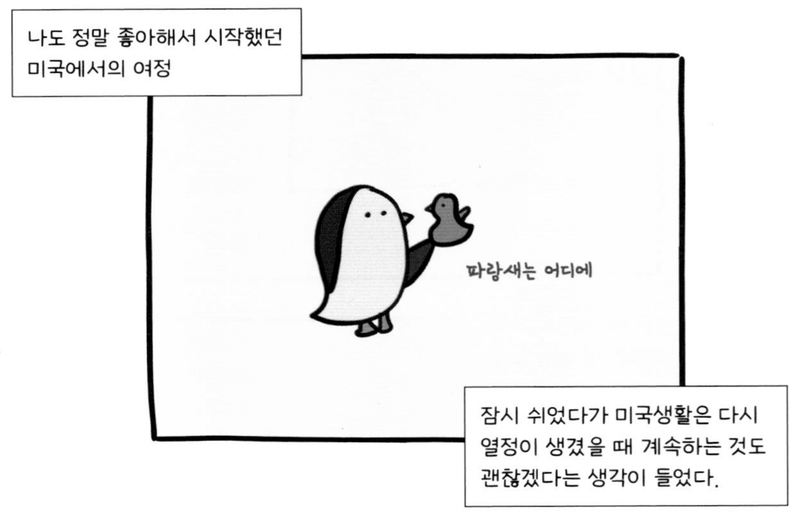
나도 정말 좋아해서 시작했던
미국에서의 여정
파랑새는 어디에
잠시 쉬었다가 미국생활은 다시
열정이 생겼을 때 계속하는 것도
괜찮겠다는 생각이 들었다.

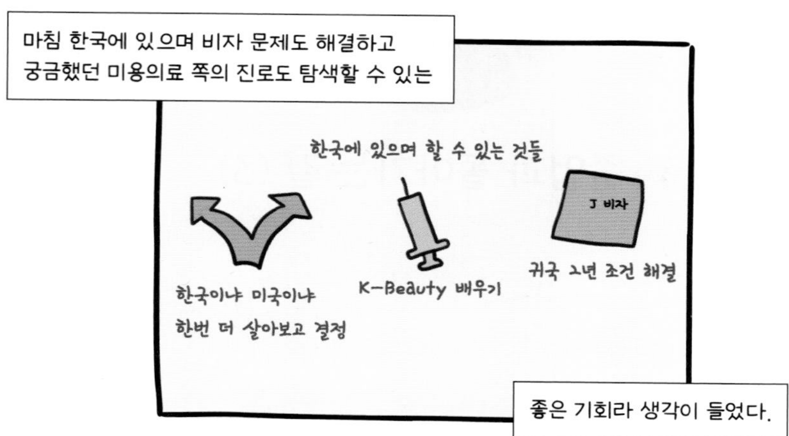
마침 한국에 있으며 비자 문제도 해결하고
궁금했던 미용의료 쪽의 진로도 탐색할 수 있는
한국에 있으며 할 수 있는 것들
J 비자
한국이냐 미국이냐
한번 더 살아보고 결정
K-Beauty 배우기
귀국 2년 조건 해결
좋은 기회라 생각이 들었다.

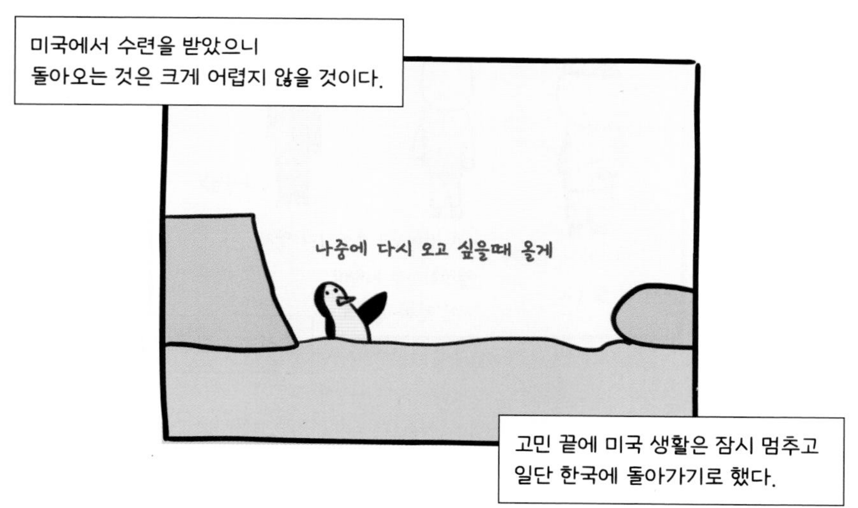
미국에서 수련을 받았으니
돌아오는 것은 크게 어렵지 않을 것이다.
나중에 다시 오고 싶을때 올게
고민 끝에 미국 생활은 잠시 멈추고
일단 한국에 돌아가기로 했다.

73화

졸업과 돌아가는 길 (3)

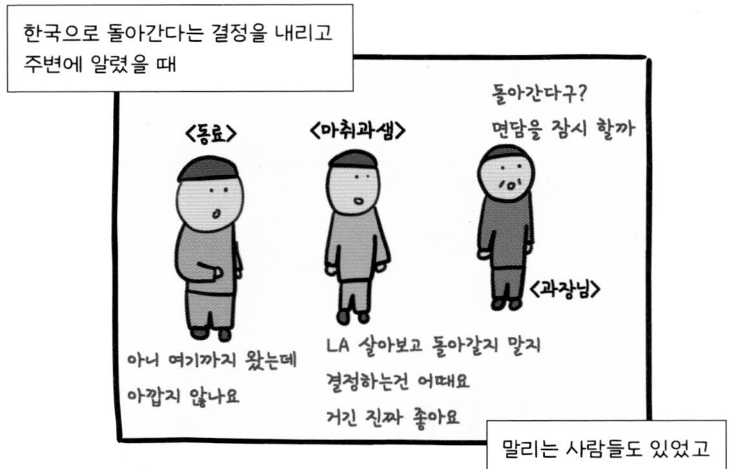
한국으로 돌아간다는 결정을 내리고
주변에 알렸을 때
<동료>
아니 여기까지 왔는데
아깝지 않나요
<마취과샘>
LA 살아보고 돌아갈지 말지
결정하는건 어때요
거긴 진짜 좋아요
돌아간다구?
면담을 잠시 할까
<과장님>
말리는 사람들도 있었고

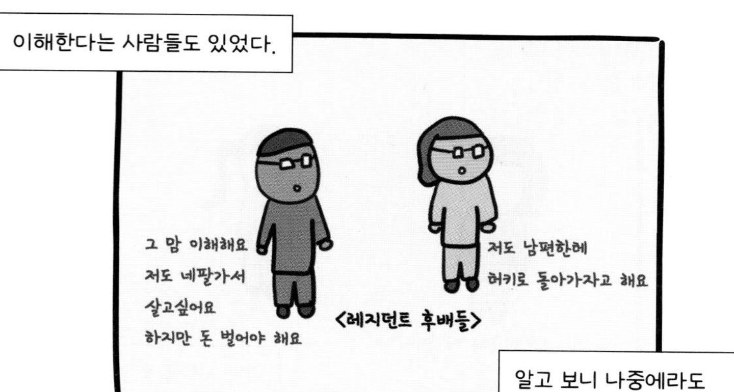
이해한다는 사람들도 있었다.
그 맘 이해해요 저도 네팔가서 살고싶어요 하지만 돈 벌어야 해요
저도 남편한테 터키로 돌아가자고 해요
<레지던트 후배들>
알고 보니 나중에라도 고국으로 돌아간다고 했다.

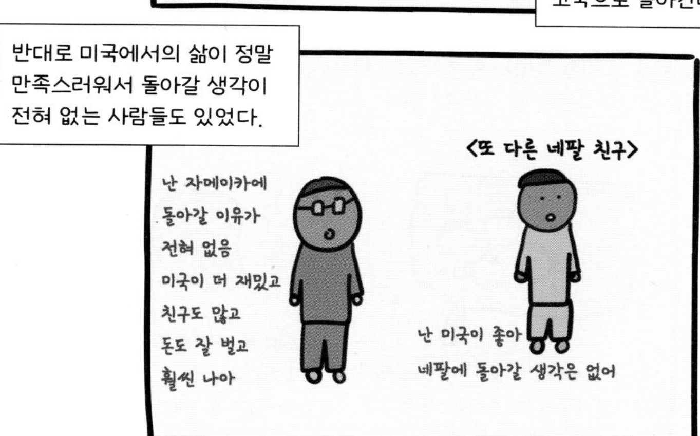
반대로 미국에서의 삶이 정말 만족스러워서 돌아갈 생각이 전혀 없는 사람들도 있었다.
<또 다른 네팔 친구>
난 자메이카에 돌아갈 이유가 전혀 없음 미국이 더 재밌고 친구도 많고 돈도 잘 벌고 훨씬 나아
난 미국이 좋아 네팔에 돌아갈 생각은 없어

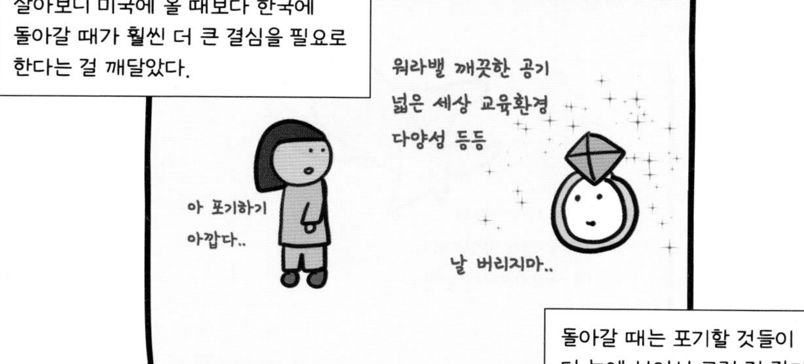
살아보니 미국에 올 때보다 한국에 돌아갈 때가 훨씬 더 큰 결심을 필요로 한다는 걸 깨달았다.
워라밸 깨끗한 공기 넓은 세상 교육환경 다양성 등등
아 포기하기 아깝다..
날 버리지마..
돌아갈 때는 포기할 것들이 더 눈에 보여서 그런 것 같다.

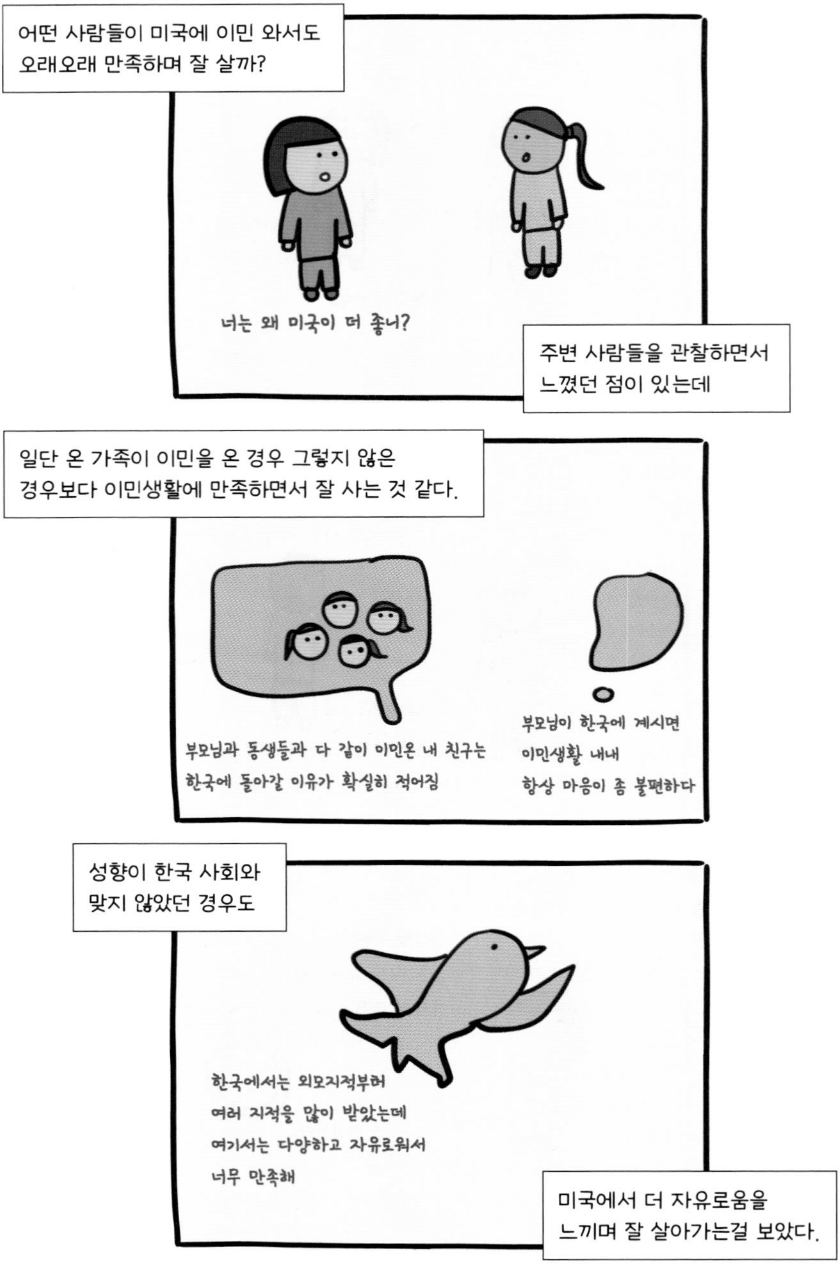

어떤 사람들이 미국에 이민 와서도
오래오래 만족하며 잘 살까?

너는 왜 미국이 더 좋니?

주변 사람들을 관찰하면서
느꼈던 점이 있는데

일단 온 가족이 이민을 온 경우 그렇지 않은
경우보다 이민생활에 만족하면서 잘 사는 것 같다.

부모님과 동생들과 다 같이 이민온 내 친구는
한국에 돌아갈 이유가 확실히 적어짐

부모님이 한국에 계시면
이민생활 내내
항상 마음이 좀 불편하다

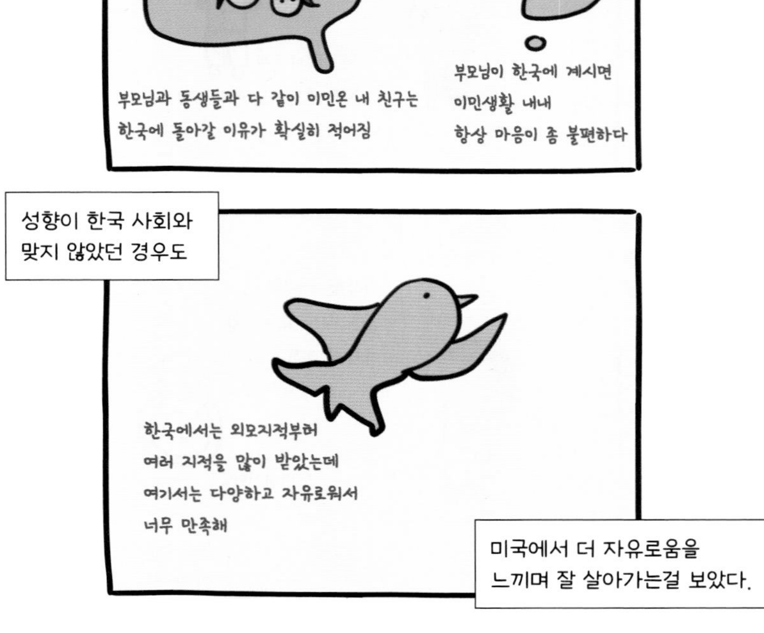
성향이 한국 사회와
맞지 않았던 경우도
한국에서는 외모지적부터
여러 지적을 많이 받았는데
여기서는 다양하고 자유로워서
너무 만족해
미국에서 더 자유로움을
느끼며 잘 살아가는걸 보았다.

그렇지만 내가 미국에서의 삶과 잘 맞는지는
실전으로 살아봐야 알 수 있다.

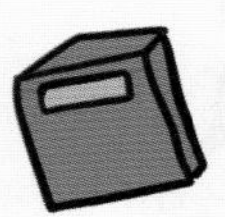

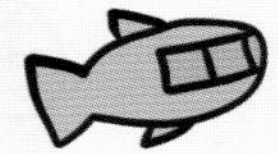

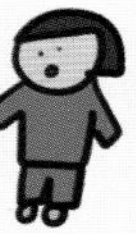

학생으로 오는거 말고 연수로 오는거 말고 여행으로 오는거 말고
진짜 생활인으로서 미국에서 살아보고 생각해보기

한국과 미국 어디가 더 낫다라고 하기에는
장단점이 뚜렷해서 일단 잠시라도
살아보고 판단하는 게 좋다.

내가 미국에서 안 맞았던 점은
고요하고 심심한 서버브 생활이었다.

가평 같은 곳에 전원주택
짓고 사는 삶을 좋아하면
미국생활이 잘 맞을 것이다
나는 서울같은 북적북적함을 좋아함

미국의 대부분은 이런 곳이다.

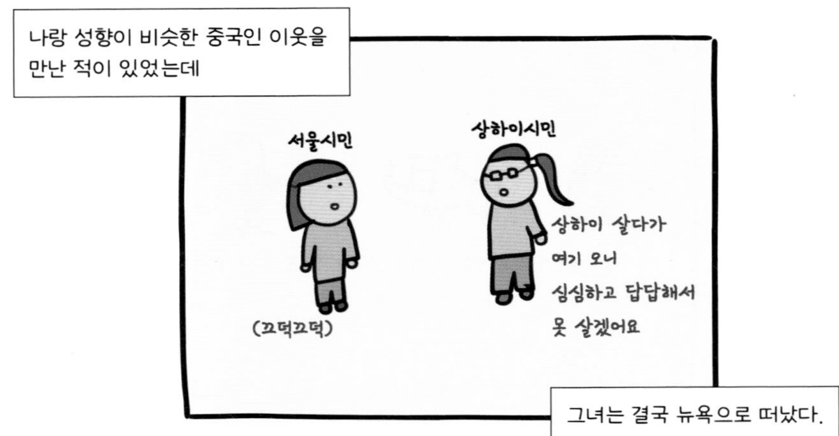
나랑 성향이 비슷한 중국인 이웃을 만난 적이 있었는데
서울시민
상하이시민
상하이 살다가 여기 오니 심심하고 답답해서 못 살겠어요
(끄덕끄덕)
그녀는 결국 뉴욕으로 떠났다.

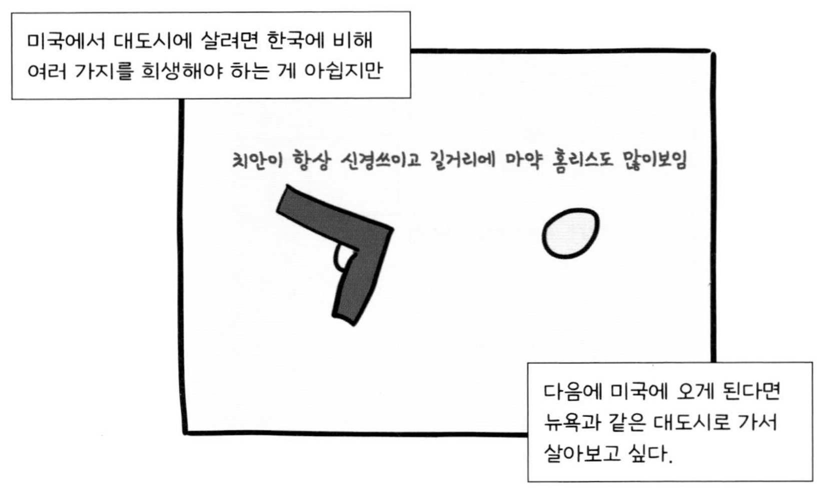
미국에서 대도시에 살려면 한국에 비해 여러 가지를 희생해야 하는 게 아쉽지만
치안이 항상 신경쓰이고 길거리에 마약 홈리스도 많이보임
다음에 미국에 오게 된다면 뉴욕과 같은 대도시로 가서 살아보고 싶다.

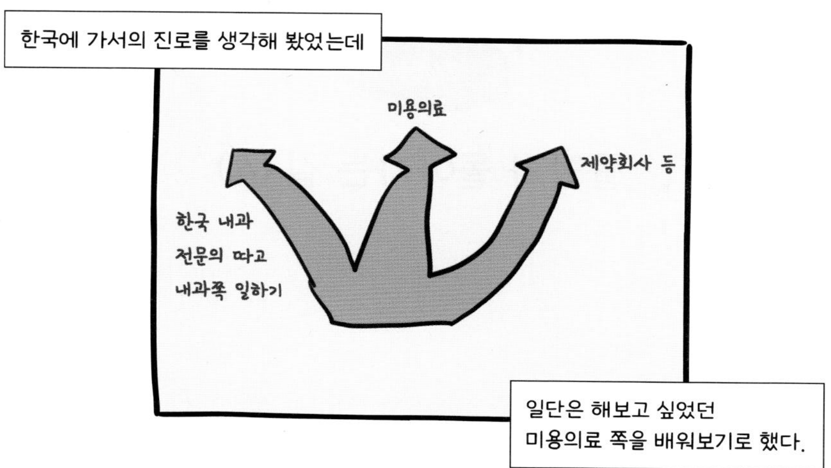
한국에 가서의 진로를 생각해 봤었는데
미용의료
제약회사 등
한국 내과
전문의 따고
내과쪽 일하기
일단은 해보고 싶었던
미용의료 쪽을 배워보기로 했다.

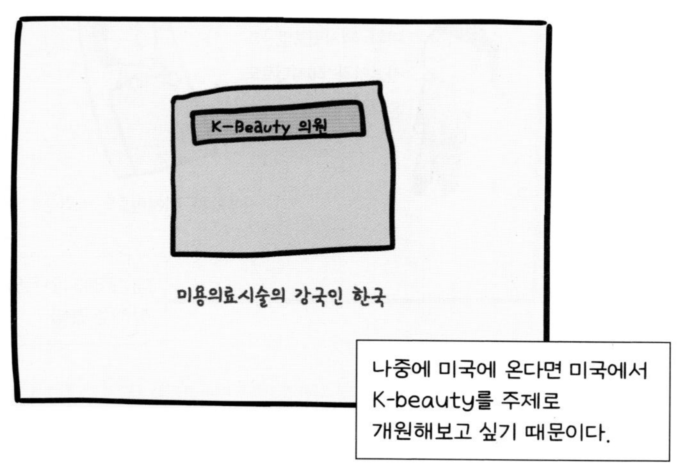
K-Beauty 의원
미용의료시술의 강국인 한국
나중에 미국에 온다면 미국에서
K-beauty를 주제로
개원해보고 싶기 때문이다.

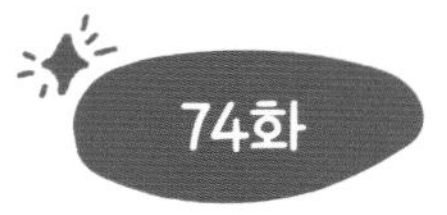
74화

졸업과 돌아가는 길 (4)

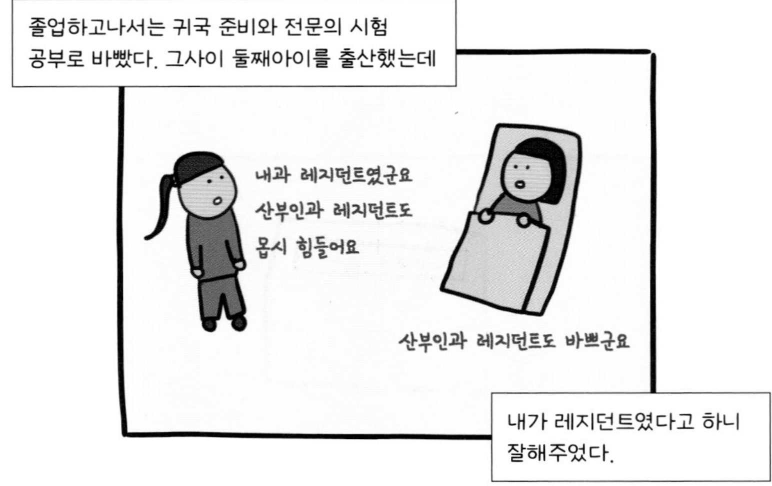
졸업하고나서는 귀국 준비와 전문의 시험
공부로 바빴다. 그사이 둘째아이를 출산했는데
내과 레지던트였군요
산부인과 레지던트도
몹시 힘들어요
산부인과 레지던트도 바쁘군요
내가 레지던트였다고 하니
잘해주었다.

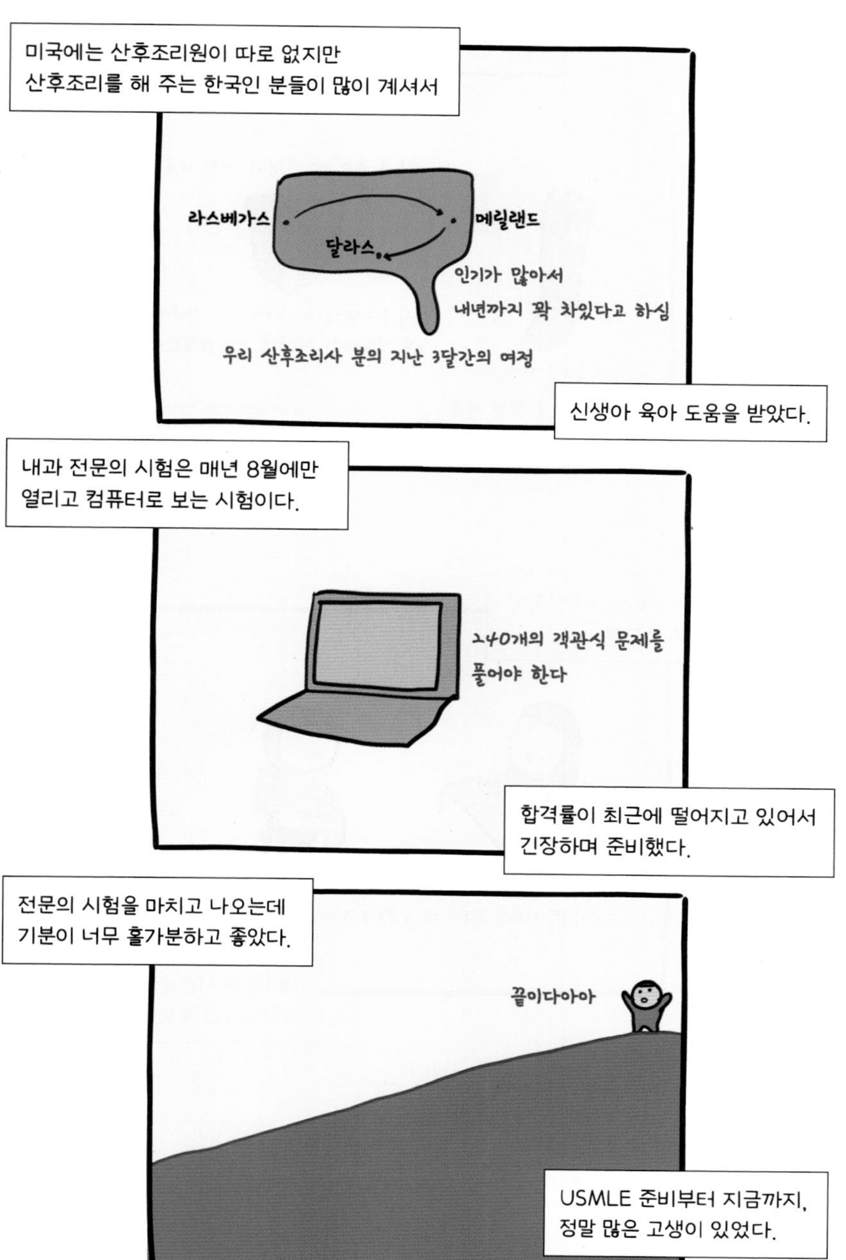
미국에는 산후조리원이 따로 없지만
산후조리를 해 주는 한국인 분들이 많이 계셔서
라스베가스
메릴랜드
달라스
인기가 많아서
내년까지 꽉 차있다고 하심
우리 산후조리사 분의 지난 3달간의 여정
신생아 육아 도움을 받았다.
내과 전문의 시험은 매년 8월에만
열리고 컴퓨터로 보는 시험이다.
240개의 객관식 문제를
풀어야 한다
합격률이 최근에 떨어지고 있어서
긴장하며 준비했다.
전문의 시험을 마치고 나오는데
기분이 너무 홀가분하고 좋았다.
끝이다아아
USMLE 준비부터 지금까지,
정말 많은 고생이 있었다.

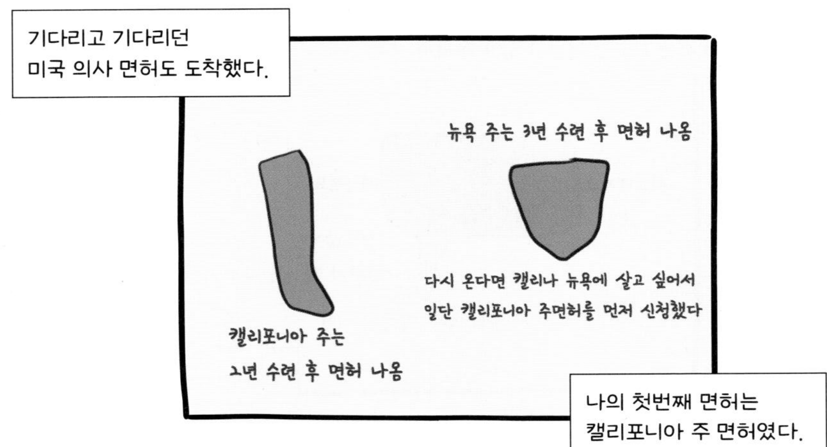
기다리고 기다리던
미국 의사 면허도 도착했다.
뉴욕 주는 3년 수련 후 면허 나옴
캘리포니아 주는
2년 수련 후 면허 나옴
다시 온다면 캘리나 뉴욕에 살고 싶어서
일단 캘리포니아 주면허를 먼저 신청했다
나의 첫번째 면허는
캘리포니아 주 면허였다.

귀국 전에는 뉴저지에서 개원하신
선생님도 찾아뵈었는데

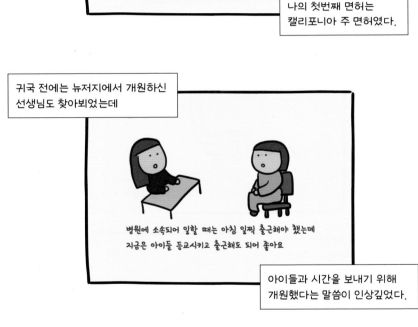

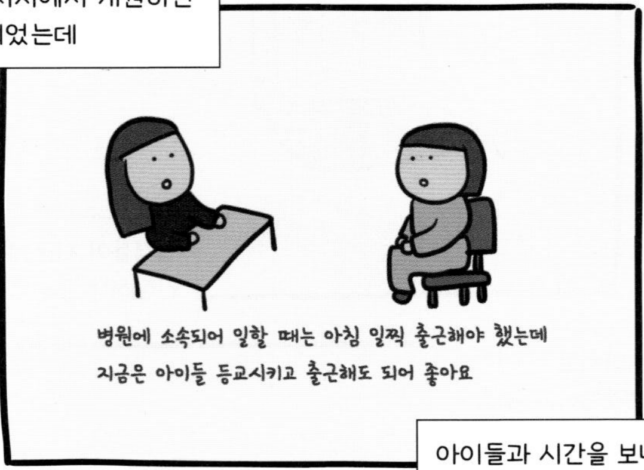

병원에 소속되어 일할 때는 아침 일찍 출근해야 했는데
지금은 아이들 등교시키고 출근해도 되어 좋아요

아이들과 시간을 보내기 위해
개원했다는 말씀이 인상깊었다.

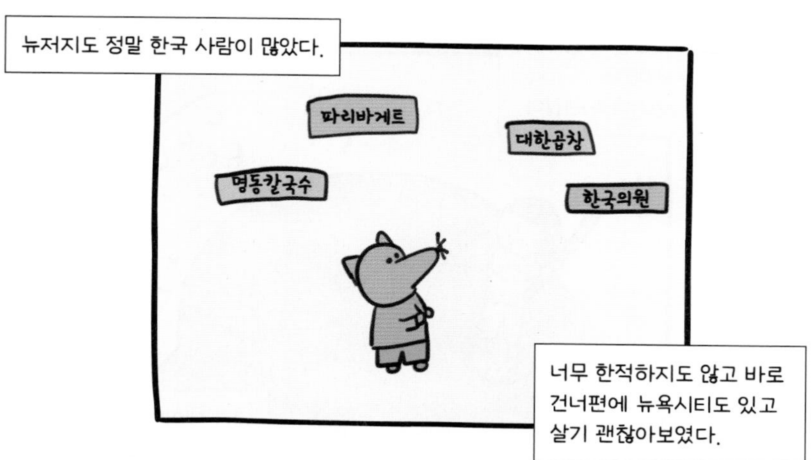
뉴저지도 정말 한국 사람이 많았다.
파리바게트
대한곱창
명동칼국수
한국의원
너무 한적하지도 않고 바로
건너편에 뉴욕시티도 있고
살기 괜찮아보였다.

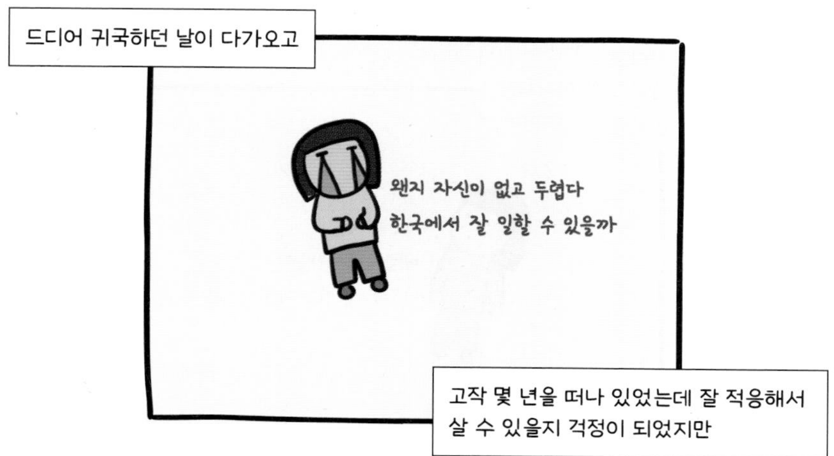
드디어 귀국하던 날이 다가오고
왠지 자신이 없고 두렵다
한국에서 잘 일할 수 있을까
고작 몇 년을 떠나 있었는데 잘 적응해서
살 수 있을지 걱정이 되었지만

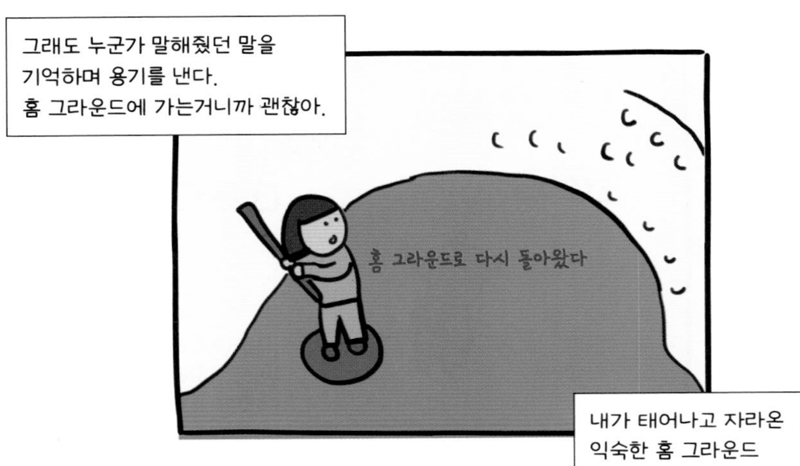
그래도 누군가 말해줬던 말을
기억하며 용기를 낸다.
홈 그라운드에 가는거니까 괜찮아.
홈 그라운드로 다시 돌아왔다
내가 태어나고 자라온
익숙한 홈 그라운드

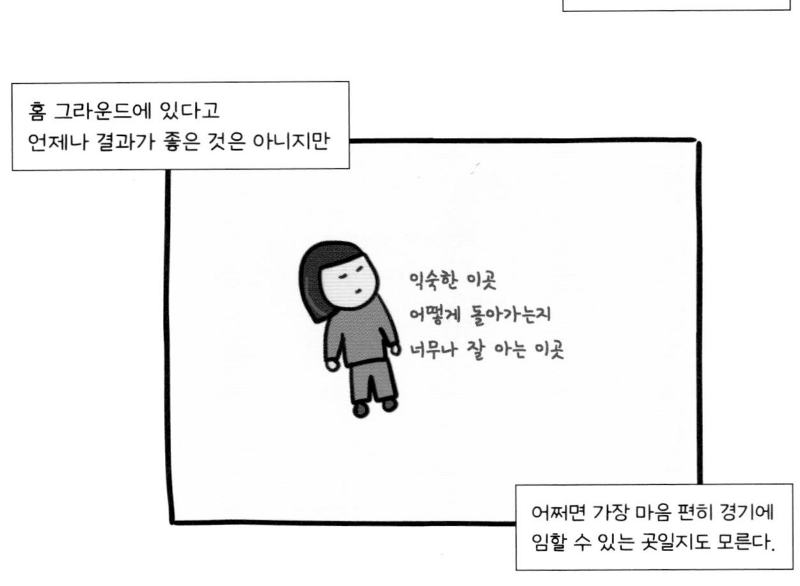
홈 그라운드에 있다고
언제나 결과가 좋은 것은 아니지만
익숙한 이곳
어떻게 돌아가는지
너무나 잘 아는 이곳
어쩌면 가장 마음 편히 경기에
임할 수 있는 곳일지도 모른다.

비행기가 도착하고 인천공항에 내렸다.

미래는 어떻게 될지 모르겠지만
한국에서의 새로운 여정이 시작되었다.

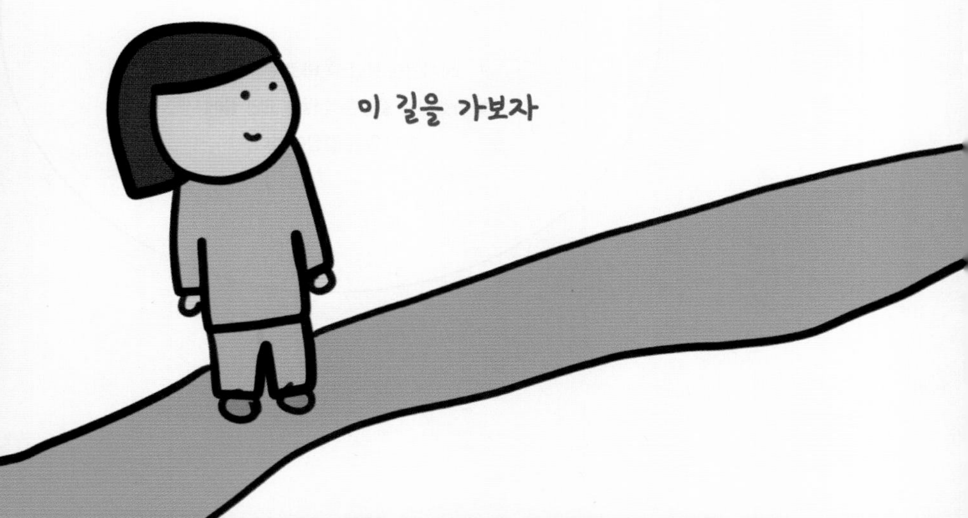
이 길을 가보자

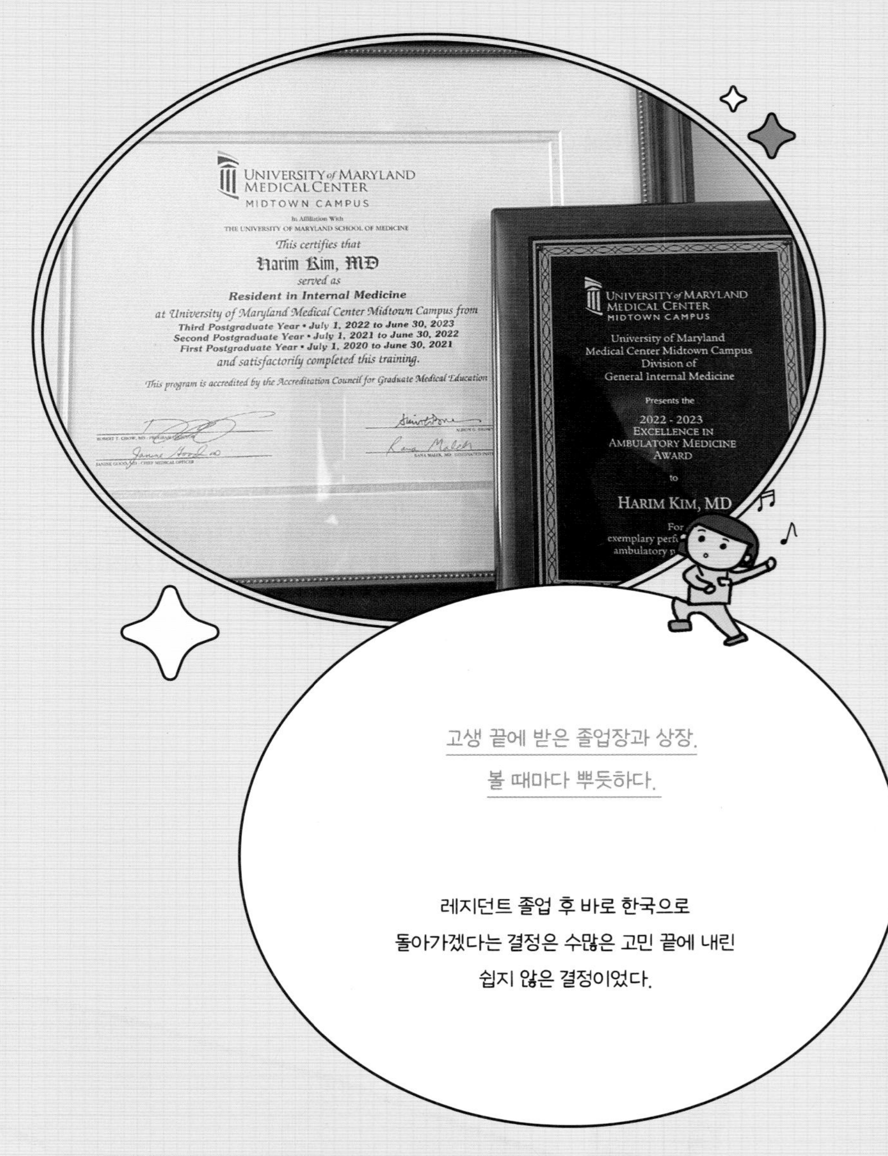
UNIVERSITY of MARYLAND
MEDICAL CENTER
MIDTOWN CAMPUS
In Affiliation With
THE UNIVERSITY OF MARYLAND SCHOOL OF MEDICINE
This certifies that
Harim Kim, MD
served as
Resident in Internal Medicine
at University of Maryland Medical Center Midtown Campus from
Third Postgraduate Year • July 1, 2022 to June 30, 2023
Second Postgraduate Year • July 1, 2021 to June 30, 2022
First Postgraduate Year • July 1, 2020 to June 30, 2021
and satisfactorily completed this training.
This program is accredited by the Accreditation Council for Graduate Medical Education
UNIVERSITY of MARYLAND
MEDICAL CENTER
MIDTOWN CAMPUS
University of Maryland
Medical Center Midtown Campus
Division of
General Internal Medicine
Presents the
2022 - 2023
EXCELLENCE IN
AMBULATORY MEDICINE
AWARD
to
HARIM KIM, MD

고생 끝에 받은 졸업장과 상장.

볼 때마다 뿌듯하다.

레지던트 졸업 후 바로 한국으로
돌아가겠다는 결정은 수많은 고민 끝에 내린
쉽지 않은 결정이었다.

#71-74

졸업과 돌아가는 길

✦✦✦

처음에 미국에 왔을 때는 미국에서 몇 년 정도 일하다가 한국으로 돌아갈 생각이었다. 하지만 살아보니 미국 교외에서의 생활이 나에게 크게 맞는 생활은 아니었고 고향이 그리웠다. 주변 가족 없이 육아와 레지던트를 병행해오다 보니 지친 것도 있었다. 서울과 비슷한 대도시인 뉴욕에 살아보면 좀 더 재밌고 나을까 싶은 생각도 했지만, 현실적으로 앞으로 태어날 아이를 포함해 두 아이를 키우기에는 턱없이 비싼 뉴욕 물가와, 부부 둘이서 도움 없이 아이를 키우기가 이제는 지치고 벅찬 마음, 뉴욕에서 일차의료의로 일하기보다는 한국에서 미용의료 분야에 도전하며 배워보고 싶은 마음이 뒤섞여 한국에 돌아갈 때라는 생각이 들었다.

마침 내가 레지던트를 시작하며 받은 J 비자는 2년 동안 한국에 돌아가거나 3년 동안 의료소외지역에서 근무를 해야 하는 비자이다. 이번에 한국에 가서 지낸다면 J비자에 묶인 2년 귀국 조건을 없애는 좋은 기회이기도 했다.

물론 이런 결정을 내린 것은 여러 조건이 뒷받침되었기 때문이기도 하다. 미국에서 의사 면허를 가지고 있으니 한국에서 살다가 나중에 미국에 와서 일할 수 있겠다는 자신감이 있었기에 과감히 한국으로 바로 가자는 선택을 할 수 있었다. 마침 남편이 일하고 있는 미국 직장도 몇 년간 휴직을 하며 직장을 유지할 수 있어 가능한 선택이었다. 미국 생활을 완전히 모두 포기하고 한국에 돌아가야 했던 것이라면 나 역시 훨씬 더 많은 고민이 더 되었을 것 같다.

미국의사 관련 자주 묻는 질문

✦✦✦ 20문 20답 ✦✦✦

Q1 한국에서 의대를 나오고 미국에서 의사를 하는 과정이 대략적으로 어떻게 되나요?

한국에서 의대를 나온 후 미국에서 의사가 되려면 미국 의사 면허 시험인 USMLE (United States Medical Licensing Examination)를 치러야 합니다. USMLE은 필기와 실기 시험으로 구성되어 있으며, 다음과 같이 총 세 단계로 구성되어 있습니다.

- **Step 1:** 해부학, 생화학, 미생물학, 병리학 등과 같은 기초 의학 지식을 평가합니다. 280개의 객관식 문항으로 구성되어 있고 미국 의대생들은 2학년이나 3학년 때 치르는 경우가 많습니다.
- **Step 2:** Clinical Knowledge와 Clinical Skill 두 부분으로 나뉘어 있습니다.
  - **STEP 2 Clinical Knowledge (CK):** 임상지식을 물어봅니다. 318개의 객관식 문항으로 구성되어 있으며 한국 의사 국가고시 필기 시험과 유사하다고 생각하면 됩니다.
  - **STEP 2 Clinical Skills (CS):** 환자와의 상호작용, 의사소통 능력, 임상 진단 능력 등을 평가합니다. 실제 모의 환자 앞에서 대화를 나누는 한국 의사 국가고시 CPX 실기시험과 비슷합니다. 하지만 2020년 코로나 이후로 중단되었고 현재 OET (Occupational English Test)라는 컴퓨터 영어 능력 시험으로 대체되어 있습니다. 미국 의사 면허 시험에는 한국의 술기 시험에 해당하는 OSCE 시험은 없습니다.
- **Step 3:** 독립적으로 환자를 관리할 수 있는 능력을 평가합니다. 객관식 문항과 컴퓨터 시뮬레이션 환자를 사용한 임상 사례 시뮬레이션(CCS)으로 구성됩니다. 이 시험은 레지던트 지원 전 필수로 통과해야 하는 시험은 아니고 주로 레지던트 과정 중에 치릅니다.

USMLE를 통과하면 미국 레지던트 프로그램에 지원할 수 있습니다. 주의할 점은 USMLE를 통과한다고 해서 미국에서 바로 의사로 일할 수 있는 것은 아니라는 점입니다. 미국에서는 우리나라처럼 의과대학을 졸업하고 바로 의사 면허를 받는 '일반의' 개념이 존재하지 않습니다. USMLE 통과는 미국에서 레지던트 과정에 지원할 수 있는 '자격조건'으로 기능하며 미국에서 수련을 받아야 비로소 미국 의사 면허를 받고 의사로 활동할 수 있습니다.

레지던트 지원자들은 미 전역의 레지던트 매칭을 주관하는 중앙 매칭 시스템인 'NRMP' (National Resident Matching Program)를 통해 원하는 병원 여러 곳에 한 번에 온라인으로 지원서를 제출할 수 있습니다. 이후 각 레지던트 프로그램에서는 면접을 진행하고, 면접을 통해 최종 합격자를 결정하는데 이 과정은 매년 3월에 완료됩니다. 레지던트 프로그램에 합격한 후, 전공의 수련은 7월에 시작합니다. 수련 기간은 과에 따라 다르지만 내과, 소아과, 가정의학과의 경우는 3년, 나머지 과는 보통 4-5년의 수련 과정을 거칩니다. 한국에서는 레지던트 지원 전에 모든 과를 조금씩 경험하는 인턴 과정을 1년 마친 후 레지던트에 지원할 수 있지만, 미국은 과마다 다릅니다. 예를 들어 내과, 소아과, 외과 등은 한국의 인턴 과정 없이 바로 레지던트 1년 차로 시작합니다. 영상의학과, 피부과, 재활의학과 등은 내과나 외과로 1년을 보낸 후 각 과 수련을 시작합니다. 참고로 미국에서는 레지던트 1년 차를 인턴이라고 부릅니다.

레지던트 수련을 마치면 해당 과의 전문의 시험을 치르게 됩니다. 미국에서 의사 면허는 주별로 발급되며, 주마다 의사 면허의 요건이 다릅니다. 예를 들어 뉴욕 주에서는 외국의대 졸업생의 경우 수련 3년을 마쳐야 면허를 신청할 수 있는 자격이 주어지지만 버지니아 주에서는 수련을 1년만 받아도 면허를 신청할 수 있는 자격을 부여합니다. 따라서 의사 면허를 신청할 때는 해당 주의 규정을 따라야 합니다. 각 주에서 발급되는 면허로는 해당 주에서만 의사로 활동할 수 있습니다. 타 주로 이직할 경우에는 타 주의 의사면허를 다시 신청해야 합니다.

Q2 미국 의대(Medical School)에 가고 싶습니다. 영주권 시민권이 없어도 가능한가요?

미국 의대는 크게 두 가지 종류가 있습니다. 하나는 우리가 일반적으로 알고 있는 M.D. (Doctor of Medicine) 학위를 받은 후 의사가 되는 경우, 다른 하나는 D.O. (Doctorate of Osteopathic Medicine) 학위를 받은 후 의사가 되는 방법입니다. M.D.와 D.O. 모두 미국에서 의사로 활동할 수 있고 진로도 비슷하지만 학위가 다르게 나옵니다. 미국의 M.D. 과정은 약 150여 개, D.O. 과정은 약 30개 학교가 있습니다.

미국의 의대는 먼저 학부를 나온 후 의과대학원(Medical School)에 진학하는 형식입니다. 흔히 영주권이나 시민권이 없으면 미국 의대는 절대 갈 수 없다고 알려져 있지만, 불가능한 것은 아닙니다. 저는 미국에서 영주권 없이 미국 의대를 나와 미국 레지던트 과정 중인 한국인 유학생들을 여러 명 만났습니다. 학교마다 영주권이 없는 국제학생을 뽑는 곳도 있고 아닌 곳도 있어서, MSAR (Medical School Admission Requirements) 웹사이트를 통해 각 학교에 재학 중인 국제 학생의 수는 어느 정도인지 알아보는 방법이 있습니다.

유학생 친구들의 말에 따르면 영주권 신분이 없을 경우, 합격의 문 또한 좁지만 제일 큰 어려움을 겪는 부분은 학비 부분이라고 합니다. 미국 의대는 학비가 1년에 1억 가까이 드는데 영주권이 없이는 학비 대출을 받기가 어렵습니다. 다만 의사 학위와 박사 학위를 함께 받는 MD-PHD 통합 과정에서는 학비가 면제되는 경우가 있습니다.

다만 이 유학생 친구들은 모두 미국에서 학부를 나왔습니다. 한국에서 학부를 나와 미국 내에 있는 의대에 진학한 경우는 들어보지 못했습니다. 합격이 어려운 미국 의대 대신 카리브 의대(Caribbean Medical School)를 나와 미국에서 의사 생활을 하는 한국 유학생들도 보았습니다. 카리브 의대는 주로 카리브해 지역에 위치한 여러 의대를 일컫는 말로 많은 국제 학생들에게 영어로 된 의학 교육을 제공하고 의대 학위를 줍니다. 실제로 많은 미국, 캐나다, 인도 등 세계 여러 나라의 학생들이 미국 의대에 진학할 점수나 상황이 되지 않는 경우 카리브 의대에 진학해 미국 의사 매칭을 노립니다.

카리브 의대의 장점 중 하나는 미국 내 병원들과 연계된 실습 프로그램을 제공하여, 3-4학년 때는 미국 병원에서의 실습을 돌며 추천서를 받아 미국 내 레지던트 매칭 기회를 높일 수 있다는 점입니다. 제가 다녔던 병원에서도 많은 카리브 의대 학생들이 실습을 돌러 왔습니다. 제 레지던트 동기나 선후배 중에도 카리브 의대 출신 학생들이 많았습니다.

하지만 카리브 의대는 학비가 무척이나 비싸고 학교에 따라서는 의학 교육의 수준이 떨어질 수 있으며, 입학생을 대거 받은 뒤 일정 기준을 충족하지 못하면 학위 도중 중도 탈락시키는 경우가 많아 진학에 신중해야 합니다.

한국 학생이 카리브 의대를 졸업했을 경우 보건복지부에서 인정되는 학교라면 미국 의사 매칭에 실패하더라도 한국 의사 국가고시에 응시할 수 있는 자격이 주어지지만 그렇지 않은 경우 카리브 의대를 졸업하고 미국 의사 매칭에 실패한다면 한국이나 미국에서 의사로 일할 수 없다는 단점이 있으므로 이 역시 신중하게 검토해야 합니다.

만약 미국에서 의대를 졸업하고 한국에서 의사생활을 하고 싶은 경우에는 미국에서 받은 의학 학위를 인정받아 한국 의사 국가고시를 치러 한국 의사 면허를 받을 수 있습니다. 다만 미국에서 M.D. 과정이 아닌 D.O. 과정을 마친 경우, 보건복지부의 인정을 받지 않은 미국 의대의 경우는 한국 의사고시에 응시할 자격이 부여되지 않을 수 있으므로, 나중에 한국에서 의사로 일할 생각이 있다면 미국 의대 진학 시 이 부분도 고려해야 합니다.

Q3 미국 레지던트 지원 시 제출해야 할 서류가 궁금합니다

미국 레지던트 지원 시 제출해야 하는 서류들은 아래와 같습니다.

- USMLE 시험 성적표: 미국 의사 면허 시험의 성적을 제출해야 합니다.
- 이력서와 자기소개서: 자신의 교육, 경력, 연구, 봉사활동 등을 자세히 기술한 이력서와 진로 계획, 목표, 동기를 담은 자기소개서를 작성해야 합니다.
- 졸업한 의대 영문 성적표와 Medical Student Performance Evaluation (MSPE): MSPE는 지원자가 졸업한 의대에서 보여준 학업 성과와 전문성을 요약해 놓은 문서입니다. 미국 레지던트에는 전 세계 다양한 학교 출신자들이 지원하는 만큼, 지원자가 졸업한 학교에서 어떤 성과를 보였는지를 알기 쉽게 표준화해 작성되는 문서라고 생각하면 됩니다. 대략적으로 매 실습 과목마다 지원자의 성적은 상위 몇 퍼센트에 해당하는지, 어떤 성과를 보였는지를 기술하면 되는데요. MSPE의 정해진 양식은 없지만 구글에 MSPE sample template라고 치면 나오는 양식을 참조하면 됩니다. 한국 의대들도 학교마다 MSPE 양식이 따로 구비되어 있는 경우가 많으니 졸업한 학교 행정실에 MSPE 양식이 있는지 문의하면 됩니다.
- 추천서: 추천서는 일반적으로 3장 이상이 필요합니다. 특히 미국에서 활동하고 있는 임상 경험이 있는 의사로부터 받은 추천서가 가장 효과적입니다. 3장의 추천서 모두 한국 의사로부터 추천서를 받아 제출할 수는 있지만, 동일한 시험 점수와 스펙을 가진 다른 지원자와 비교할 때, 미국 의사로부터 받은 추천서가 있으면 인터뷰 기회를 더 많이 얻을 수 있습니다. 미국에서 활동하고 있는 임상 경험이 있는 의사로부터 추천서를 받기 위해서는 미국 병원에서의 실습이 필요합니다.

미국 병원에서 실습 기회를 얻는 방법에는 여러 가지가 있습니다. 학생일 때에는 학교에 따라 자매결연을 맺은 미국 학교에서 실습할 수 있는 기회가 있으니 모교와 연계된 미국 학교를 알아보세요. 또는 인터넷에서 'elective opportunity international medical student', 'International Medical Student Clerkship' 등의 키워드로 검색해 직접 지원서를 내는 것도 좋은 방법입니다. 예를 들어, Memorial Sloan Kettering Cancer Center, Yale School of Medicine 등이 해외의대 졸업생에게 실습 기회를 주는 대표적인 기관입니다. 하지만 많은 미국 병원들은 국제학생들을 받는 지원 조건으로 USMLE Step 1 pass 기록을 요구하는 경우가 대부분이므로 학생 때 Step 1을 통과하는 것이 유리합니다.

의대를 졸업한 후에는 미국 병원에서의 실습을 찾는 것이 더 까다롭습니다. 학생 때보다 더 많은 비용을 내며 실습 기회를 찾아야 할 수도 있습니다. 미국 병원에서 실습을 할 수 있도록 연결해주는 에이전트들을 이용하는 것도 방법입니다. 제 지인은 이러한 에이전트 중 한 곳을 통해 플로리다에 위치한 병원에서 실습을 돌고 추천서를 받았고 매칭에 성공했습니다.

마지막으로, 각 레지던트 프로그램은 자체적으로 추가 서류나 요구사항이 있을 수 있으므로 프로그램별로 요구사항을 확인하고 지원서를 작성하는 것이 중요합니다. 예를 들어 내과의 경우에는 내과 과장님으로부터 받는 추천서(Dean's Letter)를 요구하는 프로그램들이 있습니다.

Q4 미국 레지던트 준비 기간은 어떻게 되나요?

개인마다 레지던트 준비에 걸리는 기간은 천차만별입니다. 저의 경우는 학생 때부터 틈틈이 준비하느라 첫 시험 준비부터 최종 원서 접수까지 2년 반 정도가 걸렸습니다. 짧고 굵게 1년 안에 모든 과정을 마치는 분도 계십니다. 육아나 일과 병행해서 준비하느라 몇 년씩 걸리는 분들도 계십니다.

한 가지 말씀드리고 싶은 것은 시험의 양이 워낙 방대해서 완벽에 가깝게 모든 지식을 다 외운다는 것은 불가능하다는 것입니다. 암기했던 지식들이 기억의 저편으로 사라지기 전에, 짧고 굵게 시험에 집중할 수 있는 기간을 확보해 공부해 시험을 치르는 것을 추천합니다. 아주 많은 사람들이 응시하는 시험인 만큼, 미국의사시험 준비 자료는 매우 체계적으로 시중에 잘 나와 있고 온라인으로도 후기가 많습니다. USMLE 샘플 문항이 궁금하다면 https://www.usmle.org 사이트에 들어가 sample test questions 자료를 참고해 보세요.

미국 레지던트 서류 접수는 매년 9월에 마감되므로 이 때까지 추천서와 서류를 구비해 놓도록 합니다. usmlekorea.com 사이트에 가면 많은 한국 선생님들이 올려 놓은 시험 준비 후기가 있으니 참고하면 좋습니다.

Q5 대략적인 미국 레지던트 준비 비용이 궁금합니다

미국 의사 시험을 응시하는 데는 상당한 비용이 듭니다. 2023년 기준으로, STEP1 응시 비용은 한국에서 치렀을 시 1,195달러이며 STEP 2 CK 응시 비용은 1,220달러입니다. 또한 미국의사시험 공부에 필요한 문제집과 모의고사 비용으로 평균 1,000달러 정도가 추가로 들어갑니다. 만약 미국에서의 실습을 하고자 한다면, 실습 기간 동안 발생하는 숙박비, 항공료, 식비, 실습 등록비 등이 대략 10,000달러 정도 듭니다.

레지던트 원서 제출 비용도 상당합니다. 외국 의대 졸업생들은 합격률을 높이기 위해 보통 100개 정도의 병원에 원서를 지원하는데, 원서 제출 개수가 늘어날 때마다 추가 비용이 발생합니다. 저는 2019년 당시 200개의 병원에 원서를 제출했었고 원서 제출비로만 약 5,000달러를 냈습니다. 코로나 이후로 원격 인터뷰가 가능해졌지만 제가 인터뷰를 다닐 때는 직접 병원에 방문하는 형식이었기 때문에 그에 수반하는 숙박비, 호텔비도 상당했습니다.

요약하자면 시험 준비부터 매칭까지, 대략 20,000달러 정도의 비용이 필요하다고 예상하면 됩니다.

Q6 미국 병원 실습 없이 미국 레지던트 매칭이 가능할까요?

가능합니다. 미국 병원에서의 실습 경험이나 미국 의사로부터 받은 추천서 없이도 레지던트 매칭에 성공한 사례가 있습니다. 그러나 제가 본 합격자들은 미국에서의 부족한 임상 경험을 시험 점수로 보완할 수 있을 정도로 시험 점수가 좋은 분들이었습니다. 일반적으로, 미국 레지던트 합격을 위해서는 미국 병원에서의 임상 경험과 미국의사의 추천서가 필요한 경우가 많습니다. 추천서를 통해 미국 병원은 지원자가 미국 의료 시스템에 어느 정도 적응하고 믿을 만한 의사임을 확인하기 할 수 있기 때문입니다.

저는 미국 레지던트 지원 전에 꼭 한 번은 미국 병원에서 실습을 돌아보라고 권하고 싶습니다. 이러한 경험은 단순히 레지던트 합격률을 높이는 데 도움이 될 뿐만 아니라, 미국에서 레지던트를 한다는 것이 과연 나에게 맞는 선택인지, 미국에서의 생활과 의료 시스템에 적응할 수 있는지를 판단하는 과정이기도 하기 때문입니다. 미국으로의 의사 이민을 고려하다가 실제로 미국 병원에서의 실습 후 자신과 맞지 않다고 느껴 준비를 그만두는 분들도 있습니다. 그러므로 미국 의사에 관심이 있다면 비용이 많이 들더라도 가능한 꼭 한번은 미국 병원에서 실습을 돌아보셨으면 좋겠습니다.

Q7 미국의사에 관심있는 한국 의대 재학생들이 학생 때부터 준비하면 좋은 것이 있나요?

앞서 미국에서 받는 추천서의 중요성에 대해 언급했습니다. 학생 때는 미국 병원 실습을 위한 최적의 시기입니다. 그 이유로 첫째, 학교가 미국 병원과 협약을 맺은 경우, 비용이 저렴하고 실습을 다녀오기가 비교적 수월합니다. 저는 학생 시절에 모교와 자매결연을 맺은 미네소타 대학교에서 등록금을 지불하지 않고 실습을 할 수 있었습니다.

둘째로, 미국 병원에서는 외국 의대 학생들에게 레지던트처럼 직접 환자를 진찰하고 의무기록지를 작성할 수 있는 Hands-on Clerkship 기회를 제공합니다. 졸업 후에는 이러한 참여 기회가 제한되어 참관만 가능한 Observership 형태로 실습할 수 있는 경우가 대부분이기 때문에 가능하다면 학생 시절에 Clerkship을 하는 것이 좋은 추천서를 받기에도 유리합니다.

지원하려는 과와 같은 전공의 실습을 도는 것이 좋지만, 어떤 전공이든 미국 추천서를 받을 수 있다면 기회를 놓치지 않고 최선을 다해 실습을 도는 것이 좋습니다. 저 역시 내과 지원을 했지만 소아과와 가정의학과에서 미국 병원 실습을 돌았고 해당 과 교수님께 추천서를 받았습니다.

또한 학생 때 내신과 USMLE를 함께 공부하는 것도 추천합니다. USMLE의 첫 번째 단계인 STEP1 시험은 점수제가 아닌 합불제로 채점되는 시험이므로 내신과 병행하여 충분히 공부할 수 있습니다. 더군다나 STEP 1은 의대 졸업 후에는 잊어버리기 쉬운 기초 의학 분야인 생리학, 약리학, 병리학 등을 다루므로, 학생 시절에 준비한다면 시너지 효과를 얻을 수 있습니다. 의대 졸업 후 군복무나 공보의가 예정된 남자 분들은 학생시절 이외에 군복무나 대체복무 기간 중 USMLE 준비를 하는 것이 일반적입니다.

학생 시절에는 미국에서의 생활과 미국 의료 시스템을 체험하며 자신이 미국에서 의사로 살 준비가 되어있는지 고민하기 좋은 시기입니다. 따라서 관심이 있다면 학생 시절에는 최대한 미국에 가서 생활하고 미국 의료 시스템을 경험하며 자신의 진로를 결정하는 것이 중요합니다.

Q8 졸업한 지 오래되었습니다. 매칭이 가능할까요?

보통 의대 졸업 이후 시간이 흐를수록 레지던트 합격률이 감소한다는 것은 일반적으로 알려진 사실입니다. 미국 레지던트 매칭에는 'YOG (Year of Graduation)'라고 불리는 졸업 연도가 중요한 역할을 합니다. 예를 들어, 의대 졸업 후 5년이 지났다면 YOG5 라고 표기합니다. 많은 레지던트 프로그램에서는 YOG가 5년 이상 넘지 않는 지원자를 선호합니다. 그렇지만 졸업한 지 오래되었더라도 레지던트에 매칭된 분들이 많이 있습니다. 내과의 경우 미국 전국에는 레지던트를 모집하는 프로그램이 500개 이상 있습니다. 미국 사회의 다양성만큼이나 미국 병원들 역시 각자 다양한 기준으로 사람들을 뽑기에 이미 본국에서 전문의 자격이 있거나 많은 뛰어난 연구 성과가 있는 지원자들을 좋아하는 병원들도 있습니다.

졸업한 지 오래되었다는 불리한 조건을 극복하고 합격률을 높이기 위한 몇 가지 방법이 있습니다. 우선, 시험 점수를 최대한 높게 받는 것을 추천합니다. 미국 병원들은 수천 명의 지원자 중에서 지원 점수와 YOG로 지원서를 일차적으로 필터링하는데, 시험 점수가 높은 경우에는 졸업한 지 오래되었더라도 나의 지원서가 읽힐 확률을 높여줍니다.

또한 영주권을 딸 수 있다면 영주권을 따고 지원하는 것을 추천합니다. 영주권은 매칭에 필수 조건은 아니지만 미국 레지던트 합격 확률을 높일 수 있습니다. 미국에는 레지던트 프로그램이 계속해서 생겨났다가 사라지는데, 새로 생긴 레지던트 프로그램은 정규 매치 이외에 영주권자를 직접 고용하는 경우도 있습니다. 혹은 갑자기 레지던트가 그만두어 빈자리가 생기는 경우도 마찬가지입니다. 이러한 공석에 대한 정보는 ResidentSwap.org 사이트에서 확인할 수 있습니다.

마지막으로 미국은 철저한 네트워크 사회입니다. 미국에 일단 와서 지내며 미국 내 인맥을 형성해 합격 확률을 높이는 방법이 있습니다. 방문 교수나 연구원 등의 자격으로 미국에 일단 발을 들여놓은 뒤, 리서치 등을 통해 미국 내 인맥을 형성하고 이분들의 추천을 바탕으로 미국 레지던트에 합격하는 경우를 종종 봅니다. 졸업 후 오랜 시간이 지났더라도 미국에서의 레지던트 매칭에 성공한 분들을 여러 번 봐온 저로서는, 포기하지 않는다면 분명히 길이 있다고 말씀드리고 싶습니다.

Q9 영주권이나 시민권이 없어도 미국 레지던트에 합격할 수 있나요?

네. 대다수의 외국의대 졸업생들은 영주권이나 시민권이 없이 비자 신분으로 미국에서 레지던트 과정을 마칩니다.

비자가 필요한 외국 의대 졸업생들은 크게 다음 두 가지 비자 중 하나의 비자를 받아 레지던트로 일하게 됩니다.

- J1 비자 (Exchange Visitor Visa): 대부분의 레지던트들은 J1 비자를 받습니다. J1 비자는 교환방문비자로, 보통 미국에 연수를 오거나 방문 교수, 포닥으로 오는 사람들이 받는 비자입니다. J1 비자의 가장 큰 단점은 수련 이후 본국으로 2년 동안 귀국해야 하는 'Two-Year Home Country Rule' 의무조건이 있다는 점입니다. 이 의무규정을 없애려면 귀국 대신 수련이 끝난 후 미국의 의료 소외 지역에서 3년 동안 근무하면 됩니다. 만약 레지던트 졸업 후 펠로우를 계획한다면 레지던트 졸업 후에 바로 J1 비자로 펠로우를 할 수 있습니다. 하지만 펠로우를 마친 후에도 역시 'Two-Year Home Country Rule'은 남아 있습니다. 따라서 펠로우 후 본국으로 2년 동안 돌아가거나, 의료소외지역에서 근무해 이 의무 조건을 해제한 후 영주권 신청이 가능합니다.
- H1B 비자: 일부 병원은 H1B 비자를 지원합니다. H1B 비자는 일반적인 미국 취업 비자로, J1 비자와 달리 'Two-Year Home Country Rule'이 적용되지 않기 때문에 많은 지원자들이 선호하는 비자입니다. 그러나 H1B 비자를 지원하는 프로그램은 드뭅니다. 또한 많은 펠로십 프로그램에서도 H1B 비자를 지원하지 않으므로 레지던트 단계에서 H1B 비자를 받았더라도 펠로십 지원 시 다시 J1 비자를 받아야 할 수 있습니다. 펠로우 단계에서 J1 비자를 받은 경우, 역시 'Two Year Home Country Rule'이 적용됩니다.

졸업 이후에는 영주권 스폰서를 찾고 영주권을 받아 미국에서 장기적으로 활동할 수 있습니다. 몇 년 동안 특정 근무 조건을 충족하면 영주권을 지원해주는 병원들도 있으며, Physician NIW (National Interest Waiver) 프로세스를 통해 최소 5년 이상 의료 소외 지역에서 근무하면 미국 정부에서 영주권을 보장해주기도 합니다. 비자 문제로 인해 외국 의사가 졸업 후 본국으로 돌아가야 하는 경우는 매우 드뭅니다. 대부분의 의사들은 비자 문제를 해결하고 최종적으로는 영주권을 받아 미국에 정착해 잘 살아갑니다. 물론 비자문제를 해결하는 가장 간편한 방법은 한국에서 영주권을 획득한 후 레지던트를 시작하는 것입니다.

Q10 영어를 잘 하지 못합니다. 어떻게 영어실력을 늘릴 수 있을까요?

원어민 수준의 영어를 할 필요는 없지만, 영어로 기본적인 의사소통이 안 되는 경우는 (당연한 이야기지만) 병원업무가 불가능합니다. 다행히 병원에서 사용하는 표현들이 반복되는 편이기 때문에 연습한다면 충분히 영어 실력을 높일 수 있습니다.

저는 개인적으로 미국 병원에서 실습하면서 미국 학생들과 의사들이 환자와 어떻게 대화하고 상황을 설명하는지 관찰하는 것이 큰 도움이 되었습니다. 요즘에는 유튜브 동영상을 통해 진료 상황에서 사용하는 영어 표현을 연습하는 데 도움이 되는 자료들이 온라인에 많습니다. 원어민과 화상통화 등을 할 수 있는 사이트도 있으므로 활용하는 것을 추천합니다.

중요한 점은 영어 실력이 부족하더라도 자신감을 잃지 말아야 한다는 것입니다. 완벽한 문법보다는 자신감 있고 당당하게 영어를 사용하는 자세가 환자와의 의사소통에 도움이 됩니다. 함께 일했던 중국인 레지던트는 영어를 그리 잘하지 못했지만 언제나 당당한 모습으로 영어를 구사했고 환자들과 의료진들 모두 자신감 있는 그의 태도를 긍정적으로 받아들였습니다.

하지만 지나치게 부족한 영어 실력은 미국에서의 적응을 어렵게 할 수 있습니다. 미국에 오기 전 영어 공부를 열심히 해서 기본적인 회화 능력을 갖추도록 해야 합니다.

Q11 외국의대 졸업생 의사들은 시골 지역에만 합격한다고 들었습니다. 주로 어느 지역에 매칭이 되나요?

흔히 외국 의과대학 졸업 의사들은 미국 시골 지역에 주로 매칭된다고 오해를 받는 경우가 있습니다. 그러나 실제로는 도시 지역에서의 매칭 기회가 더 많습니다. 예를 들어, 저는 뉴욕, 시카고, 보스턴 지역에서 많은 인터뷰를 받았습니다. 특히 뉴욕은 병원 업무가 많고 바빠 미국의대 졸업생들이 피하는 경향이 있어서 외국 의과대학 졸업 의사들을 많이 뽑습니다.

한국인 의사들이 자주 매칭되는 도시로는 뉴욕, 뉴저지, 시카고, 보스턴, 필라델피아 등이 있습니다. 다만 캘리포니아 지역은 비자 지원을 하지 않는 병원들이 많아 영주권이 있어야 매칭이 가능한 곳이 많습니다 .

Q12 부부 둘이서 미국의사에 도전하려고 합니다. 같은 지역에 매칭을 할 방법이 있을까요?

미국 레지던트 매칭 시스템에는 커플 매치(Couple's match) 제도도 존재합니다. 워낙 땅이 넓은 미국에서 부부나 커플이 서로 다른 지역에서 일하게 되는 것을 최소화하기 위해 도입된 제도입니다. 이 시스템은 지원자 각각이 인터뷰를 마친 후 선호하는 병원을 '쌍(pair)'으로 써 내어 서로가 가까운 지역에서 함께 일할 수 있도록 합니다. 실제로 커플 매치를 통해 같은 지역에서 일하는 레지던트 부부들을 많이 만날 수 있었습니다.

또 다른 방법은 한쪽이 먼저 인터뷰를 보고 직장을 구한 후, 그 지역에서 나머지 한 명이 실습을 하거나 인맥을 쌓은 뒤 해당 지역에서 매칭을 시도하는 것입니다. 서로 멀리 떨어진 지역에서 매칭이 되었지만 육아 등의 문제로 반드시 같은 지역에서 일해야 하는 경우, 가까운 지역의 레지던트 공석이 났을 시 레지던트 중간에 이직하는 방법 또한 있습니다.

Q13 한국에서 의대를 졸업하고 정형외과나 성형외과 같은 미국 내에서도 경쟁률이 높은 과를 희망하고 있습니다. 가능할까요?

미국에서는 NRMP (National Ranking Match Program) 사이트(www.nrmp.org)에서 매년 레지던트 매치 결과를 통계적으로 분석하여 발표합니다. 다음 페이지 표를 참조하면, 각 과목별로 합격자들의 출신 학력을 확인할 수 있습니다.

MD senior는 미국 의대 4학년 재학생, MD grad는 미국 의대 졸업생, DO senior는 미국 DO 과정 의대 4학년 재학생, DO Grad는 DO 과정 의대 졸업생을 나타냅니다. US IMG는 미국 외 의대를 졸업하고 시민권이 있는 지원자를 의미하며, Non-US IMG는 미국 외 의대를 졸업하고 시민권이 없는 지원자를 나타냅니다.

예를 들어, 미국 내에서 가장 경쟁이 치열한 정형외과(Orthopedic surgery)의 경우, 총 899개의 자리 중 6명의 시민권이 있는 해외 의대 졸업 지원자(US IMG)와 4명의 시민권이 없는 해외 의대 졸업 지원자(Non-US IMG)가 합격했습니다. 이는 해외 의대를 졸업하고 미국 정형외과에 합격하는 것이 아예 불가능한 숫자는 아니라는 것을 말해줍니다. 미국에서 우수한 연구 경력을 쌓고 좋은 추천서를 받고, 높은 시험 점수를 얻는 등 뛰어난 자격을 갖추면 합격할 가능성이 있습니다. 그러나 수치상으로 보듯 이것은 분명히 어려운 과정입니다. 불가능은 없지만, 시간과 노력과 비용이 많이 소요되는 길이라는 것을 고려해야 합니다.

Specialty	Number of Positions	Number Filled	MD Senior	MD Grad	DO Senior	DO Grad	Others	U.S. IMG	Non-U. S. IMG	Number Unfilled
PGY-1 Positions										
Anesthesiology	1,609	1,606	1,199	20	245	15	0	58	69	3
Child Neurology	177	174	125	0	23	0	0	8	18	3
Dermatology	29	29	21	2	5	1	0	0	0	0
Emergency Medicine	3,010	2,456	1,274	52	730	50	0	289	61	554
Emergency Med-Anesthesiology	1	0	0	0	0	0	0	0	0	1
Emergency Med-Family Med	7	7	4	1	2	0	0	0	0	0
Family Medicine	5,088	4,511	1,484	90	1,511	70	1	793	562	577
Family Med-Preventive Med	2	2	2	0	0	0	0	0	0	0
Internal Medicine (Categorical)	9,725	9,345	3,592	133	1,688	70	3	1,200	2,659	380
Medicine-Anesthesiology	5	4	4	0	0	0	0	0	0	1
Medicine-Dermatology	8	8	7	0	0	0	0	0	1	0
Medicine-Emergency Med	31	28	14	0	9	0	0	3	2	3
Medicine-Medical Genetics	4	3	2	0	1	0	0	0	0	1
Medicine-Pediatrics	392	388	307	4	44	0	0	12	21	4
Medicine-Preliminary (PGY-1 Only)	1,715	1,576	1,205	30	149	2	1	72	117	139
Medicine-Preventive Med	7	7	3	0	0	0	0	0	4	0
Medicine-Primary	453	445	246	4	45	2	0	35	113	8
Medicine-Psychiatry	26	26	24	0	2	0	0	0	0	0
Interventional Radiology (Integrated)	51	51	37	0	4	0	1	3	6	0
Neurodevelopmental Disabilities	6	6	5	0	0	0	0	1	0	0
Neurological Surgery	243	240	211	10	3	1	0	1	14	3
Neurology	846	843	461	6	148	1	1	56	170	3
Obstetrics-Gynecology	1,503	1,499	1,102	46	249	15	0	49	38	4
OB/GYN-Preliminary (PGY-1 Only)	18	8	4	0	0	0	0	1	3	10
Orthopedic Surgery	899	899	690	69	119	7	2	8	4	0
Osteo Neuromusculoskeletal Med	22	9	0	0	8	1	0	0	0	13
Otolaryngology	373	371	310	30	23	1	0	2	5	2
Pathology	613	607	242	19	87	11	0	63	185	6
Pediatrics (Categorical)	2,986	2,900	1,635	22	608	6	2	226	401	86
Pediatrics-Anesthesiology	7	7	7	0	0	0	0	0	0	0
Pediatrics-Emergency Med	9	9	6	0	3	0	0	0	0	0
Pediatrics-Medical Genetics	25	23	17	0	2	0	0	1	3	2
Pediatrics-P M&R	4	4	4	0	0	0	0	0	0	0
Pediatrics-Preliminary	21	18	14	0	2	0	0	0	2	3
Pediatrics-Primary	60	58	22	0	6	0	0	7	23	2
Peds/Psych/Child Psych	26	22	20	0	2	0	0	0	0	4
Physical Medicine & Rehab	206	206	118	3	74	1	0	6	4	0
Plastic Surgery (Integrated)	207	207	191	7	0	1	0	2	6	0
Psychiatry	2,164	2,143	1,343	32	403	13	1	202	149	21
Psychiatry-Family Medicine	10	10	9	0	1	0	0	0	0	0
Psychiatry-Neurology	3	3	2	0	0	0	0	0	1	0
Radiation Oncology	10	7	6	0	0	0	0	0	1	3
Radiology-Diagnostic	143	143	90	4	28	0	0	8	13	0
Surgery (Categorical)	1,670	1,667	1,062	153	243	36	1	77	95	3
Surgery-Preliminary (PGY-1 Only)	1,133	582	246	22	47	7	1	73	186	551
Thoracic Surgery	49	49	41	2	1	0	0	0	5	0
Transitional (PGY-1 Only)	1,736	1,524	1,015	26	293	8	0	95	87	212
Vascular Surgery	93	92	75	3	4	1	0	5	4	1
Total PGY-1	**37,425**	**34,822**	**18,498**	**790**	**6,812**	**320**	**14**	**3,356**	**5,032**	**2,603**

Matches by Specialty and Applicant Type, 2023

Q14 미국 레지던트 평균 연봉은 어떻게 되나요? 졸업 후의 미국 의사 연봉은 어떤가요?

미국 레지던트의 평균 연봉은 지역마다 다르지만 1년 차 기준 연간 세전 5만 달러 후반에서 7만 달러 초반 사이입니다. 생활비가 높은 뉴욕 시는 연간 7만 달러 선으로 원화로 환산 시 많은 금액이지만 세전이라 사실상 수령액은 적고 미국의 높은 물가와 월세로 여유가 많지는 않습니다. 제 경우에는 세금과 보험을 제외한 월 세후 수입이 약 3,600달러 정도였고 이 금액은 싱글일 경우에는 적당히 지낼 수 있지만 부양가족이 있는 경우 상당히 빠듯한 금액입니다. 참고로 싱글인 동료 레지던트들은 월세로 약 1,200불에서 1,500불 사이를 매달 지출하고 있었습니다. 레지던트 1년 차의 연봉이 가장 낮고 연차가 올라갈수록 연봉이 증가합니다. 많은 병원들이 자체 웹사이트나 홈페이지를 통해 레지던트들의 연봉 정보를 공개하고 있으니 참고하세요.

졸업 후의 미국 의사 연봉은 전공과 지역에 따라 상당히 다양합니다. 앞서 언급한 대로 MGMA (Medical Group Management Association)와 같은 단체에서 매년 지역별, 과별로 세분화한 의사들의 연봉을 조사한 자료를 발간하고 있으므로 참고하기에 좋습니다. 미국 의사들의 대표적인 구인구직 사이트인 practicelink.com에 나온 구인광고를 통해 미국 의사들의 연봉과 근무조건이 어느 정도인지도 파악할 수 있습니다.

Q15 미국 레지던트를 하면서 임신, 출산 또는 육아를 할 수 있을까요?

가능합니다. 많은 미국의 레지던트들은 수련을 받으며 임신, 출산 및 육아를 합니다. 그러나 쉽지 않은 일임에는 분명합니다. 미국 레지던트는 바쁜 직종입니다. 과에 따라 다르지만 밤 당직이 필요한 경우도 있고 주말에 근무해야 하는 경우도 있습니다. 따라서 배우자와의 시간을 잘 조절하고 비상시 대비책이 중요합니다.

보통 레지던트 첫해는 미국 생활 및 의료 시스템에 적응하는 데 많은 에너지를 소모하므로, 2년 차 말이나 3년 차에 임신과 출산을 고려하는 경우가 많습니다. 프로그램마다 다르지만 보통 미국에서는 출산 전후로 6주 정도의 유급 휴가를 제공합니다. 출산 휴가가 길어질수록 레지던트 수료 일정이 그만큼 늦춰질 수 있습니다. 출산 직전에는 일렉티브와 같이 근무하기 편한 스케줄을 배정해 주는데, 이처럼 출산 전에는 미리 치프 레지던트나 프로그램 디렉터와 상의하여 근무 스케줄을 조정하는 것이 꼭 필요합니다.

Q16 한국에서 이미 레지던트 수련을 받았습니다. 미국 수련 없이 한국에서 한 전문의를 인정받아 미국 의사 면허를 취득할 수 있을까요?

일단 미국에서 보드를 따는 것과 의사 면허를 따는 것의 차이점을 먼저 알 필요가 있습니다.

미국 의사 면허는 앞서 말한 대로 주마다 정해진 기간의 수련(post-graduate training)을 마치면 미국 의사 면허를 받을 수 있습니다. 수련은 레지던트 수련일 수도 있고 펠로우 수련일 수도 있습니다. 정해진 수련 기간만 일단 미국에서 받으면 레지던트나 펠로우 중간에도 미국 의사 면허는 받을 수 있습니다.

반대로 미국 보드를 딴다는 것은 주어진 미국 레지던트 과정을 모두 마치고 해당 과의 전문의 시험을 통과한다는 것입니다. 예를 들어 내과 3년 과정의 레지던트 수련을 모두 마치고 미국 내과 전문의 시험을 통과해야 미국 내과 보드를 따게 됩니다.

미국에서 레지던트가 아닌 펠로우 과정으로 수련(post-graduate training)을 받을 경우, 주마다 정해진 수련 기간만 마치면 미국 의사 면허를 받을 수 있지만 레지던트를 하지 않았기 때문에 해당 과 보드는 주어지지 않습니다. 이렇게 미국 의사 면허는 있지만 보드는 없는 경우 몇 가지 제약 조건이 생길 수 있습니다.

첫 번째로 많은 병원에서 의사 구인을 할 때 'Board eligible 또는 Board certified' 의사를 구한다는 명시를 해 놓습니다. 미국 의사 면허를 받아도 보드가 없다면 취직에 어려움을 겪을 수 있다는 말입니다. 저의 중국인 레지던트 후배는 중국에서 비뇨기과 수련 후 미국에 와서 신장내과 펠로우를 수련받아 미국 의사 면허를 취득할 수 있는 자격은 얻었지만 다시 내과 레지던트를 한 이유에 대해 보드를 따야 구직에 어려움을 겪지 않기 위함이라고 말했습니다.

어떤 과들은 미국에서 레지던트를 하지 않더라도 미국에서 펠로우 수련을 한다면 보드를 딸 자격을 줍니다. 대표적인 과가 영상의학과입니다. 영상의학과는 본국에서 전문의가 있는 사람에 한해, 미국 펠로우 수련을 4년을 받는다면 미국 영상의학과 보드를 따고 미국 영상의학과 전문의가 될 기회를 줍니다. 궁금한 점은 미국 영상의학과학회(American Board of Radiology)의 Alternative Pathway for International Medical Graduate를 참조하면 됩니다.

미국외과학회(American Board of Surgery) 역시 미국에서 펠로우만 했더라도 아주 뛰어난 서전에 한해서는 미국 외과 보드를 딸 기회를 주기도 합니다. 정형외과에도 미국 레지던트 수련 없이 미국에서 펠로우만 하고 미국에 남아 미국에서 의사로 일하는 한국인 선생님도 계십니다. 미국 의학 보드나 학회는 각각의 분야에 대한 자격 요건과 경로를 정확히 안내해 주고 있으므로, 관심 있는 분야의 학회나 보드에 문의하고 정보를 찾아보시기를 권장합니다.

의사 인력이 많이 부족한 테네시 주는 2024년부터, 미국에서 의료 수련을 받지 않은 경우에도 해외에서 전문의 과정을 이수하고 최소 3-5년간 의사로서 근무한 경험이 있는 의료인에게 테네시 주 의사 임시 면허를 발급하여 고용할 수 있도록 하는 법안을 통과시켰습니다. 그러나 이는 임시 면허 발급이며 테네시 주에서만 활동할 수 있다는 점에서 완전한 해결책은 아닙니다.

질문에 대한 답을 다시 요약하자면 어떠한 종류의 미국 수련 없이 정식 미국 의사 면허를 받을 수 있는 방법은 없습니다. 반드시 어떤 형태로든 미국에서 수련을 받아야 합니다. 이것은 레지던트 수련이 될 수도 있고 펠로우 수련이 될 수도 있습니다. 만약 한국에서 전문의를 따고 미국에서 펠로우 수련만 받는 경우, 미국 주 의사 면허를 받을 수는 있으나 보드가 없기 때문에 취직에 제한을 받을 수 있습니다. 어떤 과들은 펠로우 수련만으로 미국 보드를 주는 경우도 있습니다. 그렇지만 미국 의사가 되는 가장 간편하고 확실한 방법은 미국에서 다시 레지던트 수련을 받는 것입니다.

Q17 졸업 후 진로는 어떻게 되나요? 인종차별이 있다는데 동양인 외국인 의사를 고용해주는 직장을 찾을 수 있을까요?

졸업 이후의 진로에 대해서는 크게 걱정하지 않아도 됩니다. 졸업 후 의사의 진로는 크게 대학병원에서 교수나 스태프로 일하는 아카데믹 잡(Academic Job), 개원가에서 봉직의로 일하는 경우(Private practice job), 개원을 하는 경우, 또는 제약회사나 컨설팅회사에 취직하는 경우 등이 있습니다. 많은 사람들이 레지던트 졸업 후에는 동양인 외국인 의사를 쉽게 채용하지 않는다고 생각할 수 있지만, 미국은 다문화 다인종 사회로서 외국인 의사의 채용은 매우 자연스러운 일입니다. 게다가 미국 내 한인 인구만 하더라도 현재 200만 명에 가까워지고 있고 한국어 구사가 가능한 의사에 대한 수요가 꾸준히 증가하고 있기 때문에 한인을 대상으로 한 의료 활동을 하는 것도 충분히 가능합니다. 저 역시 리크루터로부터 한국말을 할 수 있는 의사를 찾는 연락을 받았습니다.

물론 어떤 병원들은 미국 출신 의사를 선호할 수 있지만, 외국인 의사들은 이미 미국 의료계에 아주 많은 수를 차지하고 있는 흔한 존재이므로 취업에 큰 걱정을 할 필요가 없습니다. 졸업 후 비자를 지원하겠다는 병원 역시 매우 많습니다. 레지던트 졸업 후 취업을 하는 것보다 미국 레지던트로 일단 합격하는 것이 훨씬 어려운 과정입니다.

Q18 미국 면허 취득 후 미국에서 개원이 가능할까요?

물론입니다. 신분 문제를 해결한다면 미국에서 의사 개업은 충분히 가능합니다. 미국에서 의사로 활동하면 워라밸(Work-Life Balance)과 재정적 측면에서 한국에서의 개업과 비교해 우수한 환경을 누릴 수 있습니다. 상당한 수의 한국인 의사들이 미국에서 개원 의사로 활동하고 있습니다. 초기 투자금은 의원 규모에 따라 다양하지만, 최근 미국에서 개업한 한 내과 의사 선생님의 경험에 따르면 대략 30만 달러 정도가 초기 투자금으로 권장된다고 합니다. 미국 은행에서도 개원의들을 위한 대출인 'physician practice loan'이 있습니다.

새로 클리닉을 열 수도 있지만, 은퇴한 한인 의사 선생님들의 의료 클리닉을 인수하는 옵션도 고려할 수 있습니다. 60-70년대에는 아주 많은 한국 의사 선생님이 미국으로 이민을 왔고 이제 그 선생님들이 은퇴를 하고 있습니다. 현재에는 신규 한국 의사 선생님들의 미국 진입이 그만큼 많지 않습니다. 반면에 미국에서 한국어를 사용하는 한국 의사 선생님들에 대한 수요는 꾸준히 있으므로 한인을 상대로 한 개원 역시 좋은 방안이라 생각합니다.

다만, 취업 비자(H1B)나 교환 비자(J1) 신분인 경우에는 개업을 할 수 없습니다. 따라서 개업을 고려한다면 레지던트 졸업 후 신분 문제를 해결하는 것이 필요하며, 이는 영주권을 획득하거나 자영업자를 위한 E2 비자를 취득해 시작할 수 있습니다.

Q19 미국에서 받은 레지던트 수련을 한국에서 돌아와 인정받을 수 있을까요?

학회별로 정확한 규정을 확인해야 합니다. 내과와 정신과의 경우, 미국에서의 수련이 인정되어 한국에서 전문의 시험을 볼 자격이 주어집니다. 그러나 한 가지 주의할 점은, 미국에서는 한국의 인턴 과정에 해당하는 과정 없이 바로 레지던트 수련으로 이어지기 때문에, 미국에서 수련을 마쳤더라도 한국 수련에 비해 1년이 부족해 이 수련 기간을 보충해야 할 수 있습니다. 미국에서 추가로 펠로우 수련을 받았다면 부족한 수련 기간 보충이 인정될 수 있으며, 때에 따라서는 펠로우를 하지 않더라도 미국에서 의사로 일한 경력을 인정해주는 경우도 있을 수 있으나, 이는 상황에 따라 다를 수 있고 학회에 문의해야 합니다.

만약 미국에서 의대를 졸업하고 레지던트 수련을 거쳐 미국 의사가 된 경우에는 한국에서 의대를 나오지 않았으므로 한국 의사 면허 시험부터 치러야 합니다. 보건복지부는 해외 인정 의과 의과대학 리스트를 매년 업데이트하며, 이 리스트에 속하는 학교 출신의 경우, 일정한 절차를 거쳐 한국 의사 국가고시를 치를 자격을 부여합니다. 한국 의사 면허를 딴 후에는 미국에서 받은 수련을 인정받아 한국 전문의 시험을 치를 수 있습니다.

Q20 미국에 이민가는 것을 추천하나요?

이민은 삶의 터전을 바꾸는 중대한 경험입니다. 그런 만큼 처음부터 미국에 평생 살 마음으로 가는 한국인 의사 선생님들은 거의 보지 못했습니다. 살아보니 미국이 마음에 들어 자리를 잡은 분들이 대부분입니다. 저와 같이 중간에 돌아오신 한국 선생님들도 있습니다. 그러니 미국행에 관심이 있다면 너무 부담 갖지 말고 일단 살아보며 도전해보는 것을 추천합니다.

어떤 분들은 한국에서의 불만으로 미국을 천국 같은 곳으로 상상하는 분들도 있습니다. 그러나 제 만화에 나왔던 것처럼 미국 또한 다양한 문제점과 어려움을 가진 나라입니다. 더군다나 이민자로서 살아가는 것은 타지에서 가족과의 떨어져 고군분투하는 매우 힘든 과정일 수 있습니다. 미국을 장밋빛으로 생각하기 보다는 어느 정도 어려움이 있을 것을 예상하고 가는 것이 적응에 좋다고 생각합니다.

아무튼 저는 미국에 관심이 있다면 꼭 도전해 보는 것을 추천합니다. 한 번 사는 인생, 색다른 경험을 할 수 있으니까요. 저는 미국에서의 시간이 많은 것을 배우고 성장하는 시간이었다고 생각합니다. 이제는 한국에 돌아왔지만, 미국에 간 것을 후회하지 않습니다. 미국의사가 되어 나중에 다시 미국에 갈 기회가 있다는 것에도 감사합니다. 쉽지 않은 길이지만 여러분도 관심이 있다면 도전해 보세요.

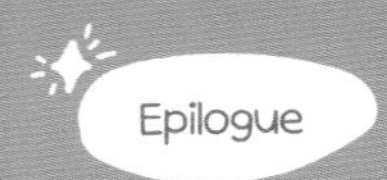

지난 3년간은 결코 쉽지 않은 레지던트 생활이었지만
정말 많이 배우고 성장했던 시간이었다.
비록 지금은 한국에 돌아가지만 다시 과거로 돌아간다고 하더라도
나는 미국에 와서 수련을 받을 것이다.

미국에 와서 좋았던 점은 다양한 나라의 사람들을 만나며
세상에는 참 다양한 삶의 방식이 있고, 나 역시 하나의 삶의 방식을 고집할 필요는
없겠다는 걸 깨달은 점, 세상을 바라보는 시야가 넓어졌다는 점, 나의 활동 반경을
한국 너머로 넓혔다는 점, 한국에서 접하기 어려웠을 재밌고 흥미로운 일들을
겪어서 인생이 더 다채로워졌다는 점이다.

혹시 이 책을 읽으며 미국에서의 의사 생활을 고민하는 사람들이 있다면
나처럼 한번 과감히 도전해보라고 추천하고 싶다.
미국은 살면서 한 번쯤 도전해볼 만한 가치가 있는,
도전하는 사람들이 모인 Home of the Brave의 나라이기 때문이다.

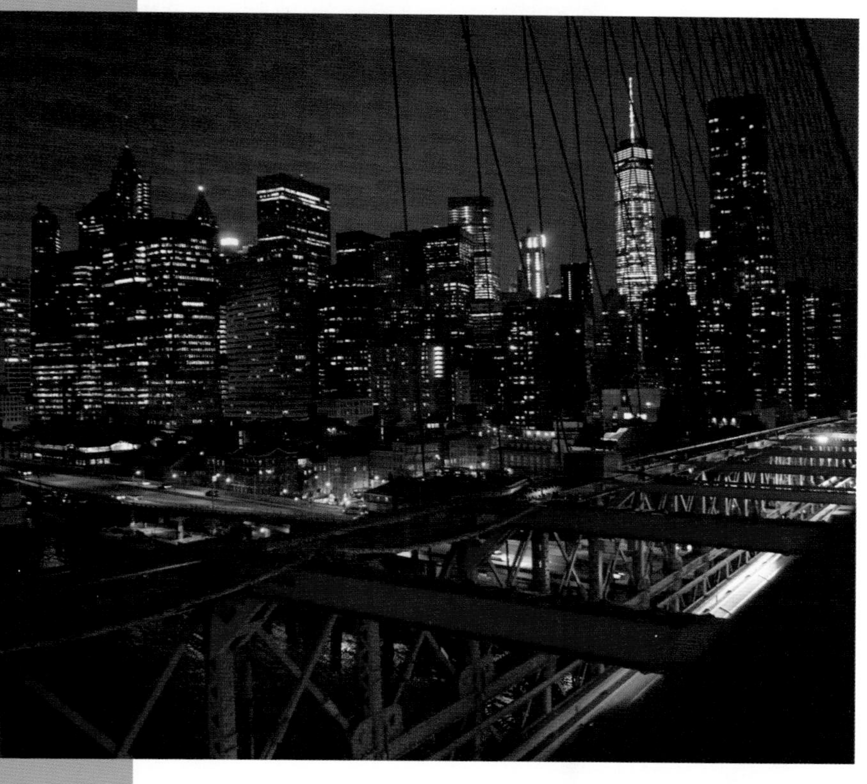

2015년에 처음 가본 뉴욕.
브루클린 브리지에서 바라본 맨해튼 모습.
생동감 넘치는 뉴욕이 너무 좋았어서 언젠가 뉴욕에 꼭 일하러 와야겠다고 생각했다.
뉴욕 레지던트를 꿈꾸기 시작했던 계기. 결과적으로 볼티모어에 오게 되었지만.

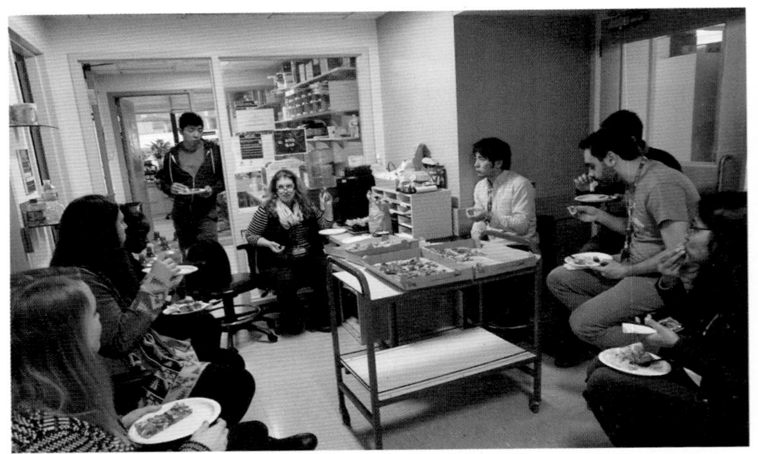

의대 3학년 때 보스턴 Dana Farber Cancer Institute에서 한 달 동안 연구 인턴을 했을 때의 사진.
미국에서 연구 경험이 레지던트 합격 확률을 높일 수 있다고 생각해 어렵게 얻은 기회였다.
지금 돌이켜보니 한 달간의 연구 경험이 합격 확률에 큰 영향을 주진 않았다는 생각이다.

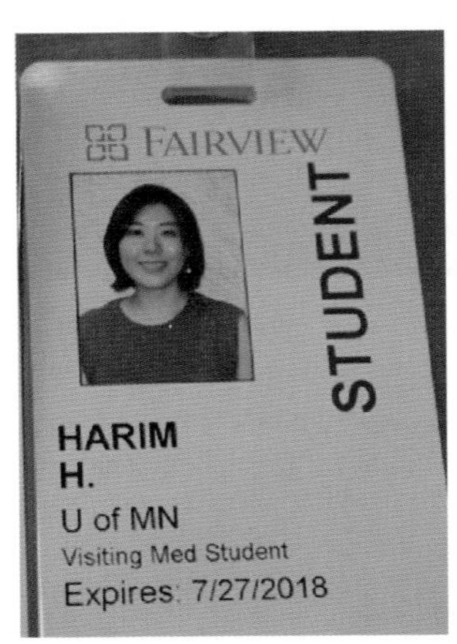
FAIRVIEW
STUDENT
HARIM
H.
U of MN
Visiting Med Student
Expires: 7/27/2018

의대 4학년 때는 모교와 자매결연을 맺은
미네소타 대학교 병원에서 첫 미국병원 실습을 돌았다.
실습을 돌며 착용했던 학생증.

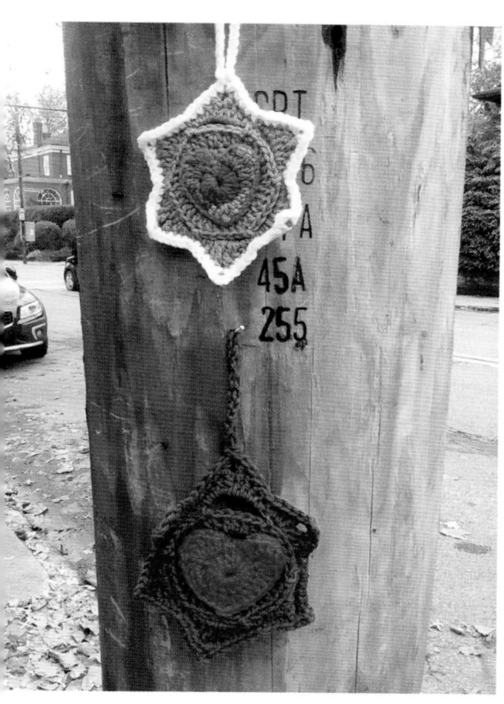
45A
255

의대 졸업 직전에 다녀온 피츠버그 대학병원 실습. 두 번째 미국 병원 실습이었다.
실습을 시작하기 직전에 병원 근처
유대교 회당에서 대량총기난사가 발생했다.
곳곳에 희생자들을 기리는 기념물이 걸려있었다.
미국 내 총기사건은 생각보다 우리 가까이에서
자주 발생한다는 걸 처음 느꼈던 피츠버그 실습.

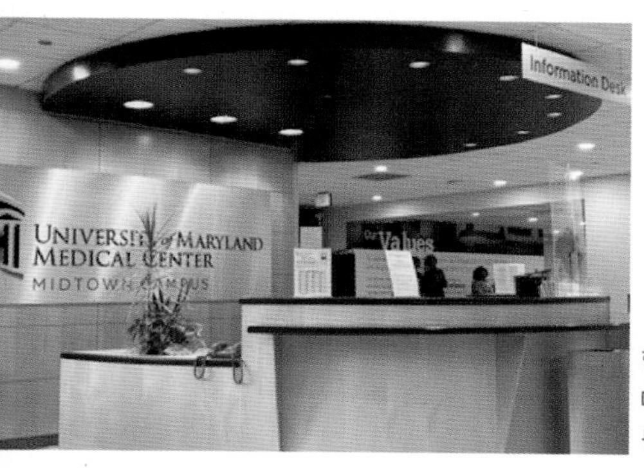
Information Desk
UNIVERSITY of MARYLAND
MEDICAL CENTER
MIDTOWN CAMPUS

한국에 돌아오기 전 작별인사를 고하기 위해
마지막으로 방문했던 우리 병원 모습.
볼티모어는 내게 평생 기억될 도시로 남을 것이다.